宋元本草名著丛书

嘉祐本草辑复本

宋·掌禹锡 等撰

尚志钧 辑复

中医古籍出版社

图书在版编目（CIP）数据

嘉祐本草辑复本/尚志钧辑复. －北京：中医古籍出版社，2009. 1

ISBN 978－7－80174－590－3

Ⅰ. 嘉… Ⅱ. 尚… Ⅲ. 本草－中国－宋代 Ⅳ. R281. 3

中国版本图书馆CIP数据核字（2008）第018096号

嘉祐本草辑复本

尚志钧 辑复

责任编辑 伊广谦

封面设计 天水工作室

出版发行 中医古籍出版社

社　　址 北京东直门内南小街16号（100700）

印　　刷 **北京亚太印务有限公司**

开　　本 850mm×1168mm 1/32

印　　张 21. 5

字　　数 540千字

版　　次 2009年1月第1版 2009年1月第1次印刷

印　　数 0001～3000册

书　　号 978－7－80174－590－3

定　　价 42. 00元

本书出版得到

国家古籍整理出版

专项经费资助

内容提要

《嘉祐本草》是宋代掌禹锡于嘉祐二年（1057）奉诏编纂，至嘉祐四年（1059）成书。全书载药1082种，其中《开宝本草》药983种，《嘉祐本草》新增药99种，内有新补药82条，新定药17条。

本书编写体例沿《开宝本草》之旧，并收录当时诸家本草所记的新药和医家所习用的药补入书中，又将当时诸家本草所记的新内容，采摭为书中注文，从而保存了很多失传本草的资料。

原书久佚，目录也不存。辑复者参阅《本草衍义》，考订其目录，继又阅读宋及宋以前诸本草，钩沉辑复，整理出此书。

本书文献价值很高，对后世研究本草发展及古本草辑复与整理，有重要参考价值。

前　言

名义：《嘉祐本草》是北宋第四个皇帝仁宗在嘉祐年间（1056～1063）编修的，故名《嘉祐本草》，原名《嘉祐补注神农本草》，亦称《嘉祐补注本草》，简称《嘉祐本草》。

作者：《嘉祐本草》亦是北宋官修本草，在嘉祐二年（1057），由政府组织掌禹锡、林亿、苏颂、张洞、陈检、高保衡、秦宗古、朱有章等人编修的，实际是掌禹锡主编。

成书时间：《嘉祐本草》从嘉祐二年（1057）八月开始，至嘉祐五年（1060）八月完成，前后共历三年。

编写经过：《嘉祐本草》是以《开宝重定本草》为基础而编纂。其一切体制悉同《开宝本草》，选择药品亦比较慎重。其序云："诸家医书，药谱所载物品功用，并从采掇，惟名近迂僻，类乎怪诞，则所不取……其间或有参说药验，较然可据者，亦兼收载，务从该洽。"

卷数：《嘉祐本草》据宋代书志所载为20卷，《通志·艺文略》、《直斋书录解题》、《郡斋读书后志》、《玉海》、《文献通考》、《宋史·艺文志》等皆作20卷。

组成：《嘉祐本草》全书分为序例和药物两大部分，序例性质似总论，药物部分相当于各论。

序例又分为两部分。第一部分有《嘉祐本草总叙》、《开宝重定序》、《唐本序》、《陶隐居序》上半截，所以《嘉祐本草序》云："英公、陶氏、开宝三序，皆有义例，所不可去，仍载于卷首云。"第二部分有《诸病通用药》、《解百药及金石药等毒例》、《服药食忌例》、《凡药不宜入汤酒者》、《三品药物畏恶相反等七情例》，在这些标题下，除援引前代本草内容外，在《嘉祐本草》中亦有所发展。例如《诸病通药》旧有病名是83种，而《嘉祐本草》增加到92种。而且对每种病名，又增加很多功用相近的药物，例如治肠澼下痢，《嘉祐本草》增加金樱子、地榆等30种。又如对《三品药物畏恶相反》，除对旧有药物增加畏恶资料外，还添加33种有畏恶相反的药物。使药名由旧有199种发展到232种。

至于药物部分是分别逐条论述的。

药数：《嘉祐本草》载药1082种，计取《神农本草》360种，《名医别录》182种，《唐本草》114种，《开宝本草》133种。有名未用194种，《嘉祐本草》新增99种。在新增99种中，有82种是从历代文献摘录补入书中的，称为“新补”。另有17种是当时民间习用的中药，诸书亦无记载，就根据太医院各位医生讨论定下来的，称为“新定”。

在新补的药物中，以采录陈藏器《本草拾遗》和《日华子本草》资料为最多。

总之《嘉祐本草》虽收录药物1082种，但绝大部分都是承袭前代文献记载而来，真正属于当时新增的药物，只有17种。

分类：《嘉祐本草》对药物分类，和《开宝本草》药物分类相同。序例为两卷，药物为18卷。按玉石、草、木、兽禽、虫鱼、果、菜、米、有名未用等分为9类，计玉石3卷，草6卷，木3卷，禽兽、虫鱼、果、菜、米、有名未用各1卷。除有名未用类外，每一类又分上、中、下三品。

目录：《嘉祐本草》的目录是沿用《开宝本草》目录。唯对《嘉祐本草》新增的药物，难于分辨其上、中、下三品时，就其性质相近者归类之。例如新增的绿矾，列在矾石之后，山姜花列于豆蔻之后，扶移木列在水杨之后等。

还有些药已见录于旧注，但本草未作正品药名计算，《嘉祐本草》对这些药并不另立一条，即把这些药作为附录品计之，称为“续注”。例如地衣附录垣衣条下，燕覆附录通草条下，马藻附录海藻条下等。

体例：《嘉祐本草》药物体例和《开宝本草》体例相似，全书正文刻成单行大字，注文刻成双行小字。

正文出于《本经》者刻成黑底白字，出于《名医别录》者刻成墨字。

墨字正文有两种情况，一种情况属《本经》药名，有新增《别录》内容者，即以墨字间于白字。另一种情况是纯粹《名医别录》药，即刻成墨字，但在文尾即附以陶隐居注文双行小字。

正文出于《唐本草》者，在条末注“唐本先附”字样。

正文出于《开宝本草》所增，在文末加“今附”二字。

正文出于《嘉祐本草》所增有三种情况：

一是从文献援引的药物，例如萱草，早在《嵇康养生论》、陈藏器《本草拾遗》已有记载，《嘉祐本草》把它作正品药收入书中，在文尾标“新补”二字。

二是取当时民间习用的药物，例如海金沙，是当时民间习用有效的药物，但文献未见著录，《嘉祐本草》把它当作正品药物收入书中，在文尾标以“新定”二字。

三是有些民间习用药，它和过去本草书中所记药名有联系，就不再另立一条，直接附在某药之中。例如瞿麦叶附在瞿麦条中，紫菜附在昆布条中，就标以“续注”字样。

关于小字注文，有下列几种情况：

注文出于陶弘景所注，冠以“陶隐居云”字样。

注文出于苏敬所注，冠以“唐本注”三字。

注文出于《开宝本草》所注，标以“今注”二字。若《开宝本草》根据文献所作的注，标以“今按”、“今详”、“又按”等字样。

注文出于《嘉祐本草》所注，则冠以“臣禹锡等谨按”。

《嘉祐本草》的注文比《开宝本草》多，引用的文献比《开宝本草》多十几倍。根据统计，约有50多种，其中援引前代本草有17种，经史、方书杂记有30多种（书名从略）。

价值：《嘉祐本草》是介于《开宝本草》和《证类本草》之间，它在本草史上也有承先启后的作用，并对前代文献分别作了标记，这对保存文献有很重要的意义。

流传：《嘉祐本草》问世不久，就被《证类本草》所代替，因此《嘉祐本草》流传时间不久就散佚了。只有宋代书志有记载，如《通志·艺文略》、《直斋书录解题》、《郡斋读书后志》、《玉海》、《文献通考》、《宋史·艺文志》等都有记载。宋以后书志很少收录了。

《嘉祐本草》原书已佚，它的内容散存于《大观本草》、《政和本草》、《本草纲目》及各种专书、类书中。笔者数十年来，从大量医药古籍中进行搜集整理，以清代乾嘉学派考据学的方法，按经、史、子、集、专书、类书相互参证，将本书予以整复，为今后研究医学史、本草史和宋代本草文献，提供了重要的参考资料。

由于本人学术水平所限，错误和缺点难免，敬请读者批评指正。

尚志钧于芜湖皖南医学院弋矶山医院

1990年1月

本书整理时，承蒙尚元藕同志大力协助。本书电脑录入、文字校对、索引制备承蒙赵淑梅、赵怀舟、王小芸、沈华等同志代作，中医古籍出版社不计经济亏损出版此书，在此一并表示衷心感谢！

2008年7月23日　尚志钧

辑复说明

一、书名：《嘉祐本草》是在《开宝本草》基础上，采拾补注药物主治功用性味，成书于嘉祐年间（1057～1059），宋仁宗赐名《嘉祐补注神农本草》，简称《嘉祐本草》。

二、《嘉祐本草》由宋掌禹锡等人主编，旨在补前代本草之漏略，并保持《开宝本草》旧貌。其凡例、卷次，悉同《开宝本草》。载药1082种，比《开宝本草》多99种，其中新定17种，新补82种。

三、本书二十卷，卷一、二为序例，卷三到卷二十为药物各论。

四、药物目录，从《证类本草》所载《嘉祐本草序》仅知《嘉祐本草》载药1082种。由于原书久佚，具体药物目录早已不存。但《本草衍义》药物目录是据《嘉祐本草》目录编纂的。《衍义》序云："今则编次成书，谨以二经（指《嘉祐本草》、《本草图经》）类例，分门条析。其神农本草、名医别录、唐本先附、今附（指《开宝本草》新增药）、新补、新定（指《嘉祐本草》新增药）之目，缘本经（指《嘉祐本草》）已著，目录内更不声说，依旧作二十卷。"

又《本草衍义》药物排列次序悉与《唐本草》相同，而《嘉祐本草》来自《开宝本草》，《开宝本草》来自《唐本草》，所以《嘉祐本草》、《开宝本草》、《唐本草》三书目次应相同。由于前二书已佚，《唐本草》目次尚存，笔者根据《唐本草》目次、《本草衍义》目次、《证类本草》目次三者相参证，厘订出《嘉祐本草》目录。

五、本书辑复，以现存最早本为底本，以后出本为校本。本书药物条文，首先以卷子本《唐本草》为底本、《唐本草》所缺，以《大观本草》、《政和本草》为底本。此外，还用现存载有古本资料的古书予以校勘，如《千金方》、《千金翼方》、《太平御览》、《外台秘要》等。

六、本书中有关《本经》文，以《证类本草》白字为依据，如《唐本草》中所存《本经》佚文，亦要用《证类本草》白字来厘订。因《唐本草》中《本经》、《别录》文均无标记，必须用《证类本草》白字来确定。

关于《本经》文中“生境”的处理：“生境”指生山谷、川泽、田野。孙星衍辑的《本经》，根据《太平御览》引“经上云生山谷或川泽；下云生某某郡”，遂定“生山谷、山川泽”为《本经》文。这些《本经》文到《唐本草》编修时，全改为《别录》文。《开宝本草》、《嘉祐本草》皆沿袭《唐本草》旧例。本书辑复亦将此等《本经》文改为黑字《别录》文。

七、本书药物正文来源的标记：本书药物来源有《本经》文、《别录》文、《唐本草》新增文、《开宝本草》新增文、《嘉祐本草》新增文五类。《本经》文在《大观》、《政和》原作白字标记，本书用黑体大号字表示之。《别录》文用宋体大号字表示之。(其文末无文字说明，但其后多接“陶隐居云”)《唐本草》文，其条末注有“唐本先附”。《开宝本草》文，其条末注有“今附”。《嘉祐本草》文，其条末注有“新补”或“新定”。“新补”为取自前代文献。“新定”为前代文献所无，当时已用，由太医院议定。

八、其次对本书注文出处标记说明如下：

1. 出于《本草经集注》所记，在注文开头冠以“陶隐居云”4字，并以黑体小字表示之。

2. 出于《新修本草》所注，在注文开头冠以“唐本注”3

字，以黑体小字表示之。

3. 出于《开宝本草》所注，在注文开头冠以“今按”、“今注”、“今详”等词，并以黑体小字表示之。

4. 出于《嘉祐本草》所注，在注文开头冠以“臣掌禹锡等谨按某某书云”，亦以黑体小字表示之。文中“某某书云”，在内容上有二：

①某某书所记的药有新的内容，或属同类药，掌氏摘录为注文，在注文末标“续注”二字，同时在书首目录药名下亦标“某某续注”。

②某某书所记，其药效属于用药部位不同，即在书首目录药名下标“某某附”。

九、本书各药名头上的号码，是为了检索用的，不是本书药物的编号。

十、本书每条辑文原注明出处并附有校勘注文，为了节省篇幅，均予以删除。

十一、本书中涉及一些避讳字，悉依《证类本草》之旧。例如《唐本草》作者苏敬，在宋代本草书中，因避赵匡胤祖父赵敬讳，改为“苏恭”，本书仍沿袭旧例不改。

十二、本书采用通行简化字横排，各底本中异体字、俗字、衍文、脱漏文，在辑复中均予以改正。

《嘉祐本草》药物目录考订

《嘉祐本草》原书久佚，其目录亦亡，今从《唐本草》目录、《开宝本草》序、《嘉祐本草》总序、《本草衍义》考订之。

《本草衍义》（以下简称《衍义》）目录原于《嘉祐本草》（以下简称《嘉祐》）目录，《嘉祐》目录原于《开宝本草》（以下简称《开宝》）目录，《开宝》目录原于《唐本草》（以下简称《唐本》）目录，所以《衍义》、《嘉祐》、《开宝》、《唐本》四家目录，基本是相同的，在药物分类、分卷，以及各卷药物编排次序，大体上是一致的，仅少数药在排列位置上各有所不同。这种不同，多因对前代本草药物目次更改所致。

在考订《嘉祐本草》目录之前，先将《衍义》目录有关问题讨论一下。

寇宗奭《本草衍义》目录是延用《嘉祐本草》的目录，所以《本草衍义》的目录也和《唐本草》目录相近，但是有人认为《本草衍义》的目录，是寇氏直接抄写《唐本草》的目录，日本森立之就持这种观点。例如清·杨守敬《日本访书志》（姑苏园刊本）所载《本草衍义》条引森立之云："此书通编药名次第，全与苏敬《新修本草》相符。寇氏盖以《证类本草》分门增药为非是，因就《新修》而作《衍义》也。然则掌氏、苏氏之书，与《新修本草》义例相同。"（《四部总录·子部·医家类》454 页引文同）

按森立之所云，《本草衍义》的目录是抄自《新修本草》目录的。

从《本草衍义》目录的卷头语来看，又不像是抄袭《新修本草》目录。卷头语云："其《神农本经》、《名医别录》、唐本先附、今附、新补、新定之目，缘《本经》已著，此更不声说。"这个卷头语是讲药物出处的标记。凡药物出于《本草经》的即标注"神农本草经"，出于《名医别录》的药标注"名医别录"，出于《新修本草》的药即标注"唐本先附"，出于《开宝本草》的新增药标注"今附"，出于《嘉祐本草》新增药标注"新补"或"新定"。寇氏说，这些标记，在《本经》（指《嘉祐本草》）已经有著录，所以在《本草衍义》中就不再重新标记了。

从《本草衍义》目录的卷头语来看，《本草衍义》的目次，不是根据《新修本草》编排的，而是根据《嘉祐本草》目次编的。而《嘉祐本草》目次是来源于《开宝本草》目次，《开宝本草》目次来源于《新修本草》目次。由于这些书的目次大致相同，因而森立之遂误以为《本草衍义》目次是据《新修》而作的。

由于《本草衍义》、《嘉祐本草》、《开宝本草》、《新修本草》等四部本草目次基本相近，所以《开宝本草》目录基本上和《唐本草》相近。但也有一些不同之处，例如《开宝本草》对《唐本草》目录中某些药物位置作了移动。

《开宝本草》序云："笔头灰，兔毫也，而在草部，今移附兔头骨之下。半天河、地浆皆水也，亦在草部，今移附土石类之间。败鼓皮移附于兽皮。胡桐泪改从于木类。紫矿亦木也，自玉石而取焉。伏翼实禽也，由虫鱼部而移焉。橘柚附于果实。食盐附于光明盐。生姜、干姜同归一说。鸡肠、蘩蒌，陆英、蒴藋以类相从而附之。"

从《开宝本草》序文看，《开宝本草》对《唐本草》药物位置作了移动。所移动的依据，多数是根据药物来源相同而迁移在一起。兹将《唐本草》目录中某些药物位置，被《开宝本草》

移动的例子，列举如下：

笔头灰，《唐本草》列在草部，《开宝》入兽部。《开宝》序云："笔头灰，兔毫也，而在草部，今移附兔头骨之下。"《证类》卷十七笔头灰名下注："唐附，自草今移。"《嘉祐》从《开宝》，将笔头灰列在兽部，本书目录同此。但《证类》将笔头灰列在豹肉之下，当为唐慎微所移。

半天河与地浆，原在草部，《开宝》移入玉石部。《开宝》序云："半天河、地浆皆水也，亦在草部，今移附玉石类之间。"《嘉祐》原于《开宝》，《嘉祐》亦将此二药列在玉石部。本书目录同此。

败鼓皮，《唐本草》列在草部，《开宝》入兽部。《开宝》序云："败鼓皮移附于兽皮。"《证类》卷十八败鼓皮名下注："自草部今移。"《嘉祐》从《开宝》，将败鼓皮列在兽部，本书目录同此。

胡桐泪，《唐本草》列在玉石部，《开宝》移入木部。《开宝》序云："胡桐泪改从于木类。"《证类》卷14木部胡桐泪名下注云："唐附，自草部今移。"此注原先出于《开宝》所注。《嘉祐》原于《开宝》，则《嘉祐》将胡桐泪列入木部。本书目录同此。

紫矿骐驎竭，《唐本草》原在玉石部，《开宝》移入木部。《开宝》序云："紫矿亦木也，自玉石而取焉。"《证类本草》卷14木部骐驎竭名下注云："唐附，自玉石部今移。"此注原先亦出于《开宝》所注。《嘉祐》原于《开宝》，则《嘉祐》将紫矿骐驎竭，也会列在木部。本书目录同此。

伏翼，《唐本草》列在虫鱼部，《开宝》移入禽部。《开宝》序云："伏翼实禽也，由虫鱼部而移焉。"《嘉祐》从《开宝》，将伏翼列入禽部。本书目录同此。

天鼠屎，《唐本草》列在虫鱼部，《开宝》移入禽部。《嘉祐》从《开宝》，将天鼠屎列入禽部伏翼下。本书目录同此。

橘柚，《唐本草》在木部，《开宝》入果部。《开宝》序云："橘柚附于果实。"《证类》卷二十三橘柚名下注云："自木部今移。"此注原先当出于《开宝》所注。《嘉祐》从《开宝》，将橘柚列在果部。本书目录同此。

食盐，《唐本草》列米部，《开宝》移到玉石部，列在光明盐后。《开宝》序云："食盐附于光明盐。"今《证类本草》药物目录卷四食盐名下注云："自米部今移。"此注原先当由《开宝》所注。《嘉祐本草》目录是沿用《开宝》目录，则《嘉祐》将食盐也会列在光明盐之后。本书目录同此。但《证类本草》将食盐列于雌黄之下，当为唐慎微所移。

生姜、干姜　干姜，《唐本草》列在草部。生姜，列在菜部韭条注中。《开宝》注云："陶注生姜别出菜部韭条下，今并唐本注，移在本条（即干姜条）。"《开宝》序亦云："干姜、生姜同归一说。"由此可见，生姜从菜部移草部，是《开宝本草》所移。《嘉祐》原于《开宝》，则《嘉祐》将生姜列在干姜条下。本书目录同此。

鸡肠草，《唐本草》列在草部，《开宝》移入菜部。《开宝》序云："鸡肠草，繁蒌，以类相从而附之。"《证类》卷二十九菜部鸡肠草名下注云："自草部今移。"此注原先出于《开宝》所注。《嘉祐》原于《开宝》，《嘉祐》将鸡肠草列在菜部。本书目录同此。

蒴藋，《唐本草》在草部狼跋子之后，《开宝》移入草部陆英之后。《开宝》注云："蒴藋条，《唐本草》编在狼跋子之后……今但移附陆英之下。"《嘉祐》从《开宝》将蒴藋列在陆英之下。本书目录同此。

舂杵头糠，《唐本草》列在草部，《开宝》入米部。《证类》卷二十五舂杵头糠名下注云："自草部今移。"《嘉祐》从《开宝》，将舂杵头糠列在米部。本书目录同此。

蜗牛，《唐本草》列在田螺之后，《开宝》移入蛞蝓条下。《开宝》注云："蜗牛，唐本编在田中螺之后，今详陶隐居云：形似蛞蝓而背负壳。唐本注云：蛞蝓乃无壳蜗蠡，即二种当近似一种，主疗颇同，今移蛞蝓之下。"《嘉祐》从《开宝》，将蜗牛列在蛞蝓之下。本书目录同此。

彼子，《唐本草》列在虫鱼部，《开宝》移在有名无用药之末。《开宝》注："今移入此卷末，以俟识者。"《嘉祐》从《开宝》，将彼子退在卷尾。本书目录同此。

以上是《开宝》对《唐本》药物位置的移动，移动后的位置即成《开宝》目录药物编排的次序。《嘉祐》目录原于《开宝》目录，则上述移动重排的位置，在《嘉祐》目录中沿袭应用。本书目录即据此编排。

其次从《衍义》目录中，探讨一些药物排列的位置。因《衍义》目录原于《嘉祐》目录，它是现存《嘉祐》目录的缩影。

例如在《证类》目录中，有很多药名下皆注明"自某某部今移"。其中大部分注文原先都是《开宝》目录所注，通过《嘉祐》目录转录在《证类》目录中。也有一部份注文，是《开宝》以后的本草所注。

《证类》卷十二木上金樱子、卷十三木中虎杖、五倍子、伏牛花、蜜蒙花等5味药均注有"自草部今移"。这个"今移"，是什么书移的呢？

查《开宝》序、《嘉祐》总序，均未提到上述5味药"今移"。

上述5味药从草部移入木部，可能是《证类本草》所移。那也就是说，以上5味药在《嘉祐》是列在草部。

《衍义》目录原出于《嘉祐》。查《衍义》将蜜蒙花列在卷十草部，并注云："蜜蒙花，此木也，今居草部恐未尽。"《本草图经》也说："此木类，而在草部，不知何至于此。"《衍义》又将虎杖、五倍子、金樱子列在卷十二草部。则以上5味药在《嘉祐》目录中，当列在草部。本书目录据此将上述5味列入草部。

此外，有些药物位置，根据《嘉祐本草·序》厘订。例如序云："绿矾次于矾石，柍移次于水杨。"本书即将绿矾排在玉石上品矾石条之下，柍移列于木部下品水杨条之后。

有些药物的位置，根据《嘉祐》注文考订。

五灵脂，是《开宝》新增药。掌禹锡注云："今据寒号虫四足有肉翅，不能远飞，所以不入禽部。"据此注可知五灵脂在《嘉祐》中从禽部移入虫部。本书目录即将五灵脂列于虫部。

葛粉，《证类本草》列在葛根条之下。《证类本草》卷八（196页）葛粉条有掌禹锡注云："中品上卷葛根条功用与此相通。"据此可知，葛粉在《嘉祐本草》是列在下品。本书即将"葛粉"移到草部下品。

葫芦巴，是《嘉祐》新增药，《证类》列在草部下品之上，排在预知子之后。其条下有掌禹锡注云："今据广州所供图画，附草部下品之末。"据此，本书目录将葫芦巴列在草部下品之末。

总之，通过《衍义》目录、《唐本草》目录、《开宝》序、《嘉祐》总序、《开宝》注、《嘉祐》注等文献考证，厘订出《嘉祐》药物排列目次。

在药物分卷分类亦沿袭《唐本》、《衍义》之旧，全书分为20卷。药物按玉石、草、木、兽禽、虫鱼、果、菜、米、有名无用分为9类。其中菜、米，《大观》、《政和》作"米、菜"，但《唐本》、《衍义》均将米部列在菜部之后，本目录从《唐本》、《衍义》为正。

《嘉祐本草》药物文献标记

《嘉祐本草》药物资料，分正文和注文两大类。各类文献标记各不相同，兹分述如下。

一、药物正文标记

药物正文，从文献出处看，有下列几种情况：

（一）出于《本经》文。《本经》文在《大观本草》、《政和本草》中，用黑底白字表示之。本书改黑体大字表示之。

在《本经》文中，有关生山谷、生川谷、生池泽、生田野等生长环境资料，清代孙星衍、孙冯翼合辑《神农本草经》当作《本经》文看待。但此等资料，到唐代苏敬编《新修本草》时，全作《别录》文处理，一律改为墨书。本书从《新修本草》为正。将《本经》药物的生境，改为《别录》文，以宋体大字表示之。

（二）出于《别录》文，以宋体大字编排药物条文，在条文末续以小字“七情畏恶”资料，及小字注文“陶隐居云”资料。

（三）出于《新修本草》新增药，以宋体大字编排，在条文末尾标以小字“唐本先附”4字。

（四）出于《开宝本草》新增药，以宋体大字编排，在条文末标以小字“今附”2字。

（五）出于《嘉祐本草》新增药，以宋体大字编排，在条文末标以小字“新补”或“新定”。

1.“新补”，是摘自某某书所记的新药，并在条文末注明“新补见某某书”。

例如，“曲：味甘，大暖……，能化水谷、宿食、癥气，健脾暖胃。”在条末，注以小字“新补见陈藏器、孟诜、萧炳、陈士良、日华子”。

2.“新定”，诸本草未记，当时已成尝用有效，经太医众议，收为正品，在条文末，标以小字“新定”2字。

例如蒙石、海金沙、葫芦巴等，诸书未记，而医家已习用，经太医众议，收为正品。在此等药条末，均标注“新定”2小字。

（六）出于《嘉祐本草》新分条的药，其条文亦用宋体大字编排。其中有些条文末注明“新分条见某某书”，有些条文末仅注“见某某书”，有些条文文末未作任何标记。兹举例说明如下：

例如白药条下列的“翦草”条：“翦草，凉，无毒。治恶疮疥癣风瘙。根名白药。”其条末注有小字云：“新分条见日华子”。

《永乐大典·医药集》616页人精条云：“《嘉祐本草》新分条：人精和鹰屎亦灭瘢。新见陶隐居。”

《大观本草》铁精条所列铁浆，是分条药物，其条文末，仅注“新见陈藏器”。

《大观本草》五色石脂条下所列青、赤、黄、白、黑五种石脂，也属分条药物，但各条文末，未作任何标记。按五色石脂在《新修本草》作一条计算的，《嘉祐本草》沿袭《唐本草》旧制，也作一条计算，不把分条的数目列入全书药物总数之内。

二、药物注文标记

药物注文，一律用宋体小字编排。各种注文的开头，一般冠有“某某人云”，或“某某书云”。对“某某人云”或“某某书云”，皆以黑体小字编排。

药物注文，从文献出处看，有下列几种：

（一）注文出于“七情畏恶”，以小字编排，续在《本经》文或《别录》文之末。

（二）注文出于《本草经集注》陶弘景所注，用小字编排，列在《本经》或《别录》条文之下，并冠以“陶隐居云”4字，对此4字，以黑体小字编排。

（三）注文出于《新修本草》所注，在注文末尾，标以“唐本先附”4字。

（四）注文出于《开宝本草》所注，亦用宋体小字编排，在注文开头，冠以“今注”、“今按”、“今详”、“又按”。

1. 所谓“今注”，即《开宝本草》对某药详其解释，审其形性，证谬误而辨之。

2. 所云“今按”、“今详”、“又按”，均是《开宝本草》根据诸本草、传记及其他文献考据而言。

兹举例如下：

麻黄条，其条有“今注”：“今用中牟者为胜，开封府岁贡焉。”

昆布条，其下有“今按”：“陈藏器本草云：昆布主阴瘍，含之咽汁。生南海。叶如手大，如薄苇紫色。”

（五）注文由《嘉祐本草》所增的注文，在注文开头冠以“臣掌禹锡等谨按某某书云”11字，对此11字用黑体小字编排。

文中“按某某书云”，在内容上，有下列几种情况：

1. 以某某书所记新的药效作注文，在注文末标以“续注”2字。

2. 以某某书所记同类药作注文，在注文末标以“续注”2字。同时在书前目录中相应药名下，亦注明“某某续注”。

例如白菊与菊花是同类药。掌氏在菊花条下引陈藏器所记白菊资料作注文，并在注文末标“续注”2字，同时在药物目录菊花名下，标“白菊续注”。

3. 以某某书所记，药名相同，但用药部位不同，掌氏将此等资料收入注文，并在药物目录相应药名下，注明“某某附”。不过在此“某某附”的内容里，也包含正文“药用部位不同”的资料。

例如槐实条的正文中附有枝、皮、根等药用。同时掌氏又在槐实条的注文中，引日华子“槐皮主治”作注。

此外，关于《大观》、《政和》目录药名下所注“某某附”及“某某续注”讨论一下。

按“某某附”、“某某续注”，原表示诸家本草所记的资料。所言诸家本草，是指《药性论》、陈藏器、日华子、陈士良、萧炳、孟诜、《本草图经》等。

各家本草所记资料，《政和》均有引用，并在书前目录相应药名下标注“某某附”、“某某续注”。

《大观》对各家本草所记资料也有引用，在目录药名下，也标注“某某附”、“某某续注”。但《大观》对《本草图经》所记资料未引用，在目录药名下，亦无“某某附”、“某某续注”的标记。

是《大观》对《图经》资料未录，也未作标记，而《政和》对《图经》资料，既援引，又作标记。这是为什么？

按《嘉祐》为掌氏所著，成于1060年8月。《图经》为苏颂所撰，成于1061年9月，比《大观》成书迟一年，《大观》未见到《图经》，当然没有引用，在药物目录相应药名下，就无“某某附”、“某某续注”标记。

而《政和》是曹孝忠在《大观》基础上修订的，曹孝忠能见到《图经》，并加引用，在目录中，将《大观》未作标记的，加以补记。

兹将《政和》引《图经》所记的资料，并在目录加“某某附”、“某某续注”标记，列举如下。药名号码为1957年人卫版影印《政和》页次。

135姜石记麦饭石，133自然铜记铻石，123石灰记百草霜，179肉苁蓉记草苁蓉，212石苇记石皮，255白敛记赤敛，276山豆根记石鼠肠，316竹叶记竹黄，328猪苓记刺猪苓，340蜀椒记崖椒，355杉材记杉菌，342诃黎勒记随风子，349桐叶记梧桐，368龙骨记吉吊、紫梢花，386豹记貊，392猯膏记獾、貉，394豺皮记狼，415玳瑁记鼅鼊，451金蛇记金星地鳝。

以上《图经》所记同类药，在《大观》目录相应药名下，均无“附”、“续注”标记；但在《政和》目录相应药名下，皆标有“附”或“续注”。

本书辑校时，从《大观本草》，对上述各药所记的同类药，不录为注文，同时在目录相应药名下，也不注“附”、“续注”。

总之，《嘉祐本草》文献标记，分正文大字和注文小字。凡药物正文大字，其文献出处标于条文末尾。例如正文出于《新修本草》，在条文末标以“唐本先附”4字；正文出于《开宝本草》，在正文条末标以“今附”2字；正文出于《嘉祐本草》所增，在条文末标以“新补见某某书”，或标以“新定”2字。前者来自诸家本草所记，后者出于当时医家所习用。

对于药物注文标记，多以小字书写，并将标记置于注文之首。若注文出于《新修本草》，在注文开头冠以“唐本注”3字；若注文出于《开宝本草》，在注文开头冠以“今按”2字；若注文出于《嘉祐本草》所增，在注文开头冠以“臣掌禹锡等谨按某某书云”11字。

三、药物号码标记

由于古佚本草药物计数的复杂性，所以本书《辑复说明》第九条已明确指出：“本书各药名头上的号码，是为了检索用的，不是本书药物的编号。”对本书中药物检索用流水号码略作统计可知：

辑复本《嘉祐本草》卷三玉石部上品合三十种（十八种《神农本经》，三种《名医别录》，一种唐本先附，三种今附，五种新补）；卷四玉石部中品合四十二种（十六种《神农本经》，七种《名医别录》，七种唐本先附，八种今附，三种新补，一种新定）；卷五玉石部下品合五十五种（十二种《神农本经》，十一种《名医别录》，九种唐本先附，八种今附，十一种新补，四种新定）；卷六草部上品之上合四十种（三十九种《神农本经》，一种《名医别录》）；卷七草部上品之下合三十八种（三十四种《神农本经》，二种《名医别录》，二种唐本先附）；卷八草部中品之上合三十八种（三十二种《神农本经》，四种《名医别录》，一种唐本先附，一种今附）；卷九草部中品之下合七十种（十四种《神农本经》，十三种《名医别录》，十二种唐本先附，二十四种今附，五种新补，二种新定）；卷十草部下品之上合三十五种（三十一种《神农本经》，四种《名医别录》）；卷十一草部下品之下合九十八种（十八种《神农本经》，十九种《名医别录》，二十四种唐本先附，二十种今附，十一种新补，六种新定）；卷十二木部上品合三十一种（二十种《神农本经》，六种《名医别录》，一种唐本先附，一种今附，二种新补，一种新定）；卷十三木部中品合四十种（十六种《神农本经》，二种《名医别录》，十一种唐本先附，十种今附，一种新补）；卷十四木部下品合七十二种（十七种《神农本经》，七种《名医别录》，二十一种唐本先附，十七种今附，九种新补，一种新定）；卷十五兽禽部七十九种（二十三种《神农本经》，二十七种《名医别录》，十种唐本先附，五种今附，十四种新补）；卷十六虫鱼部八十七种（四十四种《神农本经》，十九种《名医别录》，六种唐本先附，十五种今附，二种新补，一种新定）；卷十七果部合四十种（九种《神农本经》，十五种《名医别录》，二种唐本先附，十四种今附）；卷十八菜部合六十一种（十二种《神农本经》，二十种《名医别录》，七种唐本先附，六种今附，十五种新补，一种新定）；卷十九米部三十四种（六种《神农本经》，二十二种《名医别录》，二种今附，四种新补）；卷二十有名无用类合一百九十四种［另有附录二种］，其中七种《神农本经》，一百八十七种《名医别录》。

由上可知《嘉祐本草》诸药除卷二十“有名未用”类而外得自《神农本经》者三百六十一种；得自《名医别录》者一百八十二种；得自“唐本先附”者一百一十四种；得自“开宝今附”者一百三十四种；得自《嘉祐本草》者九十九种（其中“新补”八十二种，“新定”十七种）。

为了清目醒神，现将全书各卷药物号码的标注情况略制一表，如下所示：

《嘉祐本草》药物号码标记简表

卷与部类	神农本经	名医别录	唐本先附	今附	新补	新定	合计
卷1 序例上	—	—	—	—	—	—	—
卷2 序例下	—	—	—	—	—	—	—
卷3 玉石上	18	3	1	3	5	0	30（1~30）
卷4 玉石中	16	7	7	8	3	1	42（31~72）
卷5 玉石下	12	11	9	8	11	4	55（73~127）
卷6 草部上之上	39	1	0	0	0	0	40（128~167）
卷7 草部上之下	34	2	2	0	0	0	38（168~205）
卷8 草部中之上	32	4	1	1	0	0	38（206~243）
卷9 草部中之下	14	13	12	24	5	2	70（244~313）
卷10 草部下之上	31	4	0	0	0	0	35（314~348）
卷11 草部下之下	18	19	24	20	11	6	98（349~446）
卷12 木部上	20	6	1	1	2	1	31（447~477）

卷与部类		神农本经	名医别录	唐本先附	今附	新补	新定	合计
卷13 木部中		16	2	11	10	1	0	40（478～517）
卷14 木部下		17	7	21	17	9	1	72（518～589）
卷15 兽禽部		23	27	10	5	14	0	79（590～668）
卷16 虫鱼部		44	19	6	15	2	1	87（669～755）
卷17 果部		9	15	2	14	0	0	40（756～795）
卷18 菜部		12	20	7	6	15	1	61（796～856）
卷19 米部		6	22	0	2	4	0	34（857～890）
卷20 有名无用类		7	187	0	0	0	0	194（891～1084）
合计	前19卷合计	361	182	114	134	82	17	890
	前20卷合计	368	369	114	134	82	17	1084

该表从横的方向上展示了《嘉祐本草》各卷之内诸药物的来源结构，体现了属性特征；从纵的方向上反映了《嘉祐本草》各卷之间诸药物的分布情况，体现了部类特征。

本书书后所附的“药名索引”所指示的数字，正是上述1至1084个药名前的检索号码。

目　录

《嘉祐本草》序例上卷第一

《嘉祐本草》序例下卷第二

《嘉祐本草》玉石等部上品卷第三

右玉石部上品合三十种　十八种神农本经，三种名医别录，一种唐本先附，三种今附，五种新补。

《嘉祐本草》玉石等部中品卷第四

右玉石部中品合四十二种　十六种神农本经，七种名医别录，七种唐本先附，八种今附，三种新补，一种新定。

《嘉祐本草》玉石等部下品卷第五

右玉石部下品合五十五种 十二种神农本经，十一种名医别录，九种唐本先附，八种今附，十一种新补，四种新定。

《嘉祐本草》草部上品之上卷第六

右草部上品之上合四十种　三十九种神农本经，一种名医别录。

《嘉祐本草》草部上品之下卷第七

右草部上品之下合三十八种　三十四种神农本经，二种名医别录，二种唐本先附。

《嘉祐本草》草部中品之上卷第八

右草部中品之上合三十八种　三十二种神农本经，四种名医别录，一种唐本先附，一种今附。

《嘉祐本草》草部中品之下卷第九

右草部中品之下合七十种　十四种神农本经，十三种名医别录，十二种唐本先附，二十四种今附，五种新补，二种新定。

《嘉祐本草》草部下品之上卷第十

右草部下品之上合三十五种　三十一种神农本经，四种名医别录。

《嘉祐本草》草部下品之下卷第十一

右草部下品之下合九十八种　十八种神农本经，十九种名医别录，二十四种唐本先附，二十种今附，十一种新补，六种新定。

《嘉祐本草》木部上品卷第十二

右木部上品合三十一种　二十种神农本经，六种名医别录，一种唐本先附，一种今附，二种新补，一种新定。

《嘉祐本草》木部中品卷第十三

右木部中品合四十种　十六种神农本经，二种名医别录，十一种唐本先附，十种今附，一种新补。

《嘉祐本草》木部下品卷第十四

右木部下品合七十二种　十七种神农本经，七种名医别录，二十一种唐本先附，十七种今附，九种新补，一种新定。

《嘉祐本草》兽禽部卷第十五

右兽禽部七十九种　二十三种神农本经，二十七种名医别录，十种唐本先附，五种今附，十四种新补。

《嘉祐本草》虫鱼部卷第十六

右虫鱼部八十七种　四十四种神农本经，十九种名医别录，六种唐本先附，十五种今附，二种新补，一种新定。

《嘉祐本草》果部卷第十七

右果部合四十种　九种神农本经，十五种名医别录，二种唐本先附，十四种今附。

《嘉祐本草》菜部卷第十八

右菜部合六十一种　十二种神农本经，二十种名医别录，七种唐本先附，六种今附，十五种新补，一种新定。

《嘉祐本草》米部卷第十九

右米部三十四种　六种神农本经，二十二种名医别录，二种今附，四种新补。

《嘉祐本草》有名无用卷第二十

右以上有名无用类合一百九十四种（另有附录二种） 七种神农本经，一百八十七种名医别录。

《嘉祐本草》研究资料

《嘉祐本草（辑复本)》目录终

《嘉祐本草》序例上卷第一

太常少卿直集贤院校正医书官臣掌禹锡等奉敕修

序例上　韩保昇云：按药有玉石、草木、虫兽，直云本草者，为诸药中草类最多也。

嘉祐补注总叙

旧说《本草经》神农所作，而不经见，《汉书·艺文志》亦无录焉。《平帝纪》云：元始五年，举天下通知方术、本草者，在所为驾一封轺传，遣诣京师。《楼护传》称护少诵医经、本草、方术数十万言，本草之名盖见於此。而英公李世勣等注，引班固叙《黄帝内外经》云：本草石之寒温，原疾病之深浅。此乃论经方之语，而无本草之名。惟梁《七录》载《神农本草》三卷，推以为始，斯为失矣。或疑其间所载生出郡县，有后汉地名者，以为似张仲景、华佗辈所为，是又不然也。《淮南子》云：神农尝百草之滋味，一日而七十毒，由是医方兴焉。盖上世未著文字，师学相传，谓之本草。两汉以来，名医益众，张机、华佗辈，始因古学附以新说，通为编述，本草繇是见於经录。然旧经才三卷，药止三百六十五种，至梁·陶隐居，又进名医别录亦三百六十五种，因而注释，分为七卷。唐显庆中，监门卫长史苏恭，又摭其差谬，表请刊定。乃命司空英国公李世勣等，与恭参考得失，又增一百一十四种，分门部类，广为二十卷，世谓之

《唐本草》。国朝开宝中，两诏医工刘翰、道士马志等，相与撰集，又取医家尝用有效者，一百三十三种，而附益之；仍命翰林学士卢多逊、李昉、王祐、扈蒙等，重为刊定，乃有详定、重定之目，并镂板摹行。由此医者用药，遂知适从。而伪蜀孟昶，亦尝命其学士韩保昇等，以唐本图经，参比为书，稍或增广，世谓之《蜀本草》，今亦传行。是书自汉迄今，甫千岁，其间三经撰著，所增药六百余种，收采弥广，可谓大备。而知医者，犹以为传行既久，后来讲求，浸多参校；近之所用，颇亦漏略，宜有纂录，以备颐生驱疾之用。嘉祐二年八月，有诏臣禹锡、臣亿、臣颂、臣洞等，再加校正。臣等亦既被命，遂更研核。窃谓前世医工，原诊用药，随效辄记，遂至增多。概见诸书，浩博难究；虽屡加删定，而去取非一。或本经已载，而所述粗略；或俚俗尝用，而太医未闻；向非因事详著，则遗散多矣。乃请因其疏牾，更为补注。应诸家医书、药谱所载物品功用，并从采掇；惟名近迂僻，类乎怪诞，则所不取。自余经史百家，虽非方饵之急，其间或有参说药验，较然可据者，亦兼收载，务从该洽，以副诏意。凡名本草者非一家，今以《开宝重定本》为正。其分布卷类、经注杂糅、间以朱墨，并从旧列，不复厘改。凡补注并据诸书所说，其意义与旧文相参者，则从删削，以避重复；其旧已著见，而意有未完，后书复言，亦具存之，欲详而易晓；仍每条并以朱书其端云：臣等谨按某书云某事，其别立条者，则解於其末云，见其书。凡所引书，以唐、蜀二本草为先，他书则以所著先后为次第。凡书旧名本草者，今所引用，但著其所作人名曰(某人)；惟唐、蜀本则曰“唐本云”、“蜀本云”。凡字朱、墨之别，所谓《神农本经》者，以朱字；名医因《神农》旧条而有增补者，以墨字间於朱字；余所增者，皆别立条，并以墨字。凡陶隐居所进者，谓之“名医别录”，并以其注附於末。凡显庆所增者，亦注其末，曰“唐本先附”。凡《开宝》所增者，亦注其末，曰“今附”。凡今所增补，旧经未有者，於逐条后开列，云“新补”。凡药旧分上中下三品，今之新补，难於详辨，但以类附见。如绿矾次於矾石，山姜花次於豆蔻，扶移次於水杨之类是也。凡药有功用，本经未见，而旧注已曾引据，今之所增，但涉相类，更不立条，并附本注之末，曰“续注”，如地衣附於垣衣，燕覆附於通草，马藻附於海藻之类是也。凡旧注出於陶氏者，曰“陶隐居云”；出於显庆者，曰“唐本注”；出於开宝者，曰“今注”，其开宝考据传记者，别曰“今按”、“今详”、“又按”；皆以朱字别於其端。凡药名本经已见，而功用未备。今有所益者，亦附於本注之末。凡药有今世已尝用，而诸书未见，无所辨证者，如葫芦巴、海带之类，则请从太医众论参议，别立为条，曰“新定”。旧药九百八十三种；新补八十二种，附於注者不预焉；新定一十七种。总新、旧一千八十二条，皆随类粗释，推以十五凡则，补注之意可见矣。旧著开宝、英公、陶氏三序，皆有义例，所不可去，仍载於首篇云。

新旧药合一千八十二种

三百六十种神农本经　　一百八十二种名医别录

一百一十四种唐本先附　一百三十三种今附

一百九十四种有名未用　八十二种新补

一十七种新定

开宝重定序

三坟之书，神农预其一，百药既辨，本草存其录。旧经三卷，世所流传，名医别录，互为编纂。至梁·正白先生陶景，乃以别录参其本经，朱、墨杂书，时谓明白；而又考彼功用，为之注释，列为七卷，南国行焉。逮乎有唐，别加参校，增药八百余味，添注为二十一卷。本经漏功则补之，陶氏误说则证之。然而载历年祀，又逾四百，朱字、墨字，无本得同；旧注、新注，其文互阙；非圣主抚大同之运，永无疆之休，其何以改而正之哉！乃命尽考传误，刊为定本；类例非允，从而革焉。至如笔头灰，兔毫也，而在草部，今移附兔头骨之下；半天河、地浆，皆水也，亦在草部，今移附土石类之间。败鼓皮移附于兽皮，胡桐泪改从於木类。紫矿即木也，自玉石而取焉；伏翼实禽也，由虫鱼部而移焉。橘柚附於果实，食盐附於光明盐。生姜、干姜同归一说。至於鸡肠、蘩蒌，陆英、蒴藋，以类相似，从而附之。仍采陈藏器《拾遗》、李含光《音义》、或讨源於别本，或传效於医家，参而较之，辨其臧否。至如突屈白，旧说灰类，今是木根；天麻根解似赤箭，今又全异。去非取是，特立新条。自余刊正，不可悉数，下采众议，定为印板，乃以白字为神农所说，墨字为名医所传；唐附、今附，各加显注；详其解释，审其形性，证谬误而辨之者，署为今注；考文记而述之者，又为今按。义既刊定，理亦详明，今以新旧药合九百八十三种，并目录二十一卷，广颁天下，传而行焉。

唐本序礼部郎中孔志约撰

盖闻天地之大德曰生，运阴阳以播物；含灵之所保曰命，资亭育以尽年。蛰穴栖巢，感物之情盖寡；范金揉木，逐欲之道方滋。而五味或爽，时昧甘、辛之节；六气斯沴，易愆寒燠之宜。中外交侵，形神分战。饮食伺衅，成肠胃之眚；风湿候隙，构手足之灾。几缠肤腠，莫知救止；渐固膏肓，期於夭折。暨炎晖纪物，识药石之功；云瑞名官，穷诊候之术。草木咸得其性，鬼神无所遁情。刳麝刳犀，驱泄邪恶；飞丹炼石，引纳清和。大庇苍生，普济黔首；功侔造化，恩迈财成，日用不知，于今是赖。岐、和、彭、缓，腾绝轨于前；李、华、张、吴，振英声于后。昔秦政煨燔，兹经不预；永嘉丧乱，斯道尚存。梁·陶弘景雅好摄生，研精药术。以为《本草经》者，神农之所作，不刊之书也。惜其年代浸远，简编残蠹，与桐、雷众记，颇或踳驳。兴言撰缉，勒成一家，亦以雕琢经方，润色医业。然而时钟鼎峙，闻见阙于殊方；事非佥议，诠释拘于独学。至如重建平之防己，弃槐里之半夏。秋采榆仁，冬收云实。谬粱米之黄、白，混荆子之牡、蔓。异蘩蒌于鸡肠，合由跋于鸢尾。防葵、狼毒，妄曰同根；钩吻、黄精，引为连类。铅、锡莫辨，橙、柚不分。凡此比例，盖亦多矣。自时厥后，以迄于今，虽方技分镳，名医继轨，更相祖述，罕能厘正。乃复采杜蘅于及己，求忍冬于络石；舍陟厘而取莂藤，退飞廉而用马蓟。承疑行妄，曾无有觉；疾瘵多殆，良深慨叹。既而朝议郎行右监门府长史骑都尉臣苏恭，摭陶氏之乖违，辨俗用之纰紊，遂表请修定，深副圣怀。乃诏太尉杨州都督监修国史上柱国赵国公臣无忌、太中大夫行尚药奉御臣许孝崇等二十二人，与苏恭详撰。窃以动植形生，因方舛性；春秋节变，感气殊功。离其本土，则质同而效异；乖于采摘，乃物是而时非。名实既爽，寒温多谬。用之凡庶，其欺已甚；施之君父，逆莫大焉。于是上禀神规，下询众议；普颁天下，营求药物。羽、毛、鳞、介，无远不臻；根、茎、花、实，有名咸萃。遂乃详探秘要，博综方术。《本经》虽阙，有验必书；《别录》虽存，无稽必正。考其同异，择其去取。铅翰昭章，定群言之得失；丹青绮焕，备庶物之形容。撰本草并图经、目录等，凡成五十四卷。

臣禹锡等谨按蜀本草序：作五十三卷，及唐英公进本草表云勒成本草二十卷，目录一卷，药图二十五卷，图经七卷，凡五十三卷。又英公序云：撰本草并图经、目录等凡成五十三卷。据此三者，合作五十三卷。又据李含光《本草音义》云：正经二十卷，目录一卷，又别立图二十五卷。目录一卷，图经七卷，凡五十四卷。二说不同，今并注之。

庶以网罗今古，开涤耳目，尽医方之妙极，拯生灵之性命。传万祀而无昧，悬百王而不朽。

梁·陶隐居序

隐居先生在乎茅山岩岭之上，以吐纳馀暇，颇游意方技，览本草药性，以为尽圣人之心，故撰而论之。旧说皆称《神农本草经》，余以为信然。昔神农氏之王天下也，画易卦，以通鬼神之情；造耕种，以省杀害之弊；宣药疗疾，以拯夭伤之命。此三道者，历群圣而滋彰。文王、孔子，彖、象、繇、辞，幽赞人天；后稷、伊尹，播厥百谷，惠被群生。岐、皇、彭、扁，振扬辅导，恩流含气。并岁逾三千，民到于今赖之。但轩辕以前，文字未传，如六爻指垂，画象稼穑，即事成迹。至于药性所主，当以识识相因，不尔何由得闻？至乎桐、雷，乃著在于篇简，此书应与《素问》同类，但后人多更修饰之尔。秦皇所焚，医方、卜术不预，故犹得全录。而遭汉献迁徙，晋怀奔迸，文籍焚靡，臣禹锡等谨按蜀本作糜，音糜。千不遗一。今之所存，有此四卷。

臣禹锡等谨按：唐本亦作四卷。韩保昇又云：《神农本草》上、中、下并序录合四卷。今按四字当作三，传写之误也。何则，按梁《七录》云：《神农本草》三卷。又据今《本经》陶序后朱书云：《本草经》卷上，卷中，卷下。卷上注云：序药性之源本，论病名之形诊；卷中云：玉石草木三品；卷下云：虫兽果菜米食三品。即不云三卷外别有序录，明知韩保昇所云承据误本，妄生曲说，今当从三卷为正。

是其《本经》所出郡县，乃后汉时制，疑仲景、元化等所记。又云有《桐君采药录》，说其华叶形色。《药对》四卷，论其佐使相须。魏、晋以来，吴普、臣禹锡等谨按蜀本注云：普，广陵人也。华佗弟子，撰本草一卷。李当之臣禹锡等谨按蜀本注云：华佗弟子，修神农旧经，而世少行用。等，更复损益。或五百九十五，或四百四十一，或三百一十九；或三品混糅，冷热舛错，草、石不分，虫、兽无辨；且所主治，互有多少，医家不能备见，则识智有浅深。今辄苞综诸经，研括烦省，以《神农本经》三品，合三百六十五为主，又进名医副品，亦三百六十五，合七百三十种。精粗皆取，无复遗落，分别科条，区畛物类，兼注詺时用，土地所出，及仙经道术所须，并此序录，合为三卷。虽未足追踵前良，盖亦一家撰制。吾去世之后，可贻诸知音尔。

本草经卷上序药性之本源，诠病名之形诊，题记品录，详览施用之。

本草经卷中玉石、草、木三品。

本草经卷下虫兽、果菜、米食三品，有名未用三品。

右三卷，其中、下二卷，药合七百三十种，各别有目录，并朱、墨杂书并子注，大书分为七卷。

唐本注《汉书·艺文志》有《黄帝内、外经》。班固论云：经方者，本草石之寒温，原疾病之深浅。乃班固论经方之语，而无本草之名。惟梁《七录》，有《神农本草》三卷，陶据此以《别录》加之为七卷。序云三品混糅，冷热舛错，草、石不分，虫兽无辨；岂使草木同品，虫兽共条，披览即难，图绘非易。今以序为一卷，例为一卷，玉石三品为三卷，草三品为六卷，木三品为三卷，禽兽为一卷，虫鱼为一卷，果为一卷，菜为一卷，米谷为一卷，有名未用为一卷，合二十卷。其十八卷中，药合八百五十种，三百六十一种《本经》，一百八十一种《别录》。一百一十五种新附，一百九十三种有名未用。

上药一百二十种为君，主养命以应天，无毒，多服久服不伤人。欲轻身益气，不老延年者，本上经。

中药一百二十种为臣，主养性以应人，无毒、有毒，斟酌其宜。欲遏病补虚羸者，本中经。

下药一百二十五种为佐使，主治病以应地，多毒，不可久服。欲除寒热邪气、破积聚、愈疾者，本下经。

三品合三百六十五种，法三百六十五度，一度应一日，以成一岁，倍其数，合七百三十名也。

臣禹锡等谨按本草例：《神农本经》以朱书，《名医别录》以墨书。《神农本经》药三百六十五种，今此言倍其数，合七百三十名，是并《名医别录》副品而言也。则此一节《别录》之文也，当作墨书矣。盖传写浸久，朱墨错乱之所致耳。遂令后世览之者，捃摭此类，以谓非神农之书，乃后人附託之文者，率以此故也。

本说如此。今案上品药性，亦皆能遣疾，但其势力和厚，不为仓卒之效，然而岁月常服，必获大益，病既愈矣，命亦兼申。天道仁育，故云应天。独用一百二十种者，当谓寅、卯、辰、巳之月，法万物生荣时也。

中品药性，疗病之辞渐深，轻身之说稍薄，于服之者，祛患当速，而延龄为缓。人怀性情，故云应人。一百二十种者，当谓午、未、申、酉之月，法万物熟成时也。

下品药性，专主攻击。毒烈之气，倾损中和，不可恒服，疾愈则止。地体收杀，故云应地。独用一百二十五种者，当谓戌、亥、子、丑之月，兼以闰之，盈数加之，法万物枯藏时也。今合和之体，不必偏用，自随人患苦，参而共行。但君臣配隶，应依后所说，若单服之者，所不论耳。

药有君臣佐使，以相宣摄。合和宜用一君、二臣、三佐、五使；又可一君、三臣、九佐使也。

右本说如此。案今用药，犹如立人之制，若多君少臣，多臣少佐，则势力不周也。而检仙经俗道诸方，亦不必皆尔。大抵养命之药，则多君；养性之药，则多臣；疗病之药，则多佐；犹依本性所主，而兼服斟酌，详用此者，益当为善。又恐上品君中，复各有贵贱，譬如列国诸侯，虽并得称君制，而犹归宗周，臣佐之中，亦当如此。所以门冬、远志，别有君臣；甘草国老，大黄将军，明其优劣，不皆同秩。自非农岐之徒，孰敢诠正。正应领略轻重，为其分剂也。

药有阴阳配合，臣禹锡等谨按蜀本注云：凡天地万物，皆有阴阳、大小，各有色类，寻究其理，并有法象。故毛羽之类，皆生於阳而属於阴；鳞介之类，皆生於阴而属於阳。所以空青法木，故色青而主肝；丹砂法火，故色赤而主心；云母法金，故色白而主肺；雌黄法土，故色黄而主脾；磁

、

石法水；故色黑而主肾。余皆以此推之，例可知也。**子母兄弟**臣禹锡等谨按蜀本注云：若榆皮为母，厚朴为子之类是也。

根叶华实，草石骨肉。有单行者，有相须者，有相使者，有相畏者，有相恶者，有相反者，有相杀者。凡此七情，合和当视之，相须、相使者良，勿用相恶相反者。若有毒宜制，可用相畏、相杀；不尔，勿合用也。

臣禹锡等谨按蜀本注云：凡三百六十五种，有单行者七十一种，相须者十二种，相使者九十种，相畏者七十八种，相恶者六十种，相反者十八种，相杀者三十六种。凡此七情，合和视之。

右本说如此。案其主疗虽同，而性理不和，更以成患。今检旧方用药，亦有相恶、相反者，服之不乃为忤。或能复有制持之者，犹如寇、贾辅汉，程、周佐吴，大体既正，不得以私情为害。虽尔，恐不如不用。今《仙方》甘草丸，有防己、细辛；俗方玉石散，有栝楼、干姜，略举大者如此。其余复有数十余条，别注在后。半夏有毒，用之必须生姜，此是取其所畏，以相制耳。其相须、相使，不必同类，犹如和羹、调食鱼肉，葱、豉各有所宜，共相宣发也。

药有酸、咸、甘、苦、辛五味，又有寒、热、温、凉四气，及有毒、无毒。阴干、暴干，采造时月生熟，土地所出，真伪陈新，并各有法。

右本说如此。又有分剂秤两，轻重多少，皆须甄别。若用得其宜，与病相会，入口必愈，身安寿延，若冷热乖衷，真假非类，分两违舛，汤丸失度，当瘥反剧，以至殆命。医者意也，古之所谓良医，盖善以意量得其节也。谚言俗无良医，枉死者半；拙医疗病，不若不疗。喻如宰夫，以鳝鳖为莼羹，食之更足成病，岂充饥之可望乎？故仲景每云："如此死者，愚医杀之也。"

药有宜丸者，宜散者，宜水煮者，宜酒渍者，宜膏煎者，亦有一物兼宜者，亦有不可入汤酒者，并随药性，不得违越。

右本说如此。又疾有宜服丸者，宜服散者，宜服汤者，宜服酒者，宜服膏煎者，亦兼参用，察病之源，以为其制耳。

凡欲疗病，先察其源，先候病机。五脏未虚，六腑未竭，血脉未乱，精神未散，服药必活。若病已成，可得半愈。病势已过，命将难全。

右本说如此。案今自非明医，听声察色，至乎诊脉，孰能知未病之病乎？且未病之人，亦无肯自疗。故桓侯怠于皮肤之微，以致骨髓之痼。非但识悟之为难，亦乃信受之弗易。仓公有言："病不肯服药，一死也；信巫不信医，二死也；轻身薄命，不能将慎，三死也。"夫病之所由来虽多，而皆关于邪。邪者不正之因，谓非人身之常理，风、寒、暑、湿、饥、饱、劳、佚，皆各是邪，非独鬼气疫疠者矣。人生气中，如鱼在水，水浊则鱼瘦，气昏则人疾。邪气之伤人，最为深重，经络既受此气传入脏腑，随其虚实冷热，结以成病，病又相生，故流变遂广。精神者，本宅身为用。身既受邪，精神亦乱。神既乱矣，则鬼灵斯入，鬼力渐强，神守稍弱，岂得不致于死乎？古人譬之植杨，斯理当矣。但病亦别有先从鬼神来者，则宜以祈祷祛之，虽曰可祛，犹因药疗致益，李子豫有赤丸之例是也。其药疗无益者，是则不可祛，晋景公膏肓之例是也。大都鬼神之害人多端，疾病之源惟一种，盖有轻重者耳。《真诰》言："常不能慎事上者，自致百疴，而怨咎于神灵；当风卧湿，反责佗人于失福，皆是痴人也。"云慎事上者，谓举动之事，必皆慎思；饮食男女，最为百疴之本。致使虚损内起，风湿外侵，所以共成其害，如此岂得关于神明乎？惟当勤药疗为理耳。

若毒药疗病，先起如黍粟，病去即止，不去倍之，不去十之，取去为度。

右本说如此。案盖谓单行一两种毒物，如巴豆、甘遂辈，不可便令至剂耳。依如经言：一物一毒，服一丸如细麻；二物一毒，服二丸如大麻；三物一毒，服三丸如小豆；四物一毒，服四丸如大豆；五物一毒，服五丸如兔矢；六物一毒，服六丸如梧子；从此至十，皆如梧子，以数为丸。而毒中又有轻重，如狼毒、钩吻，岂同附子、芫花辈耶？凡此之类，皆须量宜。

臣禹锡等谨按唐本旧云：三物一毒，服三丸如小豆，四物一毒，服四丸如大豆，五物一毒，服五丸如兔矢。注云：谨按兔矢，大于梧子，等差不类。今以胡豆替小豆，小豆替大豆，大豆替兔矢，以为折衷。

疗寒以热药，疗热以寒药，饮食不消以吐下药，鬼疰蛊毒以毒药，痈肿疮瘤以疮药，风湿以风湿药，各随其所宜。

右本说如此。案今药性，一物兼主十余病者，取其偏长为本，复应观人之虚实补泻，男女老少，苦乐荣悴，乡壤风俗，并各不同。褚澄疗寡妇、尼僧，异乎妻妾，此是达其性怀之所致也。

病在胸膈以上者，先食后服药；病在心腹以下者，先服药后食。病在四肢血脉者，宜空腹而在旦；病在骨髓者，宜饱满而在夜。

右本说如此。案其非但药性之多方，节适早晚，复须修理。今方家所云："先食"、"后食"，盖此义也。又有须酒服、饮服、冷服、暖服。服汤有疏、有数，煮汤有生、有熟，皆各有法，用者并应详宜之。

夫大病之主，有中风、伤寒，寒热、温疟，中恶、霍乱，大腹、水肿，肠澼下痢，大小便不通，奔豚上气，咳逆、呕吐，黄疸、消渴，留饮、癖食，坚积、癥瘕，惊邪、癫痫、鬼疰，喉痹、齿痛，耳聋、目盲、金创、踒折，痈肿、恶疮，痔瘘、瘿瘤；男子五劳七伤，虚乏羸瘦；女子带下、崩中，血闭、阴蚀；虫蛇蛊毒所伤。此皆大略宗兆，其间变动枝叶，各依端绪以取之。

右本说如此。案今药之所主，各止说病之一名，假令中风，中风乃数十种，伤寒证候，亦二十余条，更复就中求其类例，大体归其始终，以本性为根宗，然后配合诸证，以合药耳。病生之变，不可一概言之。所以医方千卷，犹未理尽。春秋已前及和、缓之书蔑闻，道经略载扁鹊数法，其用药犹是本草家意。至汉淳于意及华佗等方，今时有存者，亦皆修药性。惟张仲景一部，最为众方之祖，又悉依本草。但其善诊脉、明气候以意消息之耳。至于刳肠剖臆，刮骨续筋之法，乃别术所得，非神农家事。自晋代已来，有张苗、宫泰、刘德、史脱、靳邵、赵泉、李子豫等，一代良医。其贵胜阮德如、张茂先、裴逸民、皇甫士安，及江左葛稚川、蔡谟、殷渊源诸名人等，并亦研精药术。宋有羊欣、王微、胡洽、秦承祖，齐有尚书褚澄、徐文伯、嗣伯群从兄弟，疗病亦十愈其九。

凡此诸人，各有所撰用方，观其指趣，莫非本草者。或时用别药，亦修其性度，非相逾越。范汪方百余卷，及葛洪《肘后》，其中有细碎单行径用者，或田舍试验之法，或殊域异识之术。如藕皮散血，起自庖人；牵牛逐水，近出野老。饼店蒜齑，乃是下蛇之药；路边地菘，而为金疮所秘。此盖天地间物，莫不为天地间用，触遇则会，非其主对矣。颜光禄亦云：诠三品药性，以本草为主。道经、仙方、服食、断谷、延年、却老，乃至飞丹转石之奇。云腾羽化之妙，莫不以药导为先。用药之理，又一同本草，但制御之途，小异俗法。犹如粱、肉，主于济命，华夷禽兽，皆共仰资。其为生理则同，其为性灵则异耳。大略所用不多，远至二十余物，或单行数种，便致大益，是其深练岁积。即本草所云久服之效，不如俗人微觉便止，故能臻其所极，以致遐龄，岂但充体愈疾而已哉。

今庸医处疗，皆耻看本草，或倚约旧方，或闻人传说，或遇其所忆，便揽笔疏之，俄然戴面，以此表奇。其畏恶相反，故自寡昧，而药类违僻，分两参差，亦不以为疑脱。或偶尔值差，则自信方验；若旬月未瘳，则言病源深结。了不反求诸已，详思得失，虚构声称，多纳金帛，非惟在显宜责，固将居幽贻谴矣。其五经四部，军国礼服，若详用乖越者，正于事迹非宜耳。至于汤药，一物有谬，便性命及之。千乘之君，百金之长，何不深思戒慎耶？

昔许太子侍药不尝，招弑贼之辱；季孙馈药，仲尼有未达之辞，知其药性之不可轻信也。晋时有一才人，欲刊正周易及诸药方，先与祖讷共论，祖云：辨释经典，纵有异同，不足以伤风教；方药小小不达，便致寿夭所由，则后人受弊不少，何可轻以裁断。祖之此言，可谓仁识，足为水镜。《论语》云：人而无恒，不可以作巫医。明此二法，不得以权饰妄造。所以医不三世，不服其药。又云九折臂，乃成良医，盖谓学功须深故也。复患今承藉者，多恃衒名价，亦不能精心研习，虚传声美，闻风竞往，自有新学该明，而名称未播，贵胜以为始习，多不信用，委命虚名，谅可惜也。京邑诸人，皆尚声誉，不取实录。余祖世以来，务敦方药，本有范汪方一部，斟酌详用，多获其效，内护家门，傍及亲族。其有虚心告请者，不限贵贱，皆摩踵救之。凡所救活，数百千人。自余投缨宅岭，犹不忘此，日夜玩味，恒觉欣欣。今撰此三卷，并效验方五卷，又补阙葛氏肘后三卷。盖欲永嗣善业，令诸子侄，弗敢失坠，可以辅身济物者，孰复是先。

今诸药采造之法，既并用见成，非能自掘，不复具论其事，惟合药须解节度，列之如左。

案诸药所生，皆的有境界。秦、汉已前，当言列国。今郡县之名，后人所改耳。自江东已来，小小杂药，多出近道，气力性理，不及本邦。假令荆、益不通，则全用历阳当归，钱唐三建，岂得相似。所以疗病不及往人，亦当缘此故也。蜀药及北药，虽有去来，亦复非精者。又市人不解药性，惟尚形饰。上党人参，殆不复售。华阴细辛，弃之如芥。且各随俗相竞，顺方切须，不能多备，诸族故往往遗漏。今之所存，二百许种耳。众医睹不识药，惟听市人；市人又不辨究，皆委采送之家。采送之家，传习造作，真伪好恶莫测。所以有钟乳醋煮令白，细辛水渍使直，黄耆蜜蒸为甜，当归酒洒取润，螵蛸胶著桑枝，蜈蚣朱足令赤。诸有此等，皆非事实，俗用既久，转以成法，非复可改，末如之何。又依方分药，不量剥除。如远志、牡丹，才不收半；地黄、门冬，三分耗一。凡去皮除心之属，分两皆不复相应，病家惟依此用，不知更秤取足。又王公贵胜，合药之日，悉附群下。其中好药贵石，无不窃遣。乃言紫石英、丹砂吞出洗取，一片经数十过卖。诸有此例，巧伪百端，皆非事实。虽复监检，终不能觉。以此疗病，理难即效，斯并药家之盈虚，不得咎医人之浅拙也。

本草时月，皆在建寅岁月，则从汉太初后所记也。其根物多以二月、八月采者，谓春初津润始萌，未冲枝叶，势力淳浓故也。至秋则枝叶就枯，又归流于下。今即事验之，春宁宜早，秋宁宜晚，其华、实、茎、叶乃各随其成熟耳。岁月亦有早晏，不必都依本文矣。经说阴干者，谓就六甲阴中干之。依遁甲法，甲子阴中在癸酉，以药著酉地也。余谓不必然，正是不露日暴，于阴影处干之耳。所以亦有云暴干故也，若幸可两用，益当为善。

今按：本草采药，阴干者皆多恶。至如鹿茸，《经》称阴干，皆悉烂令坏，今火干易得且良，草木根苗阴之皆恶。九月已前采者，悉宜日干；十月已后采者，阴干乃好。

古秤惟有铢两，而无分名。今则以十黍为一铢，六铢为一分，四分成一两，十六两为一斤。虽有子谷秬黍之制，从来均之已久，正尔依此用之。

臣禹锡等谨按唐本又云：但古秤皆复，今南秤是也。晋秤始后汉末已来，分一斤为二斤，一两为二两耳。金银丝绵，并与药同，无轻重矣。古方唯有仲景而已，涉今秤若用古秤，作汤则水为殊少，故知非复秤，悉用今者耳。

今方家所云等分者，非分两之分，谓诸药斤两多少皆同耳。先视病之大小轻重所须，乃以意裁之。凡此之类，皆是丸散，丸散竟便依节度用之。汤酒之中无等分也。

凡散药有云刀圭者，十分方寸匕之一，准如梧子大也。方寸匕者，作匕正方一寸，抄散取不落为度。钱五匕者，今五铢钱边五字者以抄之，亦令不落为度。一撮者，四刀圭也。十撮为一勺，十勺为一合。药以升分之者，谓药有虚实轻重，不得用斤两，则以升平之。药升合方寸作，上径一寸，下径六分，深八分。内散药，勿按抑之，正尔微动令平调耳。而今人分药，多不复用此。

凡丸药有云如细麻者，即今胡麻也，不必扁扁，但令较略大小相称耳。如黍粟亦然，以十六黍为一大豆也。如大麻子者，即大麻子准三细麻也。如胡豆者，今青斑豆也，以二大麻子准之。如小豆者，今赤小豆也，粒有大小，以三大麻子准之。如大豆者，以二小豆准之。如梧子者，以二大豆准之。一方寸匕散，蜜和得如梧子，准十丸为度。如弹丸及鸡子黄者，以十梧子准之。

唐本注云：方寸匕散为丸如梧子，得十六丸如弹丸一枚。若鸡子黄者，准四十丸。今弹丸同鸡子黄，此甚不等。

凡汤酒膏药，旧方皆云㕮咀者，谓秤毕捣之如大豆者，又使吹去细末，此于事殊不允；药有易碎、难碎，多末、少末，秤两则不复均，今皆细切之，较略令如㕮咀者，差得无末，而粒片调和，于药力同出，无生熟也。

唐本注云：㕮咀，正谓商量斟酌之，余解皆理外生情尔。臣禹锡等看详：㕮咀即上文细切之义，非商量斟酌也。

凡丸散药，亦先切细暴燥乃捣之，有各捣者，有合捣者，并随方所言。其润湿药，如天门冬、干地黄辈，皆先切暴，独捣令偏碎，更出细擘暴干。若逢阴雨，亦以微火烘之。既燥，小停冷乃捣之。

凡润湿燥药，皆大耗，当先增分两，须得屑乃秤为正。其汤酒中不须如此。

凡筛丸药，用重密绢令细，于蜜丸易成熟。若筛散草药，用轻疏绢，于酒服则不泥。其石药亦用细绢筛如丸者。凡筛丸散药竟，皆更合于臼中，以杵研之数百过，视其色理和同为佳。

凡汤酒膏中用诸石，皆细捣之如粟米。亦可以葛布筛令调，并以新绵别裹内中。其雄黄、朱砂细末如粉。

凡煮汤，欲微火令小沸。其水数依方多少，大略二十两药，用水一斗，煮取四升，以此为率。然则利汤欲生，少水而多取；补汤欲熟，多水而少取。好详视之，不得令水多少。用新布两人以尺木绞之，澄去垽浊，纸覆令密。温汤勿令铛器中有水气，于热汤上煮令暖亦好。服汤家小热易下，冷则呕涌。

云分再服、三服者，要令力势足相及。并视人之强羸，病之轻重，以为进退增减之，不必悉依方说。

凡渍药酒，皆须细切，生绢袋盛之，乃入酒密封，随寒暑日数，视其浓烈，便可漉出，不必待至酒尽也。滓可暴燥，微捣，更渍饮之；亦可作散服。

凡建中、肾沥诸补汤，滓合两剂，加水煮竭饮之，亦敌一剂新药，贫人当依此用，皆应先暴令燥。

凡合膏，初以苦酒渍令淹浃，不用多汁，密覆勿泄。云晬时者，周时也，从今旦至明旦。亦有止一宿者。煮膏，当三上三下，以泄其焦势，令药味得出。上之使匝匝沸仍下之，下之取沸静乃上，宁欲小生。其中有薤白者，以两头微焦黄为侯。有白芷、附子者，亦令小黄色也。猪肪皆勿令经水，腊月者弥佳。绞膏亦以新布绞之。若是可服之膏，膏滓亦堪酒煮稍饮之。可摩之膏，膏滓即宜以敷病上，此盖贫野人欲兼尽其药力。

凡膏中有雄黄、朱砂辈，皆别捣细研如面，须绞膏竟乃投中，以物疾搅，至于凝强，勿使沉聚在下不调也。有水银者，于凝膏中，研令消散。胡粉亦尔。

凡汤酒中用大黄，不须细剉，作汤者，先水渍，令淹浃，密覆一宿。明旦煮汤，临熟乃以内中，又煮两三沸，便绞出，则力势猛，易得快利。丸散中用大黄，旧皆蒸，今不须尔。

凡汤中用麻黄，皆先别煮两三沸，掠去其沫，更益水如本数，乃内余药，不尔令人烦。麻黄皆折去节，令理通，寸斩之；小草、瞿麦五分斩之；细辛、白前三分斩之；丸散膏中则细剉也。

凡汤中用完物，皆擘破，干枣、枝子、栝楼子之类是也。用细核物亦打碎，山茱萸、五味、蕤核、决明之类是也。细华子物正尔完用之，旋覆华、菊花、地肤子、葵子之类是也。米、麦、豆辈，亦完用之。诸虫先微炙，亦完煮之。惟螵蛸当中破炙之。生姜、夜干皆薄切。芒消、饴糖、阿胶皆须绞汤竟，内汁中，更上火两三沸，烊尽乃服之。

凡用麦门冬，皆微润抽去心。杏仁、桃仁汤柔挞去皮。巴豆打破，剥皮，刮去心，不尔令人闷。石韦、辛夷刮去毛。鬼箭削取羽及皮。藜芦剔取根微炙。枳实去其核，止用皮，亦炙之。椒去实于铛器中微熬，令汗出，则有势力。矾石于瓦上若铁物中，熬，令沸，汁尽即止。礜石皆黄土泥苞使燥，烧之半日，令势热而解散。犀角、羚羊角皆刮截作屑。诸齿骨并炙捣碎之。皂荚去皮子炙之。

凡汤、丸散，用天雄、附子、乌头、乌喙、侧子，皆煻灰火炮炙令微拆，削去黑皮乃称之。惟姜附汤及膏酒中生用，亦削去皮乃称，直理破作七八片。随其大小。但削除外黑尖处令尽。

凡汤酒丸散膏中，用半夏皆且完。以热汤洗去上滑，手挼之，皮释随剥去，更复易汤洗令滑尽。不尔，戟人咽喉。旧方云二十许过，今六七过便足。亦可煮之，沸易水，如此三过，仍挼洗毕便讫。随其大小破为细片，乃称以入汤。若膏酒丸散，皆须暴燥乃称之。丸散止削上皮用之，未必皆洗也。

凡丸散用胶皆先炙，使通体沸起燥，乃可捣。有不沸处更炙之。

丸方中用蜡皆烊，投少蜜中，搅调以和药。若用熟艾，先细擘，合诸药捣令散；不可筛者，别捣内散中和之。

凡用蜜，皆先火上煎，掠去其沫，令色微黄，则丸经久不坏。克之多少，随蜜精粗。

凡丸散用巴豆、杏仁、桃仁、葶苈、胡麻诸有膏脂药，皆先熬黄黑，别捣令如膏。指擵视泯泯尔，乃以向成散；稍稍下臼中，合研捣，令消散，仍复都以轻疏绢筛度之，须尽，又内臼中，依法捣数百杵也。汤膏中用，亦有熬之者，虽生并捣破。

凡用桂、厚朴、杜仲、秦皮、木兰辈，皆削去上虚软甲错，取里有味者秤之。茯苓、猪苓，削除黑皮；牡丹、巴戟天、远志、野葛等皆捶破去心；紫菀洗去土皆毕乃秤之；薤白、葱白除青令尽；莽草、石南草、茵芋、泽兰皆剔取叶及嫩茎去大枝；鬼臼、黄连皆除根毛；蜀椒去闭口者及目熬之。

凡狼毒、枳实、橘皮、半夏、麻黄、吴茱萸，皆欲得陈久者，良。其余须新精。

凡方云巴豆若干枚者，粒有大小，当先去心皮竟秤之，以一分准十六枚。附子、乌头若干枚者，去皮竟，以半两准一枚。枳实若干枚者，去核竟，以一分准二枚。橘皮一分准三枚。枣有大小，三枚准一两。云干姜一累者，以重一两为正。

凡方云半夏一升者，洗竟秤五两为正。蜀椒一升者，三两为正。吴茱萸一升者，五两为正。菟丝子一升，九两为正。庵蕳子一升，四两为正。蛇床子一升，三两半为正。地肤子一升，四两为正。此其不同也。云某子一升者，其子各有虚实轻重，不可通以秤准，皆取平升为正。

凡方云用桂一尺者，削去皮毕，重半两为正。甘草一尺者，重二两为正，凡方云某草一束者，以重三两为正。云一把者，重二两为正。凡方云蜜一斤者，有七合。猪膏一斤者，有一升二合也。

右合药分剂料理法。

臣禹锡等谨按徐之才《药对》、孙思邈《千金方》、陈藏器《本草拾遗》序列如后。

夫众病积聚，皆起于虚也。虚生百病。积者五藏之所积，聚者六腑之所聚。如斯等疾，多从旧方，不假增损。虚而劳者，其弊万端，宜应随病增减。古之善为医者，皆自采药，审其体性所主，取其时节早晚，早则药势未成，晚则盛势已歇。今之为医，不自采药，且不委节气早晚，又不知冷热消息，分两多少；徙有疗病之名，永无必愈之效，此实浮惑，聊复审其冷热，记增损之主尔。虚劳而头痛复热，加枸杞、萎蕤。虚而欲吐，加人参。虚而不安，亦加人参。虚而多梦纷纭，加龙骨。虚而多热，加地黄、牡蛎、地肤子、甘草。虚而冷，加当归、芎䓖、干姜。虚而损，加钟乳、棘刺、苁蓉、巴戟天。虚而大热，加黄芩、天门冬。虚而多忘，加茯神、远志。虚而惊悸不安，加龙齿、沙参、紫石英、小草。若冷，则用紫石英、小草；若客热，即用沙参、龙齿；不冷不热，皆用之。虚而口干加麦门冬、知母。虚而吸吸，加胡麻、覆盆子、柏子仁。虚而多气兼微咳，加五味子、大枣。虚而身强，腰中不利，加磁石、杜仲。虚而多冷，加桂心、吴茱萸、附子、乌头。虚而劳，小便赤，加黄芩。虚而客热，加地骨皮、白水黄芪。虚而冷，用陇西黄芪。虚而痰，复有气，用生姜、半夏、枳实。虚而小肠利，加桑螵蛸、龙骨、鸡膍胵。虚而小肠不利，加茯苓、泽泻。虚而损，溺白，加厚朴。诸药无有一一历而用之，但据体性冷热，的相主对，聊叙增损之一隅。夫处方者，宜准此。

凡诸药子仁，皆去皮尖及双仁者，仍切之。

凡乌梅皆去核，入丸散熬之，大枣擘去核。

凡用麦蘖、曲、大豆黄卷、泽兰、芜荑、僵蚕、干漆、蜂房，皆微炒。

凡汤中用麝香、犀角、鹿角、羚羊角、牛黄、蒲黄、丹砂，须熟末如粉，临服内汤中，搅令调和服之。

凡茯苓、芍药，补药须白者；泻药惟赤者。

凡石蟹皆以槌极打令碎，乃入臼；不尔，捣，不可熟。牛膝、石斛等入汤酒，拍碎用之。

凡菟丝子，暖汤淘汰，去沙土，乾漉，暖酒渍，经一宿，漉出，暴微白，皆捣之；不尽者，更以酒渍，经三五日，乃出，更晒微干，捣之，须臾悉尽，极易碎。

凡斑猫等诸虫，皆去足翅，微熬，用牡蛎熬令黄。

凡诸汤用酒者，皆临熟下之。

凡用银屑，以水银和成泥。

凡用钟乳等诸石，以玉槌水研三日三夜，漂炼，务令极细。

诸药有宣、通、补、洩、轻、重、涩、滑、燥、湿，此十种者，是药之大体，而《本经》都不言之，后人亦所未述，遂令调合汤丸，有昧于此者。至如宣可去壅，即姜、橘之属是也。通可去滞，即通草、防己之属是也。补可去弱，即人参、羊肉之属是也。泄可去闭，即葶苈、大黄之属是也。轻可去实，即麻黄、葛根之属也。重可去怯，即磁石、铁粉之属是也。涩可去脱，即牡蛎、龙骨之属是也。滑可去著，即冬葵、榆皮之属是也。燥可去湿，即桑白皮、赤小豆之属是也。湿可去枯，即紫石英、白石英之属是也。只如此体，皆有所属，凡用药者，审而详之，则靡所遗失矣。

凡五方之气，俱能损人，人生其中，即随气受疾。虽习成其性，亦各有所资，乃天生万物以与人，亦人穷急以致物。今岭南多毒，足解毒药之物，即金蛇、白药之属是也。江湖多气，足破气之物，即姜、橘、吴茱萸之属是也。寒温不节，足疗温之药，即柴胡、麻黄之属是也。凉气多风，足理风之物，即防风、独活之属是也。湿气多痹，足主痹之物，即鱼、鳖、螺、蚬之属是也。阴气多血，足主血之物，即地锦、石血之属是也。岭气多瘴，足主瘴之物，即常山、盐麸、涪醋之属是也。石气多毒，足主毒之物，即犀角、麝香、羚羊角之属是也。水气多痢，足主痢之物，即黄连、黄檗之属是也。野气多蛊，足主蛊之物，蘘荷、茜根之属是也。沙气多狐，足主短狐之物，即鸀鳿、鸂鶒之属是也。大略如此，各随所生。中央气交。兼有诸病，故医人之疗，亦随方之能；若易地而居，即致乖舛矣。故古方或多补养，或多导泄，或众味，或单行。补养即去风，导泄即去气，众味则贵要，单行乃贫下。岂前贤之偏有所好，或复用不遂其宜耳。

《嘉祐本草》序例下卷第二　序例下

太常少卿直集贤院校正医书官臣掌禹锡等奉敕修

诸病通用药

谨按诸药，一种虽主数病，而性理亦有偏著，立方之日，或致疑混，复恐单行经用，赴急抄撮，不必皆得研究。今宜指抄病源所主药名，便可于此处疗，若欲的寻，亦兼易解。其甘、苦之味可略，有毒、无毒易知，惟冷、热须明。今依本经、别录，注于本条之下，其有不宜入汤酒，宜入汤酒者，今亦条于后矣。今详唐本以朱点为热，墨点为冷，无点为平，多有差互：今于逐药之下，依本经、别录而注焉。

疗风通用

防风　温

防己　平，温

秦艽　平，微温

独活　平，微温

芎䓖　温

羌活　平，微温

麻黄　温，微温

臣禹锡等谨按《蜀本》

鹿药　温

天麻　平

海桐皮　平

蚰蜒　平

威灵仙　温

《药对》

枫香　平，治疹痒毒。臣

薏苡仁　微寒。主风筋挛急，屈伸不得，君

巴戟天　微温，治风邪气，君

萎蕤　平，治中风，暴热，不能

转动者，君

侧子　大热。治湿风，大风，拘急，使

鳖头血　治口僻。臣

山茱萸　平，治风气。臣

淡竹沥及叶　大寒。主风痙疾。臣

牛膝　平，主风挛急，君

细辛　温，主风挛急。君

昌蒲　温，君

并桂心　大热。吹鼻中，主风喑，君

梁上尘　微寒，以小豆大吹鼻中，治中风。使

葛根　平，主暴中风。臣

白鲜皮　寒。治风，不得屈伸，风热。臣

白薇　大寒，治暴风身热，四肢急满，不知人。臣

风眩

菊花　平

飞廉　平

羊踯躅　温

虎掌　温，微寒

杜若　微温

茯神　平

茯苓　平

白芷　温

鸱头　平

臣禹锡等谨按《蜀本》

伏牛花　平

《药对》

芎䓖　温，臣

防风　微温。主头眩颠倒，大风湿痹。臣

人参　微温。主头眩转。君

兔骨头　平，臣

头面风

芎䓖　温

署预　温，平

天雄　温，大温

山茱萸　平，微温

莽草　温

辛夷　温

牡荆实　温

蔓荆实　微寒、平，温

藁本　温、微温，微寒

蘼芜　温

枲耳　温

臣禹锡等谨按《蜀本》

何首乌　微温

《药对》

皂荚　温，主风眩。使

巴戟天　微温。主头面风，君

白芷　温，主头面风。臣

防风　温。治头面来去风气。臣

中风脚弱

石斛　平

石钟乳　温
殷蘖　温
孔公蘖　温
石硫黄　温，大热
附子　温，大热
豉　寒
丹参　微寒
五加皮　温，微寒
竹沥　大寒
大豆　平
天雄　温，大温
侧子　大热

臣禹锡等谨按《药对》

木防己　平。治挛急。臣
独活　微温。主脚弱。君
松节　温。治脚膝弱。君
牛膝　平。治痛痹。君

久风湿痹

昌蒲　温，平
茵芋　温，微温
天雄　温，大温
附子　温，大热
乌头　温，大热
蜀椒　温，大热
牛膝　平
天门冬　平，大寒
术　温
丹参　微寒
石龙芮　平
茵陈蒿　平，微寒
细辛　温
松节　温
侧子　大热
松叶　温

臣禹锡等谨按《药对》

薏苡仁　微寒。治中风，湿痹，筋挛，君
羊踯躅　温。治风。使
柏子仁　平。治风湿痹。君
独活　微温。治风，四肢无力，拘急。君

贼风挛痛

茵芋　温，微温
附子　温，大热
侧子　大热
麻黄　温，微温
芎䓖　温
杜仲　平，温
萆薢　平
狗脊　平，微温
白鲜皮　寒
白及　平，微寒
葈耳　温
猪椒　温

暴风瘙痒

蛇床子　平
蒴藋　温
乌喙　微温

蒺藜子 温，微寒
景天 平
茺蔚子 微温，微寒
青葙子 微寒
枫香脂 平
藜芦 寒，微寒
臣禹锡等谨按《蜀本》
乌蛇 平
《药对》
葶苈子 寒，主中暴风。使
枳实 微寒。主大风，在皮肤中痒。君
谷茎 主身瘾疹，煮水洗。臣
伤寒
麻黄 温，微温
葛根 平
杏仁 温
前胡 微寒
柴胡 平，微寒
大青 大寒
龙胆 寒，大寒
芍药 平，微寒
薰草 平
升麻 平，微寒
牡丹 寒，微寒
虎掌 温，微寒
术 温
防己 平，温
石膏 微寒，大寒
牡蛎 平，微寒
贝母 平，微寒
鳖甲 平
犀角 寒，微寒
羚羊角 寒，微寒
葱白 平
生姜 微温
豉 寒
人溺 寒
芒消 大寒
臣禹锡等谨按《药对》
栝楼 寒。主烦热渴，发黄。臣
葱根 寒。主头痛，发表。臣
大黄 大寒。使
雄黄 平。君
白鲜皮 寒。主时病，出汗。臣
射干 微温。治时气病，鼻塞，喉痹，阴毒。使
茵陈蒿 平，微寒。主发黄。臣
栀子 大寒。臣
青竹茹 微寒，主头痛。臣
寒水石 大寒。主五内大热。臣
水牛角 平。主温病。使
紫草 寒。主骨肉中痛。臣
菓耳 微寒。臣
虎骨 平。主伤寒，
大热
凝水石 寒，大寒
石膏 微寒，大寒

滑石 **寒，大寒**

黄芩 **平，大寒**

知母 **寒**

白鲜皮 **寒**

玄参 **微寒**

大黄 **寒，大寒**

沙参 **微寒**

苦参 **寒**

茵陈蒿 **平，微寒**

鼠李根皮　微寒

竹沥　大寒

栀子 **寒，大寒**

蛇莓　大寒。壬改切

人粪汁　寒

白颈蚯蚓 **寒，大寒**

芒消　大寒

臣禹锡等谨按《药对》

梓白皮　寒。除热。使

地肤子　寒。主去皮肤中热气。

小麦　微寒。主胃中热，使

木兰皮　寒。主身大热暴热面疱。臣

水中萍　寒。主暴热身痒。

理石　寒。君

石胆　寒。主肝脏中热。臣

牛黄　平。主小儿热痫，口不开。君

羚羊角　微寒。主热在肌肤，臣

垣衣　大寒。主发疮。

白薇　大寒。臣

景天　平。主身热，小儿发热惊气。君

升麻　微寒。主热毒。君

龙齿角　平。主小儿身热。臣

葶苈　寒。主身暴热，利小便。使

蓝叶实　寒。主五心烦闷。君

蛲螂　寒。主狂语，头发热。使

楝实　寒。作汤浴通身热主温病。使

荆沥　大寒。主胸中痰热。臣

劳复

鼠屎　微寒

豉　寒

竹沥　大寒

人粪汁　寒

臣禹锡等谨按《蜀本》

大黄　大寒

葱白　平

犀角　寒

防己　平

虎掌　温

牡蛎　微寒

生姜　微温

芒消　大寒

柴胡　平，微寒

麦门冬　平，微寒

温疟

常山　寒，微寒

蜀漆　平，微温

牡蛎　平，微寒

鳖甲　平

麝香　温

麻黄　温，微温

大青　大寒

防葵　寒

猪苓　平

防己　平，温

茵芋　温，微温

巴豆　温，生温熟寒

白头翁　温

女青　平

芫花　温，微温

白薇　平，大寒

松萝　平

臣禹锡等谨按《蜀本》

天灵盖　平

荛花　寒

茵陈蒿　平

《药对》

龟甲　平。臣

小麦　微寒

羊踯躅　温。使

白敛　微寒。主温疟寒热。使

蒴藋根　温。使

当归　温。主疟寒热。君

竹叶　平。合常山煮，主孩子久疟极良。鸡子黄和常山为丸，用竹叶汤下，主久疟。

中恶

麝香　温

雄黄　平，寒，大温

丹砂　微寒

升麻　平，微寒

干姜　温，大热

巴豆　温，生温熟寒

当归　温，大温

芍药　平，微寒

吴茱萸　温，大热

鬼箭　寒

桃枭　微温

桃皮　平

桃胶　微温

乌头　温，大温

乌雌鸡血　平

臣禹锡等谨按《蜀本》

海桐皮　平

肉豆蔻　温

蓬莪茂　温

《药对》

牛黄　平。君

芎䓖　温。臣

苦参　寒。君

栀子　大寒。臣

葈耳叶　微寒。臣

桔梗　微温。臣

桃花　平。使

霍乱

人参　微寒，微温

术　**温**

附子　**温**，大热

桂心　大热

干姜　**温**，大热

橘皮　**温**

厚朴　**温**，大温

香薷　微温

麢舌　微温

高良姜　大温

木瓜　温

臣禹锡等谨按《蜀本》

小蒜　温

鸡屎白　微寒

藊豆叶

鸡舌香　微温

豆蔻　温

楠材　微温

蓬莪茂　温

肉豆蔻　温

海桐皮　平

《药对》

吴茱萸　大热。臣

转筋

小蒜　温

木瓜　温

橘皮　**温**

鸡舌香　温

楠材　微温

豆蔻　温

香薷　微温

杉木　微温

藊豆　微温

生姜　**微温**。臣禹锡等谨按《本经》朱字：干姜温；墨字：生姜微温。若从朱字，则是干姜，即不当言微温；若从微温，则是生姜，即当作墨字。然二姜俱不主转筋，难以改正。

呕啘

厚朴　**温**，大温

香薷　微温

麢舌　微温

附子　**温**，大热

小蒜　温

楠材　微温

高良姜　大温

木瓜　温

桂　大热

橘皮　**温**

鸡舌香　微温

臣禹锡等谨按《蜀本》

枇杷叶　平

麝香　温

肉豆蔻　温

《药对》

青竹茹　微寒。主啘呕。臣

芦根　寒。生主啘。

通草　平。主啘。臣

生蘡薁藤汁　寒

大腹水肿

大戟　寒，大寒

甘遂　寒，大寒

泽漆　微寒

葶苈　寒，大寒

芫花　温，微温

巴豆　温，生温熟寒

猪苓　平

防己　平，温

泽兰　微温

桑根白皮　寒

商陆　平

泽泻　寒

郁李仁　平

海藻　寒

昆布　寒

苦瓠　寒

小豆　平

瓜蒂　寒

蠡鱼　寒

鲤鱼　寒

大豆　平

荛花　寒，微寒

黄牛溺　寒

臣禹锡等谨按《蜀本》

海松子　小温

《药对》

香薷　微温。主水肿。臣

谷米　微寒。主逐水肿，利小便。臣

通草　平。主利水肿及小便。臣

麦门冬　微寒。臣

椒目　寒。主除风水满。使

柳花　寒。主腹肿。使

雄黄　平。君

白术　温。逐风水结肿。君

秦艽　微温。主下大水。臣

肠澼下痢

赤石脂　大温

龙骨　平，微寒

牡蛎　平，微寒

干姜　温，大热

黄连　寒，微寒

黄芩　平，大寒

当归　温，大温

附子　温，大热

禹余粮　寒，平

藜芦　寒，微寒

檗木　寒

云实　温

矾石　寒

阿胶　平，微温

熟艾　微温

陟厘　大温

石硫黄　温，大热

蜡　微温

乌梅　平

石榴皮　平

枳实　寒，微寒

臣禹锡等谨按《蜀本》

使君子　温

金樱子　平温

《药对》

白石脂　平。主水痢。臣

牛角鳃　温。治痢。臣

滑石　寒。主澼下。君

地榆　微寒。止血痢。

桂心　大热。主下痢。君

吴茱萸　温，大热。主冷下泄。臣

鲫鱼头　温。主下痢。

厚朴　温，大温。主下泄腹痛。臣

白术　温。主胃虚冷痢。君

蜜　平。主赤白痢。君

龟甲　平。主下泄。臣

久蚬壳　寒。主下痢。使

薤白　温。主下赤白痢。臣

白头翁　温。主毒痢止痛。使

猬皮　平。主赤白痢。臣

蚺蛇胆　寒。主下痢䘌虫。使

柏叶　微温。主血痢。君

蒲黄　平。主下血。臣

小豆花　平。主下痢。使

曲　温。主腹胀冷积下痢。臣

猪悬蹄　微寒。主下漏泄。使

鸡子　平。主下痢。

贝子　平。主下血。

白蘘荷　微温。主赤白痢。臣

葛谷　平。主十年赤白痢。臣

青羊脂　温。主下血。臣

苁蓉　微温。主赤白下痢。臣

赤白花鼠尾草　微寒。主赤白下痢。使

大便不通

大黄　寒，大寒

巴豆　温，生温熟寒

石蜜　平，微温

麻子　平

牛胆　大寒

猪胆　微寒

小便淋

滑石　寒，大寒

冬葵子及根　寒

白茅根　寒

瞿麦　寒

榆皮　平

石韦　平

葶苈　寒，大寒

蒲黄　平

麻子 平

琥珀 平

石蚕 寒

蜥蜴 寒

胡燕屎 平

衣鱼 温

乱发 微温

臣禹锡等谨按《蜀本》

淋石 暖

《药对》

车前子 寒，主淋。

茯苓 平。主淋，利小便。君

黄芩 大寒。主利小便。臣

泽泻 寒。主淋，利三焦停水。君

败鼓皮 平。主利小便。臣

冬瓜 微寒。主淋，小便不通。君

桑螵蛸 平。主五淋，利小便。臣

小便利

牡蛎 平，微寒

龙骨 平，微寒

鹿茸 温，微温

桑螵蛸 平

漏芦 寒，大寒

土瓜根 寒

鸡肶胵 微寒

鸡肠草 微寒

臣禹锡等谨按《药对》

昌蒲 温。止小便利。君

蒟酱 温。主尿不节。臣

溺血

戎盐 寒

蒲黄 平

龙骨 平，微寒

鹿茸 温，微温

干地黄 寒

臣禹锡等谨按《蜀本》

葱涕 平

消渴

白石英 微温

石膏 微寒，大寒

茯神 平

麦门冬 平，大寒

黄连 寒，微寒

知母 寒

栝楼根 寒

茅根 寒

枸杞根 大寒

小麦 微寒

篁竹叶 大寒

土瓜根 寒

葛根 平

李根 大寒

芦根 寒

菰根 大寒

冬瓜 微寒

马乳　冷

牛乳　微寒

羊乳　温

桑根白皮　寒

臣禹锡等谨按《药对》

茯苓　平。主口干。君

理石　寒。主口干，消热毒，君

菟丝子　平。主口干，消渴。

牛胆　大寒。主渴利中焦热。君

苎汁　寒。止渴。使

古屋瓦苔　寒。主消渴

兔骨　平。主热中消渴。臣

猪苓　平。主渴痢。使

黄疸

茵陈蒿　平，微寒

栀子　寒，大寒

紫草　寒

白鲜皮　寒

生鼠　微温

大黄　寒，大寒

猪屎　寒

瓜蒂　寒

栝楼　寒

秦艽　平

臣禹锡等谨按《唐本》

黄芩　大寒

上气咳嗽

麻黄　温，微温

杏仁　温

白前　微温

橘皮　温

紫菀　温

桂心　大热

款冬花　温

五味子　温

细辛　温

蜀椒　温，大热

半夏　平，生微寒熟温

生姜　微温

桃仁　平

紫苏子　温

射干　平，微温

芫花　温，微温

百部根　微温

干姜　温，大热

贝母　平，微寒

皂荚　温

臣禹锡等谨按《蜀本》

蛤蚧　平

缩沙蜜　温

《药对》

钟乳　温。主上气。臣

獭肝　平。主气嗽。使

乌头　大热。主嗽逆上气。使

藜芦　微寒。主嗽逆。使

鲤鱼　平。烧末主咳嗽。臣

淡竹叶　大寒。主嗽逆气上。臣

海蛤　平。主上气。臣

石硫黄　大热。主气嗽。臣

呕吐

厚朴　**温**，大温

橘皮　**温**

人参　**微寒**，微温

半夏　**平**，生微寒，熟温

麦门冬　**平**，微寒

白芷　**温**

生姜　微温

铅丹　**微寒**

鸡子　**微寒**

薤白　**温**

甘竹叶　大寒

臣禹锡等谨按《蜀本》

旋覆花　温

白豆蔻　大温

《药对》

附子　大热。主呕逆。使

竹茹　微寒。主干呕。臣

痰饮

大黄　**寒**，大寒

甘遂　**寒**，大寒

芒消　大寒

茯苓　**平**

柴胡　**平**，微寒

芫花　**温**，微温

前胡　微寒

术　**温**

细辛　**温**

旋覆花　**温**

厚朴　**温**，大温

人参　**微寒**，微温

枳实　**寒**，微寒

橘皮　**温**

半夏　**平**，生微寒，熟温

生姜　微温

甘竹叶　大寒

荛花　**寒**，微寒

臣禹锡等谨按《蜀本》

威灵仙　温

《药对》

射干　微温。主胸中结气。使

乌头　大热。主心中痰冷，不下食。使

吴茱萸　大热。主痰冷，腹内诸冷。臣

朴消　大寒。主痰满停结。君

巴豆　温。主痰饮留结，利水谷，破肠中冷。

宿食

大黄　**寒**，大寒

巴豆　**温**，生温熟寒

朴消　**寒**，大寒

柴胡　**平**，微寒

术　**温**

桔梗　**微温**

厚朴　**温**，大温

皂荚　温
曲　温
蘖　温
槟榔　温

腹胀满

麝香　温
甘草　平
人参　微寒，微温
术　温
干姜　温，大热
百合　平
厚朴　温，大温
庵蔄子　微寒，微温
枳实　寒，微寒
桑根白皮　寒
皂荚　温
大豆黄卷　平

臣禹锡等谨按《唐本》

卷柏　温

《蜀本》

荜澄茄　温

《药对》

忍冬　温。主腹满。君
射干　微温。主胁下满急。使
香葇　微温。主腹满水肿。臣
旋覆花　温。主胁下寒热，下水。臣

心腹冷痛

当归　温，大温
人参　微寒，微温
芍药　平，微寒
桔梗　微温
干姜　温，大热
桂心　大热
蜀椒　温，大热
附子　温，大热
吴茱萸　温，大热
乌头　温，大热
术　温
甘草　平
礜石　大热，生温熟热

臣禹锡等谨按《蜀本》

腽肭脐　大热
肉豆蔻　温
零陵香　平
胡椒　大温
红豆蔻　温

《药对》

黄芩　大寒。臣
戎盐　寒。臣
厚朴　温。臣
萆薢　平。臣
芎䓖　温。臣

肠鸣

丹参　微寒
桔梗　微温
海藻　寒
昆布　寒

心下满急

茯苓 平

枳实 寒，微寒

半夏 平，生微寒，熟温

术 温

生姜 微温

百合 平

橘皮 温

臣禹锡等谨按《药对》

庵蔄子 微寒。主心下坚。臣

杏仁 温。主心下急满。臣

石膏 大寒。主心下急。臣

心烦

石膏 微寒，大寒

滑石 寒，大寒

杏仁 温

栀子 寒，大寒

茯苓 平

贝母 平，微寒

通草 平

李根 大寒

竹沥 大寒

乌梅 平

鸡子 微寒

豉 寒

甘草 平

知母 寒

尿 寒

臣禹锡等谨按《蜀本》

卢会 寒

天竺黄 寒

胡黄连 平

《药对》

王不留行 平。主心烦。君

石龙芮 平。主心烦。君

玉屑 平。主胃中热，心烦。君

鸡肶胵 微寒。除热，主烦热。臣

寒水石 大寒。主烦热。臣

蓝汁 寒。主烦热。君

楝实 寒。主大热狂。使

廪米 温。止烦热。臣

败酱 微寒。主烦热。臣

梅核仁 平。除烦热。臣

蒺梨子 微寒。主心烦。臣

龙齿角 平。主小儿身热。臣

牛黄 平。主小儿痫热，口不开，心烦。君

酸枣 平。主心烦。

积聚癥瘕

空青 寒，大寒

朴消 寒，大寒

芒消 大寒

石硫黄 温，大热

粉锡 寒

大黄 寒，大寒

狼毒 平

巴豆 温，生温熟寒

附子 温，大热

乌头 温，大热

苦参 寒

柴胡 平，微寒

鳖甲 平

蜈蚣 温

赭魁 平

白马溺 微寒

鲍甲 微温

礜石 大热，生温熟热。一本作矾石，臣禹锡等谨按矾石条，并无主疗积聚癥瘕之文。一本作矾石者为非。

芫花 温，微温。臣禹锡等谨按唐·蜀本作荛花。今据《本经》荛花破积聚癥瘕，而芫花非的主，当作荛花。

鳣鱼 微温。臣禹锡等谨按唐本、蜀本云：鲍鱼甲微温，无此鳣鱼一味，遍寻本草，并无鳣鱼。上已有鲍甲，此鳣鱼为文误，不当重出。

臣禹锡等谨按《蜀本》

续随子 温

京三棱 平

太阴玄精 温

威灵仙 温

《药对》

牡蒙 平

蜀漆 平。主癥结癖气。使

贯众 微寒。主肠中邪气积聚。使

甘遂 寒。主散癥结积聚。使

大雄 大热。主破癥结积聚。使

理石 寒。主除热结，破积聚

消石 寒。主破积聚坚结。君

鬼疰尸疰

雄黄 平，寒，大温

丹砂 微寒

金牙 平

野葛 温

马目毒公 温，微温

女青 平

徐长卿 温

虎骨 平

狸骨 温

鹳骨 大寒

獭肝 平

芫青 微温

白僵蚕 平

鬼臼 温，微温。臣禹锡等谨按《神农本草》鬼臼一名马目毒公。今此疗鬼疰、尸疰药，双出二名，据本草说为重，当删去一条。然详陶隐居注：鬼臼条下，以鬼臼与马目毒公为二物，及古方多有两用处，今且并存之。

白盐　寒。臣禹锡等谨按《本经》言：盐有食盐、光明盐、绿盐、卤盐、大盐、戎盐六条，并无白盐之名。遍检诸盐，比不主鬼疰、尸疰。惟食盐主杀鬼蛊邪疰。又陶隐居注：戎盐条下，述虏中盐有九种。云白盐、食盐常食者，则白盐乃食盐之类。而食盐主杀鬼蛊邪疰，疑此白盐，乃食盐耳。即当为温，又不当为寒也。

臣禹锡等谨按《蜀本》

天灵盖　平

腽肭脐　大热

《药对》

麝香　温，君

卷柏　温，臣

败天公　平，臣

惊邪

雄黄　**平，寒，**大温

丹砂　**微寒**

紫石英　温

茯神　平

龙齿　**平**

龙胆　**寒，**大寒

防葵　**寒**

马目毒公　**温，**微温

升麻　平，微寒

麝香　**温**

人参　**微寒，**微温

沙参　**微寒**

桔梗　**微温**

白薇　**平，**大寒

远志　**温**

柏实　**平**

鬼箭　**寒**

鬼督邮　平

小草　**温**

卷柏　**温，平，微寒**

紫苑　温

羚羊角　**寒，**微寒

鮀甲　**微温**

丹雄鸡　**微温，微寒**

犀角　**寒，**微寒

羖羊角　**温，**微寒

茯苓　**平**

蚱蝉　**寒**

臣禹锡等谨按《蜀本》

缩砂蜜　温

癫痫

龙齿角　平

牛黄　**平**

防葵　**寒**

牡丹　寒，微寒
白敛　平，微寒
莨菪子　寒
雷丸　寒，微寒
钓藤　微寒
白僵蚕　平
蛇床子　平
蛇蜕　平
蜣螂　寒
白马目　平
铅丹　微寒
蚱蝉　寒
白狗血　温
豚卵　温
猪牛犬等齿　平
熊胆　寒
臣禹锡等谨按《蜀本》
卢会　寒
玳瑁　寒
《药对》
白马悬蹄　平。臣
淡竹沥　大寒。臣
蛇衔　微寒。主寒热。臣
秦皮　微寒，大寒
头发　温
鸡子　平。主发热
狗粪中骨　平。臣
露蜂房　平。使
白鲜皮　寒。臣

雀瓮　平。使
甘遂　寒。使
升麻　微寒。君
大黄　大寒。使
喉痹痛
升麻　平，微寒
射干　平，微温
杏仁　温
蒺藜子　温，微寒
棘针　寒。臣禹锡等谨按《本经》白棘一名棘针，不主喉痹痛。棘刺花条末云：又有枣针，疗喉痹不通。此棘针字，当作枣针。
络石　温，微寒
百合　平
篁竹叶　大寒
莽草　温
苦竹叶　大寒
臣禹锡等谨按《唐本》
细辛　温
《药对》
豉　寒。治喉闭不通。使
当归　温。切，醋熬，傅肿上；亦主喉闭不通。君
噎病
羚羊角　寒，微寒
通草　平

青竹茹　微寒

头垢　微寒

芦根　寒

牛龄　平

舂杵头细糠　平

臣禹锡等谨按《药对》

鸬鹚头　微寒。主噎不通。

鲠

狸头骨　温

獭骨　平

鸬鹚骨　微寒

齿痛

当归　**温**，大温

独活　**平**

细辛　**温**

蜀椒　**温**，大热

芎䓖　**温**

附子　**温**，大热

莽草　**温**

矾石　**寒**

蛇床子　**平**

生地黄　大寒

莨菪子　**寒**

鸡舌香　微温

车下李根　实。臣禹锡等谨按《本经》车下李根，郁李根也。

马悬蹄　**平**

雄雀屎　温

臣禹锡等谨按《蜀本》

枫香脂　平

《药对》

金钗　火烧针齿痛即止。

乌头　大热。使

白头翁　温。使

酒渍枳根　微寒

口疮

黄连　**寒**，微寒

檗木　**寒**

龙胆　**寒**，大寒

升麻　**平**，微寒

大青　大寒

苦竹叶　大寒

石蜜　平，微温

酪　寒

酥　微寒

豉　寒

臣禹锡等谨按《药对》

干地黄　平

吐唾血

羚羊角　**寒**，微寒

白胶　平，温

戎盐　**寒**

柏叶　微温

艾叶　微温

水苏　**微温**

生地黄　大寒

大小蓟　温

蛴螬　微温，微寒
饴糖　微温
伏龙肝　微温
黄土　平
臣禹锡等谨按《蜀本》
铛墨
《药对》
马通　微温。使
小麦　微寒。使
麦句姜　寒。君。天名精也。
鼻衄血
矾石　寒
蒲黄　平
虾蟆蓝　寒。臣禹锡等谨按《本经》天名精一名虾蟆蓝。
鸡苏　微温。臣禹锡等谨按《本经》水苏一名鸡苏。
大蓟　温
艾叶　微温
桑耳　平
竹茹　微寒
猬皮　平
溺垽　平
蓝　寒
狗胆　平
烧乱发　微温
臣禹锡等谨按《药对》
热马通　微温。傅顶止衄，使
鼻齆
通草　平
细辛　温
桂心　大热
蕤核　温，微寒
薰草　平
瓜蒂　寒
耳聋
磁石　寒
昌蒲　温，平
葱涕　平
雀脑　平
白鹅膏　微寒
鲤鱼脑　温
络石　温，微寒
白颈蚯蚓　寒，大寒
臣禹锡等谨按《药对》
生麻油　微寒，君
乌贼鱼骨　微温。臣
土瓜　寒
乌鸡膏　寒
鼻息肉
藜芦　寒，微寒
矾石　寒
地胆　寒
通草　平
白狗胆　平
臣禹锡等谨按《药对》
细辛　温。君

桂心　大热
瓜蒂　寒。臣
目赤热痛
黄连　寒，微寒
蕤核　温，微寒
石胆　寒
空青　寒，大寒
曾青　小寒
决明子　平，微寒
檗木　寒
栀子　寒，大寒
荠子　温
苦竹叶　大寒
鸡子白　微寒
鲤鱼胆　寒
田中螺　大寒
车前子　寒
菥蓂子　微温
臣禹锡等谨按《药对》
细辛　温。明目。君
铜青　寒。主风烂泪出。
秦皮　微寒。主目赤热泪出。
石榴皮　温。主目赤痛，泪下。使
白薇　大寒。主目赤热。臣
目肤翳
秦皮　微寒，大寒
细辛　温
真珠　寒
贝子　平
石决明　平
麝香　温
马目毒公　温，微温
伏翼　平
青羊胆　平
蛴螬汁　微温，微寒
菟丝子　平
臣禹锡等谨按《蜀本》
石蟹　寒
《药对》
丹砂　微寒
声音哑
昌蒲　温，平
石钟乳　温
孔公孽　温
皂角　温
苦竹叶　大寒
麻油　微寒
臣禹锡等谨按《药对》
通草　平。利九窍，出声。臣
面皯疱
菟丝子　平
麝香　温
熊脂　微寒，微温
女萎　平
藁本　温，微寒
木兰　寒
栀子　寒，大寒

紫草　寒

白瓜子　平，寒

臣禹锡等谨按《药对》

蜂子　微寒。君

白敛　平。主光泽

白术　温。君

山茱萸　平。臣

发秃落

桑上寄生　平

秦椒　温，生温熟寒

桑根白皮　寒

麻子　平

桐叶　寒

猪膏　微寒

雁肪　平

马鬐膏　平

松叶　温

枣根

鸡肪　臣禹锡等谨按《药对》云：鸡肪：寒

荆子　微寒，温。臣禹锡等谨按《本经》有蔓荆、牡荆，此只言荆子。据朱字，合是蔓荆子。交据《唐本》云：味苦、辛，故定知非牡荆子矣。

灭瘢

鹰屎白　平

白僵蚕　平

衣鱼　温

金疮

石胆　寒

蔷薇　温，微寒

地榆　微寒

艾叶　微温

王不留行　平

白头翁　温

钓樟根　温

石灰　温

狗头骨　平

臣禹锡等谨按《药对》

薤白　温。主金疮，止痛，疮中风，水肿。臣

车前子　寒。止血。

当归　温。君

芦竹箨　寒。主金疮，生肉。使

桑灰汤　平。臣

蛇衔　微寒。臣

葛根　平。臣

踒折

生鼠　微温

生龟　平

生地黄　大寒

乌雄鸡血　平

乌鸡骨　平

李核仁　平

臣禹锡等谨按《蜀本》

自然铜　平

木鳖子　温

骨碎补　温

无名异　平

《药对》

续断　微温。臣

瘀血

蒲黄　**平**

琥珀　平

羚羊角　**寒**，微寒

牛膝　**平**

大黄　**寒**，大寒

干地黄　**寒**

朴消　**寒**，大寒

紫参　**寒**，微寒

桃仁　**平**

虎杖　微温

茅根　**寒**

䗪虫　**寒**

虻虫　**微寒**

水蛭　**平**，微寒

蜚蠊　**寒**

臣禹锡等谨按《蜀本》

天南星

《药对》

鲍鱼　温。主踒跌。

饴糖　微温。去血病。臣

神屋　平。主血。

庵䕡子　微寒。主藏血，身中有毒，臣

芍药　微寒。主逐贼血。

鹿茸　温。主血流在腹。臣

车前子　寒。主瘀血痛。

牡丹　微寒。主除留血。使

射干　微温。主除留血、老血。使

藕汁　寒。主消血。

天名精　地菘是也。寒

火灼

柏白皮　微寒

生胡麻　**平**

盐　寒。臣禹锡等谨按食盐，温。光明盐，平。绿盐，平。大盐，寒。戎盐，寒。并无火灼之文，不知此果何盐也。

豆酱　寒

井底泥　寒

醋　温

黄芩　**平**，大寒

牛膝　平

栀子　**寒**，大寒

痈疽

络石　**温**，微寒

黄耆　**微温**

白敛　**平**，微寒

乌喙　微温

通草　平
败酱　平，微寒
白及　平，微寒
大黄　寒，大寒
半夏　平，生微寒熟温
玄参　微寒
蔷蘼　微寒
鹿角　温，微温
虾蟆　寒
土蜂子　平
伏龙肝　微温
甘蕉根　大寒
臣禹锡等谨按《药对》
砺石　火烧于苦酒中焠，杵破，醋和贴之，即消。
乌贼鱼骨　微温。臣
鹿茸　温。臣
升麻　微寒。贴诸毒。君
赤小豆　平。主贴肿易消。臣
侧子　大热。主痈肿。

恶疮

雄黄　平，寒，大温
雌黄　平，大寒
粉锡　寒
石硫黄　温，大热
矾石　寒
松脂　温
蛇床子　平
地榆　微寒
水银　寒
蛇衔　微寒
白敛　平，微寒
漏芦　寒，大寒
檗木　寒
占斯　温
雚菌　平，微温
莽草　温
青葙子　微寒
白及　平，微寒
楝实　寒
及已　平
狼跋　寒
桐叶　寒
虎骨　平
猪肚　微温
䕡茹　寒，微寒
藜芦　寒，微寒
石灰　温
狸骨　温
铁浆　平
臣禹锡等谨按《蜀本》
野驼脂
《药对》
苦参　寒。主诸恶疮软疖。君
白石脂　平。主疽痔恶疮。臣
蘩蒌　平。主积年恶疮。臣
藁本　温。臣
昌蒲　温。主风瘙。君

艾叶　微温。苦酒煎，主除癣及下部疮。臣

槲皮　平。臣

葵根　寒。君

柳华　寒。主马疥恶疮，煮洗立差。使

五加皮　微寒。主疽疮。使

梓叶　微寒。使

苧根　寒。主小儿赤丹。使

谷叶　平。洗之令生肉。臣

萹竹　平。主浸淫疥恶疮。使

天麻　平。臣

孔公孽　温。主男女阴蚀疮。臣

紫草　寒。主小儿面上疮。使

马鞭草　平。主下部疮。臣

漆疮

蟹　寒

茱萸皮　温，大热

苦芙　乌老切。微寒

鸡子白　微寒

鼠查　见杉材注

井中苔萍　大寒

秫米　微寒

杉材　微温

臣禹锡等谨按《蜀本》

石蟹　寒

漆姑叶　微寒

《药对》

芒消　大寒。傅漆疮。君

瘿瘤

小麦　微寒

海藻　寒

昆布　寒

文蛤　平

半夏　平，生微寒熟温

贝母　平，微寒

通草　平

松萝　平

连翘　平

白头翁　温

海蛤　平

生姜　微温

臣禹锡等谨按《药对》

玄参　微寒。主散颈下肿核。臣

杜蘅　温。臣

瘘疮

雄黄　平，寒，大温

礜石　大热，生温熟热

常山　寒，微寒

狼毒　平

侧子　大热

连翘　平

昆布　寒

狸骨　温

王不留行　平

斑猫　寒

地胆 寒

鳖甲 平

臣禹锡等谨按《药对》

蟾蜍 寒。臣

附子 大热。使

漏芦 寒。主诸瘘

白矾 寒。主瘘恶疮瘰疬。使

雌黄 平。主瘘疽恶疮。臣

车前子 寒

蛇衔 微寒。主鼠瘘。臣

五痔

白桐叶 寒

萹蓄 平

猬皮 平

猪悬蹄 平

黄耆 微温

臣禹锡等谨按《蜀本》

五灵脂 温

五倍子 平

《药对》

龟甲 平。主五痔。臣

赤石脂 大温。君

檗木 寒。主肠痔。

榧子 平。臣

槐子 寒。君

蛇蜕 平

腊月鸲鹆 平。作屑，主五痔。

鳖甲 平。主五痔。臣

腐木檽 寒。臣

竹茹 微寒。臣

葈耳 微寒。臣

槲脉 平。烧作散，主痔。

脱肛

鳖头 平

卷柏 温，平，微寒

铁精 微温

东壁土 平

蜗牛 寒

生铁 微寒

䘌

青葙子 微寒

苦参 寒

蚺音髯蛇胆 寒

蝮蛇胆 微寒

大蒜 温

戎盐 寒

臣禹锡等谨按《药对》

艾叶煎 微温。臣

蛔虫

薏苡根 微寒

雚菌 平，微温

干漆 温

楝根 微寒

茱萸根 温，大热

艾叶 微温

臣禹锡等谨按《药对》

石榴根 平。使

槟榔 温。君

寸白

槟榔　温

芜荑　平

贯众　微寒

狼牙　寒

雷丸　寒，微寒

青葙子　微寒

橘皮　温

茱萸根　温，大热

石榴根　平

榧子　平

臣禹锡等谨按《药对》

桑根白皮　寒。臣

虚劳

丹砂　微寒

空青　寒，大寒

石钟乳　温

紫石英　温

白石英　微温

磁石　寒

龙骨　平，微寒

茯苓　平

黄耆　微温

干地黄　寒

茯神　平

天门冬　平，大寒

署预　温，平

石斛　平

沙参　微寒

人参　微寒，微温

玄参　微寒

五味子　温

肉苁蓉　微温

续断　微温

泽泻　寒

牡丹　寒，微寒

芍药　平，微寒

牡桂　温

远志　温

当归　温，大温

牡蛎　平，微寒

五加皮　温，微寒

白棘　寒

覆盆子　平

巴戟天　微温

牛膝　平

杜仲　平，温

柏实　平

桑螵蛸　平

石龙芮　平

石南　平

桑根白皮　寒

地肤子　寒

车前子　寒

麦门冬　平，微寒

干漆　温

菟丝子　平

蛇床子　平

枸杞子　微寒
大枣　平
枸杞根　大寒
麻子　平
胡麻　平
臣禹锡等谨按《唐本》
葛根　平
《蜀本》
补骨脂　大温
《药对》
甘草　平。补益五脏，下气，长肌肉，制诸药。君
黄雌鸡　平。主续绝。臣
萎蕤　平。补不足，除虚劳客热，头痛。君
甘菊　平。补中。益五脏。君
紫苑　温。主劳气。臣
狗脊　平。补益丈夫。臣
藕实　平，寒。补中养气。君
蜂子　微寒。补虚冷，君
芜菁芦菔　温。益五脏，轻身。君
赤石脂　大温。主养心气。君
蔷薇　微寒。主五脏寒热。君
云母　平。主气益精。君
枳实　微寒。主虚羸少气。君
防葵　寒。君
阴痿
白石英　微温
阳起石　微温
巴戟天　微温
肉苁蓉　微温
五味子　温
蛇床子　平
地肤子　寒
铁精　微温
白马茎　平
菟丝子　平
原蚕蛾　热
狗阴茎　平
雀卵　温
臣禹锡等谨按《药对》
樗鸡　平。使
五加皮　微寒。主阴痿下湿。使
覆盆子　平。能长阴。臣
牛膝　平。主阴湿。君
石南　平，使
白及　微寒。主阴痿，使
小豆花　平。主阴痿不起。使
阴癀
海藻　寒
铁精　微温
狸阴茎　温
狐阴茎　微寒
蜘蛛　微寒
蒺藜　温，微寒
鼠阴　平

臣禹锡等谨按《药对》

虾蟆衣　寒。主阴肿。

地肤子　寒

槐皮　煮汁，主阴肿。

囊湿

五加皮　**温**，微寒

槐枝　作槐皮

檗木　**寒**

虎掌　**温**，微寒

庵䕡子　**微寒**，微温

蛇床子　**平**

牡蛎　**平**，微寒

泄精

韭子　温

白龙骨　**平**，微寒

鹿茸　**温**，微温

牡蛎　**平**，微寒

桑螵蛸　**平**

车前子叶　**寒**

泽泻　**寒**

石榴皮　平

獐骨　微温

臣禹锡等谨按《药对》

五味子　温。主泄精。臣

棘刺　寒。使

菟丝子　平。主精自出。君

薰草　平。臣

石斛　平。君

钟乳　温。臣

麦门冬　微寒。臣

好眠

通草　**平**

孔公孽　**温**

马头骨　微寒

牡鼠目　平

茶茗　微寒

不得眠

酸枣仁　**平**

榆叶　平

细辛　**温**

臣禹锡等谨按《药对》

沙参　微寒。臣

腰痛

杜仲　平，温

萆薢　平

狗脊　平，微温

梅实　平

鳖甲　平

五加皮　**温**，微寒

菝葜　平，温

爵床　**寒**

臣禹锡等谨按《蜀本》

木鳖子　温

《药对》

牡丹　**寒**，微寒。使

石斛　平。君

附子　**温**，大热。使

妇人崩中

石胆　寒

禹余粮　寒，平

赤石脂　大温

牡蛎　平，微寒

龙骨　平，微寒

蒲黄　平

白僵蚕　平

牛角鰓　温

乌贼鱼骨　微温

紫葳　微寒

桑耳　平

生地黄　大寒

檗木　寒

白茅根　寒

艾叶　微温

鮀甲　微温

鳖甲　平

马蹄　平

白胶　平，温

丹雄鸡　微温，微寒

阿胶　平，微温

鬼箭　寒

鹿茸　温，微温

大小蓟根　温

马通　微温

伏龙肝　微温

干地黄　寒

代赭　寒

臣禹锡等谨按《药对》

柏叶　微温。酒渍，主吐血及崩中赤白。君

续断　温。臣

淡竹茹　微寒。臣

白芷　温。主漏下赤白，臣

猬皮　平。臣

饴糖　微温。臣

地榆　微寒。主漏下赤血。

月闭

鼠妇　微温，微寒

䗪虫　寒

虻虫　微寒

水蛭　平，微寒

蛴螬　微温，微寒

桃仁　平

狸阴茎　温

土瓜根　寒

牡丹　寒，微寒

牛膝　平

占斯　温

虎杖　微温

阳起石　微温

桃毛　平

白垩　温

铜镜鼻　平

臣禹锡等谨按《药对》

白茅根　寒。主血闭。臣

大黄　大寒，寒。治月候不通。使

射干　微温。使
卷柏　温。臣
生地黄　大寒。君
干漆　温。治血闭。臣
鬼箭　寒。破陈血。使
庵蔺子　微寒。君
朴消　寒，大寒。君

无子

紫石英　温
石钟乳　温
阳起石　微温
紫葳　微寒
桑螵蛸　平
艾叶　微温
秦皮　微寒，大寒
卷柏　温，平，微寒

臣禹锡等谨按《蜀本》

列当　温

《药对》

覆盆子　平。臣
白胶　温。君
白薇　大寒。臣

安胎

紫葳　微寒
白胶　平，温
桑上寄生　平
鲤鱼　寒
乌雌鸡　温
葱白　平

阿胶　平，微温

臣禹锡等谨按《唐本》

生地黄　大寒

《蜀本》

猪苓　平

《药对》

艾叶　微温

堕胎

雄黄　平，寒，大温
雌黄　平，大寒
水银　寒
粉锡　寒
朴消　寒，大寒
飞生虫　平
溲疏　寒，微寒
大戟　寒，大寒
巴豆　温，生温熟寒
野葛　温
牛黄　平
藜芦　寒，微寒
牡丹　寒，微寒
牛膝　平
桂心　大热
皂荚　温
蔺茹　寒，微寒
踯躅　温
鬼箭　寒
槐子　寒
薏苡　微寒

瞿麦　寒
附子　温，大热
天雄　温，大温
乌头　温，大热
乌喙　微温
侧子　大热
蜈蚣　温
地胆　寒
斑猫　寒
芫青　微温
亭长　微温
水蛭　平，微寒
虻虫　微寒
䗪虫　寒
蝼蛄　寒
蛴螬　微温，微寒
猬皮　平
蜥蜴　寒
蛇蜕　平
蟹爪　寒
芒消　大寒

臣禹锡等谨按《药对》

槐根　大热。使
茼草　温。使
牵牛子　寒。使

难产

槐子　寒
桂心　大热
滑石　寒，大寒
贝母　平，微寒
蒺藜　温，微寒
皂荚　温
酸浆　平，寒
蚱蝉　寒
蝼蛄　寒
鼺　力水、力佳二切
鼠　微温
生鼠肝　平
乌雄鸡冠血　温
弓弩弦　平
马衔　平
败酱　平，微寒
榆皮　平
蛇蜕　平

臣禹锡等谨按《药对》

麻油　微寒。治产难，胞不出。君
泽泻　寒。治胞不出。
牛膝　平
陈姜　大热
猪脂酒　各随多少服，主产难，衣不出。

产后病

干地黄　寒
秦椒　温，生温热寒
败酱　平，微寒
泽兰　微温
地榆　微寒

大豆 平

臣禹锡等谨按《药对》

大豆紫汤 温。治产后中风，恶血不尽痛。

羖羊角 微寒。烧灰酒服，主产后烦闷。臣

羚羊角 微寒。主产后血闷。臣

鹿角散 温。主堕娠，血不尽。臣

小豆散 平。主产后血不尽，烦闷。臣

三岁陈枣核 平。烧灰治产后腹痛。使

下乳汁

石钟乳 温

漏芦 寒，大寒

蛴螬 微温，微寒

栝楼 寒

土瓜根 寒

狗四足 平

猪四足 小寒

臣禹锡等谨按《药对》

葵子 寒

猪胰 平。臣

中蛊

桔梗 微温

鬼臼 温，微温

马目毒公 温，微温

犀角 寒，微寒

斑猫 寒

芫青 微温

葛上亭长 微温

射罔 大热

鬼督邮 平

白蘘荷 微温

败鼓皮 平

蓝实 寒

臣禹锡等谨按《药对》

赭魁 平。使

徐长卿 温。使

羖羊角 微寒。臣

野葛 温。使

羖羊皮 平。使

獭肝 平。使

露蜂房 平。使

雄黄 平。君

槲树皮 平

臣禹锡等谨按序列所载外《药对》主疗如后。

出汗

麻黄 温。臣

杏仁 温。臣

枣叶 平。君

葱白 平。臣

石膏 大寒。臣

贝母 微寒。臣

山茱萸 平。臣

葛根　平。臣

止汗

干姜　温，大热。臣

柏实　平。君

麻黄根并故竹扇末　臣

白术　温。君

粱粉杂豆豉熬末

半夏　平，生微寒熟温。使

牡蛎　微寒杂杜仲平水服

惊悸心气

络石　温，微寒。主大惊入腹。君

人参　微寒，微温。君

茯苓　平。君

柏实　平。君

沙参　微寒。臣

龙胆　大寒。主惊伤五内。君

羖羊角　微寒。臣

桔梗　微温。臣

小草　温。君

远志　温。君

银屑　平。君

紫石英　温。君

肺痿

人参　微寒，微温。治肺痿。君

天门冬　大寒。治肺气。君

蒺藜子　微寒。治肺痿。臣

茯苓　平，君

白石英　微温。君

薏苡仁　微寒。主肺

麦门冬　微寒。治肺痿。臣

下气

麻黄　温，微温。臣

杏仁　温。冷利。臣

厚朴　温，大温。臣

橘皮　温。臣

半夏　平，生微寒熟温。使

白前　微温。臣

生姜　微温。臣

前胡　微寒。臣

李树根白皮　大寒。使

苏子　温。臣

石硫黄　温，大热。臣

白茅根　寒。臣

蒺藜子　微寒。臣

蚀脓

蔄茹　寒

雄黄　平，寒，大温

桔梗　微温

龙骨　微寒

麝香　温

白芷　温

大黄　大寒

芍药　平，微寒

当归　温，大温

藜芦　寒

巴豆　生温熟寒

地榆　微寒

女人血闭腹痛
黄耆 微温
芍药 平，微寒
紫参 寒
桃仁 平
细辛 温
紫石英 温
干姜 温，大热
桂心 大热
茯苓 平
女人血气历腰痛
泽兰 微温
当归 温，大温
甘草 平
细辛 温
柏实 平
牡丹 寒，微寒
牡蛎 微寒
女人腹坚胀
芍药 平，微寒
黄芩 大寒
茯苓 平

解百药及金石等毒例

蛇虺百虫毒
雄黄
巴豆
麝香
丹砂
干姜
蜈蚣毒
桑汁及煮桑根汁
蜘蛛毒
蓝青
麝香
蜂毒
蜂房
蓝青汁
狗毒
杏仁
矾石
韭根
人屎汁
恶气瘴毒
犀角
羚羊角
雄黄
麝香
喉痹肿邪气恶毒入腹
升麻

犀角

射干

风肿毒肿

沉香

木香

薰陆香

鸡舌香

麝香

紫檀香

百药毒

甘草

荠苨

大小豆汁

蓝汁

蓝实

射罔毒

蓝汁

大小豆汁

竹沥

大麻子汁

六畜血

贝齿屑

䔲根屑

蚯蚓屎

藕芰汁

野葛毒

鸡子清

葛根汁

甘草汁

鸭头热血

猪膏　若已死口噤者，以大竹筒盛冷水，注两胁及脐上，暖辄易之。口须臾开，开则内药，药入口，便活矣。用荠苨汁解之

斑猫、芫青毒

猪膏

大豆汁

戎盐

蓝汁

盐汤煮猪膏

巴豆

狼毒毒

杏仁

蓝汁

白敛

盐汁

木占斯

踯躅毒

栀子汁

巴豆毒

煮黄连汁

大豆汁

生藿汁

昌蒲屑汁

煮寒水石汁

藜芦毒

雄黄

煮葱汁

温汤

雄黄毒

防已

甘遂毒

大豆汁

蜀椒毒

葵子汁

桂汁

豉汁

人溺

冷水

土浆

食蒜

鸡毛烧吸烟及水调服

半夏毒

生姜汁

煮干姜汁

礜石毒

大豆汁

白鹅膏

芫花毒

防已

防风

甘草

桂汁

乌头、天雄、附子毒

大豆汁

远志

防风

枣肌

饴糖

莨菪毒

荠苨

甘草汁

犀角

蟹汁

马刀毒

清水

大戟毒

昌蒲汁

桔梗毒

白粥

杏仁毒

蓝子汁

诸菌毒

掘地作坑，以水沃中，搅令浊，俄顷饮之名曰地浆。

防葵毒

葵根汁 按：防葵，《本经》无毒，试用亦无毒。今用葵根汁，应是解狼毒浮者尔。臣禹锡等谨按《蜀本》云：防葵伤火者不可服，令人恍惚，故以解之。

野芋毒

土浆

人粪汁

鸡子毒

淳醋

铁毒

磁石

食诸肉马肝漏脯中毒

生韭汁

韭根烧末

烧猪骨末

头垢

烧犬屎酒服，豉汁亦佳

食金银毒

服水银数两即出

鸭血

鸡子汁

水淋鸡屎汁

食诸鱼中毒

煮橘皮

生芦苇根汁

大豆汁

马鞭草汁

烧末鲛鱼皮

大黄汁

煮朴消汁

食蟹中毒

生藕汁

煮干蒜汁

冬瓜汁　一云：生紫苏汁，藕屑及煮干苏汁。

食诸菜毒

甘草

贝齿

胡粉三种末水和服之

小儿溺、乳汁服二升佳

饮食中毒心烦满

煮苦参汁饮之，令吐出即止

服石药中毒

白鸭屎汁

人参汁

服药过剂闷乱者

吞鸡子黄

蓝汁

水和胡粉

地浆

蘘荷汁

粳米粉汁

豉汁

干姜

黄连屑

饴糖

水和葛粉饮

服药食忌例

有术，勿食桃、李及雀肉、胡荽、大蒜、青鱼鲊等物。

有藜芦，勿食狸肉。

有巴豆，勿食芦笋羹及野猪肉。

有黄连、桔梗，勿食猪肉。

有地黄，勿食芜荑。

有半夏、昌蒲，勿食饴糖及羊肉。

有细辛，勿食生菜。

有甘草，勿食菘菜。**臣禹锡等谨按《唐本》并《伤寒论》、《药对》又云：勿食海藻。**

有牡丹，勿食生胡荽。

有商陆，勿食犬肉。

有常山，勿食生葱、生菜。

有空青、朱砂，勿食生血物。

有茯苓，勿食醋物。

有鳖甲，勿食苋菜。

有天门冬，勿食鲤鱼。

服药，不可多食生胡荽及蒜杂生菜。又不可食诸滑物果实等。又不可多食肥猪、犬肉、油腻、肥羹、鱼脍、腥臊等物。

服药，通忌见死尸及产妇淹秽事。

凡药不宜入汤酒者

朱砂　熟入汤
雄黄
云母
阳起石　入酒
钟乳　入酒
银屑
孔公孽　入酒
礜石　入酒
矾石　入酒
石硫黄　入酒
铜镜鼻
白垩
胡粉
铅粉
卤咸　入酒
石灰　入酒
藜灰

右一十七种石类

野葛
狼毒
毒公
鬼臼
莽草
巴豆
踯躅
蒴藋　入酒
皂荚　入酒
藋菌
藜芦
蔄茹
贯众　入酒
狼牙
芫荑
雷丸
鸢尾
蒺藜　入酒
女苑
葈耳
紫葳　入酒
薇衔　入酒
白及
牡蒙
飞廉
蛇衔
占斯
辛夷
石南　入酒
虎掌
枳实
虎杖　入酒单浸

芦根
羊桃 入酒
麻勃
苦瓠
瓜蒂
陟厘
云实
狼跋 入酒
槐子 入酒
地肤子
青葙子
蛇床子 入酒
茺蔚子
菥蓂子
王不留行
菟丝子 入酒
右四十八种草木类
蜂子
蜜蜡
白马茎
狗阴茎
雀卵
鸡子
雄鹊
伏翼
鼠妇
樗鸡
萤火
蠮螉
僵蚕
蜈蚣
蜥蜴
斑猫
芫菁
亭长
地胆
虻虫
蜚蠊
蝼蛄
马刀
赭魁
虾蟆
蜗牛
生鼠
生龟 入酒
诸鸟兽 入酒
虫鱼膏、骨、髓、胆、血、屎、溺
右二十九种虫兽类

三品药物畏恶相反例

寻万物之性，皆有离合，虎啸风生，龙吟云起；磁石引针，琥珀拾芥；漆得蟹而散，麻得漆而涌；桂得葱而软，树得桂而枯；戎盐累卵，獭胆分杯。其气爽有相关感，多如此类，其理不可得而思之。至于诸药，尤能递为利害。先圣既明有所说，何可不详而避之。时人为方，皆多漏略。若旧方已有，此病亦应改除。假如两种相当，就其轻重，择而除之。伤寒赤散，吾常不用藜芦；断下黄连丸，亦去其干姜而施之，无不效。何忽强以相憎，苟令共事乎！相反为害，深于相恶。相恶者，谓彼虽恶我，我无忿心，犹如牛黄恶龙骨，而龙骨得牛黄更良，此有以制伏故也。相反者，则彼我交仇，必不宜合。今画家用雌黄、胡粉相近，使自黯妒。粉得黄即黑，黄得粉亦变，此盖相反之证也。药理既昧，所以不效，人多轻之。今按方处治，必恐卒难寻究本草，更复抄出其事在此，览略看之，易可知验。而《本经》有直云茱萸、门冬者，无以辨山、吴，天、麦之异，咸宜各题其条。又有乱误处，譬如海蛤之与鮀甲，畏恶正同。又有诸芝使署预，署预复使紫芝，计无应如此，不知何者是非？亦且并记，当更广验正之。又《神农本经》相使，止各一种，兼以《药对》参之，乃有两三，于事亦无嫌。其有云相得共疗某病者，既非妨避之禁，不复疏出。

玉石上部

玉泉　畏款冬花。

玉屑　恶鹿角。

丹砂　恶磁石，畏咸水。

空青　臣禹锡等谨按《药性论》云：畏菟丝子。

曾青　畏菟丝子。

石胆　水英为使，畏牡桂、菌桂、芫花、辛夷、白薇。臣禹锡等谨按《药性论》云：陆英为使。

钟乳　蛇床子为使，恶牡丹，玄石、牡蒙，畏紫石英、蘘草。臣禹锡等谨按《药性论》云：忌羊血。

云母　泽泻为使，畏蛇甲及流水。臣禹锡等谨按《药性论》云：恶徐长卿，忌羊血。

消石　火为使，恶苦参、苦菜，畏女苑。臣禹锡等谨按《蜀本》云：大黄为使。《药性论》云：恶曾青，畏粥。日华子云：畏杏仁、竹叶。

朴消　畏麦句姜。

芒消　石韦为使，恶麦句姜。

生消　臣禹锡等谨按详定本云：恶麦句姜。

矾石　甘草为使，畏牡蛎。臣禹锡等谨按《药性论》云：畏麻黄。

滑石　石韦为使，恶曾青。

紫石英　长石为使，畏扁青、附子，不欲鮀甲、黄连、麦句姜。

白石英　恶马目毒公。

五色石脂　臣禹锡等谨按日华子云：畏黄芩、大黄。

赤石脂　恶大黄，畏芫花。臣禹锡等谨按《药性论》云：恶松脂。

黄石脂　曾青为使，恶细辛，畏蜚蠊。

白石脂　燕粪为使，恶松脂，畏黄芩。臣禹锡等谨按《蜀本》云：畏黄连、甘草、飞廉。《药性论》云：恶马目毒公。

太一禹余粮　杜仲为使，畏铁落、昌蒲、贝母。

禹余粮　臣禹锡等谨按萧炳云：牡丹为使。

玉石中部

金　臣禹锡等谨按日华子云：畏水银。

水银　畏磁石。

水银粉　臣禹锡等谨按陈藏器云：畏磁石、石黄，忌一切血。

生银　臣禹锡等谨按《蜀本》云：畏黄连、甘草、飞廉。《药性论》云：恶马目毒公。日华子云：畏石亭脂，忌羊血。

殷孽　恶防己，畏术。

孔公孽　木兰为使，恶细辛。臣禹锡等谨按《药性论》云：忌羊血。

石硫黄　臣禹锡等谨按日华子云：石亭脂、曾青为使，畏细辛、蜚蠊、铁。

阳起石　桑螵蛸为使，恶泽泻、菌桂、雷丸、蛇蜕皮，畏菟丝子。臣禹锡等谨按《药性论》云：恶石葵，忌羊血。

石膏　鸡子为使，恶莽草、毒公。臣禹锡等谨按《药性论》云：恶巴豆，畏铁。

凝水石　畏地榆，解巴豆毒。

磁石　柴胡为使，畏黄石脂，恶牡丹、莽草。

玄石　恶松脂、柏子仁、菌桂。

理石　滑石为使，畏麻黄。

铁　臣禹锡等谨按日华子云：畏磁石、灰炭。

玉石下部

礜石　得火良，棘针为使，恶虎掌、毒公、鹜屎、细辛，畏水。臣禹锡等谨按《药性论》云：铅丹为使，忌羊血。

青琅玕　得水银良，畏鸡骨，杀锡毒。

特生礜石　得火良，畏水。

代赭　畏天雄。臣禹锡等谨按《药性论》云：雁门城土、干姜为使。日华子云：畏附子。

方解石　恶巴豆。

大盐　漏芦为使

硇砂　臣禹锡等谨按《药性论》云：畏浆水，忌羊血。

草药上部

六芝　署预为使，得发良，恶常山，畏扁青、茵陈蒿。

术　防风、地榆为使。

天门冬　垣衣、地黄为使，畏曾青。臣禹锡等谨按日华子云：贝母为使。

麦门冬　地黄、车前为使，恶款冬、苦瓠，畏苦参、青蘘。臣禹锡等谨按《药性论》云：恶苦芙，畏木耳。

女萎萎蕤　畏卤咸。

干地黄　得麦门冬、清酒良，恶贝母，畏芜荑。

昌蒲　秦艽、秦皮为使，恶地胆、麻黄。

泽泻　畏海蛤、文蛤。

远志　得茯苓、冬葵子、龙骨良，杀天雄、附子毒，畏真珠、蜚蠊、藜芦、齐蛤。

署预　紫芝为使，恶甘遂。

石斛　陆英为使，恶凝水石、巴豆，畏白僵蚕、雷丸。

菊花　术、枸杞根、桑根白皮为使。臣禹锡等谨按《蜀本》云：青葙叶为使。

甘草　术、干漆、苦参为使，恶远志，反甘遂、大戟、芫花、海藻。

人参　茯苓为使，恶溲疏，反藜芦。臣禹锡等谨按《药性论》云：马蔺为使，恶卤咸。

牛膝　恶荧火、龟甲、陆英，畏白前。

独活　蠡实为使。

细辛　曾青、枣根为使，恶狼毒、山茱萸、黄耆，畏滑石、消石，反藜芦。

柴胡　半夏为使，恶皂荚，畏女菀、藜芦。

庵蔺子　荆子、薏苡仁为使。

车前子　臣禹锡等谨按日华子云：常山为使。

菥蓂子　得荆子、细辛良，恶干姜、苦参。臣禹锡等谨按《药性论》云：苦参为使。

龙胆　贯众为使，恶防葵、地黄。臣禹锡等谨按日华子云：小豆为使。

菟丝子　得酒良，署预、松脂为使，恶雚菌。

巴戟天　覆盆子为使，恶朝生、雷丸、丹参。

蒺藜子　乌头为使。

沙参　恶防己，反藜芦。

防风　恶干姜、藜芦、白敛、芫花，杀附子毒。臣禹锡等谨按《唐本》云：畏萆薢。

络石　杜仲、牡丹为使，恶铁落，畏昌蒲、贝母。臣禹锡等谨按《药性论》云：恶铁精。

黄连　黄芩、龙骨、理石为使，恶菊花、芫花、玄参、白鲜皮，畏款冬，胜乌头，解巴豆毒。臣禹锡等谨按《蜀本》云：畏牛膝。

丹参　畏咸水，反藜芦。

天名精　垣衣为使。臣禹锡等谨按《蜀本》云：地黄为使。

决明子　蓍实为使，恶大麻子。

续断　地黄为使，恶雷丸。

芎䓖　白芷为使。臣禹锡等谨按《唐本》云：恶黄连。日华子云：畏黄连。

黄耆　恶龟甲。臣禹锡等谨按日华子云：恶白鲜。

杜若　得辛夷、细辛良，恶柴胡、前胡。

蛇床子　恶牡丹、巴豆、贝母。

漏芦　臣禹锡等谨按日华子云：连翘为使。

茜根　畏鼠姑。

飞廉　得乌头良，恶麻黄。

薇衔　得秦皮良。

五味子　苁蓉为使，恶萎蕤，胜乌头。

草药中部

当归　恶蔄茹，畏昌蒲、海藻、牡蒙。

秦艽　昌蒲为使。**臣禹锡等谨按《药性论》云：**畏牛乳。

黄芩　山茱萸、龙骨为使，恶葱实，畏丹砂、牡丹、藜芦。

芍药　须丸为使，恶石斛、芒消，畏消石、鳖甲、小蓟，反藜芦。

干姜　秦椒为使，恶黄连、黄芩、天鼠屎，杀半夏、莨菪毒。**臣禹锡等谨按《药性论》云：**秦艽为使。

蒿本　恶蔄茹。**臣禹锡等谨按《药性论》云：**畏青葙子。

麻黄　厚朴为使，恶辛夷、石韦。**臣禹锡等谨按《蜀本》云：**白薇为使。

葛根　杀野葛、巴豆、百药毒。

前胡　半夏为使，恶皂荚，畏藜芦。

贝母　厚朴、白薇为使，恶桃花，畏秦艽、礜石、莽草，反乌头。

栝蒌　枸杞为使，恶干姜，畏牛膝、干漆，反乌头。

玄参　恶黄耆、干姜、大枣、山茱萸，反藜芦。

苦参　玄参为使，恶贝母、漏芦、菟丝子，反藜芦。

石龙芮　大戟为使，畏蛇蜕、吴茱萸。

萆薢　薏苡为使，畏葵根、大黄、柴胡、牡蛎、前胡。

石韦　滑石、杏仁为使，得昌蒲良。**臣禹锡等谨按《唐本》云：**射干为使。

狗脊　萆薢为使，恶败酱。**臣禹锡等谨按《蜀本》云：**恶莎草。

瞿麦　蘘草、牡丹为使，恶桑螵蛸。

白芷　当归为使，恶旋覆花。

紫苑　款冬为使，恶天雄、瞿麦、雷丸、远志，畏茵陈。**臣禹锡等谨按《唐本》云：**恶蒿本。

白鲜皮　恶螵蛸、桔梗、茯苓、萆薢。

白薇　恶黄耆、大黄、大戟、干姜、干漆、大枣、山茱萸。

紫参　畏辛夷。

淫羊藿　署预为使。

款冬花　杏仁为使，得紫菀良，恶皂荚、消石、玄参，畏贝母、辛夷、麻黄、黄芩、黄连、黄耆、青葙。

牡丹　畏菟丝子。臣禹锡等谨按《唐本》云：畏贝母、大黄。

防己　殷孽为使，恶细辛，畏萆薢，杀雄黄毒。

木防己　臣禹锡等谨按《药性论》云：畏女苑、卤咸。

女苑　畏卤咸。

泽兰　防己为使。

地榆　得发良，恶麦门冬。

海藻　反甘草。

莸香子　臣禹锡等谨按日华子云：得酒良。

草药下部

大黄　黄芩为使。

桔梗　节皮为使，畏白及、龙胆、龙眼。

甘遂　瓜蒂为使，恶远志，反甘草。

葶苈　榆皮为使，得酒良，恶僵蚕、石龙芮。

芫花　决明为使，反甘草。

泽漆　小豆为使，恶署预。

大戟　反甘草。臣禹锡等谨按《唐本》云：畏昌蒲、芦草、鼠屎。《药性论》云：反芫花、海藻。日华子云：小豆为使，恶署预。

钩吻　半夏为使，恶黄芩。

藜芦　黄连为使，反细辛、芍药、五参，恶大黄。

乌头、乌喙　莽草为使，反半夏、栝楼、贝母、白敛、白及，恶藜芦。臣禹锡等谨按《药性论》云：远志为使，忌豉汁。

天雄　远志为使，恶腐婢。

附子　地胆为使，恶蜈蚣，畏防风、甘草、黄耆、人参、乌韭、大豆。

羊踯躅　臣禹锡等谨按《药性论》云：恶诸石及面。

贯众　雚菌为使。臣禹锡等谨按《药性论》云：赤小豆为使。

半夏　射干为使，恶皂荚，畏雄黄、生姜、干姜、秦皮、龟甲，反乌头。臣禹锡等谨按《药性论》云：忌羊血、海藻，柴胡为使。

蜀漆　栝楼为使，恶贯众。臣禹锡等谨按《药性论》云：畏橐吾。箫炳云：桔梗为使。

虎掌　蜀漆为使，畏莽草。

狼牙　芜荑为使，恶枣肌、地榆。

常山　畏玉扎。臣禹锡等谨按《药性论》云：忌葱。日华子云：忌菘菜。

白及　紫石英为使，恶理石、李核仁、杏仁。臣禹锡等谨按《蜀本》云：反乌头。

白敛　代赭为使，反乌头。

雚菌　得酒良，畏鸡子。

白头翁　臣禹锡等谨按《药性论》云：豚实为使。日华子云：得酒良。

蔄茹　甘草为使，恶麦门冬。

荩草　畏鼠妇。

夏枯草　土瓜为使。

乌韭　臣禹锡等谨按日华子云：垣衣为使。

牵牛子　臣禹锡等谨按日华子云：得青木香、干姜良。

狼毒　大豆为使，恶麦句姜。

鬼臼　畏垣衣。

萹蓄　臣禹锡等谨按《药性论》云：恶丹石。

商陆　臣禹锡等谨按日华子云：得大蒜良。

女青　臣禹锡等谨按《药性论》云：蛇衔为使。

天南星　臣禹锡等谨按日华子云：畏附子、干姜、生姜。

木药上部

茯苓、茯神　马间为使，恶白敛，畏牡蒙、地榆、雄黄、秦艽、龟甲。臣禹锡等谨按《蜀本》作：马蔺为使。

杜仲　恶蛇蜕、玄参。

柏实　牡蛎、桂心、瓜子为使，畏菊花、羊蹄、诸石、面、曲。

干漆　半夏为使，畏鸡子。

蔓荆子　恶乌头、石膏。

五加皮　远志为使，畏蛇皮、玄参。

檗木　恶干漆

辛夷　芎䓖为使，恶五石脂，畏菖蒲、蒲黄、黄连、石膏、黄环。

酸枣仁　恶防己。

槐子　景天为使。

牡荆实　防风为使，恶石膏。

木药中部

厚朴　干姜为使，恶泽泻、寒水石、消石。

山茱萸　蓼实为使，恶桔梗、防风、防己。

吴茱萸　蓼实为使，恶丹参、消石、白垩，畏紫石英。

秦皮　大戟为使，恶吴茱萸。臣禹锡等谨按《药性论》云：恶苦瓠、防葵。

占斯　解狼毒毒。

栀子　解踯躅毒。

秦椒　恶栝楼、防葵，畏雌黄。

桑根白皮　续断、桂心、麻子为使。

紫葳　臣禹锡等谨按《药性论》云：畏卤咸。

食茱萸　臣禹锡等谨按《药性论》云：畏紫石英。

骐麟竭　臣禹锡等谨按日华子云：得密陀僧良。

木药下部

黄环　鸢尾为使，恶茯苓、防己。

石南　五加皮为使。臣禹锡等谨按《药性论》云：恶小蓟。

巴豆　芫花为使，恶蘘草，畏大黄、黄连、藜芦，杀斑锚毒。

栾华　决明为使。

蜀椒　杏仁为使，畏款冬。臣禹锡等谨按《唐本》云：畏橐吾、附子、防风。《药性论》云：畏雄黄。

栾荆子　臣禹锡等谨按《药性论》云：恶石膏，决明为使。

溲疏　漏芦为使。

皂荚　柏实为使，恶麦门冬，畏空青、人参、苦参。

雷丸　荔实、厚朴为使，恶葛根。臣禹锡等谨按《药性论》云：蓄根、芫花为使。

兽上部

龙骨　得人参、牛黄良，畏石膏。

龙角　畏干漆、蜀椒、理石。

牛黄　人参为使，恶龙骨、地黄、龙胆、蜚蠊，畏牛膝。臣禹锡等谨按《药性论》云：恶常山，畏干漆。

白胶　得火良，畏大黄。臣禹锡等谨按《蜀本》云：恶大黄。

阿胶　得火良，畏大黄。臣禹锡等谨按《药性论》云：署预为使。

熊胆　臣禹锡等谨按《药性论》云：恶防己、地黄。

兽中部

犀角　松脂为使，恶雚菌、雷丸。

羖羊角　菟丝子为使。

鹿茸　麻勃为使。

鹿角　杜仲为使。

兽下部

麋脂　畏大黄。

伏翼　苋实、云实为使。

天鼠屎　恶白敛、白薇。

虫鱼上部

蜜蜡　恶芫花、齐蛤。

蜂子　畏黄芩、芍药、牡蛎。臣禹锡等谨按《蜀本》云：畏白前。

牡蛎　贝母为使，得甘草、牛膝、远志、蛇床良，恶麻黄、吴茱萸、辛夷。

桑螵蛸　畏旋覆花。

海蛤　蜀漆为使，畏狗胆、甘遂、芫花。

龟甲　恶沙参、蜚蠊。臣禹锡等谨按《药性论》云：畏狗胆。

鲤鱼胆　臣禹锡等谨按《药性论》云：蜀漆为使。

虫鱼中部

猬皮　得酒良，畏桔梗、麦门冬。

蜥蜴　恶硫黄、斑猫、芫黄。

露蜂房　恶干姜、丹参、黄芩、芍药、牡蛎。

白僵蚕　臣禹锡等谨按《药性论》云：恶桑螵蛸、桔梗、茯苓、茯神、萆薢。

䗪虫　畏皂荚、昌蒲。

蜚虻　臣禹锡等谨按《药性论》云：恶麻黄。

蛴螬　蜚蠊为使，恶附子。

水蛭　臣禹锡等谨按日华子云：畏石灰。

鳖甲　恶矾石。臣禹锡等谨按《药性论》云：恶理石。

蟹　杀莨菪毒、漆毒。

鮀鱼甲　蜀漆为使，畏狗胆、甘遂、芫花。

乌贼鱼骨　恶白敛、白及。臣禹锡等谨按《蜀本》云：恶附子。

虫鱼下部

蜣螂　畏羊角、石膏。

蛇蜕　畏磁石及酒。臣禹锡等谨按《蜀本》云：酒熬之良。

斑猫　马刀为使，畏巴豆、丹参、空青，恶肤青。臣禹锡等谨按日华子云：恶豆花。

地胆　恶甘草。

马刀　得水良。臣禹锡等谨按《唐本》云：得火良。

果上部

大枣　杀乌头毒。

莲花　臣禹锡等谨按日华子云：忌地黄、蒜。

果下部

杏仁　得火良，恶黄耆、黄芩、葛根，解锡、胡粉毒，畏蘘草。

杨梅　臣禹锡等谨按日华子云：忌生葱。

菜上部

冬葵子　黄芩为使。

菜中部

葱实　解藜芦毒。臣禹锡等谨按《药对》云：杀百草毒，能消桂化为水。

米上部

麻蕡、麻子	畏牡蛎、白薇，恶茯苓。	麻花	臣禹锡等谨按《药性论》云：䗪虫为使。

米中部

大豆及黄卷	恶五参、龙胆，得前胡、乌喙、杏仁、牡蛎良，杀乌头毒。	大麦	蜜为使。
		豉	臣禹锡等谨按《蜀本》并《药对》云：杀六畜胎子毒。

立冬之日，菊、卷柏先生时，为阳起石、桑螵蛸凡十物使，主二百草为之长。

立春之日，木兰、射干先生，为柴胡、半夏使，主头痛四十五节。

立夏之日，蜚蠊先生，为人参、茯苓使，主腹中七节，保神守中。

夏至之日，豕首、茱萸先生，为牡蛎、乌喙使，主四肢三十二节。

立秋之日，白芷、防风先生，为细辛、蜀漆使，主胸背二十四节。

右此五条出《药对》中，义旨渊深，非俗所究，虽莫可遵用，而是主统之本，故亦载之。

《嘉祐本草》玉石等部上品卷第三

太常少卿直集贤院校正医书官臣掌禹锡等奉敕修

1. **玉泉**本经
2. 玉屑别录
3. **丹沙**本经
4. **空青**本经
5. 绿青别录
6. **曾青**本经
7. **白青**本经
8. **扁青**本经
9. **石胆**本经
10. **云母**本经
11. **石钟乳**本经
12. **朴消**本经
13. 芒消别录
14. 玄明粉新补
15. **消石**本经
16. 生消今附
17. 马牙消新补
18. **矾石**本经
19. 绿矾新补
20. 柳絮矾新补
21. **滑石**本经
22. **紫石英**本经
23. **白石英**本经
24. **五色石脂**本经
25. **太一禹余粮**本经
26. **禹余粮**本经
27. 石中黄子唐附
28. 无名异今附
29. 婆娑石今附
30. 菩萨石新补

右玉石部上品合三十种　十八种神农本经，三种名医别录，一种唐本先附，三种今附，五种新补。

1. **玉泉**　味甘，平，无毒。**主五脏百病。柔筋强骨，安魂魄，长肌肉，益气，**利血脉，疗妇人带下十二病，除气癃，明耳目。**久服耐寒暑，不饥渴，不老神仙，**轻身长年。**人临死服五斤，死三年色不变。一名玉札。**生蓝田山谷采无时。畏款冬花。

陶隐居云：蓝田在长安东南，旧出美玉，此当是玉之精华，白者质色明澈，可消之为水，故名玉泉。今人无复的识者，惟通呼为玉尔。张华又云，服玉用蓝田瑴玉白色者；此物平常服之，则应神仙，有人临死服五斤，死经三年，其色不变。古来发冢见尸如生者，其身腹内外，无不大有金玉。汉制王公葬，皆用珠襦玉匣，是使不朽故也。炼服之法，亦应依《仙经》服玉法，水屑随宜，虽曰性平，而服玉者亦多乃发热如寒食散状。金玉既天地重宝，不比余石，若未深解节度，勿轻用之。

今按别本注云：玉泉者，玉之泉液也，以仙室、玉池中者为上。今《仙经·三十六水法》中，化玉为玉浆，称为玉泉，服之长年不老，然功劣于自然泉液也。一名玉液，一名琼浆。

臣禹锡等谨按日华子云：玉泉治血块。

2. 玉屑　味甘，平，无毒。主除胃中热、喘息、烦满，止渴，屑如麻豆服之。久服轻身长年。生蓝田，采无时。恶鹿角。

陶隐居云：此云玉屑，亦是以玉为屑，非应别一种物也。《仙经》服瑴玉，有捣如米粒，乃以苦酒辈，消令如泥，亦有合为浆者。凡服玉，皆不得用已成器物，及冢中玉璞也。好玉出蓝田，及南阳徐善亭部界中，日南、卢容水中，外国于阗、疏勒诸处皆善。《仙方》名玉为玄真，洁白如猪膏，叩之鸣者，是真也。其比类甚多相似，宜精别之。所以燕石入笥，卞氏长号也。**唐本注云**：饵玉，当以消作水者为佳。屑如麻豆服之，取其精润脏腑，滓秽当完出也。又为粉服之者，即使人淋壅。屑如麻豆，其义殊深。

臣禹锡等谨按抱朴子云：玉屑服之，与水饵之，俱令人不死，所以不及金者，令人数数发热，似寒食散状也。若服玉屑者，宜十日辄一服雄黄、丹砂各一刀圭。散发洗沐寒水，迎风而行，则不发热也。日华子云：玉，润心肺，明目，滋毛发，助声喉。

3. **丹沙**　味甘，微寒，无毒。**主身体五脏百病，养精神，安魂魄，益气，明目，**通血脉，止烦满，消渴，益精神，悦泽人面，**杀精魅邪恶鬼，**除中恶，腹痛、毒气、疥瘘、诸疮。**久服通神明不老，**轻身神仙。**能化为汞，**作末名真朱，光色如云母，可析者良。生符陵山谷。采无时。恶磁石，畏咸水。

陶隐居云：案此化为汞及名真朱者，即是今朱沙也。俗医皆别取武都仇池雄黄夹雌黄者，名为丹沙。方家亦往往俱用，此为谬矣。符陵是涪州，接巴郡南，今无复采者。乃出武陵、西川诸蛮夷中，皆通属巴地，故谓之巴沙。《仙经》亦用越沙，即出广州临漳者，此二处并好，惟须光明莹澈为佳。如云母片者，谓云母沙。如樗蒲子，紫石英形者，谓马齿沙，亦好。如大小豆及大块圆滑者，谓豆沙。细末碎者，谓末沙。此二种粗，不入药用，但可画用尔。采沙皆凿坎入数丈许。虽同出一郡县，亦有好恶。地有水井，胜火井也。炼饵之法，备载《仙方》，最为长生之宝。唐本注云：丹沙大略二种，有土沙、石沙。其土沙，复有块沙、末沙，体并重而色黄黑，不任画用，疗疮疥亦好，但不入心腹之药尔，然可烧之，出水银乃多。其石沙便有十数种，最上者光明沙，云一颗别生一石龛内，大者如鸡卵，小者如枣栗，形似芙蓉，破之如云母，光明照澈，在龛中石台上生，得之者，带之辟恶为上，其次或出石中，或出水内，形块大者如拇指，小者如杏仁，光明无杂，名马牙沙，一名无重沙，入药及画俱善，俗间亦少用之。其有磨嵯、新井、别井、水井、火井、芙蓉、石末、石堆、豆末等沙，形类颇相似，入药及画，当择去其杂土石，便可用矣。别有越沙，大者如拳，小者如鸡鹅卵，形虽大，其杂土石不如细明净者。经言末之名真朱，谬矣。岂有一物而以全、末之殊名者也。

今注：今出辰州、锦州者，药用最良，余皆次焉。陶云出西川非也，蛮夷中或当有之。

臣禹锡等谨按药性论云：丹砂，君，有大毒。镇心，主尸疰抽风。日华子云：凉，微毒。润心肺，治疮疥痂息肉，服并涂用。

4. **空青** 味甘、酸，**寒**、大寒，无毒。**主青盲、耳聋，明目，利九窍，通血脉，养精神**，益肝气，疗目赤痛，去肤翳，止泪出，利水道，下乳汁，通关节，破坚积。**久服轻身延年不老**，令人不忘，志高、神仙。**能化铜、铁、铅、锡作金**。生益州山谷及越巂山有铜处。铜精熏则生空青，其腹中空。三月中旬采，亦无时。

陶隐居云：越巂属益州。今出铜官者，色最鲜深，出始兴者弗如，益州诸郡无复有，恐久不采之故也。凉州西平郡有空青山，亦甚多。今空青但圆实如铁珠，无空腹者，皆凿土石中取之。又以合丹成，则化铅为金矣。诸石药中，惟此最贵。医方乃稀用之，而多充画也，殊为可惜。唐本注云：此物出铜处有乃兼诸青，但空青为难得。今出蔚州、兰州、宣州、梓州，宣州者最好，块段细，时有腹中空者。蔚州、兰州者，片块大，色极深，无空腹者。

今注：今出饶信等州者，亦好。

臣禹锡等谨按范子计然云：空青出巴郡。白青、曾青出新淦。青色者善。药性论云：空青，君，畏菟丝子。能治头风，镇肝。瞳人破者，再得见物。萧炳云：腹中空如杨梅者胜。日华子云：空青，大者如鸡子，小者如相思子，其青厚如荔枝壳，内有浆酸甜，能点多年青盲内障翳膜，养精气。其壳又可摩翳也。

5. 绿青 味酸，寒，无毒。主益气，疗鼽鼻，止泄痢。生山之阴穴中，色青白。

陶隐居云：此即用画绿色者，亦出空青中，相带挟。今画工呼为碧青，而呼空青作绿青，正反矣。唐本注云：绿青即扁青也，画工呼为石绿。其碧青即白青也，不入画用。

6. **曾青** **味酸，小寒**，无毒。**主目痛，止泪出、风痹，利关节，通九窍，破癥坚、积聚**，养肝胆，除寒热，杀白虫，疗头风、脑中寒，止烦渴，补不足，盛阴气。**久服轻身不老。能化金铜。**生蜀中山谷及越巂，采无时。畏菟丝子。

陶隐居云：此说与空青同山，疗体亦相似，今铜官更无曾青，惟出始兴。形累累如黄连相缀，色理小类空青，甚难得而贵，《仙经》少用之。化金之法，事同空青。唐本注云：曾青出蔚州、鄂州，蔚州者好，其次鄂州，余州并不任用。

7. **白青　味甘、酸、咸，平，无毒。主明目，利九窍，耳聋，心下邪气，令人吐，杀诸毒三虫。久服通神明，轻身延年不老。**可消为铜剑，辟五兵。生豫章山谷，采无时。

陶隐居云：此医方不复用，市人亦无卖者，惟《仙经》卅六水方中时有须处。铜剑之法，具在《九元子术》中。唐本注云：陶所云：今空青，圆如铁珠，色白而腹不空者，是也。研之色白如碧，亦谓之碧青，不入画用。无空青时，亦用之，名鱼目青，以形似鱼目故也。今出简州、梓州者好。

8. **扁青，味甘，平，无毒。主目痛明目，折跌痈肿，金创不瘳，破积聚，解毒气，利精神，**去寒热风痹，及丈夫茎中百病，益精。**久服轻身、不老。**生朱崖山谷武都、朱提，采无时。

陶隐居云：《仙经》、俗方都无用者。朱崖郡先属交州，在南海中，晋代省之，朱提郡今属宁州。唐本注云：此即前条陶谓绿青也是。朱崖巴南及林邑、扶南舶上来者，形块大如拳，其色又青，腹中亦时有空者；武昌者，片块小而色更佳；兰州、梓州者，形扁作片，而色浅也。

臣禹锡等谨按吴氏云：扁青，神农、雷公小寒，无毒。生蜀郡。治丈夫内绝，今人有子。

9. **石胆** 味酸，辛，**寒**，有毒。**主明目目痛，金创，诸痫痉，女子阴蚀痛，石淋，寒热，崩中下血，诸邪毒气，令人有子。**散癥积，咳逆上气，及鼠瘘恶疮。**炼饵服之，不老，久服，增寿神仙。能化铁为铜，成金银。一名毕石，**一名黑石，一名棋石，一名铜勒。生羌道山谷羌里句青山。二月庚子、辛丑日采。水英为之使，畏牡桂、菌桂、芫花、辛夷、白薇。

陶隐居云：《仙经》有用此处，俗方甚少，此药殆绝。今人时有采者，其色青绿，状如琉璃而有白文，易破折。梁州、信都无复有，俗用乃以青色矾石当之，殊无仿佛。《仙经》一名立制石。唐本注云：此物出铜处有，形似曾青，兼绿相间，味极酸、苦，磨铁作铜色，此是真者。陶云色似琉璃，此乃绛矾。比来亦用绛矾为石胆，又以醋揉青矾为之，并伪矣。真者出蒲州虞乡县东亭谷窟及薛集窟中，有块如鸡卵者为真。

臣禹锡等谨按吴氏云：石胆，神农：酸，小寒；季氏：大寒；桐君：辛，有毒；扁鹊：苦，无毒。药性论云：石胆，君，有大毒。破热毒，陆英为使。日华子云：味酸、涩，无毒。治蚛牙，鼻内息肉。通透清亮，蒲州者为上也。

10. **云母** **味甘，平，**无毒。**主身皮死肌、中风寒热，如在车船上，除邪气，安五脏，益子精，明目。**下气，坚肌，续绝，补中，疗五劳七伤，虚损少气，止痢。**久服轻身，延年，**悦泽不老，耐寒暑，志高神仙。**一名云珠，**色多赤。**一名云华，**五色具。**一名云英，**色多青。**一名云液，**色多白。**一名云沙，**色青黄。**一名磷石，**色正白。生太山山谷齐、庐山，及琅邪北定山石间，二月采。泽泻为之使。畏鮀甲，反流水，恶徐长卿。

陶隐居云：案《仙经》云母乃有八种：向日视之，色青白多黑者名云母，色黄白多青名云英，色青黄多赤名云珠，如冰露乍黄乍白名云沙，黄白皛皛名云液，皎然纯白明澈名磷石，此六种并好服，而各有时月。其黯黯纯黑，有文斑斑如铁者，名云胆；色杂黑而强肥者名地涿，此二种并不可服。炼之有法，惟宜精细；不尔，入腹大害人。今虚劳家丸散用之，并只捣筛，殊为未允。琅琊在彭城东北，青州亦有。今江东惟用庐山者为胜，以沙土养之，岁月生长。今炼之用矾石则柔烂，亦便是相畏之效。百草上露，乃胜东流水，亦用五月茅屋溜水。

臣禹锡等谨按药性论云：云母粉，君，恶徐长卿，忌羊血。粉有六等，白色者上，有小毒。主下痢肠澼，补肾冷。**杨损之**云：青、赤、白、黄、紫者，并堪服饵；惟黑者不任用，害人。**日华子**云：凡有数种，通透轻薄者为上也。

11. **石钟乳**　味甘，温，无毒。**主咳逆上气，明目，益精，安五脏，通百节，利九窍，下乳汁**，益气，补虚损，疗脚弱疼冷，下膲伤竭，强阴。久服延年益寿，好颜色，不老，令人有子。不炼服之，令人淋。一名公乳，一名芦石，一名夏石。生少室山谷及太山，采无时。蛇床为之使，恶牡丹、玄石、牡蒙，畏紫石英、蘘草。

陶隐居云：第一出始兴，而江陵及东境名山石洞亦皆有。惟通中轻薄如鹅翎管，碎之如爪甲，中无雁齿，光明者为善。长挺乃有一二尺者。色黄，以苦酒洗刷则白。《仙经》用之少，而俗方所重，亦甚贵。

唐本注云：钟乳第一始兴，其次广、连、澧、朗、郴等州者，虽厚而光润可爱，饵之并佳。今峡州、青溪、房州三洞出者，亚于始兴。自余非其土地，不可轻服。多发淋渴，止可捣筛，白练裹之，合诸药草浸酒服之。陶云钟乳一、二尺者，谬说。

今按别本注云：凡乳生于深洞幽穴，皆龙蛇潜伏，或龙蛇毒气，或洞口阴阳不匀，或通风气，雁齿涩，或黄或赤，乳无润泽，或其煎炼火色不调，一煎已后不易水，则生火毒，服即令人发淋。又乳有三种：有石乳、竹乳、茅山之乳。石乳者，以其山洞纯石，以石津相滋，阴阳交备，蝉翼纹成，谓为石乳；竹乳者，以其山洞遍生小竹，以竹津相滋，乳如竹状，谓为竹乳；茅山之乳者，山有土石相杂，遍生茅草，以茅津相滋为乳，乳色稍黑而滑润。石乳性温，竹乳性平，茅山之乳微寒。一种之中，有上中下色，皆以光泽为好，余处亦有，不可轻信。

臣禹锡等谨按吴氏云：钟乳，一名虚中，神农：辛，桐君、黄帝、医和：甘，扁鹊：甘，无毒。生山谷阴处岸下，溜汁成如乳汁，黄白色，空中相通。二月三月采阴干。**药性论云**：钟乳亦名黄石砂，有大毒。主泄精，寒嗽，壮元气，健益阳事，能通声。忌羊血。**萧炳云**：如蝉翅者上，爪甲者次，鹅管者下。明白薄者可服。**日华子云**：补五劳七伤。通亮者为上。更有蝉翼乳，功亦同前。凡将合镇驻药，须是一气研七周时，点末臂上，便入肉不见为度。虑人歇，即将铃系于槌柄上研，常鸣为验。

12. **朴消**　味苦、辛，寒、大寒，无毒。**主百病，除寒热邪气，逐六腑积聚、结固留癖，**胃中食饮热结，破留血、闭绝，停痰痞满，推陈致新。**能化七十二种石。炼饵服之，轻身、神仙。**炼之白如银，能寒能热，能滑能涩，能辛，能苦，能咸能酸，入地千岁不变，色青白者佳，黄者伤人，赤者杀人。一名消石朴。生益州山谷有咸水之阳，采无时。畏麦句姜。

陶隐居云：今出益州北部故汶山郡、西川、蚕陵二县界，生山崖上，色多青白，亦杂黑斑。俗人择取白软者，以当消石用之，当烧令汁沸出，状如矾石也。《仙经》惟云消石能化他石。今此亦云能化石，疑必相似，可试之。**唐本注云**：此物有二种：有纵理、缦理，用之无别。白软者，朴消苗也，虚软少力，炼为消石，所得不多，以当消石，功力大劣也。

今注：今出益州。彼人采之，以水淋，取汁煎炼而成朴消也。一名消石朴者：消，即是本体之名；石者，乃坚白之号；朴者，即未化之义也；以其芒消、英消皆从此出，故为消石朴也。其英消，即今俗间谓之马牙消者，是也。

臣禹锡等谨按药性论云：朴消，君，味苦、咸，有小毒。能治腹胀，大小便不通，女子月候不通。**日华子云**：主通泄五藏百病及癥结，治天行热疾，消肿毒，及头痛排脓，润毛发，凡入饮药，先安于盏内搅，热药浇服。

13. 芒消　味辛、苦，大寒。主五脏积聚，久热、胃闭，除邪气，破留血。腹中痰实结搏，通经脉，利大小便及月水，破五淋，推陈致新。生于朴消。石韦为之使，畏麦句姜。

陶隐居云：案《神农本经》无芒消，只有消石，名芒消尔。后名医别载此说，其疗与消石正同，疑此即是消石。旧出宁州，黄白粒大，味极辛、苦。顷来宁州道断都绝。今医家多用煮炼作者，色全白，粒细，而味不甚烈。此云生于朴消，则作者亦好。又皇甫士安解散消石大凡说云："无朴消可用消石，生山之阴，盐之胆也。取石脾与消石，以水煮之，一斛得三斗，正白如雪，以水投中即消，故名消石。其味苦，无毒。主消渴热中，止烦满，三月采于赤山。朴消者，亦生山之阴，有盐咸苦之水，则朴消生于其阳。其味苦无毒，其色黄白，主疗热，腹中饱胀，养胃消谷，去邪气，亦得水而消，其疗与消石小异"。按如此说，是取芒消合煮，更成为真消石，但不知石脾复是何物？本草乃有石脾、石肺，人无识者，皇甫既是安定人，又明医药，或当详。炼之以朴消作芒消者，但以暖汤淋朴消，取汁清澄煮之减半，出着木盆中，经宿即成，状如白石英，皆六道也，作之忌杂人临视。今益州人复炼矾石作消石，绝柔白，而味犹是矾石尔。孔氏解散方又云：熬炼消石令沸定汁尽。如此，消石犹是有汁也。今仙家须之，能化他石，乃用于理第一。**唐本注**云：晋宋古方，多用消石，少用芒消。近代诸医但用芒消，鲜言消石，岂古人昧于芒消也。《本经》云生于朴消，朴消一名消石朴，消石一名芒消，理既明白，不合重出之。

今注：此即出于朴消。以暖水淋朴消，取汁炼之，令减半，投于盆中，经宿乃有细芒生，故谓之芒消也。又有英消者，其状若白石英，作四、五棱，白色莹澈可爱，主疗与芒消颇同，亦出于朴消，其煎炼自别有法，亦呼为马牙消。唐注以此为消石同类，深为谬矣。

臣禹锡等谨按蜀本云：大黄为使。按今消石，是炼朴消或地霜为之，状如钗脚，好者长五分已来。能化七十二种石为水，故名消石。**吴氏**云：消石，神农：苦，扁鹊：甘。**药性论**云：消石，君，恶曾青，畏粥。味咸，有小毒。主项下瘰疬，泻得根出，破血。一名芒消，烧之即成消石矣。主破积，散坚积。一作苦消，甚治腹胀。其消石，芒消，多川原人制作，问之详其理。**日华子**云：消石，畏杏人、竹叶。含之，治喉闭。真者火上伏，法用柳枝汤，煎三周时，如汤减少，即入热者，伏火即止也。

14. 玄明粉　味辛、甘，性冷，无毒。治心热烦躁，并五藏宿滞癥结，明目，退膈上虚热，消肿毒。此即朴消炼成者。新补　见药性论并日华子

15. **消石**　**味苦**、辛，**寒**、大寒，无毒。**主五脏积热、胃胀闭，涤去蓄积饮食，推陈致新，除邪气，**疗五脏十二经脉中百二十疾，暴伤寒，腹中大热，止烦满消渴，利小便及瘘蚀疮。**练之如膏，久服轻身。**天地至神之物，能化成十二种石。**一名芒消。**生益州山谷及武都、陇西、西羌，采无时。萤火为之使，恶苦参、苦菜，畏女菀。

陶隐居云：疗病亦与朴消相似，《仙经》多用此消化诸石，今无正识别此者。顷来寻访，犹云与朴消同山，所以朴消名消石朴也，如此则非一种物。先时有人得一种物，其色理与朴消大同小异，朏朏如握盐雪不冰，强烧之，紫青烟起，仍成灰，不停沸如朴消，云是真消石也。此又云一名芒消，今芒消乃是炼朴消作之。与后皇甫说同，并未得核研其验，须试效，当更证记尔。化消石法，在三十六水方中。陇西属秦州，在长安西羌中。今宕昌以此诸山有咸土处皆有之。唐本注云：此即芒消是也。朴消一名消石朴，今炼粗恶朴消，淋取汁煎，炼作芒消，即是消石。《本经》一名芒消，后人更出芒消条，谬矣。

今注：此即地霜也。所在山泽，冬月地上有霜，扫取以水淋汁，后乃煎炼而成。盖以能消化诸石，故名消石，非与朴消、芒消同类，而有消石名也。一名芒消者，以其初煎炼时有细芒，而状若消，故有芒消之号，与后条芒消全别。旧《经》陶注引证多端，盖不的识之故也，今不取焉。

臣禹锡等谨按蜀本又一说：人若常炼石而服者，至殁，冢中生悬石芒消，冷如雪，能杀火毒，与此不同。旧注说朴消、消石、芒消等，互有得失，乃云不合重有芒消条也。夫朴消一名消石朴，即炼朴消成消石明矣，故有消石条焉。又消石一名芒消，即明芒消亦是炼朴消而成也。凡药虽为一体，盖同出而异名，修炼之法既殊，主治之功遂别矣。药性论云：芒消，

使，味咸，有小毒。能通女子月闭癥瘕，下瘰疬、黄疸病。主堕胎。患漆疮汁傅之。主时疾壅热，能散恶血。**陈藏器**云：石脾、芒消、消石并出于西戎卤地，咸水结成。所主亦以类相次。

16. 生消　味苦，大寒，无毒。主风热癫痫，小儿惊邪瘛疭，风眩头痛，肺壅耳聋，口疮喉痹咽塞，牙颔肿痛，目赤热痛，多眵泪。生茂州西山岩石间，其形块大小不定，色青白，采无时。恶麦句姜。今附

17. 马牙消　味甘，大寒，无毒。能除五藏积热，伏气。末筛点眼，及点眼药中用，甚去赤肿、障翳、涩、泪痛。新补　见药性论并日华子

18. **矾石**　味酸，**寒**，无毒。**主寒热，泄痢，白沃，阴蚀，恶疮，目痛，坚骨齿**，除固热在骨髓，去鼻中息肉。**炼饵服之，轻身、不老、增年**。岐伯云：久服伤人骨。能使铁为铜。**一名羽硜**，一名羽泽。生河西山谷，及陇西武都、石门，采无时。甘草为之使，恶牡蛎。

陶隐居云：今出益州北部西川，从河西来。色青白，生者名马齿矾，已炼成绝白，蜀人又以当消石名白矾。其黄黑者名鸡屎矾，不入药，惟堪镀作以合熟铜。投苦酒中，涂铁皆作铜色。外虽铜色，内质不变。《仙经》单饵之，丹方亦用。俗中合药，皆先火熬令沸燥，以疗齿痛，多即坏齿，是伤骨之证，而云坚骨齿，诚为疑也。**唐本注**云：矾石有五种：青矾、白矾、黄矾、黑矾、绛矾，然白矾多入药用；青黑二矾，疗疳及诸疮；黄矾亦疗疮生肉，兼染皮用之；其绛矾本来绿色，新出窟未见风者，正如琉璃，陶及今人谓之石胆，烧之赤色，故名绛矾矣，出瓜州。

今注：陶云蜀人用白矾当消石，误也。

臣禹锡等谨按药性论云：矾石，使。一名理石。畏麻黄，有小毒。能治鼠漏瘰疬，疗鼻衄，治齆鼻。生含咽津。治急喉痹。**日华子**云：白矾性

凉，除风，去劳，消痰，止渴，暖水藏。治中风失音，疥癣，和桃人葱汤浴，可出汗也。

19. 绿矾　凉，无毒。治喉痹、蚛牙、口疮，及恶疮疥癣。酿鲫鱼烧灰和服，疗肠风泻血。新补　见日华子

20. 柳絮矾　冷，无毒。消痰，治渴，润心肺。新补　见日华子

21. 滑石　**味甘，寒**、大寒，无毒。**主身热、泄澼，女子乳难，癃闭，利小便，荡胃中积聚寒热，益精气，**通九窍六府津液，去留结，止渴，令人利中。**久服轻身，耐饥，长年。**一名液石，一名共石，一名脱石，一名番石。生赭阳山谷，及太山之阴，或掖北白山，或卷山，采无时。石韦为之使，恶曾青。

陶隐居云：滑石色正白，《仙经》用之以为泥。又有冷石，小青黑，性并冷利，亦能熨油污衣物。今出湘州、始安郡诸处。初取软如泥，久渐坚强，人多以作冢中明器物，并散热人用之，不正入方药。赭阳县先属南阳，汉哀帝置，明《本经》所注郡县，必是后汉时也。掖县置青州东莱，卷县属司州荣阳。唐本注云：此石所在皆有。岭南始安出者，白如凝脂，极软滑。其出掖县者，理粗质青白黑点，惟可为器，不堪入药。齐州南山神通寺南谷亦大有，色青白不佳，至于滑腻，犹胜掖县者。

臣禹锡等谨按药性论云：滑石，臣。一名夕冷。能疗五淋。主难产，服其末。又末与丹参、蜜、猪脂为膏，入其月，即空心酒下弹丸大，临产倍服，令滑胎易生。除烦热心燥，偏主石淋。陈藏器云：按始安及掖县所出二石，形质既异，所用又殊，陶云不知今北方有之否。当陶之时，北方阻绝，不知之者，曷足怪焉。苏恭引为一物，深可嗟讶。其始安者，软滑而白，是滑石。东莱者硬涩而青，乃作器石也。南越志云：膋（音僚）城县出膋石，膋石即滑石也。土人以为烧器，以烹鱼。日华子云：滑石，治乳痈，利津液。

22. **紫石英** 味甘、辛，温，无毒。**主心腹咳逆邪气，补不足，女子风寒在子宫，绝孕十年无子**，疗上气心腹痛，寒热邪气结气，补心气不足，定惊悸，安魂魄，填下焦，止消渴，除胃中久寒，散痈肿，令人悦泽。**久服温中，轻身延年**。生太山山谷，采无时。长石为之使，得茯苓、人参、芍药共疗心中结气；得天雄、昌蒲共疗霍乱。畏扁青、附子，不欲鮀甲、黄连、麦句姜。

陶隐居云：今第一用太山石，色重澈，下有根。次出雹零山，亦好。又有南城石，无根。又有青绵石，色亦重黑，不明澈。又有林邑石，腹里必有一物如眼。吴兴石四面才有紫色，无光泽。会稽诸暨石，形色如石榴子。先时并杂用，今丸散家采择，惟太山最胜，余处者，可作丸酒饵。《仙经》不正用，而为俗方所重也。

臣禹锡等谨按吴氏云；紫石英，神农、扁鹊：味甘，平；季氏：大寒；雷公：大温；岐伯：甘，无毒。生太山或会稽。采无时。欲令如削紫色达头如樗蒲者。**药性论云**：紫石英，君，女人服之有子，主养肺气，治惊痫，蚀脓。虚而惊悸不安，加而用之。**岭南录异云**：陇州山中多紫石英，其色淡紫，其实莹澈，随其大小皆五棱，两头如箭镞，煮水饮之，暖而无毒。比北中白石英，其力倍矣。**日华子云**：紫石英，治痈肿毒等，醋淬，捣为末，生姜、米醋煎傅之，摩亦得。

23. **白石英** 味甘、辛，**微温**，无毒。**主消渴，阴痿不足，咳逆，胸膈间久寒，益气，除风湿痹**，疗肺痿，下气，利小便，补五脏，通日月光。**久服轻身长年**，耐寒热。生华阴山谷，及太山，大如指，长二、三寸，六面如削，白澈有光。其黄端白棱名黄石英，赤端名赤石英，青端名青石英，黑端名黑石英。二月采，亦无时。恶马目毒公。

陶隐居云：今医家用新安所出，极细长白澈者；寿阳八公山多大者，不正用之。《仙经》大小并有用，惟须精白无瑕杂者。如此说，则大者为佳。其四色英，今不复用。唐本注云：白石英所在皆有，今泽州、虢州、洛州山中俱出，虢州者大，径三、四寸，长五、六寸。今通以泽州者为胜也。

臣禹锡等谨按吴氏云：白石英，神农：甘；歧伯、黄帝、雷公、扁鹊：无毒。生太山。形如紫石英，白泽，长者二三寸。采无时。又云青石英如白石英，青端赤后者是。赤石英，赤端白后者是，赤泽有光。味苦。补心气。黄石英，黄色如金，在端者是。黑石英，黑泽有光。药性论云：白石英，君，能治肺痈吐脓，治嗽逆上气，疸黄。日华子云：五色石英，平，治心腹邪气，女人心腹痛，镇心，疗胃冷气，益毛发，悦颜色，治惊悸，安魂定魄，壮阳道，下乳。通亮者为上。其补益随藏色而治。青者治肝，赤者治心，黄者治脾，白者治肺，黑者治肾。

24. 青石、赤石、黄石、白石、黑石脂等　味甘，平。主黄疸，泄痢，肠澼脓血，阴蚀，下血，赤白，邪气，痈肿，疽痔，恶疮，头疡，疥瘙。久服补髓，益气，肥健，不饥，轻身，延年。五石脂各随五色，补五脏。生南山之阳山谷中。

臣禹锡等谨按蜀本云：今义阳山甚有之。一本南阳山谷中也。

青石脂　味酸，平，无毒。主养肝胆气，明目，疗黄疸，泄痢，肠澼，女子带下百病，及疽痔，恶疮。久服补髓，益气，不饥，延年。生齐区山及海崖，采无时。新分条

赤石脂　味甘、酸、辛，大温，无毒。主养心气，明目，益精，疗腹痛，泄澼，下痢赤白，小便利，及痈疽疮痔，女子崩中漏下，产难，胞衣不出。久服补髓，好颜色，益智，不饥，轻身，延年。生济南。射阳、及太山之阴，采无时。恶大黄，畏芫花。新分条

唐本注云：此石济南太山不闻出者，今虢州卢氏县、泽州陵川县及慈州吕乡县并有，色理鲜腻，宜州诸山亦有。此五石脂中，又有石骨，似骨，

如玉坚润，服之力胜钟乳。

臣禹锡等谨按药性论云：赤石脂，君，恶松脂。补五藏虚乏。

黄石脂　味苦，平，无毒。主养脾气，安五脏，调中，大人小儿泄痢肠澼，下脓血，去白虫，除黄疸，痈疽虫。久服轻身延年。生嵩高山，色如莺雏，采无时。曾青为之使，恶细辛，畏蜚蠊。新分条

白石脂　味甘、酸，平，无毒。主养肺气，厚肠，补骨髓，疗五脏惊悸不足，心下烦，止腹痛下水，小肠澼热溏，便脓血，女子崩中，漏下，赤白沃，排痈疽疮痔。久服安心，不饥，轻身，长年。生太山之阴，采无时。得厚朴并米汁饮，止便脓。燕屎为之使，恶松脂，畏黄芩。新分条

唐本注云：白石脂，今出慈州诸山，胜于馀处者。太山左侧，不闻有之。

臣禹锡等谨按蜀本及萧炳云：畏黄连、甘草、飞廉。药性论云：白石脂，一名白符。恶马目毒公。味甘、辛。涩大肠。

黑石脂　味咸，平，无毒。主养肾气，强阴，主阴蚀疮，止肠澼泄痢，疗口疮咽痛。久服益气，不饥，延年。一名石涅，一名石墨。出颖川阳城，采无时。新分条

陶隐居云：此五石脂如《本经》，疗体亦相似。《别录》各条，所以具载，今俗用赤石、白石二脂尔。《仙经》亦用白石脂，以涂丹釜。好者出吴郡，犹与赤石脂同源。赤石脂多赤而色好，惟可断下，不入五石散用。好者亦出武陵、建平、义阳。今五石散皆用义阳者，出鄳县界东八十里，状如豚脑，色鲜红可爱，随采随复而生，不能断痢，而不用之。余三色脂有，而无正用，黑石脂乃可画用尔。唐本注云：义阳即申州也，所出者，名桃花石，非五色脂，色如桃花，久服肥人。土人亦以疗下利，旧出苏州馀杭山大有，今不收采尔。

臣禹锡等谨按吴氏云：五色石脂，一名青、赤、黄、白、黑符。青符，神农：甘；雷公：酸、无毒；桐君：辛，无毒；季氏：小寒。生南山或海涯。采无时。赤符，神农、雷公：甘；黄帝、扁鹊：无毒；季氏：小寒。或生少室，或生太山。色绛，滑如脂。黄符，季氏：小寒；雷公：苦。或

生嵩山。色如纯脑雁雏。采无时。白符，一名随。岐伯、雷公：酸、无毒；季氏：小寒；桐君：甘，无毒；扁鹊：辛。或生少室、天娄山，或太山。黑符，一名石泥。桐君：甘，无毒。生洛西山空地。日华子云：五色石脂，并温，无毒。畏黄芩、大黄。治泻痢血崩，带下，吐血衄血，并涩精淋沥，安心，镇五藏，除烦，疗惊悸，排脓，治疮疖痔瘘，养脾气，壮筋骨，补虚损。久服悦色。文理腻，缀唇者为上也。

25. **太一禹余粮** 味甘，平，无毒。**主咳逆上气，癥瘕，血闭，漏下，除邪气，**肢节不利。大饱绝力身重。**久服耐寒暑，不饥，轻身，飞行千里，神仙。一名**石脑。生太山山谷，九月采。杜仲为之使，畏贝母、昌蒲、铁落。

陶隐居云：今人惟总呼为太一禹余粮，自专是禹余粮尔，无复识太一者，然疗体亦相似，《仙经》多用之，四镇丸亦总名太一禹余粮。唐本注云：太一余粮及禹余粮，一物而以精、粗为名尔。其壳如瓷，方圆不定，初在壳中未凝结者，犹是黄水，名石中黄子。久凝乃有数色，或青或白，或赤或黄。年多变赤，因赤渐紫。自赤及紫，俱名太一。其诸色通谓余粮。今太山不见采得者，会稽、王屋、泽、潞州诸山皆有之。

臣禹锡等谨按吴氏太一禹余粮，一名禹哀。神农、岐伯、雷公：甘，平；季氏：小寒；扁鹊：甘，无毒。生太山。上有甲，甲中有白，白中有黄，如鸡子黄色。九月采，或无时。

26. **禹余粮** 味甘，**寒**、平，无毒。**主咳逆，寒热，烦满，下赤白，血闭、癥瘕、大热，**疗小腹痛结烦疼。**练饵服之，不饥、轻身、延年。**一名白余粮。生东海池泽，及山岛中或池泽中。

陶隐居云：今多出东阳，形如鹅鸭卵，外有壳重叠，中有黄细末如蒲黄，无沙者为佳。近年茅山凿地大得之，极精好，乃有紫华靡靡，《仙经》服食用之。南人又呼平泽中有一种藤，叶如菝葜，根作块有节，似菝葜而色赤，根形似署预，谓为禹余粮。言昔禹行山乏食，采此以充粮，而弃其余，此云白余粮也，生池泽复有仿佛。或疑今石者，即是太一也。张华云：池多蓼者，必有余粮，今庐江间便是也。适有人于铜官采空青于石坎，大得黄赤色石，极似今之余粮，而色过赤好，疑此是太一也。彼人呼为雌黄，试涂物，正如雄黄色尔。唐本注云：陶云："黄赤色石，疑是太一。"既无壳裹，未是余粮，疑谓太一，殊非的称。

臣禹锡等谨按药性论云：禹余粮，君，味咸。主治崩中。萧炳云：牡丹为使。日华子云：治邪气及骨节疼，四肢不仁，痔瘘等疾。久服耐寒暑。又名太一余粮。

27. 石中黄子　味甘，平，无毒。久服轻身，延年，不老。此禹余粮壳中，未成余粮黄浊水也。出余粮处有之。陶云：芝品中有石中黄子，非也。唐本先附

臣禹锡等谨按日华子云：功同上，去壳研用，即是壳内未干凝者。

28. 无名异　味甘，平。主金疮折伤内损，止痛，生肌肉。出大食国，生于石上，状如黑石炭。番人以油炼如黳石，嚼之如饧。今附

臣禹锡等谨按日华子云：无名异，无毒。

29. 婆娑石　主解一切药毒，瘴疫热闷头痛。生南海，胡人采得之。无斑点，有金星，磨成乳汁者为上。又有豆斑石，虽亦解毒，功力不及。复有鄂绿，有文理，磨铁成铜色，人多以此为之，非真也。凡欲验真者，以水磨点鸡冠热血，当化成水是也。此即俗谓之摩娑石也。今附

30. 菩萨石　平，无毒。解药毒，蛊毒，及金石药发动作痈疽渴疾，消扑损瘀血，止热狂惊痫，通月经，解风肿除淋，并水磨服。蛇、虫、蜂、蝎、狼、犬、毒箭等所伤，并末傅之，良。新补　见日华子

《嘉祐本草》玉石等部中品卷第四

太常少卿直集贤院校正医书官臣掌禹锡等奉敕修

31. 金屑别录
32. 银屑别录
33. 生银今附，朱砂银续注
34. **水银**本经
35. 水银粉新补
36. **雄黄**本经
37. **雌黄**本经
38. **殷孽**本经
39. **孔公孽**本经
40. 石脑别录
41. **石硫黄**本经
42. **阳起石**本经
43. **凝水石**本经
44. **石膏**本经
45. **磁石**本经，磁石毛续注
46. 玄石别录
47. **理石**本经
48. **长石**本经
49. **肤青**本经
50. **铁落**本经
51. **铁**本经
52. 生铁别录
53. 钢铁别录
54. **铁精**本经，铁热、淬铁水、针砂、锻镢下铁屑、刀刃、犁镵尖，续注
55. 铁粉今附
56. 铁华粉今附
57. 秤锤今附，铁杵、故锯、钥匙，续注
58. 马衔今附
59. 车辖今附
60. 光明盐唐附
61. 食盐别录，自米部今移
62. 绿盐唐附
63. 太阴玄精今附，盐精附
64. 密佗僧唐附
65. 桃花石唐附
66. 花乳石新定
67. 珊瑚唐附

68. 马脑新补

69. 砺石新补

70. 石花唐附

71. 石床唐附

72. 石蟹今附，浮石续注

右玉石部中品合四十二种　十六种神农本经，七种名医别录，七种唐本先附，八种今附，三种新补，一种新定。

31. 金屑　味辛，平，有毒。主镇精神，坚骨髓，通利五脏，除邪毒气，服之神仙。生益州，采无时。

陶隐居云：金之所生，处处皆有，梁、益、宁三州及建晋多有，出水沙中，作屑，谓之生金。辟恶而有毒，不炼服之杀人。建、晋亦有金沙，出石中，烧熔鼓铸为埚，虽被火亦未熟，犹须更炼。又高丽、扶南及西域外国成器，金皆炼熟可服。《仙经》以醯、蜜及脂肪、牡荆、酒辈炼饵柔软，服之神仙。亦以合水银作丹沙外，医方都无用，当是犹虑其毒害故也。《仙方》名金为太真。

今注：医家所用，皆炼熟金薄，及以水煎金器，取汁用之，固无毒矣。按陈藏器《拾遗》云：岭南人云：生金是毒蛇屎，此有毒，常见人取金，掘地深丈余，至纷子石，石皆一头黑焦，石下有金，大者如指，小犹麻豆，色如桑黄，咬时极软，即是真金。夫匠窃而吞者，不见有毒。其麸金出水沙中，毡上掏取，或鹅鸭腹中得之，即便打成器物，亦不重炼，煎取金汁，便堪镇心，此乃藏器传闻之言，全非。按据皇朝收复岭表，询其事于彼人，殊无蛇屎之事。入药当必用熟金，恐后人览藏器之言惑之，故此明辨。

臣禹锡等谨按药性论云：黄金屑、金薄亦同。主小儿惊，伤五藏，风痫失志，镇心安魂魄。**杨损之云**：百炼者堪，生者杀人。水饮合膏饮之，即不炼。**日华子云**：金，平，无毒，畏水银。镇心益五脏，添精补髓，调利血脉。

32. 银屑　味辛，平，有毒。主安五脏，定心神，止惊悸，除邪气，久服轻身长年。生永昌，采无时。

陶隐居云：银之所出处，亦与金同，但皆是生石中耳。炼饵法亦相似。今医方合镇心丸用之，不可正服尔。为屑当以水银磨令消也。永昌本属益州。今属宁州，绝远不复宾附。《仙经》又有服炼法，此当无正主疗，故不为《本草》所载。古者名金为黄金，银为白金，铜为赤金。今铜有生熟，炼熟者柔赤，而本草并无用。今铜青及大钱皆入方用，并是生铜，应在下品之例也。**唐本注云**：银之与金，生不同处，金又兼出水中。方家用银屑，当取见成银薄，以水银消之为泥。合消石及盐研为粉，烧出水银，淘去盐石，为粉极细，用之乃佳。不得已乃磨取屑耳。且银所在皆有，而以虢州者为胜，此外多锡秽为劣。高丽作帖者，云非银矿所出，然色青不如虢州者。又有黄银，《本草》不载，俗方为器辟恶，乃为瑞物也。

臣禹锡等谨按药性论云：银屑，君，银薄同。主定志，去惊痫，小儿癫疾狂走之病。

33. 生银　寒，无毒。主热狂惊悸，发痫恍惚，夜卧不安、谵语，邪气鬼祟。服之明目镇心，安神定志。小儿诸热丹毒，并以水磨服，功胜紫雪。出饶州乐平诸生银矿中，状如硬锡，文理粗错自然者真。今附

臣禹锡等谨按陈藏器云：生银味辛。**日华子云**：冷，微毒，畏石亭脂、磁石。治小儿中恶，热毒烦闷。并水磨服，忌生血。

又云：朱砂银，冷，无毒，畏石亭脂、磁石、铁。延年益色，镇心安神，止惊悸，辟邪。治中恶蛊毒，心热煎烦，忧忘虚劣。忌一切血。续注

34. **水银**　**味辛，寒，有毒。主疥瘙，痂疡，白秃，杀皮肤中虫虱，堕胎，除热。**以傅男子阴，阴消无气。**杀金银铜锡毒，熔化还复为丹。久服神仙，不死。**一名汞。生符陵平土，出于丹沙。畏磁石。

陶隐居云：今水银有生熟。此云生符陵平土者，是出朱沙腹中，亦别出沙地，皆青白色，最胜。出于丹沙者，是今烧粗末朱沙所得，色小白浊，不及生者。甚能消化金银，使成泥，人以镀物是也。还复为丹，事出《仙经》。酒和日曝，服之长生。烧时飞著釜上灰，名汞粉，俗呼为水银灰，最能去虱。**唐本注云**：水银出于朱沙，皆因热气，未闻朱沙腹中自出之者。火烧飞取，人皆解法。南人又蒸取之，得水银少于火烧，而朱沙不损，但色少变黑耳。

今按陈藏器本草云：水银本功外，利水道，去热毒。入耳能食脑至尽；入肉令百节挛缩，倒阴绝阳。人患疮疥，多以水银涂之，性滑重，直入肉，宜慎之。昔北齐徐王疗挛躄病，以金物火炙熨之，水银得金，当出蚀金，候金色白者是也，如此数度并瘥也。

臣禹锡等谨按广雅云：水银谓之澒（红董切）。**药性论云**：水银，君。杀金铜毒。奼女也，有大毒，朱砂中液也。此还丹之元母，神仙不死之药，

伏炼五金为泥。生能堕胎，主疗瘑疥等，缘杀虫。日华子云：水银，无毒。治天行热疾，催生下死胎，治恶疮，除风，安神镇心。镀金烧粉人多患风，或大叚使作，须饮酒并肥猪肉及服铁浆，可御其毒。

35. 水银粉　味辛，冷，无毒，畏磁石、石黄。通大肠，转小儿疳并瘰疬，杀疮疥癣虫，及鼻上酒齄，风疮，瘙痒，又名汞粉、轻粉、峭粉。忌一切血。新补　见陈藏器及日华子

36. **雄黄**　味苦、甘，**平，**寒、大温，有毒。**主寒热，鼠瘘，恶疮，疽痔，死肌。**疗疥虫，䘌疮，目痛，鼻中息肉，及绝筋，破骨，百节中大风，积聚，癖气，中恶，腹痛，鬼疰，**杀精物，恶鬼，邪气，百虫，毒肿，胜五兵。**杀诸蛇虺毒，解藜芦毒，悦泽人面。**炼食之，轻身、神仙。**饵服之，皆飞入人脑中，胜鬼神，延年益寿，保中不饥。得铜可作金。**一名黄食石。**生武都山谷、敦煌山之阳，采无时。

陶隐居云：炼服雄黄法，皆在《仙经》中，以铜为金，这次出《黄白术》中。晋末已来，氐羌中纷扰，此物绝不复通，人间时有三、五两，其价如金。合丸皆用石门，始兴石黄之好者尔。始以齐初凉州平市微有所得，将至都下，余最先见于使人陈典签处，捡获见十余片，伊辈不识此物是何等，见有搂挟雌黄，或谓是丹沙，五禾语并更属觅，于是渐渐而来，好者作鸡冠色，不臭而坚实。若点墨及虚软者不好也。武都、氐羌是为仇池。宕昌亦有，与仇池正同而小劣。敦煌在凉州西数千里，所出者未尝得来，江东不知，当复云何？此药最要，无所不入也。唐本注云：出石门名石黄者，亦是雄黄，而通名黄食石。而石门者最为劣耳，宕昌、武都者为佳，块方数寸，明澈如鸡冠，或以为枕，服之辟恶。其青黑坚者，不入药用。若火烧飞之而精小，疗疮疥煨用亦无嫌。又云恶者名熏黄，用熏疗疮疥，故名之，无别熏黄也。贞观年中，以宕州新出，有得方数尺者，但重脆，

不可全致之耳。

臣禹锡等谨按吴氏云：雄黄，神农：苦。山阴有丹雄黄，生山之阳，故曰雄。是丹之雄。所以名雄黄也。**水经云**：黄水出零阳县，西北连巫山，溪出雄黄，颇有神异，采常以冬月祭祀，凿石深数丈，方得，故溪水取名焉。**抱朴子云**：雄黄当得武都山所出者，纯而无杂，其赤如鸡冠，光明晔晔者，乃可用耳。其但纯黄似雌黄色，无光者，不任作仙药，可以合理病药耳。**药性论云**：雄黄，金苗也。杀百毒，又名黄石。味辛，有大毒。能治尸疰，辟百邪鬼魅，杀蛊毒。人佩之，鬼神不能近；入山林虎狼伏；涉川济，毒物不敢伤。**萧炳云**：雄黄，君。**陈藏器云**：按石黄，今人敲取中精明者为雄黄，外黑者为熏黄。主恶疮，杀虫，熏疮疥虮虱，及和诸药熏嗽。其武都雄黄，烧不臭。熏黄中者，烧则臭。以此分别之。苏云通名，未之是也。**日华子云**：雄黄，微毒。治疥癣风邪，癫痫岚瘴，一切蛇虫犬兽伤咬。久服不饥。通赤亮者为上。验之可以熁虫死者为真，臭气少，细嚼口中含汤不激辣者，通用。

37. **雌黄**　味辛、甘，平，大寒，有毒。**主恶疮，头秃，痂疥，杀毒虫虱，身痒，邪气，诸毒。**蚀鼻中息肉，下部䘌疮，身面白驳，散皮肤死肌，及恍惚邪气，杀蜂蛇毒。**炼之，久服轻身、增年、不老，**令人脑满，生武都山谷，与雄黄同山生，其阴山有金，金精熏则生雌黄，采无时。

陶隐居云：今雌黄出武都仇池者，谓为武都仇池黄，色小赤。出扶南林邑者，谓昆仑黄，色如金，而似云母甲错，画家所重。依此言，即有雌雄之名，又同山之阴阳，于合药便当以武都为胜，用之既希，又贱于昆仑。《仙经》无单服法，唯以合丹沙、雄黄共飞炼为丹耳。金精是雌黄，铜精是空青，而服空青反胜于雌黄，其义难了也。

臣禹锡等谨按药性论云：雌黄，君，不入汤服。

38. **殷孽**　味辛，温，无毒。**主烂伤瘀血，泄痢，寒热，鼠瘘，癥瘕，结气。脚冷疼弱。一名姜石，**钟乳根也。生赵国山谷，又梁山及南海，采无时。恶术、防己。

陶隐居云：赵国属冀州，此即今人所呼孔公孽，大如牛、羊角，长一二尺左右，亦出始兴。唐本注云：此即石堂下孔公孽根也，盘结如姜，故名姜石。俗人乃以孔公孽为之，误矣。

臣禹锡等谨按日华子云：殷孽，治筋骨弱，并痔瘘等疾，及下乳汁。

39. **孔公孽　味辛，温，无毒。主伤食不化，邪结气恶，疮疽瘘痔，利九窍，下乳汁。**疗男子阴疮，妇子阴蚀，及伤食病，恒欲眠睡。一名通石，殷孽根也，青黄色。生梁山山谷。木兰为之使，恶细辛。

陶隐居云：梁山属冯翊郡，此即今钟乳床也，亦出始兴，皆大块折破之。凡钟乳之类，三种同一体，从石室上汁溜积久盘结者，为钟乳床，即此孔公孽也。其次长小巃嵸者，为殷孽，今人呼为孔公孽。殷孽复溜，轻好者为钟乳。虽同一类，而疗体为异，贵贱悬殊。此二孽不堪丸散，人皆捣末酒渍饮之，疗脚弱。其前诸疗，恐宜水煮为汤也。案今三种同根，而所生各异处，当是随其土地为胜尔。唐本注云：此孽次于钟乳，如牛羊角者，中尚孔通，故名通石。《本经》误以为殷孽之根，陶依《本经》以为今人之误，其实是也。

臣禹锡等谨按蜀本云：凡钟乳之类有五种：一钟乳，二殷孽，三孔公孽，四石床，五石花。虽同一体，而主疗有异。此二孽止可酒浸，不堪入丸散药用。然甚疗脚弱脚气。石花、石床显在后条。吴氏云：孔公孽，神农：辛；岐伯：咸；扁鹊：酸，无毒。色青黑。药性论云：孔公孽，忌羊血，味甘，有小毒。主治腰冷膝痹，毒风，男女阴蚀疮。治人常欲多睡，能使喉声圆朗。日华子云：孔公孽，味甘，暖。治瘕结。此即殷孽床也。

40. 石脑　味甘，温，无毒。主风寒虚损，腰脚疼痹，安五脏，益气。一名石饴饼。生名山土石中，采无时。

陶隐居云：此石亦钟乳之类，形如曾青而白色黑斑，软脆易破，今茅山东及西平山亦有，凿土堪取之。俗方不见用，《仙经》有刘君导仙散用之。又真诰云：李整采服，疗风痹虚损，而得长生也。唐本注云：隋时有化公者，所服亦名石脑，出徐州宗里山，初在烂石中，入土一丈已下得之，大如鸡卵，或如枣许，触著即散如面，黄白色，土人号为握雪礜石，云服之长生。与李整相会也。

臣禹锡等谨按蜀本云：今据下品握雪礜石，主疗与此不同，苏妄引握雪礜石注为之。

41. **石硫黄** 味酸，温、大热，有毒。**主妇人阴蚀，疽痔，恶血，坚筋骨，除头秃。**疗心腹积聚，邪气冷癖在胁，咳逆上气，脚冷疼弱无力，及鼻衄，恶疮，下部䘌疮，止血，杀疥虫。**能化金银铜铁奇物。**生东海牧羊山谷中，及太山、河西山，矾石液也。

陶隐居云：东海郡属北徐州，而箕山亦有。今第一出扶南林邑，色如鹅子初出壳，名昆仑黄。次出外国，从蜀中来，色深而煌煌。俗方用之疗脚弱及痼冷甚良。《仙经》颇用之。所化奇物，并是《黄白术》及合丹法。此云矾石液。今南方则无矾石，恐不必尔。

臣禹锡等谨按吴氏云：硫黄，一名石留黄。神农、黄帝、雷公：咸，有毒；医和、扁鹊：苦，无毒。或生易阳，或河西，或五色黄。是潘水石液也，烧令有紫焰者。八月、九月采。治妇人血结。药性论云：石硫黄，君，有大毒。以黑锡煎汤解之，及食宿冷猪肉。味甘，太阳之精，鬼焰居焉。伏炼数般，皆传于作者。能下气，治脚弱腰肾久冷，除冷风顽痹。又云生用治疥癣，及疗寒热咳逆。炼服主虚损泄精。萧炳云：硫黄，臣。日华子云：石亭脂、曾青为使，畏细辛、飞廉、铁。壮阳道，治痃癖冷气，补筋骨劳损，风劳气，止嗽上气，及下部痔瘘，恶疮疥癣，杀腹藏虫邪魅等。煎余甘子汁，以御其毒也。

42. **阳起石** 味咸，微温，无毒。**主崩中漏下，破子藏中血，癥瘕结气，寒热，腹痛，无子，阴阳痿不合，补不足。**疗男子茎头寒，阴下湿痒，去臭汗，消水肿。久服不饥，令人有子。**一名白石，**一名石生，一名羊起石，云母根也。生齐山山谷及琅琊或云山、阳起山，采无时。桑螵蛸为之使，恶泽泻、菌桂、雷丸、蛇蜕皮，畏菟丝子。

陶隐居云：此所出即与云母同，而甚似云母，但厚实耳。今用乃出益州，与矾石同处，色小黄黑即矾石。云母根未知何者是？俗用乃希。《仙经》亦服之。**唐本注**云：此石以白色、肌理似殷孽、仍夹带云母绿润者为良，故《本经》一名白石；今乃用纯黑如炭者，误矣。云母条中，既云黑者为云胆，又名地涿，服之损人，黑阳起石必为恶矣。《经》言生齐山，齐山在齐州历城西北五六里，采访无阳起石，阳起石乃在齐山西北六七里卢山出之。《本经》云：或云山，云、卢字讹矣。今太山、沂州唯有黑者，其白者独出齐州也。

臣禹锡等谨按吴氏云：阳起石，神农、扁鹊：酸，无毒；桐君、雷公、岐伯：咸，无毒；季氏：小寒。或生泰山。**杨损之**云：不入汤。**药性论**云：阳起石，恶石葵，忌羊血。味甘，平。主补肾气精乏，腰疼，膝冷湿痹。能暖女子子宫久冷，冷癥寒瘕，止月水不定。**萧炳**云：阳起石，目。**南海药谱**云：阳起石，惟太山所出，黄者绝佳；邢州鹊山出，白者亦好。**日华子**云：治带下温疫冷气，补五劳七伤。合药时烧后水锻，用凝白者为上。

43. **凝水石**　味辛、甘，寒、大寒，无毒。**主身热，腹中积聚邪气，皮中如火烧烂，烦满，水饮之。**除时气热盛，五脏伏热，胃中热，烦满，口渴，水肿，少腹痹。**久服不饥。一名白水石，**一名寒水石，一名凌水石，色如云母，可析者良，盐之精也。生常山山谷，又中水县及邯郸。解巴豆毒，畏地榆。

陶隐居云：常山即恒山，属并州。中水县属河间郡。邯郸即是赵郡，并属冀州城。此处地皆咸卤，故云盐精，而碎之亦似朴消也。此石末置水中，夏月能为冰者佳。**唐本注**云：此石有两种，有纵理、横理，以横理色清明者为佳。或云纵理为寒水石，横理为凝水石，今出同州韩城，色青黄，理如云母为良；出澄城者，斜理文色白为劣也。

臣禹锡等谨按吴氏云：神农：辛；岐伯、医和、扁鹊：甘，无毒；季氏：大寒。或生邯郸。采无时。如云母色。**药性论**云：寒水石，能压丹石毒风，去心烦渴闷，解伤寒劳复。

44. **石膏** 味辛、甘，微寒、大寒，无毒。**主中风寒热，心下逆气惊喘，口干舌焦，不能息，腹中坚痛，除邪鬼，产乳，金疮。**除时气，头痛，身热，三焦大热，皮肤热，肠胃中膈热，解肌发汗，止消渴，烦逆，腹胀，暴气喘息，咽热，亦可作浴汤。一名细石，细理白泽者良，黄者令人淋。生齐山山谷及齐卢山、鲁蒙山，采无时。鸡子为之使，恶莽草、毒公。

陶隐居云：二郡之山，即青州、徐州也。今出钱塘县，皆在地中，雨后时时自出，取之皆方如棋子，白澈最佳，比难得，皆用灵隐山者。彭城者亦好。近道多有而大块，用之不及彼土。《仙经》不须此。**唐本注**云：石膏、方解石大体相似，而以未破者为异。今市人以方解石代石膏，未见真石膏也。石膏生于石旁，其方解石不因石生，端然独处，大者如升，小者若拳，或在土中，或生溪水，其上皮随土及水苔色，破之方解，大者方尺。今人以此为石膏，疗风去热虽同。解肌发汗不如真者也。

臣禹锡等谨按药性论云：石膏，使，恶巴豆，畏铁。能治伤寒头痛如裂，壮热皮如火燥烦渴，解肌出毒汗。主通胃中结烦闷，心下急烦燥。治唇口干焦。和葱煎茶去头痛。**萧炳**云：石膏，臣。**陈藏器**云：陶云出钱塘县中。按钱塘在平地无石膏，陶为错注。苏又注五石脂，云五石脂中又有石膏似骨，如玉坚润，服之胜钟乳。与此石膏，乃是二物同名耳，不可混而用之。**日华子**云：治天行热狂，下乳，头风旋，心烦燥。揩齿益齿。通亮理如云母者上。又名方解石。

45. **磁石** 味辛、咸，**寒**，无毒。**主周痹**臣禹锡等谨按蜀本注云：凡痹，随血脉上下，不能左右去者，为周痹。**风湿，肢节中痛，不可持物，洗洗酸痟，除大热，烦满及耳聋。**养肾脏，强骨气，益精，除烦，通关节，消痈肿鼠瘘，颈核喉痛，小儿惊痫，炼水饮之。亦令人有子。**一名玄石，**一名处石。生太山川谷及慈山山阴，有铁处则生其阳，采无时。柴胡为之使，杀铁毒，恶牡丹、莽草，畏黄石脂。

陶隐居云：今南方亦有，其好者，能悬吸针，虚连三、四、五为佳，杀铁物毒，消金。《仙经》、《丹方》、《黄白术》中多用之。

臣禹锡等谨按蜀本注云：吸铁虚连十数针，乃至一、二斤刀器回转不落。南州异物志云：涨海崎头水浅，而多磁石，外徼人乘舶，皆以铁鍱鍱之，至此关，以磁石不得过。吴氏云：磁石一名磁君。药性论云：磁石，臣，味咸，有小毒。能补男子肾虚，风虚身强，腰中不利，加而用之。陈藏器云：磁石毛，味咸，温，无毒。主补绝伤，益阳道，止小便白数，治腰脚，去疮瘘，长肌肤，令人有子。宜入酒。出相州北山。磁石毛，铁之母也。取铁如母之招子焉。《本经》有磁石，不言毛，毛石功状殊也。又言磁石寒，此弥误也。续注　日华子云：磁石，味甘、涩，平。治眼昏，筋骨羸弱，补五劳七伤，除烦燥，消肿毒。小儿误吞针铁等，即细末筋肉莫令断，与磁石同下之。

46. 玄石　味咸，温，无毒。主大人小儿惊痫，女子绝孕，少腹寒痛，少精、身重。服之令人有子。一名玄水石，一名处石。生太山之阳，山阴有铜。铜者雌，玄者雄。恶松脂、柏子、菌桂。

陶隐居云：《本经》磁石，一名玄石。《别录》各一种。今案其一名处石，名既同，疗体又相似，而寒温铜铁及畏恶有异。俗中既不复用，无识其形者，不知与磁石相类否？唐本注云：此物，铁液也，但不能拾针，疗体如《经方》，劣于磁石。磁石中有细孔，孔中黄赤色，初破好者，能连十针，一斤铁刀亦被回转。其无孔，光泽纯黑者，玄石也，不能吸针也。

47. 理石　味辛、甘，寒、大寒，无毒。主身热，利胃，解烦，益精，明目，破积聚，去三虫。除营卫中去来大热，结热，解烦毒，止消渴，及中风痿痹。**一名立制石，**一名肌石，如石膏，顺理而细。生汉中山谷及卢山，采无时。滑石为之使，畏麻黄。

陶隐居云：汉中属梁州，卢山属青州。今出宁州。俗用亦希，《仙经》时须，亦呼为长理石。石胆一名立制石，今此又名立制，疑必相乱类。唐本注云：此石夹两石间如石脉，打用之，或在土中重叠而生。皮黄赤，肉白，作针理文，全不似石膏。汉中人取酒浸服，疗癖，令人肥悦。市人或刮去皮，以代寒水石，并以当礜石，并是假伪。今卢山亦无此物，见出襄州西汎水侧也。

48. **长石** 味辛、苦，**寒**，无毒。**主身热**，胃中结气，**四肢寒厥，利小便，通血脉，明目，去翳眇，去三虫，杀蛊毒**。止消渴，下气，除胁肋间邪气。**久服不饥**。**一名方石**，一名土石，一名直石，理如马齿，方而润泽，玉色。生长子山谷及太山、临淄，采无时。

陶隐居云：长子县属上党郡，临淄县属青州。俗方及《仙经》并无用此者也。唐本注云：此石状同石膏而厚大，纵理而长，文似马齿，今均州辽坂山有之，土人以为理石者，是长石也。

49. **肤青** **味辛**，咸，**平**，无毒。**主蛊毒及蛇、菜肉诸毒，恶疮**。不可久服，令人瘦。一名推青，一名推石。生益州山谷。

陶隐居云：俗方及《仙经》并无用此者，亦相与不复识之。

50. **铁落** **味辛**、甘，**平**，无毒。**主风热恶疮，疡疽疮痂，疥气在皮肤中**。除胸膈中热气，食不下，心烦，去黑子。一名铁液，可以染皂，生牧羊平泽及祊城，或析城，采无时。

臣禹锡等谨按日华子云：铁液，治心惊邪，一切毒蛇虫，及蚕漆咬疮，肠风痔瘘，脱肛时疾，热狂。并染鬓发。今注解在铁精条。

51. **铁** **主坚肌耐痛**。

臣禹锡等谨按详定本草云：作熟铁。日华子云：铁，味辛，平，有毒，畏磁石、灰炭等。能制石亭脂毒。

今注解在铁精条。

52. 生铁　微寒。主疗下部及脱肛。

臣禹锡等谨按日华子云：生铁锈锻后飞，淘去粗赤汁，烘干用。治痫疾，镇心，安五脏。能黑鬓发，治癣及恶疮疥。蜘蛛咬，蒜摩生油傅并得。今注解在铁精条。

53. 钢铁　味甘，平，无毒。主金创，烦满热中，胸膈中气塞，食不化。一名跳铁。

今注解在铁精条。

54. 铁精　平，微温。主明目，化铜。疗惊悸，定心气，小儿风痫，阴㿉，脱肛。

陶隐居云：铁落，是染皂铁浆。生铁，是不破鐳、鎗、釜之类。钢铁，是杂炼生镰，作刀、镰者。铁精，出锻灶中，如尘紫色，轻者为佳，亦以摩莹铜器用也。**唐本注云**：单言铁者，镰铁也。铁落是锻家烧铁赤沸，砧上锻之，皮甲落者也。甲乙子卷阳厥条言之，夫诸铁疗病，并不入丸散，皆煮取浆用之。若以浆为铁落，钢生之汁，复谓何等？落是铁皮，落液黑于余铁。陶谓可以染皂，云是铁浆，误矣。又铁屑炒使极热，投酒中饮酒，疗贼风痉。又裹以慰腋，疗胡臭有验。**今按陈藏器本草云**：凡言铁疗病不入丸散皆煮浆用之。按今针砂、铁精，俱堪染皂，铁并入丸散。

臣禹锡等谨按陈藏器云：铁熬，主恶疮蚀䘌，金疮毒物伤皮肉，止风水不入，入水不烂，手足皲坼，疮根结筋，瘰疬毒肿。染髭发令永黑，并及热末凝涂之，少当干硬，以竹木熬火于刀斧刃上烧之，津出如漆者是也，一名刀烟。江东人多用之防水。项边疬子，以桃核烧熏，杀虫立效。续注　淬铁水，味辛，无毒。主小儿丹毒，饮一合。此打铁器时坚铁槽中水。续注　针砂，性平，无毒。堪染白为皂，及和没食子染须至黑，飞为粉，功用如铁粉，炼铁粉中亦别须之。针是其真钢砂，堪用，人多以杂和之，谬也。续注　锻镢下铁屑，味辛平，无毒。主鬼打、鬼注、邪气，水渍搅令沫出，澄清去滓，及暖饮一、二盏。续注　刀刃，味辛，平，无毒。主蛇咬毒入腹者，取两刀于水中相磨，饮其汁。又两刀于耳门上相磨，敲作声，主百虫入耳，闻刀声即自出也。续注　日华子云：铁屑，治惊邪癫痫，小儿客忤，消食，及冷气，并煎汁服之。续注　犁鑱尖，浸水名为铁精，可制朱砂、石亭脂、水银毒。续注

铁浆，铁注中，陶为铁落是铁浆，苏云非也。按铁浆，取诸铁于器中，以水浸之，经久色青沫出，即堪染帛成皂，兼解诸物毒入腹。服之亦镇心明目，主癫痫发热，急黄狂走，六畜癫狂，人为蛇犬虎狼毒恶虫等啮，服之毒不入内也。新分条　见陈藏器

55. 铁粉　味咸，平，无毒。主安心神，坚骨髓，除百病，变白，润肌肤，令人不老，体健能食，久服令人身重肥黑，合诸药，各有所主。其造作粉，飞炼有法，文多不载。人多取杂铁作屑飞之，令体重，真钢则不尔。其针砂，市人错鍒铁为屑，和砂飞为粉卖之，飞炼家亦莫辨也。取钢铁为粉胜之。今附

56. 铁华粉　味咸，平，无毒。主安心神，坚骨髓，强志力，除风邪，养血气，延年变白，去百病，随体所冷热，合和诸药用，枣膏为丸。作铁华粉法：取钢锻作叶，如笏或团，平面磨错，令光净，以盐水洒之。于醋瓮中，阴处埋之，一百日铁上衣生，铁华成矣。刮取更细捣筛，入乳钵研如面，和合诸药为丸散，此铁之精华，功用强于铁粉也。今附

臣禹锡等谨按日华子云：铁胤粉，止惊悸虚痫，镇五藏，去邪气，强志，壮筋骨。治健忘，冷气心痛，痃癖癥结，脱肛痔瘘，宿食等，及傅竹木刺。其所造之法，与华粉同，惟悬于酱瓿上，就润地，及刮取霜时研，淘去粗汁咸味，烘干。

57. 秤锤　主贼风，止产后血瘕腹痛，及喉痹热塞，并烧令赤，投酒中，及热饮之。时人呼血瘕为儿枕，产后即起，痛不可忍；无锤用斧。今附

臣禹锡等谨按陈藏器云：秤锤，味辛，温，无毒。日华子云：铜秤锤，平。治难产并横逆产，酒淬服。陈藏器云：铁杵，无毒。主妇以横产。无杵，用斧并烧令赤，投酒中饮之。自然顺生。杵捣药者是也。续注　故锯，无毒。主误吞竹木入喉咽，出入不得者，烧令赤，渍酒中及热饮并得。续注　日华子云：钥匙，治妇人血禁失音冲恶，以生姜、醋、小便煎服，弱房人煎汤服亦得。续注

58. 马衔　无毒。主难产，小儿痫，产妇临产时，手持之，亦煮汁服一盏。此马勒口铁也。《本经》马条注中已略言之。今附

臣禹锡等谨按本经难产通用药云：马衔，平。日华子云：古旧铤者好，或作医士针也。今据本经马条注中，都无说马衔之事，不知此经所言何谓，今姑存云。

59. 车辖　无毒。主喉痹及喉中热塞，烧令赤，投酒中，及热饮之。今附

60. 光明盐　味咸、甘。平，无毒。主头面诸风，目赤痛，多眵泪。生盐州五原，盐池下凿取之。大者如升，皆正方光澈。一名石盐。唐本先附

臣禹锡等谨按蜀本注云：亦呼为圣石。

61. 食盐　味咸，温，无毒。主杀鬼蛊，邪注，毒气，下部䘌疮，伤寒寒热，吐胸中痰澼，止心腹卒痛，坚肌骨。多食伤肺，喜咳。

陶隐居云：五味之中，惟此不可缺。今有东海、北海供京都及西川南

江用。中原有河东盐池，梁、益有盐井，交、广有南海盐，西羌有山盐，胡中有树盐，而色类各不同，以河东最为胜。此间东海盐、官盐白，草粒细。北海盐黄，草粒大。以作鱼鲊及咸菹，乃言北海胜。而藏茧必用盐官者，蜀中盐小淡，广州盐咸苦，不知其为疗体复有优劣否？西方、北方人，食不耐咸，而多寿少病，好颜色。东方、南方人，食绝欲咸，少寿多病，便是损人，则伤肺之效矣。然以浸鱼肉，则能经久不败；以沾布帛，则易致朽烂。所施处各有所宜也。今注：唐本元在米部，今移。

臣禹锡等谨按蜀本云：多食令人失色，肤黑，损筋力也。**药性论**云：盐，有小毒。能杀一切毒气鬼疰气，主心痛中恶，或连腰脐者。盐如鸡子大，青布裹烧赤，内酒中，顿服，当吐恶物，主小儿卒不尿，安盐于脐中灸之，面上五色疮，盐汤绵浸拓疮上，日五六度易，差。又和槐白皮切，蒸，治脚气。又空心揩齿，少时吐。水中洗眼，夜见小字良。治妇人隐处疼痛者，盐青布裹熨之，主鬼疰，尸疰，下部蚀疮，炒盐布裹坐熨之，兼主火灼疮。**陈藏器**云：按盐本功外，除风邪，吐下恶物，杀虫，明目，去皮肤风毒，调和腑藏，消宿物，令人壮健。人卒小便不通，炒盐内脐中，即下。陶公以为损人，斯言不当。且五味之中，以盐为主，四海之内，何处无之，惟西南诸夷稍少，人皆烧竹及木盐当之。**日华子**云：暖水藏，及霍乱心痛，金疮，明目，止风泪邪气，一切虫伤疮肿，消食，滋五味，长肉，补皮肤，通大小便，小儿疝气，并内肾气。以葛袋盛于户口悬之，父母用手捻抖尽，即疾当愈。

62. 绿盐　味咸、苦、辛，平，无毒。主目赤泪出，肤翳眵暗。

唐本注云；以光明盐、硇沙、赤铜屑，酿之为块，绿色。真者，出焉耆国，水中石下取之，状若扁青、空青，为眼药之要。唐本先附

63. 太阴玄精　味咸，温，无毒。主除风冷邪气湿痹，益精气，妇人痼冷漏下，心腹积聚冷气，止头疼，解肌。其色青白、龟背者良，出解县。今附

64. 密陀僧　味咸、辛，平，有小毒。主久利，五

痔，金创，面上瘢皯，面膏药用之。

唐本注云：形似黄龙齿而坚重，亦有白色者，作理石文，出波斯国。一名没多僧，并胡言也。唐本先附

臣禹锡等谨按蜀本注云：五痔，谓牡痔、酒痔、肠痔、血痔、气痔。日华子云：味甘，平，无毒。镇心，补五藏。治惊痫、嗽呕，及吐痰等。

65. 桃花石　味甘，温，无毒。主大肠中冷脓血利。久服令人肌热能食。

唐本注云：出申州钟山县，似赤石脂，但舐之不著舌者为真。唐本先附

臣禹锡等谨按蜀本云：令人肥悦能食。南海药谱云：其状亦似紫石英，若桃花，其润且光而重，目之可爱是也。

66. 花乳石　主金疮止血，又疗产妇血晕恶血。出陕、华诸郡。色正黄，形之大小、方圆无定。欲服者，当以大火烧之；金疮止血，正尔刮末傅之即合，仍不作脓溃。或名花蕊石。新定

67. 珊瑚　味甘，平，无毒。主宿血，去目中翳。鼻衄，末吹鼻中。生南海。

唐本注云：似玉红润，中多有孔，亦有无孔者。又从波斯国及师子国来。唐本先附

臣禹锡等谨按日华子云：镇心止惊，明目。

68. 马脑　味辛，寒，无毒。主辟恶，熨目赤烂。红色似马脑，亦美石之类重宝也，生西国玉石间。来中国者，皆以为器。亦云马脑珠，是马口中吐出，多是故人谬言，以贵之耳。新补　见陈藏器

69. 砺石　无毒。主破宿血，下石淋，除癥结，伏

鬼物恶气。一名磨石，烧赤热投酒中饮之，即今磨刀石，取垽傅蠼螋溺疮有効。又不欲人蹋之，令人患带下，未知所由。又有越砥石，极细，磨汁滴目，除障暗。烧赤投酒中，破血瘕痛，功状极同，名又相近，应是砺矣。《禹贡》注云：砥细于砺，皆磨石也。新补　见陈藏器

70. 石花　味甘，温，无毒。酒渍服，主腰脚风冷，与殷孽同。一名乳花。

唐本注云：三月、九月采之。乳水滴水上，散如霜雪者。出乳穴堂中水内。唐本先附

臣禹锡等谨按日华子云：石花，治腰膝，及壮筋骨，助阳。此即洞中石乳滴下凝结者。

71. 石床　味甘，温，无毒。酒渍服，与殷孽同。一名同石，一名乳床，一名逆石。

唐本注云：陶云孔公孽，即乳床，非也。二孽在上，床、花在下，性体虽同，上下有别。钟乳水滴下凝结，生如笋状，渐长，久与上乳相接为柱也。出钟乳堂中，采无时。唐本先附

臣禹锡等谨按日华子云：石荀，即是石乳下凝滴长者，与石花功同，一名石床。

72. 石蟹　味咸，寒，无毒。主青盲目淫，肤瞖及丁瞖，漆疮。生南海，又云是寻常蟹尔。年月深久，水沫相著，因化成石，每遇海潮即飘出，又一般入洞穴年深者亦然。皆细研水飞过，入诸药相佐用之，点目良。今附

臣禹锡等谨按日华子云：石蟹，凉，解一切药毒，并蛊毒，催生落胎，疗血运，消痈。治天行热疾等，并熟水磨服也。

又云：浮石，平，无毒。止渴，治淋，杀野兽毒。续注

《嘉祐本草》玉石等部下品卷第五

太常少卿直集贤院校正医书官臣掌禹锡等奉敕修

73. **青琅玕**本经，瑠璃、玻璃续注
74. **礜石**本经
75. 特生礜石别录
76. 握雪礜石唐附
77. 方解石别录
78. 苍石别录
79. 土殷孽别录
80. **代赭**本经
81. **白垩**本经
82. **卤咸**本经
83. **大盐**本经
84. **戎盐**本经，盐药续注
85. **铅丹**本经
86. 铅新补
87. 铅霜新补
88. **粉锡**本经
89. 锡铜镜鼻本经，古镜续注
90. 铜弩牙别录
91. 铜青新补
92. 古文钱新补
93. 金牙别录
94. **石灰**本经
95. **冬灰**本经
96. 锻灶灰别录，灶突墨，灶中热灰续注
97. 伏龙肝别录
98. 东壁土别录，好土、土消、土槟榔续注
99. 梁上尘唐附
100. 铛墨今附
101. 车脂今附
102. 釭中膏今附
103. 半天河别录，自草部今移
104. 地浆别录，自草部今移
105. 腊雪新补
106. 井华水新补
107. 泉水新补
108. 菊花水新补
109. 浆水新补
110. 热汤新补，缲丝汤、焊猪汤附
111. 硇砂唐附
112. 蓬砂新补

113. 姜石唐附
114. 淋石今附
115. 赤铜屑唐附，铜器续注
116. 铜矿石唐附
117. 自然铜今附
118. 白瓷屑唐附
119. 乌古瓦唐附
120. 石燕唐附
121. 石蚕今附
122. 砒霜今附，砒黄续注
123. 不灰木今附
124. 金星石新定（银星石附）
125. 蒙石新定
126. 井泉石新定
127. 石脑油新定

右玉石部下品合五十五种　十二种神农本经，十一种名医别录，九种唐本先附，八种今附，十一种新补，四种新定。

73. **青琅玕** 味辛，平，无毒。**主身痒，火疮，痈伤，**白秃，**疥瘙，死肌。**浸淫在皮肤中。煮炼服之，起阴气，可化为丹。**一名石珠，**一名青珠。生蜀郡平泽，采无时。杀锡毒，得水银良，畏乌鸡骨。

陶隐居云：此即《蜀都赋》所称青珠、黄环者也。黄环乃是草，苟取名类，而种族为乖。琅玕亦是昆山上树名，又《九真经》中太丹名也。此石今亦无用，唯以疗手足逆胪耳。化丹之事，未的见其术。**唐本注**云：琅玕，乃有数种色，是琉璃之类，火齐宝也。且琅玕五色，其以青者入药为胜，今出巂州以西乌白蛮中及于阗国也。

臣禹锡等谨按陈藏器云：琉璃，主身热目赤，以水浸令冷，熨之，《韵集》曰：火齐珠也。《南州异物志》云：琉璃本是石，以自然灰理之，可为器，车渠、马脑并玉石类，是西国重宝。《佛经》云：七宝者，谓金、银、琉璃、车渠、马脑、玻璃、真珠是也。或云珊瑚、琥珀。今马脑碗上刻镂为奇工者，皆以自然灰，又昆吾刀治之。自然灰，今时以牛皮胶作假者非也。续注　日华子云：玻璃，冷，无毒。安心，止惊悸，明目，摩翳障。续注

74. **礜石** 味辛、甘，**大热，**生温、熟寒，有毒。**主寒热，鼠瘘，蚀疮，死肌，风痹，腹中坚癖邪气，除热。**明目，下气，除膈中热，止消渴，益肝气，破积聚，痼冷腹痛，去鼻中息肉。久服令人筋挛。火炼百日，服一刀圭。不炼服，则杀人及百兽。**一名青分石，一名立制石，一名固羊石，**一名白礜石，一名大白石，一名泽乳，一名食盐。生汉中山谷及少室，采无时。得火良，棘针为之使，恶毒公、鹜矢、虎掌、细辛，畏水也。

陶隐居云：今蜀汉亦有，而好者出南康南野溪，及彭城界中、洛阳城南堑，常取少室。生礜石内水中，令水不冰，如此则生亦大热。今以黄土泥苞，炭火烧之，一日一夕则解碎，可用，疗冷结为良。丹方及黄白术皆多用此，善能柔金。又湘东新宁县及零陵皆有白礜石。**唐本注**云：此石能

拒火，久烧但解散，不可夺其坚。今市人乃取洁白细理石当之，烧即为灰，非也。此药攻击积聚痼冷之病为良，若以余物代之，疗病无效，正为此也。今汉川武当西辽坂名礜石谷，此即是其真出处。少室亦有，粒理细不如汉中者。

臣禹锡等谨按吴氏云：白礜石，一名鼠乡。神农、岐伯：辛，有毒。桐君：有毒。黄帝、甘，有毒。季氏云：或生魏兴，或生少室，十二月采。**山海经**云：皋涂之山，有白石焉，名曰礜，可以毒鼠。**郭注**云：今礜石杀鼠，蚕食而肥也。**说文解字**云：礜，毒石也。**博物志**云：鹳伏卵时，取礜石周围绕卵，以助暖气。方术家取鹳巢中礜石为真也。**药性论**云：礜石，使，铅丹为之使。味甘，有小毒。主除胸膈间积气，去冷湿风痹、瘙痒，皆积年者，忌羊血。**萧炳**云：不入汤。

75. 特生礜石　味甘，温，有毒。主明目，利耳，腹内绝寒，破坚结及鼠瘘，杀百虫恶兽。久服延年，一名苍礜石，一名礜石，一名鼠毒。生西城，采无时。火炼之良，畏水。

陶隐居云：旧云鹳巢中者最佳，鹳恒入水冷，故取以壅卵令热。今不可得。唯用出汉中者，其外形紫赤色，内白如霜，中央有臼，形状如齿者佳。《大散方》云：出荆州新城郡防陵县，练白色为好。用之亦先以黄土包烧之一日，亦可内斧孔中烧之，合玉壶诸丸多用此。《仙经》不云特生，则止是前白礜石耳。**唐本注**云：陶所说特生，云中如齿臼形者是。今出梁州，北马道戍涧中亦有之。形块小于白礜石而脆，粒大数倍，乃如小豆许。白礜石粒细若粟米耳。

76. 握雪礜石　味甘，温，无毒。主痼冷，积聚，轻身，延年。多服令人热。

唐本注云：出徐州西宗里山。入土丈余，生烂土石间，黄白色，细软如面。一名花公石，一名石脑，炼服别有法。唐附

臣禹锡等谨按蜀本注云：今据中品自有石脑一条，主治与此甚别，应似徐长卿一名鬼督邮之类也。

77. 方解石　味苦、辛，大寒，无毒。主胸中留热、结气，黄疸，通血脉，去蛊毒。一名黄石。生方山，采无时。恶巴豆。

陶隐居云：案《本经》长石一名方石，疗体亦相似，疑是此也。唐本注云：此石性冷，疗热不减石膏也。

今注：此物大体与石膏相似，惟不附石而生，端然独处，形块大小不定，或在土中，或生溪水，得之敲破皆方解，故以为名。今沙州大鸟山出者佳。

78. 苍石　味甘，平，有毒。主寒热，下气，瘘蚀，杀飞禽鼠。生西城，采无时。

陶隐居云：俗中不复用。莫识其状。唐本注云：特生礜石，一名苍礜石。而梁州时生，亦有青者。今防陵、汉川与白礜石同处，有色青者，并毒杀禽兽，与礜石同。汉中人亦取以毒鼠，不入方用。此石出梁州、均州、房州，与二礜石同处，特生、苍石并生西城，西城在汉川金州是也。

79. 土阴孽　味咸，无毒。主妇人阴蚀，大热，干痂。生高山崖上之阴，色白如脂，采无时。

陶隐居云：此犹似钟乳、孔公孽之类，故亦有孽名，但在崖上耳，今时有之，但不复采用耳。唐本注云：此即土乳是也。出渭州鄣县三交驿西北坡平地土窟中，见有六十余坎昔人采处。土人云：服之亦同钟乳，而不发热。陶及《本经》俱云在崖上，此说非也。今渭州不复采用也。

今按别本注云：此则土脂液也。生于土穴，状如殷孽，故名土阴孽。

臣禹锡等谨按蜀本注云：今据《本经》所载，既与陶注同，而苏说独异，恐苏亦未是。

80. **代赭　味苦、甘，寒，无毒。主鬼疰，贼风，蛊毒，杀精物恶鬼，腹中毒邪气，女子赤沃漏下。**带下百病，产难。胞衣不出，堕胎，养血气，除五脏血脉中热、血痹、血瘀，大人小儿惊气入腹及阴痿不起。**一名**

须丸出姑幕者名须丸，出代郡者名代赭，一名血师。生齐国山谷，赤红青色，如鸡冠有泽，染爪甲不渝者良，采无时。畏天雄。

陶隐居云：旧说云是代郡城门下土。江东久绝，顷魏国所献，犹是彼间赤土耳，非复真物，此于俗用乃疏，而为丹方之要，并与戎盐、卤咸皆是急须。**唐本注云**：此石多从代州来，云山中采得，非城门下土，又言生齐代山谷。今齐州亭山出赤石，其色有赤红青者。其赤者，亦如鸡冠，且润泽，土人唯采以丹楹柱，而紫色且暗，此物与代州出者相似，古来用之。今灵州鸣沙县界河北，平地掘深四、五尺得者，皮上赤滑，中紫如鸡肝，大胜齐、代所出者。

臣禹锡等谨按药性论云：代赭，使，雁门城土，干姜为使，味甘，平。主治女子崩中，淋沥不止。疗生子不落。末，温服之，辟鬼魅。**萧炳云**：代赭，臣。**日华子云**：代赭，畏附子。止吐血鼻衄，肠风痔瘘，月经不止，小儿惊痫疳疾，反胃，止泻痢脱精，尿血遗溺，金疮长肉，安胎建脾，又治夜多小便。

81. **白垩** 味苦、辛，温，无毒。**主女子寒热，癥瘕，月闭，积聚，阴肿痛，漏下，无子。**止泄痢。不可久服，伤五脏，令人羸瘦，一名白善，生邯郸山谷。采无时。

陶隐居云：此即今画用者，甚多而贱，俗方亦希，《仙经》不须也。**唐本注云**：胡居士言，始兴小桂县晋阳乡有白善。

臣禹锡等谨按唐本云：胡居士言，始兴小桂县晋阳乡有白善。**药性论云**：白垩，使，味甘，平。主女子血结，月候不通，能涩肠止痢，温暖。**萧炳云**：不入汤。**日华子云**：白善，味甘，治泻痢痔瘘泄精，女子子宫冷，男子水藏冷，鼻洪吐血。本名白垩，入药烧用。

82. **卤咸** 味苦、咸，寒，无毒。**主大热，消渴，狂烦，除邪，及吐下蛊毒，柔肌肤。**去五脏肠胃留热，结气，心下坚，食已呕逆，喘满，明目，目痛。生河东盐池。

陶隐居云：云是煎盐釜下凝滓。唐本注云：卤咸既生河东，河东盐不釜煎，明非凝滓也。此是碱土名卤咸，今人熟皮用之，字作古陷反，斯则于碱地掘取之。

83. **大盐** 味甘、咸，寒，无毒。主肠胃结热，喘逆，吐胸中病。**令人吐**。生邯郸及河东池泽。漏芦为之使。

唐本注云：大盐即河东印盐也，人之常食者，是形粗于末盐，故以大别之也。

臣禹锡等谨按萧炳云：大盐，臣。

84. **戎盐 主明目、目痛，益气，坚肌骨，去毒虫**。味咸，寒，无毒。疗心腹痛，溺血，吐血，齿舌血出。一名胡盐。生胡盐山，及西羌北地，及酒泉福禄城东南角。北海青，南海赤。十月采。

陶隐居云：今俗中不复见卤咸，唯魏国所献虏盐，即是河东大盐，形如结冰圆强，味咸、苦，夏月小润液。虏中盐乃有九种：白盐，食盐，常食者；黑盐，疗腹胀气满；胡盐，疗耳聋目痛；柔盐，疗马脊疮；又有赤盐、駮盐、臭盐、马齿盐四种，并不入食。马齿即大盐，黑盐疑是卤咸，柔盐疑是戎盐，而此戎盐又名胡盐，兼疗眼痛，二、三相乱。今戎盐虏中甚有，从凉州来，芮芮河南使及北部胡客从敦煌来，亦得之，自是希少尔。其形作块片，或如鸡鸭卵，或如菱米，色紫白，味不甚咸，口尝气臭，正如毈鸡子臭者言是真。又河南盐池泥中，自有凝盐如石片，打破皆方，青黑色，善疗马脊疮，又疑此或是。盐虽多种，而戎盐、卤咸最为要用。又巴东朐䏰县北岸大有盐井，盐水自凝生粥子盐，方一、二寸，中央突张如伞形，亦有方如石膏、博棋者。李云戎盐味苦、臭，是海潮水浇山石，经久盐凝著石取之。北海者青，南海者紫赤。又云卤咸即是人煮盐釜底凝强盐滓，如此二说并未详。唐本注云：陶称卤咸，疑是黑盐，此是咸土，议如前说，其戎盐即胡盐。沙州名为秃登盐，廓州名为阴土盐，生河岸山坡之阴土石间，块大小不常，坚白似石，烧之不鸣炝者。

臣禹锡等谨按陈藏器云：盐药，味咸，无毒。主眼赤，眦烂风赤，细研水和点目中。又入腹去热烦，痰满头痛，明目镇心，水研服之。又主蚖蛇恶虫毒，疥癣痈肿瘰疬，已前入腹水消服之，着疮正尔摩傅。生海西南雷罗诸州山谷，似芒消，末细入口极冷，南人多取傅疮肿，少有服者，恐极冷入腹伤人，且宜慎之。**日华子**云：戎盐，平。助水藏，益精气，除五藏癥结，心腹积聚，痛疮疥癣等。即西蕃所出。食者号戎盐，又名羌盐。续注

85. **铅丹　味辛，微寒。主咳逆，胃反，惊痫，癫疾，除热，下气。**止小便利，除毒热脐挛，金疮溢血。**练化还成九光，久服通神明。**生蜀郡平泽。一名铅华，生于铅。

陶隐居云：即今熬铅所作黄丹画用者，俗方亦希用，唯《仙经》涂丹釜所须此。云化成九光者，当谓九光丹以为釜耳，无别变炼法。**唐本注**云：丹、白二粉俱炒锡作，今经称铅丹，陶云熬铅，俱误也。今注：此即今黄丹也，与粉锡二物俱是化铅为之。按李含光《音义》云：黄丹、胡粉，皆化铅，未闻用锡者。故《参同契》云：若胡粉投炭中，色坏为铅。《抱朴子·内篇》云：愚人乃不信黄丹及胡粉，是化铅所作。今唐注以三物俱炒锡，大误矣。

臣禹锡等谨按药性论云：铅丹，君。主治惊悸，狂走，呕逆，消渴，煎膏用，止痛生肌。**萧炳**云：臣，不入汤。**日华子**云：黄丹，凉，无毒。镇心安神，疗反胃，止吐血及嗽。傅金疮长肉，及汤火疮，染髭发，可煎膏。

86. 铅　味甘，无毒。镇心安神，治伤寒毒气，反胃呕哕，蛇蜴所咬，炙熨之。新补　见日华子

87. 铅霜　冷，无毒。消痰，止惊悸，解酒毒，疗胸膈烦闷，中风痰实，止渴。新补　见日华子

88. **粉锡** **味辛，寒，无毒。主伏尸毒螫，杀三虫。**去鳖瘕，疗恶疮，堕胎，止小便利。**一名解锡。**

陶隐居云：即今化铅所作胡粉也。其有金色者，疗尸虫弥良，而谓之粉锡，事与经乖。**唐本注云**：铅丹、胡粉，实用锡造。陶今又言化铅作之，经云粉锡，亦为深误。

今注：按《本经》呼为粉锡，然其实铅粉也。故英公序云：铅锡莫辨者，盖谓此也。

臣禹锡等谨按药性论云：胡粉，使。又名定粉。味甘、辛，无毒。能治积聚不消。焦炒，止小儿疳痢。**陈藏器云**：胡粉，本功外，主久痢成疳，和水及鸡子白服，以粪黑为度，为其杀虫而止痢也。**日华子云**：光粉，凉，无毒。治痈肿瘘烂呕逆，疗癥瘕，小儿疳气。

89. **锡铜镜鼻** **主女子血闭，癥瘕，伏肠，绝孕，**及伏尸邪气。生桂阳山谷。

陶隐居云：此物与胡粉异类，而今共条。当以其非正成具一药，故以附见锡品中也。古无纯以铜作镜者，皆用锡杂之。《别录》用铜镜鼻，即是今破古铜镜鼻尔，用之当烧令赤内酒中饮之。若置醯中出入百过，亦可捣也。铅与锡，《本经》云生桂阳，今乃出临贺，临贺犹是分桂阳所置。铅与锡虽相似，而入用大异。**唐本注云**：临贺出者名铅，一名白镴，唯此一处资天下用。其锡出银处皆有之。虽相似，而入用大异也。**今按别本注云**：凡铸镜，皆用锡和，不尔即不明白，故言锡铜镜鼻，今广陵者为胜。

臣禹锡等谨按药性论云：铜镜鼻，微寒。主治产后余疹刺痛三十六候，取七枚投醋中，熬过呷之。亦可入当归、芍药煎服之。**药诀云**：镜鼻，味酸，冷，无毒。**日华子云**：古鉴，平，微毒。辟一切邪魅，女人鬼交，飞尸蛊毒，小儿惊痫。百虫入人耳鼻中，将就彼敲，其虫即出。又催生，及治暴心痛，并烧酒淬服之。续注

90. 铜弩牙 主妇人产难，血闭，月水不通，阴阳隔塞。

陶隐居云：此即今人所用射者耳，取烧赤内酒中。饮汁，亦以添之，

得古者弥胜，制镂多巧也。

臣禹锡等谨按日华子云：平，微毒。

91. 铜青　平，微毒。治妇人血气心痛，合金疮止血，明目，去肤赤息肉。生铜皆有青，青则铜之精华。铜器上绿色是，北庭罯者最佳。治目时，淘洗用。新补见陈藏器、日华子

92. 古文钱　平。治翳障明目，疗风赤眼，盐滷浸用。妇人横逆产，心腹痛，月隔五淋，烧以醋淬用。新补见日华子

93. 金牙　味咸，无毒。主鬼疰、毒蛊、诸疰。生蜀郡，如金色者良。

陶隐居云：今出蜀汉，似粗金，而大小方皆如棋子。又有铜牙亦相似，但色黑，内色小浅，不入药用。金牙唯以合酒、散及五疰丸，余方不甚须此也。**唐本注云**：金牙离本处入土水中，久皆色黑，不可谓之铜牙也。此出汉中，金牙湍湍两岸入石间，打出者，内则金色，岸崩入水，年久者皆黑。近南山溪谷茂州、维州亦有，胜于汉中也。

臣禹锡等谨按药性论云：金牙石，君。治一切风，筋骨挛急，腰脚不遂，烧浸服之，良。**日华子云**：金牙石，味甘，平。治一切冷风气，暖腰膝，补水藏，惊悸，小儿惊痫，入药并烧淬去粗汁乃用。

94. **石灰　味辛，温。主疽疡，疥瘙，热气，恶疮，癞疾，死肌，堕眉，杀痔虫，去黑子息肉。**疗髓骨疽。**一名恶灰，**一名希灰。生中山川谷。

陶隐居云：中山属代郡。今近山生石，青白色，作灶烧竟，以水沃之，则热蒸而解末矣。性至烈，人以度酒饮之，则腹痛下痢，疗金疮亦甚良。俗名石垩，古今多以构冢，用捍水而辟虫。故古冢中水，以洗诸恶疮，皆即差也。**唐本注云**：《别录》及今人用疗金疮、止血大效。若五月五日采

蘩蒌、葛叶、鹿活草、槲叶、地黄叶、芍药叶、苍耳叶、青蒿叶，合石灰捣，为团如鸡卵，暴干末之，疗诸疮生肌极神验。

今按别本注云：烧青石为灰也。有两种：风化、水化，风化为胜。

臣禹锡等谨按蜀本云：有毒，堕胎。药性论云：石灰治瘑疥，蚀恶肉，不入汤服。止金疮血，和鸡子白、败船茹甚良。日华子云：味甘，无毒。生肌长肉，止血，并主白癜疬疡瘢疵等，疗冷气，妇人粉刺、痔瘘、疽疮，瘿赘疣子。又治产后阴不能合，浓煎汁熏洗。解酒味酸，令不坏，治酒毒，暖水藏，倍胜炉灰。又名锻石。

95. 冬灰　味辛，微温。主黑子，去疣，息肉，疽蚀，疥瘙。一名藜灰。生方谷川泽。

陶隐居云：此即今浣衣黄灰耳，烧诸蒿藜积聚炼作之，性烈，又荻灰尤烈。欲消黑痣疣赘，取此三种灰水和蒸以点之即去。不可广用，烂人皮肉。唐本注云：桑薪灰，最入药用，疗黑子疣赘，功胜冬灰。用煮小豆，大下水肿。然冬灰本是藜灰，余草不真，又有青蒿灰，烧蒿作之。柃灰，烧木叶作。并入染用，亦堪蚀恶肉。柃灰一作苓字。

臣禹锡等谨按陈藏器云：桑灰，本功外，去风血癥瘕块，又主水痫，淋取酽汁作食，服三五升。又取鳖一头，治如食法，以桑灰汁煎如泥，和诸癥瘕药重煎，堪丸，众手捻成，日服十五丸。癥瘕痃癖无不差者，其方文多，不具载。

96. 锻灶灰　主癥瘕坚积，去邪恶气。

陶隐居云：此即今锻铁灶中灰尔，兼得铁力。以疗暴癥水有效。唐本注云：二车丸用之。

臣禹锡等谨按唐本云：贰车丸用之。陈藏器云：灶突后黑土，无毒。主产后胞衣不下，末服三指撮，暖水及酒服之，天未明时取至验也。又云：灶中热灰，和醋熨心腹冷气痛，及血气绞痛，冷即易。

97. 伏龙肝　味辛，微温。主妇人崩中，吐下血，止咳逆，止血，消痈肿毒气。

陶隐居云：此灶中对釜月下黄土也，取捣筛合葫涂痈甚效。以灶有神，故号为伏龙肝，并亦迂隐其名耳。今人又用广州盐城屑，以疗漏血瘀血，亦是近月之土，兼得火烧之义也。

臣禹锡等谨按药性论云：伏龙肝，单用亦可，味咸，无毒。末与醋调涂痈肿。**萧炳**云：釜月中墨，一名釜脐下墨。续注 **陈藏器**云：灶中土及四交道土，合末，以饮儿辟夜啼。续注 **日华子**云：伏龙肝，热，微毒。治鼻洪，肠风带下，血崩，泄精尿血，催生下胞，及小儿夜啼。

98. 东壁土　主下部䘌疮，脱肛。

陶隐居云：此屋之东壁上土耳，当取东壁之东边，谓恒先见日光，刮取用之。亦疗小儿风齐，又可除油污衣书，胜石灰、滑石。**唐本注**云：此土摩干、湿二癣，极有效。

臣禹锡等谨按药性论云：东壁土，亦可单用，性平。刮末细筛，点目中，去翳。又东壁土、蚬壳细末，傅豌豆疮，及主温疟。**日华子**云：东壁土，温，无毒。**陈藏器**云：好土，味甘，平，无毒。主泄痢冷热赤白，腹内热毒绞结痛，下血。取入地干土，以水煮三五沸，绞去滓，适稀稠，及暖服二升，又解诸药毒，中肉毒、合口椒毒、野菌毒，并解之。取东壁土用之，功亦小同，止泄痢、霍乱、烦闷为要。取其向阳壁久干也。张司空云：土三尺已上曰粪，三尺已下曰土，服之当去上恶物，勿令入客水。又食牛马肉及肝中毒者，先剉头发，令寸长，拌好土，作溏泥二升，合和饮之，须臾发皆贯所食肝出。牛马独肝者，有大毒，不可食。汉武云：文成食马肝死。又人卒患心痛，画地作五字，以撮取中央土，水和一升，绞服之，良也。续注　又云：土消，大寒，无毒。主伤寒时气，黄疸病烦热，汤淋取汁，顿服之。《庄子》云蛣蜣转丸是也。藏在土中，掘地得之，正员如人捻作，弥久者佳。续注　又云：土槟榔，主恶疮诸虫咬，及瘰疬疥瘘等，细研油涂之。状如槟榔，于土穴中及阶除间得之，新者犹软，云蟾蜍屎也。蟾食百虫，故特主恶疮。续注

99. 梁上尘　主腹痛，噎，中恶，鼻衄，小儿软疮。

唐本先附

臣禹锡等谨按药对云：梁上尘，微寒。**日华子**云：平，无毒。

100. 铛墨　主蛊毒中恶，血晕吐血，以酒或水细研温服之。亦涂金疮，生肌止血。疮在面慎勿涂之，黑入肉如印。此铛下墨是也。今附

臣禹锡等谨按蜀本云：铛墨，无毒。

101. 车脂　主卒心痛，中恶气，以温酒调，及热搅服之。又主妇人始乳、乳痈，取脂熬令热涂之，亦和热酒服。今附

臣禹锡等谨按陈藏器云：车脂，味辛，无毒。主鬼气，温酒烊，令热服之。

102. 缸中膏　主逆产，以膏画儿脚底即正。又主中风发狂，取膏如鸡子大，以热醋搅令消服之。今附

103. 半天河　微寒。主鬼疰，狂，邪气，恶毒。

陶隐居云：此竹篱头水也，及空树中水皆可饮，并洗诸疮用之。

今按陈藏器本草云：半天河在槐树间者，主诸风及恶疮，风瘙疥痒，亦温取洗疮。今注：唐本元在草部，今移。

臣禹锡等谨按药性论云：半天河，单用此竹篱头水，及高树穴中盛天雨，能杀鬼精恍惚妄语。勿令知之，与饮差。日华子云：平，无毒。主蛊毒。

104. 地浆　寒。主解中毒烦闷。

陶隐居云：此掘地作坎，以水沃其中，搅令浊，俄顷取之，以解中诸毒。山中有毒菌，人不识，煮食之，无不死。又枫树菌，食之令人笑不止，惟饮土浆皆差。余药不能救矣。

今注：唐本元在草部下品之下，今移。

臣禹锡等谨按日华子云：地浆，无毒。

105. 腊雪　味甘，冷，无毒。解一切毒，治天行时

气，温疫，小儿热痫狂啼，大人丹石发动，酒后暴热黄疸，仍小温服之。藏淹一切果实，良。春雪有虫水亦便败，所以不收之。新补　见陈藏器及日华子

106. 井华水　味甘，平，无毒。主人九窍大惊出血，以水噀面。亦主口臭，正朝含之，吐弃厕下，数度即差。又令好颜色，和朱砂服之。又堪炼诸药石，投酒醋令不腐，洗目肤翳，及酒后热痢，与诸水有异，其功极广。此水井中平旦第一汲者。《本经》注井苔条中，略言之，今此重细解也。新补

107. 泉水　味甘，平，无毒。主消渴反胃，热痢热淋，小便赤涩，兼洗漆疮，射痈肿令散。久服却温，调中下热气，利小便，并多饮之。又新汲水，《百一方》云：患心腹冷病者，若男子病，令女人以一杯与饮；女子病，令男子以一杯与饮。又解合口椒毒，又主食鱼肉为骨所鲠，取一杯水，合口，向水张口，取水气，鲠当自下。又主人忽被坠损肠出，以冷水喷之，令身噤，肠自入也。又腊日夜，令人持椒井旁，无与人语，内椒井中，服此水，去温气。《博物志》亦云：凡诸饮水疗疾，皆取新汲清泉，不用停污浊暖，非直无效，固亦损人。新补

108. 菊花水　味甘，温，无毒。除风，补衰。久服不老，令人好颜色，肥健，益阳道。温中，去痼疾。出南阳郦县北潭水，其源悉芳。菊生被崖水为菊味。盛洪之《荆州记》云：郦县菊水，太尉胡广，久患风羸，常

汲饮此水，后疾遂瘳。此菊甘美，广后收此菊实，播之京师，处处传植。《抱朴子》云：南阳郦县山中有甘谷水，所以甘者，谷上左右皆生甘菊，菊花堕其中，历世弥久，故水味为变，其临此谷中，居民皆不穿井，悉食甘谷水，食无不寿考。故司空王畅、太尉刘宽、太傅袁隗，皆为南阳太守，每到官，常使郦县月送甘谷水四十斛，以为饮食。此诸公多患风痹及眩晕，皆得愈。新补

109. 浆水　味甘、酸，微温，无毒。主调中，引气宣和，强力通关，开胃止渴，霍乱泄痢，消宿食，宜作粥薄暮啜之，解烦去睡，调理腑藏，粟米新熟白花者佳，煎令醋，止呕哕，白人肤体，如缯帛，为其常用，故人不齿其功。冰浆至冷，妇人怀妊不可食之，食谱所忌也。新补

110. 热汤　主忤死。先以衣三重，藉忤死人腹上，乃取铜器若瓦器盛汤，著衣上，汤冷者，去衣；大冷者，换汤即愈。又霍乱手足转筋，以铜器若瓦器盛汤，熨之，亦可令蹋器使脚底热彻，亦可以汤捋之，冷则易，用醋煮汤，更良。煮蓼子及吴茱萸汁亦好，以锦絮及破毡角脚，以汤淋之，贵在热彻。又缫丝汤，无毒，主蛔虫。热取一盏服之，此煮茧汁，为其杀虫故也。又焊猪汤，无毒。主产后血刺心痛欲死，取一盏温服之。新补　见抱朴子、陈藏器

111. 硇沙　味咸、苦、辛，温，有毒。不宜多服。主积聚，破结血，烂胎，止痛，下气，疗咳嗽宿冷，去

恶肉，生好肌。柔金银，可为焊药。出西戎，形如朴消，光净者良。驴马药亦用之。

今按陈藏器本草云：硇沙，主妇人丈夫羸瘦积病，血气不调，肠鸣，食饮不消，腰脚疼冷，痃癖痰饮，喉中结气，反胃吐水，令人能食肥健。一飞为酸沙，二飞为伏翼，三飞为定精，色如鹅儿黄，和诸补药为丸，服之有暴热。飞炼有法，亦能变铁。又按别本注云：胡人谓为浓沙，其性大热，今云温，恐有误也。唐附

臣禹锡等谨按药性论云：硇砂，有大毒，畏浆水，忌羊血，味酸、咸，能销五金八石，腐坏人肠胃，生食之，化人心为血。中者，研生绿豆汁，饮一二升解之。道门中有伏炼法，能除冷病，大益阳事。萧炳云：硇砂，使。生不宜多服，光净者良，今生北庭为上。日华子云：北庭砂，味辛、酸，暖，无毒，畏一切酸。补水藏，暖子宫，消冷癖瘀血，宿食不消，气块痃癖，及血崩带下，恶疮息肉，食肉饱胀，夜多小便，女人血气心疼，丈夫腰胯酸重，四肢不任。凡修制，用黄丹、石灰作柜，锻赤，使用并无毒。世人自疑烂肉，如人被刀刃所伤，以北庭罯傅，定当时生痂，亦名狄盐者。

112. 蓬砂　味苦、辛，暖，无毒。消痰止嗽，破癥结喉痹，及焊金银用。或名鹏砂。新补　见日华子

113. 姜石　味咸，寒，无毒。主热豌豆疮，丁毒等肿。生土石间，状如姜，有五种，色白者最良，所在有之，以烂不碜者好，齐州历城东者良。唐本先附

114. 淋石　无毒。主石淋。此是患石淋人，或于溺中出者，如小石，水磨服之。当得碎石随溺出。今附

臣禹锡等谨按日华子云：淋石，暖。

115. 赤铜屑　以醋和如麦饭，袋盛，无刺腋下脉去血，封之，攻腋臭神效。又熬使极热，投酒中，服五

合，日三，主贼风反折。又烧赤铜五斤，内酒二斗中百遍，服同前，主贼风甚验。

今按陈藏器本草云：赤铜屑，主折伤，能焊人骨，及六畜有损者，取细研酒中温服之。直入骨损处，六畜死后，取骨视之，犹有焊痕。赤铜为佳，熟铜不堪。唐本先附

臣禹锡等谨按日华子云：铜屑，味苦，平，微寒。明目，治风眼接骨，焊齿，疗女人血气，及心痛。又云：铜器，平，治霍乱转筋，肾堂及脐下疰痛，并衣被衬后，贮火熨之。续注

116. 铜矿石　味酸，寒，有小毒。主丁肿恶疮，马驴背疮，臭腋，石上水磨取汁涂臭腋，其丁肿末之，傅疮上良。唐本先附

今按别本注云：状如姜石而有铜星，镕取铜也。唐附

117. 自然铜　味辛，平，无毒。疗折伤，散血止痛，破积聚。生邕州山岩中出铜处，于坑中及石间采得，方圆不定。其色青黄如铜，不从矿炼，故号自然铜。今附

臣禹锡等谨按日华子云：自然铜，凉。排脓，消瘀血，续筋骨。治产后血邪，安心，止惊悸，以酒摩服。

118. 白瓷屑　平，无毒。主妇人带下、白崩，止呕吐逆，破血，止血，水磨，涂疮灭瘢。广州者良，余皆不如。唐本先附

119. 乌古瓦　寒，无毒。以水煮及渍汁饮，止消渴。取屋上年久者良。唐本先附

臣禹锡等谨按药性论云：乌古瓦，亦可单用，煎汤服，解人中大热。日华子云：冷，并止小便，煎汁服之。

120. 石燕　以水煮汁饮之。主淋有效，妇人难产，两手各把一枚，主产难立验。出零陵。

唐本注云：俗云因雷雨则从石穴中出，随雨飞坠者，妄也。永州祁阳县西北百一十五里土冈上，掘深丈余取之。形似蚶而小，坚重如石也。臣禹锡等注云：《尔雅》云螺。谨按蜀本作蝠小者，蝠音含。今按陈藏器本草云：石燕，主消渴，取水牛鼻和煮饮之。自死者鼻，不如落崖死者良。唐本先附

臣禹锡等谨按萧炳云：别有乳洞中食乳有命者亦名石鷰，似蝙蝠，口方，生气物也。日华子云：石鷰，凉，无毒。出南土穴中，凝彊似石者佳。

121. 石蚕　无毒。主金疮，止血生肌，破石淋血结，摩服之，当下碎石。生海岸石傍。状如蚕，其实石也。今附

臣禹锡等谨按药诀云：石蚕，味苦，热，有毒。

122. 砒霜　味苦、酸，有毒。主诸疟，风痰在胸膈，可作吐药。不可久服，能伤人。飞炼砒黄而成，造作别有法。今附

臣禹锡等谨按日华子云：砒霜，暖，治妇人血气，冲心痛，落胎。又砒黄，暖，亦有毒，畏绿豆、冷水、醋。治疟疾肾气，带辟蚤虱。入药，以醋煮杀毒乃用。续注

123. 不灰木　大寒。主热痱疮，和枣叶、石灰为粉，傅身。出上党，如烂木，烧之不燃，石类也。今附

124. 金星石　寒，无毒。主脾肺壅毒，及主肺损吐血嗽血，下热涎，解众毒。今多出濠州。又有银星石，主疗与金星石大体相似。新定

125. 礞石　治食积不消，留滞在藏腑，宿食癥块，久不差，及小儿食积羸瘦，妇人积年食癥，攻刺心腹。得硇砂、巴豆、大黄、京三棱等，良。可作丸服，用之细研为粉，一名青礞石。新定

126. 井泉石　大寒，无毒。主诸热，治眼肿痛，解心藏热结，消去肿毒，及疗小儿热疳，雀目青盲。得大黄、栀子治眼睑肿，得决明、菊花，疗小儿眼疳生翳膜，甚良。亦治热嗽。近道处处有之，以出饶阳郡者为胜，生田野间地中，穿地深丈余得之。形如土色，圆方长短大小不等，内实而外则重重相叠，采无时。用之当细研为粉，不尔使人淋。又有一种如姜石，时人多指以为井泉石者，非是。新定

127. 石脑油　主小儿惊风化涎，可和诸药作丸服，宜以磁器贮之，不可近金银器，虽至完密，直尔透之。道家多用，俗方亦不甚须。新定

《嘉祐本草》草部上品之上卷第六

太常少卿直集贤院校正医书官臣掌禹锡等奉敕修

128. 青芝本经
129. 赤芝本经
130. 黄芝本经
131. 白芝本经
132. 黑芝本经
133. 紫芝本经
134. 赤箭本经
135. 天门冬本经
136. 麦门冬本经
137. 术本经
138. 女萎萎蕤本经
139. 黄精别录
140. 干地黄本经
141. 菖蒲本经
142. 远志本经，小草续注
143. 泽泻本经，叶、实附
144. 薯蓣本经
145. 菊花本经，苦薏、白菊续注
146. 甘草本经
147. 人参本经
148. 石斛本经
149. 牛膝本经
150. 卷柏本经
151. 细辛本经
152. 独活本经，羌活续注
153. 升麻本经
154. 柴胡本经
155. 防葵本经
156. 蓍实本经
157. 庵蕳子本经
158. 薏苡仁本经
159. 车前子本经，叶、根附
160. 菥蓂子本经
161. 茺蔚子本经，茎附
162. 木香本经
163. 龙胆本经
164. 菟丝子本经
165. 巴戟天本经
166. 白英本经
167. 白蒿本经

右草部上品之上合四十种　三十九种神农本经，一种名医别录。

128. **青芝** 味酸，平。主明目，补肝气，安精魂，仁恕。久食轻身不老，延年神仙。一名龙芝。生太山。

唐本注云：不忘强志。

129. **赤芝** 味苦，平。主胸中结，益心气，补中，增智慧，不忘。久食轻身不老，延年神仙。一名丹芝。生霍山。

陶隐居云：南岳本是衡山，汉武帝始以小霍山代之，非正也。此则应生衡山也。唐本注云：安心神。

130. **黄芝** 味甘，平。主心腹五邪，益脾气，安神，忠信和乐。久食轻身不老，延年神仙。一名金芝。生嵩山。

131. **白芝** 味辛，平。主咳逆上气，益肺气，通利口鼻，强志意，勇悍，安魄。久食轻身不老，延年神仙。一名玉芝。生华山。

132. **黑芝** 味咸，平。主癃，利水道，益肾气，通九窍，聪察。久食轻身不老，延年神仙。一名玄芝。生恒山。

唐本注云：五芝，《经》云：皆以五色生于五岳，诸方所献，白芝未必华山，黑芝又非常岳，且芝多黄白，稀有黑青者，然紫芝最多，非五芝类。但芝自难得，纵获一、二，岂得终久服耶？

133. **紫芝** 味甘，温。主耳聋，利关节，保神，益精气，坚筋骨，好颜色。久服轻身不老，延年神仙。一名木芝。生高夏山谷。六芝皆无毒，六月、八月采。署预为之使，得发良，得麻子仁、白瓜子、牡桂共益人，恶恒山，畏扁青、茵陈蒿。

陶隐居云：案郡县无高夏名，恐是山名尔。此六芝皆仙草之类，俗所稀见，种族甚多，形色瑰异，并载《芝草图》中。今俗所用紫芝，此是朽树木株上所生。状如木檽，名为紫芝，盖止疗痔，而不宜以合诸补丸药也。凡得芝草，便正尔食之，无余节度，故皆不云服法也。

臣禹锡等谨按尔雅云：茵，芝。释曰：瑞草名也，一岁三华，一名茵，一名芝。《论衡》云：芝生于土，土气和，故芝草生。《瑞命礼》曰：王者仁慈，则芝草生是也。**抱朴子**云：赤者如珊瑚，白者如截肪，黑者如泽漆，青者如翠羽，黄者如紫金，而皆光明洞徹，如坚冰也。又云木芝者，松柏脂沦地，千岁化为茯苓，万岁其上生小木，状似莲花，名曰木威喜芝，夜视有光，持之甚滑，烧之不焦，带之辟兵。**药性论**云：紫芝，使，畏发。味甘，平，无毒。主能保神益寿。

134. **赤箭　味辛，温。主杀鬼精物，蛊毒恶气，**消痈肿，下肢满疝，下血。**久服益气力，长阴肥健，轻身增年。一名离母，一名鬼督邮。**生陈仓、川谷、雍州及太山少室。三月、四月、八月采根。曝干。

陶隐居云：陈仓属雍州扶风郡。案此草亦是芝类。云茎赤如箭杆，叶生其端。根如人足，又云如芋，有十二子为卫。有风不动，无风自摇。如此，亦非俗所见，而徐长卿亦名鬼督邮。又复有鬼箭，茎有羽，其疗并相似，而益人乖异，恐并非此赤箭。**唐本注**云：此芝类，茎似箭杆，赤色。端有花、叶，远看如箭有羽。根皮肉汁与天门冬同，惟无心脉。去根五、六寸，有十余子卫，似芋。其实似苦楝子，核作五、六棱，中肉如面，日曝则枯萎也。得根即生啖之，无干服法也。

臣禹锡等谨按药性论云：赤箭，无毒。

135. **天门冬**　味苦、甘，平、大寒，无毒。**主诸暴风湿偏痹，强骨髓，杀三虫，去伏尸。**保定肺气，去寒热，养肌肤，益气力，利小便，冷而能补。**久服轻身益**

气，延年。不饥。一名颠勒。生奉高山谷。二月、三月、七月、八月采根，曝干。垣衣、地黄为之使，畏曾青。

陶隐居云：奉高，太山下县名也。今处处有，以高地大根味甘者为好。张华《博物志》云：天门冬逆捋有逆刺。若叶滑者名絺休，一名颠棘。可以浣缣，素白如绒（纻类）。今越人名为浣草。擘其根，温汤中挼之，以浣衣胜灰。此非门冬相似尔。案如此说，今人所采，皆是有刺者，本名颠勒，亦粗相似，以浣垢衣则净。《桐君药录》又云：叶有刺，蔓生，五月花白，十月实黑，根连数十枚。如此殊相乱，而不复更有门冬，恐门冬自一种，不即是浣草耶？又有百部，根亦相类，但苗异尔。门冬蒸剥去皮，食之甚甘美，止饥。虽曝干，犹脂润难捣。必须薄切，曝于日中，或火烘之也。俗人呼苗为棘刺，煮作饮乃宜人，而终非真棘刺尔。服天门冬，禁食鲤鱼。**唐本注**云：此有二种：苗有刺而涩者，无刺而滑者，俱是门冬。俗云颠刺、浣草者，形貌諮之。虽作数名，终是一物。二根浣垢俱净，门冬、浣草，互名之也。

今按陈藏器本草云：天门冬，陶云百部根，亦相类，苗异尔。按天门冬根有十余茎，百部多者五六十茎，根长尖内虚，味苦。天门冬根圆短实润，味甘不同，苗蔓亦别。如陶所说，乃是同类，今人或以门冬当百部者，说不明也。

臣禹锡等谨按尔雅云：蘠蘼，虋冬。注云：门冬，一名满冬。虋音门。**抱朴子**云：或名地门冬，或名莚门冬，或名巅棘，或名淫羊食，或名管松。其生高地，根短，味甜，气香者上。其生水侧下地者，叶细似蕴而微黄，根长而味多苦，气臭者下。亦可服食，然善令人下气，为益又迟也。服之百日，皆丁壮兼倍，驶于术及黄精也。入山便可蒸，若煮啖之，取足以断谷，若有力可饵之，亦作散，并捣绞其汁作液以服散尤益。**药性论**云：天门冬，君，主肺气咳逆，喘息促急，除热通肾气，疗肺痿，生痈吐脓，治湿疥，止消渴，去热中风。宜久服煮食之，令人肌体滑泽，除身中一切恶气，不洁之疾，令人白净。蜀人使浣衣如玉，和地黄为使，服之耐老，头不白，能冷补。患人体虚而热，加而用之。**杨损之**云：服天门冬，误食鲤鱼中毒，浮萍解之。**日华子**云：贝母为使，镇心，润五脏，益皮肤，悦颜色，补五劳七伤。治肺气并嗽，消痰，风痹热毒游风，烦闷吐血。去心用。

136. **麦门冬** 味甘，平、微寒，无毒。**主心腹结气，伤中、伤饱，胃络脉绝，羸瘦短气**。身重、目黄，心下支满，虚劳客热，口干燥渴，止呕吐，愈痿蹶，强阴益精，消谷调中，保神，定肺气，安五脏，令人肥健，美颜色，有子。**久服轻身、不老、不饥**。秦名羊韭，齐名爱韭，楚名马韭，越名羊蓍，一名禹葭，一名禹余粮。叶如韭，冬夏长生。生函谷川谷及堤坂肥土石间久废处。二月、三月、八月、十月采，阴干。地黄、车前为之使，恶款冬、苦瓠，畏苦参、青蘘。

陶隐居云：函谷，即秦关。而麦门冬异于羊韭之名矣。处处有，以四月采，冬月作实如青珠，根似穬麦，故谓麦门冬，以肥大者为好。用之汤泽抽去心，不尔令人烦，断谷家为要。二门冬润时并重，既燥即轻，一斤减四、五两尔。

今按陈藏器本草云：麦门冬，《本经》不言生者，按生者本功处，去心煮饮，止烦热消渴，身重目黄，寒热体劳，止呕开胃，下痰饮。干者入丸散及汤用之，功如《本经》。方家自有分别。出江宁小润，出新安大白。其大者，苗如鹿葱，小者如韭。叶大小有三、四种，功用相似，其子圆碧。久服轻身明目，和车前子、干地黄为丸，食后服之，去温瘴，变白明目，夜中见光。

臣禹锡等谨按吴氏云：一名马韭，一名虋（音门）火冬，一名忍冬，一名忍陵，一名不死药，一名仆垒，一名随脂。神农、岐伯：甘，平。黄帝、桐君、雷公：甘，无毒。季氏：甘，小温。扁鹊：无毒，生山谷肥地，叶如韭，肥泽丛生，采无时。实青黄。药性论云：麦门冬，使。恶苦芙，畏木耳。能治热毒，止烦渴。主大水，面目肢即浮肿，下水，治肺痿吐脓。主泄精，疗心腹结气，身黑目黄，心下苦支满。虚劳客热。日华子云：治五劳七伤，安魂定魄，止渴，肥人时疾，热狂头痛，止嗽。

137. **术** 味苦、甘，温，无毒。**主风寒，湿痹，死肌，痉疸，止汗，除热，消食**。主大风在身面，风眩头痛，目泪出，消痰水，逐皮间风水结肿，除心下急满，及霍乱、吐下不止，利腰脐间血，益津液，暖胃，消谷，嗜食。**作煎饵，久服轻身、延年、不饥。一名山蓟，**一名山姜，一名山连。生郑山山谷、汉中、南郑。二月、三月、八月、九月采根，曝干。防风、地榆为之使。

陶隐居云：郑山，即南郑也。今处处有。以蒋山、白山、茅山者为胜。十一月、十二月、正月、二月采好，多脂膏而甘。《仙经》云：亦能除恶气，弭灾疹。丸散煎饵并有法。其苗又可作饮，甚香美，去水。术乃有两种：白术叶大有毛而作桠，根甜而少膏，可作丸散用；赤术叶细无桠，根小苦而多膏，可作煎用。昔刘涓子挼取其精而丸之，名守中金丸，可以长生。东境术大而无气烈，不任用。今市人卖者，皆以米粉涂令白，非自然，用时宜刮去之。唐本注云：利小便，及用苦酒渍之，用拭面皯黯极效。

臣禹锡等谨按吴氏本草云：术，一名山芥，一名天苏。尔雅云：术，山蓟。注：今术似蓟，而生山中。疏云：生平地者即名蓟，生山中者名术。抱朴子云：术，一名山精。故神农药经曰：必欲长生，常服山精。药性论云：白术，君，忌桃、李、雀肉、菘菜、青鱼。味甘、辛，无毒。能主大风瘰痹，多年气痢，心腹胀痛，破消宿食，开胃，去痰涎，除寒热，止下泄。主面光悦，驻颜，去皯。治水肿胀满，止呕逆，腹内冷痛，吐泻不住，及胃气虚冷痢。日华子云：术，治一切风疾，五劳七伤，冷气腹胀，补腰膝，消痰，治水气，利小便，止反胃、呕逆，及筋骨弱软，痃癖气块，妇人冷癥瘕，温疾，山岚瘴气，除烦长肌。用米泔浸一宿，入药如常用。又名吃力伽，苍者去皮。

138. **女萎**萎蕤　**味甘，平，**无毒。**主中风暴热，不能动摇，跌筋结肉，诸不足。**心腹结气，虚热、湿毒，腰痛，茎中寒，及目痛眦烂泪出。**久服去面黑皯，好颜色，润泽，轻身、不老。**一名莹，一名地节，一名玉竹，一名马薰。生太山山谷及丘陵。立春后采，阴干。畏卤咸。

陶隐居云：案《本经》有女萎无萎蕤。《别录》无女萎有萎蕤，而为用正同，疑女萎即萎蕤也，惟名异尔。今处处有，其根似黄精而小异。服食家亦用之。今市人别用一种物，根形状如续断茎，味至苦，乃言是女青根，出荆州。今疗下痢方，多用女萎，而此都无止泄之说，疑必非也。萎蕤又主理诸石，人服石不调和者，煮汁饮之。**唐本注**云：女萎功用及苗蔓，与萎蕤全别，列在中品。今《本经》朱书是女萎能效，墨字乃萎蕤之效。今注：今以朱书为白字。

臣禹锡等谨按尔雅云：荧，委萎。释曰：药草也，一名荧，一名委萎。叶似竹，大者如箭竿，有节，叶狭长而表白里青，根大如指，长一二尺，可啖。**药性论**云：萎蕤，君，主时疾寒热，内补不足，去虚劳客热。头痛不安，加而用之，良。**陈藏器**云：女委、萎蕤二物同传，陶云同是一物，但名异耳。下痢方多用女萎。而此都无止泄之说，疑必非也。按女萎，苏又于中品之中出之，云主霍乱、泄痢、肠鸣，正与陶注上品女萎相会。如此，即二萎功用同矣，更非二物。苏乃剩出一条。苏又云：女萎与萎蕤不同。其萎蕤一名玉竹，为其似竹；一名地节，为其有节。《魏志·樊阿传》：青黏，一名黄芝，一名地节，此即萎蕤，极似偏精。本功外，主聪明，调血气，令人强壮。和漆叶为散，主五藏益精，去三虫，轻身不老，变白，润肌肤，暖腰脚，惟有热不可服。晋·嵇绍有胸中寒痰，每酒后苦唾，服之得愈。草似竹，取根、花、叶阴干。昔华佗入山，见仙人所服，以告樊阿，服之寿百岁也。**萧炳**云：萎蕤，补中益气，出均州。**日华子**云：除烦闷，止渴，润心肺，补五劳七伤，虚损，腰脚疼痛，天行热狂，服食无忌。

139. 黄精　味甘，平，无毒。主补中益气，除风湿，安五脏。久服轻身、延年、不饥。一名重楼，一名菟竹，一名鸡格，一名救穷，一名鹿竹。生山谷，二月采根，阴干。

陶隐居云：今处处有。二月始生，一枝多叶，叶状似竹而短，根似萎蕤。萎蕤根如荻根及昌蒲，概节而平直；黄精根如鬼臼、黄连，大节而不平。虽燥，并柔软有脂润。俗方无用此，而为《仙经》所贵。根、叶、华、实皆可饵服，酒散随宜，具在断谷方中。黄精叶乃与钩吻相似，惟茎不紫、花不黄为异，而人多惑之。其类乃殊，遂致死生之反，亦为奇事。

唐本注云：黄精肥地生者，即大如拳；薄地生者犹如拇指。萎蕤肥根，颇类其小者，肌理形色，都大相似。今以鬼臼、黄连为比，殊无仿佛。又黄精叶似柳叶及龙胆、徐长卿辈而坚。其钩吻蔓生，殊非比类。

今按别本注：今人服用，以九蒸九暴为胜，而云阴干者，恐为烂坏。

臣禹锡等谨按抱朴子云：一名垂珠，服其花，胜其实，其实胜其根。但花难得，得其生花十斛，干之才可得五六斗耳，而服之日可三合。非大有役力者，不能办也。服黄精仅十年，乃可得其益耳。且以断谷不及术，术饵令人肥健，可以负重，涉险，但不及黄精甘美易食。凶年之时，可以与老小代粮人食之，谓为米脯也。广雅云：黄精龙衔也。永嘉记云：黄精出嵩阳永宁县。药性论云：黄精，君。陈藏器云：黄精，陶云将钩吻相似，但一善一恶耳。按钩吻即野葛之别名，若将野葛比黄精，则二物殊不相似。不知陶公凭何此说。其叶偏生，不对者为偏精，功用不如正精。萧炳云：黄精，寒。日华子云：补五劳七伤，助筋骨，止饥，耐寒暑，益脾胃，润心肺。单服。九蒸九暴食之，驻颜。入药生用。

140. **干地黄**　味甘、苦，寒，无毒。**主折跌、绝筋，伤中，逐血痹，填骨髓，长肌肉。作汤除寒热、积聚，除痹。**主男子五劳七伤，女子伤中、胞漏、下血，破恶血、溺血，利大小肠去胃中宿食，饱力断绝，补五脏内伤不足，通血脉，益气力，利耳目。**生者尤良。**生地黄，大寒。主妇人崩中血不止，及产后血上薄心闷绝，伤身胎动下血，胎不落；堕坠，踠折，瘀血，留血，衄鼻，吐血，皆捣饮之。**久服轻身、不老。一名地髓，**一名苄，一名芑。生咸阳川泽黄土地者佳。二月、八月采根、阴干。得麦门冬、清酒良，恶贝母，畏芜荑。

陶隐居云：咸阳即长安也。生渭城者乃有子实，实如小麦。淮南七精散用之。中间以彭城干地黄最好，次历阳，今用江宁板桥者为胜。作干者有法。捣汁和蒸，殊用工意；而此直云阴干，色味乃不相似，更恐以蒸作为失乎？大贵时乃取牛膝、萎蕤作之，人不能别。《仙经》亦服食，要用其华；又善生根，亦主耳暴聋、重听。干者粘湿，作丸散用，须烈日曝之，既燥则斤两大减，一斤才得十两散耳，用之宜加量也。

今按陈藏器本草云：干地黄，《本经》不言生干及蒸干。方家所用二物别，蒸干即温补；生干则平宣，当依此以用之。

臣禹锡等谨按尔雅云：苄，地黄。注云：一名地髓。江东呼苄（音怙）。**药性论**云：干地黄，君。能补虚损，温中下气，通血脉，久服变白，延年。治产后腹痛。主吐血不止。又云：生地黄，忌三白，味甘，平，无毒。解诸热，破血，通利月水闭绝，不利水道，捣薄心腹，能消瘀血。病人虚而多热，加而用之。**萧炳**云：干生二种，皆黑须发良药。**日华子**云：干地黄，助心胆气，安魂定魄，治惊悸劳劣，心肺损，吐血鼻衄，妇人崩中血运，助筋骨，长志。日干者平，火干者温，功用同前。又云：生者水浸验，浮者名天黄，半浮半沉者名人黄，沉者名地黄。沉者力佳，半沉者次，浮者劣。煎忌铁器。

141. **菖蒲**　味辛，温，无毒。**主风寒湿痹，咳逆上气，开心孔，补五脏，通九窍，明耳目，出音声。**主耳聋，痈疮，温肠胃，止小便利。四肢湿痹，不得屈伸，小儿温疟，身积热不解，可作浴汤。**久服轻身，**聪耳明目，**不忘，不迷惑，延年，**益心智，高志不老。**一名昌阳。**生上洛池泽及蜀郡严道，一寸九节者良。露根不可用。五月、十二月采根，阴干。秦皮、秦艽为之使，恶地胆、麻黄。

陶隐居云：上洛郡属梁州，严道县在蜀郡。今乃处处有，生石碛上，概节为好，在下湿地，大根者名昌阳，止主风湿，不堪服食。此药甚去虫并蚤虱，而今都不言之。真昌蒲叶有脊，一如剑刃，四、五月亦作小厘华也。东间溪侧又有名溪荪者，根形气色极似石上昌蒲，而叶正如蒲，无脊。俗人多呼此为石上昌蒲者，谬矣。此止主咳逆，亦断蚤虱尔，不入服御用。《诗》咏：“多云兰荪”，正谓此也。

臣禹锡等谨按吴氏云：昌蒲，一名尧韭。**罗浮山记**云：山中昌蒲，一寸二十节。**药性论**云：昌蒲，君，味苦、辛，无毒。治风湿瘰痹，耳鸣，头风，泪下，鬼气，杀诸虫，治恶疮疥瘙。石涧所生坚小，一寸九节者上。

此昌蒲亦名昌阳。日华子云：除风下气，丈夫水藏，女人血海冷败，多忘，长智，除烦闷，止心腹痛，霍乱转筋。治客风疮疥，涩小便，杀腹藏虫，及蚤虱，耳痛。作末炒，承热裹署甚验。忌饴糖、羊肉。石昌蒲出宣州，二月八月采取。

142. **远志** 叶苦，温，无毒。**主咳逆伤中，补不足，除邪气，利九窍，益智慧，耳目聪明，不忘，强志，倍力。**利丈夫，定心气，止惊悸，益精，去心下膈气，皮肤中热，面目黄。**久服轻身不老，**好颜色，延年。**叶名小草，**主益精，补阴气，止虚损，梦泄。**一名棘菀，一名葽绕，一名细草。**生太山及宛朐川谷。四月采根、叶，阴干。得伏苓、冬葵子、龙骨良，杀天雄、附子毒，畏真珠、藜芦，蜚蠊、齐蛤。

陶隐居云：案药名无齐蛤，恐是百合。宛朐县属兖州济阴郡，今犹从彭于北兰陵来。用之打去心取皮，今用一斤正得三两皮尔，市者加量之。小草状似麻黄而青。远志亦入《仙方》药用。唐本注云：《药录》卷下有齐蛤，即齐蛤元有，不得言无，今陶云恐是百合，非也。

今注远志茎叶似大青而小，比之麻黄，陶不识尔。

臣禹锡等谨按尔雅云：葽绕，蕀蒬。注：今远志也，似麻黄，赤华，叶锐而黄，其上谓之小草。续注

药性论云：远志，畏蛴螬。治心神健忘，安魂魄，令人不迷，坚壮阳道，主梦邪。日华子云：主膈气惊魇，长肌肉，助筋骨，妇人血噤失音，小儿客忤，服无忌。

143. **泽泻** 味甘、咸，寒，无毒。**主风寒湿痹，乳难，消水，养五脏，益气力，肥健。**补虚损五劳，除五脏痞满，起阴气，止泄精、消渴、淋沥，逐膀胱三焦停水。**久服耳目聪明，不饥，延年，轻身，面生光，能行水上。**扁鹊云：多服病人眼。**一名水泻，**一名及泻，**一**

名芒芋，一名鹄泻。生汝南池泽。五月、六月、八月采根，阴干。畏海蛤文蛤。叶，味咸，无毒。主大风。乳汁不出，产难，强阴气。久服轻身。五月采。实，味甘，无毒。主风痹、消渴，益肾气，强阴，补不足，除邪湿。久服面生光，令人无子。九月采。

陶隐居云：汝南郡属豫州。今近道亦有，不堪用。惟用汉中、南郑、青弋，形大而长，尾间必有两歧为好。此物易朽蠹，常须密藏之。叶狭长，从生诸浅水中。《仙经》服食断谷皆用之。亦云身轻，能步行水上。唐本注云：今汝南不复采用，惟以泾州、华州者为善也。

臣禹锡等谨按尔雅云：蕍，蕮。疏云：蕍，一名蕮。即药草泽泻也。药性论云：泽泻，君，味苦。能主肾虚，精自出，治五淋，利膀胱热，宣通水道。日华子云：治五劳七伤，主头旋，耳虚鸣，筋骨挛缩，通小肠，止遗沥，尿血，催生难产。补女人血海，令人有子。叶壮水藏，下乳，通血脉。

144. **薯蓣　味甘，温**、平，无毒。**主伤中，补虚羸，除寒热邪气，补中，益气力，长肌肉**。主头面游风、风头眼眩，下气，止腰痛，补虚劳羸瘦，充五脏，除烦热，强阴。**久服耳目聪明，轻身，不饥，延年。一名山芋**，秦楚名玉延，郑越名土藷。生嵩高山谷。二月、八月采根，曝干。紫芝为之使，恶甘遂。

陶隐居云：今近道处处有，东山、南江皆多掘取食之以充粮。南康间最大而美，服食亦用之。唐本注云：薯蓣，日干捣细，筛为粉，食之大美，且愈疾而补。此有两种：一者白而且佳；一者青黑，味亦不美。蜀道者尤良。

臣禹锡等谨按吴氏云：署预，一名诸署，齐越名山芋，一名脩脆，一名儿草。神农：甘，小温。桐君、雷公：甘，无毒。或生临朐钟山。始生赤茎细蔓，五月华白，七月实青黄，八月熟落。根中白皮黄，类芋。药性论云：署预，臣，能补五劳七伤，去冷风，止腰疼，镇心神，安魂魄，开达心孔，多记事，补心气不足。患人体虚羸，加而用之。异苑云：署预，野人谓之土藷。若欲掘取，嘿然则获，唱名便不可得。人有植之者，随所种之物，而像之也。日华子云：助五藏，僵筋骨，长志，安神，主泄精，健忘。干者功用同前。

145. **菊花**　味苦、甘，平，无毒。**主风头眩、肿痛，目欲脱，泪出，皮肤死肌，恶风，湿痹**。疗腰痛去来陶陶，除胸中烦热，安肠胃，利五脉，调四肢，**久服利血气，轻身，耐老，延年。一名节华**，一名日精，一名女节，一名女华，一名女茎，一名更生，一名周盈，一名傅延年，一名阴成。生雍州川泽及田野。正月采根，三月采叶，五月采茎，九月采花，十一月采实，皆阴干。术、枸杞根、桑根白皮为之使。

陶隐居云：菊有两种：一种茎紫气香而味甘，叶可作羹食者，为真；一种青茎而大，作蒿艾气，味苦不堪食者，名苦薏，非真。其华正相似，唯以甘苦别之尔。南阳郦县最多，今近道处处有，取种之便得。又有白菊，茎叶都相似，唯花白，五月取。亦主风眩，能令头不白。《仙经》以菊为妙用，但难多得，宜常服之尔。

臣禹锡等谨按尔雅云：鞠，治蘠。注：今之秋华菊。药性论云：甘菊花，使。能治头风旋倒地，脑骨疼痛，身上诸风，令消散。

陈藏器云：苦薏，味苦。破血，妇人腹内宿血。食之，又调中止泄。花如菊，茎似马兰。生泽畔似菊，菊甘而薏苦。语曰：苦如薏是也。续注

白菊，味苦。染髭发令黑。和巨胜、茯苓蜜丸，主风眩，变白不老。益颜色。又《灵宝方》，茯苓合为丸，以成炼松脂和，每服如鸡子一丸，令人好颜色，不老，主头眩。生平泽，花紫白，五月采。抱朴子刘生丹法：用白菊花汁和之。续注

杨损之云：甘者入药，苦者不佳。续注　日华子云：菊花，治四肢游风，利血脉，心烦胸膈壅闷，并痈毒、头痛。作枕明目。叶亦明目，生熟并可食。菊有两种：花大气香，茎紫者为甘菊。花小气烈，茎青小者名野菊，味苦。然虽如此，园蔬内种，肥沃后同一体。花上水，益色壮阳，治一切风，并无所忌。

146. **甘草** 味甘，平。无毒。**主五脏六腑寒热邪气，坚筋骨，长肌肉，倍力，金疮尰，解毒，**温中下气，烦满短气，伤脏咳嗽，止渴，通经脉，利血气，解百药毒，为九土之精，安和七十二种石，一千二百种草。**久服轻身延年。**一名蜜甘，一名美草，一名蜜草，一名蕗草。生河西川谷积沙山及上郡。二月、八月除日采根，曝干，十日成。术、干漆、苦参为之使，恶远志，反大戟、芫花、甘遂、海藻四物。

陶隐居云：河西、上郡不复通市。今出蜀汉中，悉从汶山诸夷中来。赤皮、断理，看之坚实者，是抱罕草，最佳。抱罕，羌地名。亦有火炙干者，理多虚疏。又有如鲤鱼肠者，被刀破，不复好。青州间亦有，不如。又有紫甘草，细而实，乏时可用。此草最为众药之主，经方少不用者，犹如香中有沉香也。国老即帝师之称，虽非君，为君所宗，是以能安和草石解诸毒也。

臣禹锡等谨按尔雅云：蘦，大苦。注：今甘草也，蔓延生，叶似荷青黄，茎赤有节，节有枝相当。疏引《诗唐·风》云：采苓采苓，首阳之巅，是也。**药性论云**：甘草，君，忌猪肉。诸药众中为君，治七十二种乳石毒，解一千二百般草木毒，调和使诸药有功，故号国老之名矣。主腹中冷痛，治惊痫，除腹胀满，补益五藏，制诸药毒，养肾气内伤，令人阴痿。主妇人血沥腰痛。虚而多热，加而用之。**日华子云**：安魂定魄，补五劳七伤，一切虚损惊悸，烦闷健忘，通九窍，利百脉，益精养气，壮筋骨，解冷热，入药炙用。

147. **人参** 味甘，微寒、微温，无毒。**主补五脏，安精神，定魂魄，止惊悸，除邪气，明目，开心，益智。**疗肠胃中冷，心腹鼓痛，胸胁逆满，霍乱吐逆，调中，止消渴，通血脉，破坚积，令人不忘，**久服轻身延年。一名人衔，一名鬼盖，**一名神草，一名人微，一名土精，一名血参。如人形者有神。生上党山谷及辽东。

二月、四月、八月上旬采根，竹刀刮，曝干，无令见风。伏苓为之使，恶溲疏，反藜芦。

陶隐居云：上党郡在冀州西南。今魏国所献即是，形长而黄，状如防风，多润实而甘。俗用不入服乃重百济者，形细而坚白，气味薄于上党。次用高丽，高丽即是辽东。形大而虚软，不及百济。百济今臣属高丽，高丽所献，兼有两种，止应择取之尔。实用并不及上党者，其为药切要，亦与甘草同功，而易蛀蚛。唯内器中密封头，可经年不坏。人参生一茎直上，四、五叶相对生，花紫色。高丽人用人参赞曰：三椏五叶，背阳向阴。欲来求我，椴树相寻。椴树叶似桐甚大，阴广，则多生阴地，采作甚有法。今近山亦有，但作之不好。**唐本注**云：陶说人参，苗乃是荠苨、桔梗，不悟高丽赞也。今潞州、平州、泽州、易州、檀州、箕州、幽州、妫州并出。盖以为其山连亘相接，故皆有之也。

今注人参见用多高丽百济者，潞州太行山所出，谓之紫团参，亦用焉。陶云俗用不入服，非也。

臣禹锡等谨按药性论云：人参，恶卤咸。生上党郡，人形者上；次出海东新罗国，又出渤海。主五藏气不足，五劳七伤虚损，痰弱吐逆，不下食，止霍乱烦闷呕哕，补五藏六腑，保中守神。又云：马蔺为之使，消胸中痰，主肺萎吐脓，及痫疾，冷气逆上，伤寒不下食。患人虚而多梦纷纭，加而用之。**萧炳**云：人参和细辛密封，经年不坏。**日华子**云：杀金石药毒，调中治气，消食开胃，食之无忌。

148. **石斛**　味甘，平，无毒。**主伤中，除痹，下气，补五脏虚劳羸瘦，强阴。**益精，补内绝不足，平胃气，长肌肉，逐皮肤邪热痱气，脚膝疼冷痹弱。**久服厚肠胃，轻身延年，**定志除惊。**一名林兰，**一名禁生，一名杜兰，一名石蓫。生六安山谷水旁石上。七月、八月采茎，阴干。陆英为之使，恶凝水石、巴豆，畏僵蚕、雷丸。

陶隐居云：今用石斛，出始兴。生石上，细实，桑灰汤沃之，色如金，形似蚱蜢髀者为佳。近道亦有，次宣城间。生栎树上者，名木斛。其茎形长大而色浅。六安属庐江，今始安亦出木斛，至虚长，不入丸散，惟可为酒渍煮汤用尔。俗方最以补虚，疗脚膝。**唐本注云**：作干石斛，先以酒洗，捋蒸炙成，不用灰汤。今荆襄及汉中、江左又有二种：一者似大麦，累累相连，头生一叶，而性冷；一种大如雀髀，名雀髀斛，生酒渍服，乃言胜干者。亦如麦斛，叶在茎端，其余斛如竹，节间生叶也。

臣禹锡等谨按药性论云：石斛，君，益气，除热，主治男子腰脚软弱，健阳，逐皮肌风痹，骨中久冷虚损，补肾积精，腰痛，养肾气，益力。**日华子云**：治虚损劣弱，壮筋骨，暖水脏，轻身益智，平胃气，逐虚邪。

149. **牛膝**为君　**味苦、酸**，平，无毒。**主寒湿痿痹，四肢拘挛，膝痛不可屈伸，逐血气，伤热火烂，堕胎。**疗伤中少气，男子阴消，老人失溺，补中续绝，填骨髓，除脑中痛及腰脊痛，妇人月水不通，血结，益精，利阴气，止发白。**久服轻身耐老。一名百倍。**生河内川谷及临朐。二月、八月、十月采根，阴干。恶萤火、陆英、龟甲，畏白前。

陶隐居云：今出近道蔡州者，最长大柔润，其茎有节，似牛膝，故以为名也。乃云有雌雄，雄者茎紫色而节大为胜尔。**唐本注云**：诸药，八月已前采者，皆日干、火干乃佳，不尔浥烂黑黯。其十月已后至正月，乃可阴干。

臣禹锡等谨按药性论云：牛膝，臣，忌牛肉。能治阴痿，补肾，填精，逐恶血流结，助十二经脉。病人虚羸，加而用之。**日华子云**：牛膝，治腰膝软怯冷弱，破癥结，排脓止痛，产后心腹痛，并血运，落死胎，壮阳。怀州者长白，近道苏州者色紫。

150. **卷柏**　**叶辛**，甘、**温**、平、微寒，无毒。**主五脏邪气，女子阴中寒热痛，癥瘕、血闭、绝子。**止咳逆，疗脱肛，散淋结，头中风眩，痿蹶，强阴益精。**久服轻身和颜色**，令人好容体。**一名万岁**，一名豹足，一名求股，一名交时。生常山山谷石间。五月、七月采，阴干。

陶隐居云：今出近道。丛生石土上，细叶似柏，卷屈状如鸡足，青黄色。用之，去下近石有沙土处。

臣禹锡等谨按范子云：卷柏，出三辅。吴氏云：卷柏，神农：辛，平。桐君、雷公：甘。建康记云：建康出卷柏。药性论云：卷柏，君。能治月经不通。尸疰鬼疰腹痛，去百邪鬼魅。日华子云：镇心，治邪啼泣，除面皯头风，暖水藏。生用破血，炙用止血。

151. **细辛** 味辛，温，无毒。**主咳逆，头痛，脑动，百节拘挛，风湿痹痛，死肌。**温中，下气，破痰，利水道，开胸中，除喉痹，齆鼻，风痫，癫疾，下乳结，汗不出，血不行，安五脏，益肝胆，通精气。**久服明目，利九窍，轻身长年。一名小辛。**生华阴山谷。二月、八月采根，阴干。曾青、桑根为之使，得当归、芍药、白芷、芎䓖、牡丹、藁本、甘草共疗妇人，得决明、鲤鱼胆、青羊肝共疗目痛。恶狼毒、山茱萸、黄芪，畏消石、滑石，反藜芦。

陶隐居云：今用东阳临海者，形段乃好，而辛烈不及华阴、高丽者。用之去其头节。人患口臭者，含之多效，最能除痰明目也。

臣禹锡等谨按范子云：细辛，出华阴，色白者善。吴氏云：细辛，一名细草。神农、黄帝、雷公、桐君：辛，小温。歧伯：无毒。季氏：小寒。如葵叶赤黑，一根一叶相连。药性论云：细辛，臣，忌生菜。味苦、辛。治咳逆上气，恶风风头，手足拘急，安五藏六腑，添胆气，去皮风湿痒。能止眼风泪下，明目，开胸中滞，除齿痛，主血闭，妇人血沥腰痛。日华子云：治嗽，消死肌疮肉，胸中积聚，忌狸肉。

152. **独活** 味苦、甘，平、微温，无毒。**主风寒所击，金疮止痛，贲豚，痫痓，女子疝瘕。**疗诸贼风，百节痛风无久新者。**久服轻身耐老。一名羌活，一名羌青，一名护羌使者，**一名胡王使者，一名独摇草。此草得风不摇，无风自动。生雍州川谷，或陇西南安。二月、八月采根，曝干。豚实为之使。

陶隐居云：药名无豚实，恐是蠡实。此州郡县并是羌地。羌活形细而多节，软润，气息极猛烈。出益州北部、西川为独活，色微白，形虚大，为用亦相似，而小不如。其一茎直上，不为风摇，故名独活。至易蛀，宜密器藏之。唐本注云：疗风宜用独活，兼水宜用羌活。

臣禹锡等谨按药性论云：独活，君，味苦、辛。能治中诸风湿冷，奔喘逆气，皮肌苦痒，手足挛痛，劳损。主风毒齿痛。

又云：羌活，君，味苦、辛，无毒。能治贼风失音不语，多痒血癞，手足不遂，口面㖞邪，遍身𤸷痹。续注

日华子云：羌活，治一切风并气，筋骨拳挛，四肢羸劣，头旋，明目赤疼，及伏梁水气，五劳七伤，虚损冷气，骨节痠痛，通利五藏。独活即是羌活母类也。续注

153. **升麻**　味甘、苦，平、微寒，无毒。**主解百毒，杀百精老物殃鬼，辟温疫，瘴气，邪气，蛊毒。**入口皆吐出，中恶腹痛，时气毒疠，头痛寒热，风肿诸毒，喉痛口疮。**久服不夭，**轻身长年。**一名周麻。**生益州山谷。二月、八月采根，日干。

陶隐居云：旧出宁州者第一，形细而黑，极坚实，顷无复有。今惟出益州，好者细削，皮青绿色，谓之鸡骨升麻。北部间亦有，形又虚大，黄色。建平间亦有，形大味薄，不堪用。人言是落新妇根，不必尔。其形自相似，气色非也。落新妇亦解毒，取叶挼作小儿汤浴，主惊忤。

今按别本注云：今嵩高出者色青，功用不如蜀者。

臣禹锡等谨按药性论云：蜀升麻，主治小儿风惊痫，时气热疾，能治口齿风䘌肿疼，牙根浮烂恶臭，热毒脓血，除心肺风毒热，壅闭不通，口疮烦闷。疗痈肿、豌豆疮，水煎绵沾拭疮上。主百邪鬼魅。陈藏器云：陶云：人言升麻是落新妇根，非也，相似耳。解毒取叶，作小儿浴汤，主惊。按今人多呼小升麻为落新妇，功用同于升麻，亦大小有殊。日华子云：安魂定魄，并鬼附啼泣，游风肿毒，口气疳䘌。又名落新妇。

154. **柴胡**为君 **味苦**，**平**、微寒，无毒。**主心腹，去肠胃中结气，饮食积聚，寒热邪气，推陈致新。**除伤寒心下烦热，诸痰热结实，胸中邪逆，五脏间游气，大肠停积水胀，及湿痹拘挛，亦可作浴汤。**久服轻身，明目，益精。一名地薰**，一名山菜，一名茹草，叶一名芸蒿，辛香可食。生洪农川谷及宛朐，二月、八月采根，曝干。得茯苓、桔梗、大黄、石膏、麻子仁、甘草、桂，以水一斗煮取四升，入消石三方寸匕，疗伤寒，寒热头痛，心下烦满，半夏为之使，恶皂荚，畏女菀、藜芦。

陶隐居云：今出近道，状如前胡而强。《博物志》云：芸蒿叶似邪蒿，春秋有白蒻，长四、五寸，香美可食，长安及河内并有之。此柴胡疗伤寒第一用。唐本注云：茈是古柴字。《上林赋》云：茈姜，及《尔雅》云：藐，茈草，并作茈字。且此草，根紫色，今太常用茈胡是也。又以木代系，相承呼为茈胡。且检诸本草，无名此者。伤寒大小柴胡汤，最为痰气之要，若以芸蒿根为之，更作茨音，大谬矣。

臣禹锡等谨按药性论云：茈胡，能治热劳，骨节烦疼热气，肩背疼痛，宣畅血气，劳乏羸瘦，主下气消食，主时疾内外热不解，单煮服良。萧炳云：主痰满胸胁中痞。日华子云：味甘，补五劳七伤，除烦止惊，益气力，消痰止嗽，润心肺，添精补髓，天行温疾，热狂乏绝，胸胁气满，健忘。

155. **防葵 味辛**、甘、苦，**寒**，无毒。**主疝瘕肠泄，膀胱热结，溺不下，咳逆，温疟，癫痫，惊邪狂走。**疗五脏虚气，小腹支满，胪胀，口干，除肾邪，强志。**久服坚骨髓，益气轻身。**中火者不可服，令人恍惚见鬼。一名**梨盖**，一名房慈，一名爵离，一名农果，一名利茹，一名方盖。生临淄川谷，及嵩高、太山、少室。三月三日采根，曝干。

陶隐居云：北信断，今用建平间者，云本与狼毒同根，犹如三建，今其形亦相似，但置水中不沉尔，而狼毒陈久亦不能沉矣。唐本注云：此药上品，无毒，久服主邪气惊狂之患。其根叶似葵花子根，香味似防风，故名防葵。采依时者，亦能沉水，今乃用枯朽狼毒当之，极为谬矣。此物亦稀有，襄阳、望楚、山冻及兴州西方有之。其兴州采得，乃胜南者，为邻蜀土也。

臣禹锡等谨按药性论云：防葵，君，有小毒能治疝气，痃癖气块，膀胱宿水，血气瘤，大如碗，悉能消散。治鬼疟，主百邪鬼魅精怪，通气。

156. **蓍实**　味苦、酸，平，无毒。**主益气，充肌肤，明目，聪慧先知。久服不饥、不老、轻身。**生少室山谷。八月、九月采实，日干。

唐本注云：此草，所在有之，以其茎为筮。陶误用楮实为之。《本经》云："味苦"，楮实味甘，其楮实移在木部也。

157. **庵蔺子**　味苦，微寒、微温，无毒。**主五脏瘀血，腹中水气，胪胀留热，风寒湿痹，身体诸痛。**疗心下坚，膈中寒热，周痹，妇人月水不通，消食，明目。**久服轻身延年不老，**驱驉食之神仙。生雍州川谷。亦生上党及道边。十采实，阴干。荆实、薏苡为之使。

陶隐居云：状如蒿艾之类，近道处处有。《仙经》亦时用之，人家种此辟蛇也。

臣禹锡等谨按药性论云：菴蔺，使，味辛、苦。益气。主男子阴痿不起，治心腹胀满，能消瘀血。日华子云：治腰脚重痛，膀胱疼，明目，及骨节烦痛，不下食。

158. **薏苡仁**　味甘，微寒，无毒。**主筋急拘挛，不可屈伸，风湿痹，下气。**除筋骨邪气不仁，利肠胃，消水肿，令人能食。**久服轻身益气。其根，下三虫。一名解蠡，**一名屋菼，一名起实，一名赣。生真定平泽及田野。八月采实，采根无时。

陶隐居云：真定县属常山郡，近道处处有，多生人家。交趾者子最大，彼土呼为杆珠。马援大取将还，人谗以为真珠也。实重累者为良。用之取中仁。今小儿病蛔虫，取根煮汁糜食之甚香，而去蛔虫大效。今按陈藏器本云：薏苡收子蒸令气馏，暴干，磨取人，炊作饭及作面，主不饥，温气轻身。煮汁饮之，主消渴。又按别本注云：今多用梁、汉者，气力劣于真定，取青水色者良。

臣禹锡等谨按药性论云：能治热风，筋脉挛急，能令人食，主肺痿，肺气吐脓血，咳嗽涕唾上气。昔马援煎服之，破五溪毒肿。种于彼取人，甑中蒸，使气馏，暴于日中，使干挼之，得人矣。孟诜云：性平，去干湿脚气，大验。

159. **车前子　味甘**、咸，**寒，**无毒。**主气癃，止痛，利水道小便，除湿痹。**男子伤中，女子淋沥，不欲食，养肺，强阴，益精，令人有子，明目疗赤痛。**久服轻身耐老。**叶及根，味甘，寒。主金疮，止血，衄鼻，瘀血，血瘕，下血，小便赤，止烦下气，除小虫。**一名当道，**一名芣苡，一名虾蟆衣，一名牛遗，一名胜舄。生真定平泽丘陵阪道中。五月五日采，阴干。

陶隐居云：人家及路旁甚多，其叶捣取汁服，疗泄精甚验。子性冷利，《仙经》亦服饵之，令人身轻，能跳越岸谷，不老而长生也。《韩诗》乃言芣苡是木，似李，食其实，宜子孙，此为谬矣。唐本注云：今出开州者为最。

臣禹锡等谨按尔雅云：芣苢，马舄，马舄，车前。注：今车前草，大叶长穗，好生道边，江东呼为虾蟆衣。疏引陆机疏云：马舄，一名车前，一名当道，喜在牛迹中生，故曰车前、当道也。幽州人谓之牛舌草，可鬻作茹，大滑。其子治妇人难产。药性论云：车前子，君，味甘，平。能去风毒，肝中风热，毒风冲眼，目赤痛，瘴翳脑痛，泪出，压丹石毒，去心胸烦热。叶主泄精病，治尿血，能补五藏，明目，利小便，通五淋。萧炳云：车前养肝。日华子云：常山为使，通小便淋涩，壮阳，治脱精，心烦下气。

160. **菥蓂子** 味辛，微温，无毒。**主明目，目痛，泪出，除痹，补五脏，益精光。**疗心腹腰痛。**久服轻身不老。一名蔑菥，一名大蕺，一名马辛，**一名大荠。生咸阳川泽及道旁。四月、五月采，曝干。得荆实、细辛良，恶干姜、苦参。

陶隐居云：今处处有之，人乃言是大荠子，俗用甚稀。**唐本注**云：《尔雅》云：是大荠，然验其味甘而不辛也。

臣禹锡等谨按蜀本云：似荠菜而细，俗呼为老荠。**药性论**云：菥蓂子，苦参为使。能治肝家积聚，眼目赤肿。**陈藏器**云：菥蓂子，《本经》一名大荠。苏引《尔雅》为注云大荠。按大荠即葶苈，非菥蓂也。菥蓂大而褊，葶苈细而圆，二物殊别也。

161. **茺蔚子** 味辛、甘，微温、微寒，无毒。**主明目益精，除水气。**疗血逆大热，头痛，心烦。**久服轻身。茎，主瘾疹痒，可作浴汤。一名益母，一名益明，一名大札，**一名贞蔚。生海滨池泽，五月采。

陶隐居云：今处处有。叶如荏，方茎，子形细长三棱。方用亦稀。**唐本注**云：捣茺蔚茎，敷丁肿，服汁使丁肿毒内消。又下子死腹中，主产后血胀闷，诸杂毒肿、丹游等肿。取汁如豆滴耳中，主聤耳。中虺蛇毒敷之良。今按陈藏器本草云：此草田野间人呼为郁臭草，本功外，苗子入面药，令人光泽，亦捣苗傅乳痈恶肿痛者。又捣苗绞汁服，主浮肿下水，兼恶毒肿。又按别本注云：其子状如菥蓂子而稍粗大，微有陈气。作煎及捣绞取汁服之，下死胎也。

臣禹锡等谨按尔雅释草注云：萑，蓷。今茺蔚也。叶似荏，方茎，白华，华生节间，又名益母。疏引刘歆曰：萑，臭秽。臭秽即茺蔚也。**日华子**云：治产后血胀，苗叶同功，乃益母草子也。节节生花如鸡冠，子黑色，九月采。

162. **木香** 味辛，温，无毒。**主邪气，辟毒疫温鬼，强志，主淋露。**疗气劣，肌中偏寒，主气不足，消毒，杀鬼精物、温疟、蛊毒，行药之精。**久服不梦寤魇寐。**轻身致神仙。一名蜜香。生永昌山谷。

陶隐居云：此即青木香也。永昌不复贡，今皆从外国舶上来，乃云大秦国。以疗毒肿，消恶气，有验。今皆用合香，不入药用。惟制蛀虫丸用之，常能煮以沐浴，大佳尔。唐本注云：此有二种，当以昆仑来者为佳，出西胡来者不善。叶似羊蹄而长大，花如菊花，其实黄黑，所在亦有之。

今按别本注云：叶似署预而根大，花紫色。功效极多，为药之要用，陶云不入药用，非也。

臣禹锡等谨按蜀本云：今苑中种之，花黄，苗高三四尺，叶长八九寸，皱软而有毛。药性论云：木香，君。治女人血气刺心，心痛不可忍，末酒服之。治九种心痛，积年冷气，痃癖癥块胀痛，逐诸壅气上冲烦闷，治霍乱吐泻，心腹疗疠刺。隋书云：樊子盖为武威太守，车驾西巡，将入吐谷浑，子盖以彼多瘴气，献青木香以御雾露。南州异物志云：青木香，出天竺，是草根，状如甘草。萧炳云：青木香，功用与此同。又云昆仑船上来，形如枯骨者良。日华子云：治心腹一切气，止泻霍乱痢疾，安胎，建脾消食，疗羸劣，膀胱冷痛，呕逆反胃。

163. **龙胆**　味苦，寒、大寒，无毒。**主骨间寒热，惊痫，邪气，续绝伤，定五脏，杀蛊毒。**除胃中伏热，时气温热，热泄下痢，去肠中小虫，益肝胆气，止惊惕。**久服益智，不忘，轻身耐老。一名陵游。**生齐朐山谷及宛朐，二月、八月、十一月、十二月采根，阴干。

贯众为之使，恶防葵、地黄。

陶隐居云：今出近道。吴兴为胜。状似牛膝。味甚苦，故以胆为名。今按别本注云：叶似龙葵，味苦如胆，因以为名。

臣禹锡等谨按药性论云：龙胆，君。能主小儿惊痫入心，壮热，骨热，痈肿，治时疾热黄，口疮。日华子云：小豆为使。治客忤疳气，热病狂语及疮疥，明目，止烦，益智，治健忘。

164. **菟丝子**　味辛、甘，平，无毒。**主续绝伤，补**

不足，益气力肥健。汁去面皯。养肌，强阴，坚筋骨，主茎中寒，精自出，溺有余沥，口苦，燥渴，寒血为积。**久服明目，轻身延年。一名生菟芦，**一名菟缕，一名蓎蒙，一名玉女，一名赤网，一名菟累。生朝鲜川泽田野，蔓延草木之上，色黄而细为赤网，色浅而大为菟累。九月采实，曝干。得酒良，署预、松脂为之使，恶藋菌，宜丸不宜煮。

陶隐居云：田野墟落中甚多，皆浮生蓝、纻、麻、蒿上。旧言下有茯苓，上生菟丝，今不必尔。其茎挼以浴小儿，疗热痱用。其实，先须酒渍之一宿，《仙经》、俗方并以为补药。

臣禹锡等谨按吕氏春秋云：或谓菟丝无根也。其根不属地，茯苓是也。**抱朴子云**：菟丝之草，下有伏兔之根，无此兔，则丝不得生于上，然实不属也。又《内篇》云：菟丝初生之根，其形似兔，掘取，割其血，以和丹服之，立变化。**药性论云**：菟丝子，君。能治男子、女人虚冷，添精益髓，去腰疼膝冷。久服延年，驻悦颜色。又主消渴热中。**日华子云**：补五劳七伤，治鬼交泄精，尿血，润心肺。苗茎似黄麻线，无根株，多附田中草，被缠死。或生一丛如席阔，开花结子不分明，如碎黍米粒。八月九月已前采。

165. **巴戟天** 味辛、甘，**微温，**无毒。**主大风邪气，阴痿不起，强筋骨，安五脏，补中，增志，益气。**疗头面游风，小腹及阴中相引痛，下气，补五劳，益精，利男子。生巴郡及下邳山谷。二月、八月采根，阴干。覆盆子为之使，恶朝生、雷丸、丹参。

陶隐居云：今亦用建平、宜都者，状如牡丹而细，外赤内黑，用之打去心。**唐本注云**：巴戟天苗，俗方名三蔓草。叶似茗，经冬不枯，根如连珠，多者良，宿根青色，嫩根白紫，用之亦同。连珠肉厚者为胜。

臣禹锡等谨按药性论云：巴戟天，使。能治男子夜梦鬼交泄精，强阴，除头面中风。主下气，大风血癞。病人虚损，加而用之。**日华子云**：味苦。

安五脏，定心气，除一切风，治邪气，疗水肿。又名不凋草。色紫如小念珠，有小孔。子坚硬难捣。

166. 白英　味甘，寒，无毒。主寒热，八疸，消渴，补中益气。久服轻身延年。一名谷菜，一名白草。生益州山谷。春采叶，夏采茎，秋采花，冬采根。

陶隐居云：诸方药不用。此乃有蔛菜，生水中，人蒸食之。此乃生山谷，当非是。又有白草，叶作羹饮，甚疗劳，而不用根华。益州乃有苦菜，土人专食之，皆充健无病，疑或是此。唐本注云：此鬼目草也。蔓生，叶似王瓜，小长而五桠。实圆，若龙葵子，生青，熟紫黑，煮汁饮，解劳。东人谓之白草。陶云白草，似识之，而不的辨。

今按陈藏器本草云：白英，主烦热风疹丹毒，疟瘴寒热，小儿结热，煮汁饮之，一名鬼目。《尔雅》云：苻，鬼目。注：似葛，叶有毛，子赤如耳珰珠。若云子熟黑误矣。又按别本注云：今江东人夏月取其茎叶煮粥，极解热毒。

167. 白蒿　味甘，平，无毒。主五脏邪气，风寒湿痹，补中益气，长毛发令黑，疗心悬，少食常饥。久服轻身，耳目聪明不老。生中山川泽，二月采。

陶隐居云：蒿类甚多，而俗中不闻呼白蒿者，方药家既不用，皆无复识之，所主疗既殊佳，应更加研访。服食七禽散云：白兔食之，仙。与前庵蔺子同法耳。唐本注云：《尔雅》：蘩（音烦），皤（音婆）蒿。即白蒿也。此蒿叶粗于青蒿，从初生至枯，白于众蒿，欲似细艾者，所在有之也。

今按别本注云：叶似艾叶，上有白毛，粗涩，俗呼为蓬蒿。

臣禹锡等谨按尔雅疏云：蓬蒿，可以为菹，故诗笺云：以豆荐蘩菹。陆机云：凡艾白色为皤蒿，今白蒿春始生，及秋香美可生食，又可蒸。一名游胡，北海人谓之旁勃，故《大戴礼·夏小正》传曰：蘩，游胡。游胡，旁勃也。孟诜云：白蒿，寒。春初，此蒿前诸草生，捣汁去热黄及心痛。其叶生挼，醋淹之为菹，甚益人。又叶干为末，夏日暴水痢，以米饮和一匙，空腹服之。子主鬼气，末和酒服之良。又烧，淋灰，煎治淋沥疾。

《嘉祐本草》草部上品之下卷第七

太常少卿直集贤院校正医书官臣掌禹锡等奉敕修

168. **肉苁蓉**本经
169. **地肤子**本经
170. 忍冬别录
171. **蒺藜子**本经
172. **防风**本经，叶、花附
173. **石龙刍**本经，败席续
174. **络石**本经，石血、地锦、扶芳藤、土鼓、木莲、常春藤续注
175. **黄芪**本经、白水芪、赤水芪、木芪续注
176. 千岁蘽汁别录
177. **黄连**本经
178. **沙参**本经
179. **丹参**本经
180. **王不留行**本经
181. **蓝实**本经，淀、青布续注
182. **景天**本经
183. **天名精**本经
184. **蒲黄**本经
185. **香蒲**本经
186. **兰草**本经
187. **茵陈蒿**本经
188. **决明子**本经，江芏续注
189. **芎䓖**本经
190. **蘼芜**本经
191. **续断**本经
192. **云实**本经
193. **徐长卿**本经
194. **杜若**本经
195. **蛇床子**本经
196. **漏芦**本经
197. **茜根**本经
198. **飞廉**本经
199. **营实**本经，白蔷薇根续注
200. **薇衔**本经
201. **五味子**本经
202. **旋花**本经，筋根附
203. **白兔藿**本经
204. 鬼督邮唐附
205. 白花藤唐附

右草部上品之下合三十八种　三十四种神农本经，二种名医别录，二种唐本先附。

168. **肉苁蓉** 味甘、酸、咸，**微温**，无毒。**主五劳七伤，补中，除茎中寒热痛，养五脏，强阴，益精气，多子，疗妇人癥瘕**。除膀胱邪气、腰痛，止痢。**久服轻身**。生河西山谷及代郡雁门。五月五日采，阴干。

陶隐居云：代郡雁门属并州，多马处便有，言是野马精落地所生。生时似肉，以作羊肉羹，补虚乏极佳，亦可生啖。芮芮河南间至多。今第一出陇西，形扁广，柔润，多花而味甘。次出北国者，形短而少花。巴东、建平间亦有，而不如也。**唐本注云**：此注论草苁蓉，陶未见肉者。今人所用亦草苁蓉刮去花，用代肉尔。《本经》有肉苁蓉，功力殊胜。比来医人，时有用者。

臣禹锡等谨按蜀本图经云：出肃州禄福县沙中，三月四月掘根，切，取中央好者三四寸，绳穿阴干，八月始好，皮如松子鳞甲，根长尺余。其草苁蓉四月中旬采，长五六寸至一尺已来，茎圆紫色，采取压令扁，日干。原州、秦州、灵州皆有之。**吴氏云**：肉苁蓉，一名肉松蓉。神农、黄帝：咸，雷公：酸，季氏：小温。生河西山阴地，长三四寸，丛生。或代郡。二月至八月采。**药性论云**：肉苁蓉，臣。益髓，悦颜色，延年，治女人血崩，壮阳，日御过倍。大补益，主赤白下，补精败面黑劳伤，用苁蓉四两，水煮令烂，薄切，细研，精羊肉分为四度，五味以米煮粥，空心服之。**日华子云**：治男绝阳不兴，女绝阴不产，润五藏，长肌肉，暖腰膝，男子泄精，尿血，遗沥，带下，阴痛，据本草云：即是野马精余沥结成。采访人方知教落树下，并土堑上，此即非马交之处，陶说误耳。又有花苁蓉，即是春抽苗者，力较微耳。

169. **地肤子** 味苦，寒，无毒。**主膀胱热，利小便，补中，益精气**。去皮肤中热气，散恶疮疝瘕，强阴。**久服耳目聪明，轻身耐老**，使人润泽。**一名地葵**，一名地麦。生荆州平泽及田野。八月、十月采实，阴干。

陶隐居云：今田野间亦多，皆取茎苗为扫帚。子微细，入补丸散用，《仙经》不甚须。**唐本注云**：地肤子，田野人名为地麦草，叶细茎赤，多出熟田中，苗极弱，不能胜举。今云堪为扫帚，恐人未识之。《别录》云：捣绞取汁，主赤白痢，洗目，去热暗、雀盲、涩痛。苗灰，主痢亦善。北人亦名涎衣草。

臣禹锡等谨按蜀本图经云：叶细茎赤，初生薄地，花黄白，子青白色，今所在有。**药性论云**：地肤子，君。一名益明，与阳起石同服，主丈夫阴痿不起，补气益力，治阴卵㿗疾，去热风，可作汤沐浴。**日华子云**：治客热丹肿，又名落帚子，色青，似一眠起蚕沙矣。

170. 忍冬　味甘，温，无毒。主寒热身肿。久服轻身，长年益寿。十二月采，阴干。

陶隐居云：今处处皆有，似藤生，凌冬不凋，故名忍冬。人惟取煮汁酿酒，补虚疗风。《仙经》少用。此既长年益寿，甚可常采服。凡易得之草，而人多不肯为之，更求难得者，是贵远贱近，庸人之情乎？**唐本注云**：此草藤生，绕覆草木上。苗茎赤紫色，宿者有薄白皮膜之。其嫩茎有毛，叶似胡豆，亦上下有毛。花白蕊紫。今人或以络石当之，非也。

今按陈藏器本草云：忍冬，主热毒血痢水痢，浓煎服之，小寒。本条云温非也。

臣禹锡等谨按药性论云：忍冬，亦可单用，味辛。主治腹胀满，能止气下澼。

171. **蒺藜子**　**味苦、辛，温、微寒，无毒。主恶血，破癥结积聚，喉痹，乳难。**身体风痒，头痛，咳逆，伤肺，肺痿，止烦，下气。小儿头疮，痈肿，阴㿗，可作摩粉。其叶，主风痒，可煮以浴。**久服长肌肉，明目，轻身。一名旁通，一名屈人，一名止行，一名豺羽，一名升推，**一名即梨，一名茨。生冯翊平泽或道旁。七月、八月采实，曝干。乌头为之使。

陶隐居云：多生道上，而叶布地，子有刺，状如菱而小。长安最饶，人行多著木屐。今军家乃铸铁作之，以布敌路，亦呼蒺藜。《易》云：据于蒺藜，言其凶伤。《诗》云：墙有茨，不可扫也。以刺梗秽也。方用甚希耳。

今按别本注云：《本经》云温，《别录》云寒。此药性宣通，久服不冷，而无壅热，则其温也。

臣禹锡等谨按尔雅云：茨，蒺藜。注：布地蔓生，细叶，子有三角刺人。药性论云：白蒺藜子，君，味甘，有小毒。治诸风疬疡，破宿血，疗吐脓，主难产，去躁热，不入汤用。日华子云：治贲独肾气，肺气胸膈满，催生，并堕胎，益精。疗肿毒，及水藏冷，小便多，止遗沥泄精溺血。入药不计丸散，并炒去刺用。

172. **防风　味甘**、辛，**温，**无毒。**主大风头眩痛，恶风，风邪，目盲无所见，风行周身，骨节疼痹，烦满。**胁痛胁风，头面去来，四肢挛急，字乳金疮内痉。**久服轻身。**叶，主中风热汗出。**一名铜芸，**一名茴草，一名百枝，一名屏风，一名蕳根，一名百蜚。生沙苑川泽及邯郸、琅琊、上蔡。二月、十月采根，曝干。得泽泻、藁本疗风，得当归、芍药、阳起石、禹余粮疗妇人子藏风，杀附子毒，恶干姜、藜芦、白敛、芫花，畏萆薢。

陶隐居云：郡县无名沙苑。今第一出彭城、兰陵，即近琅琊者。郁州互市亦得之。次出襄阳、义阳县界，亦可用，即近上蔡者。唯实而脂润，头节坚如蚯蚓头者为好。俗用疗风最要，道方时用。唐本注云：今出齐州、龙山最善，淄州、兖州、青州者亦佳。叶似牡蒿、附子苗等。《别录》云：叉头者，令人发狂；叉尾者，发痼疾。子似胡荽而大，调食用之香，而疗风更优也。沙苑在同州南，亦出防风，轻虚不如东道者，陶云无沙苑，误矣。襄阳、义阳、上蔡，元无防风，陶乃妄注尔。

臣禹锡等谨按蜀本图经云：叶似牡蒿，白花，八月九月采根。药性论云：防风，臣。花主心腹痛，四肢拘急，行履不得，经脉虚羸，主骨节间疼痛。段成式酉阳杂俎云：青州防风，子可乱荜拔。日华子云：治三十六般风，男子一切劳劣，补中益神，风赤眼，止泪，及瘫缓，通利五藏关脉，五劳七伤，羸损盗汗，心烦体重，能安神定志，匀气脉。

173. **石龙刍** 味苦，微寒、微温，无毒。**主心腹邪气，小便不利，淋闭，风湿，鬼疰，恶毒。**补内虚不足，疗痞满，身无润泽，出汗，除茎中热痛，杀鬼疰恶毒气。**久服补虚羸，轻身，耳目聪明，延年。一名龙须，一名草续断，一名龙珠，**一名龙华，一名悬莞，一名草毒。九节多味者，良。生梁州山谷湿地。五月、七月采茎，曝干。

陶隐居云：茎青细相连，实赤，今出近道水石处，似东阳龙须；以作席者，但多节尔。唐本注云：《别录》云：一名方宾，主疗蛔虫，及不消食尔。今按别本注云：《别录》云微温。今之服用能除热，盖不温也。

臣禹锡等谨按蜀本图经云：茎如綖，丛生，俗名龙须草，今人以为席者，所在有之。八月九月采根，暴干。陈藏器云：按龙须作席弥败有垢者，取方尺，煮汁服之，主淋及小便卒不通。今出汾州，亦处处有之。续注

174. **络石** 味苦，温、微寒，无毒。**主风热，死肌，痈伤，口干，舌焦，痈肿不消，喉舌肿不通，水浆不下。**大惊入腹，除邪气，养肾，主腰髋痛，坚筋骨，利关节。**久服轻身，明目，润泽，好颜色，不老，延年，**通神。**一名石鲮，**一名石蹉，一名略石，一名明石，一名领石，一名悬石。生太山川谷或石山之阴，或高山岩石上，或生人间。正月采。杜仲、牡丹为之使，恶铁落，畏贝母、菖蒲。

陶隐居云：不识此药，仙俗方法都无用者，或云是石类。既云或生人间，则非石，犹如石斛等，系石以为名尔。唐本注云：此物，生阴湿处，冬夏常青，实黑而圆，其茎蔓延绕树石侧。若在石间者，叶细厚而圆短；绕树生者，叶大而薄。人家亦种之，俗名耐冬，山南人谓之石血，疗产后血结，大良。以其苞络石、木而生，故名络石。《别录》谓之石龙藤，主疗蝮蛇疮，绞取汁洗之，服汁亦去蛇毒心闷。刀斧伤诸疮，封之立瘥。

今按陈藏器本草云：络石煮汁服之，主一切风，变白宜老。在石者良，

在木者随木有功，生山之阴，与薜荔相似。更有木莲、石血、地锦等十余种藤，并是其类，大略皆主风血，暖腰脚，变白不衰。若呼石血为络石，殊误尔。石血叶尖，一头赤；络石叶圆正青。续注

臣禹锡等谨按蜀本图经云：生木石间，凌冬不凋，叶似细橘，蔓延木石之阴，茎节着处即生根须，包络石傍，花白子黑，今所在有。六月七月采茎叶，日干。**药性论**云：络石，君，恶铁精，杀蘗毒，味甘、平。主治喉痹。

陈藏器云：地锦，味甘，温，无毒。主破老血，产后血结，妇人瘦损，不能饮食，腹中有块，淋沥不尽，赤白带下，天行心闷，并煎服之，亦浸酒。生淮南林下，叶如鸭掌，藤蔓着地，节处有根，亦缘树石，冬月不死。山人产后用之，一名地噤。苏恭注曰：络石、石血，亦此类也。续注

又云：扶芳藤，味苦，小温，无毒。主一切血，一切气，一切冷，去百病。久服延年，变白不老。山人取枫树上者，为附枫藤，亦如桑上寄生，大主风血，一名滂藤。隋朝稠禅师作青饮，进炀帝，以止渴。生吴郡，采之忌冢墓间者，取茎叶细剉，煎为煎，性冷，以酒浸服。藤苗小时如络石、薜荔，夤缘树木，三五十年渐大，枝叶繁茂，叶圆长二三寸，厚若石韦。生子似莲房，中有细子，一年一熟，子亦入用。房破血，一名木莲，打破有白汁，停久如漆。采取无时也。续注

土鼓藤，味苦。子，味甘，温，无毒。主风血羸老，腹内诸冷血闭，彊腰脚变白，煮服，浸酒服。生林薄间，作蔓，绕草木叶头尖，子熟如珠碧色，正圆，小儿取藤于地，打作鼓声。李邕名为常春藤。续注

日华子云：木莲藤汁，傅白癜疬疡，及风恶疥癣。又云：常春藤，一名龙鳞薜荔。续注

175. **黄芪** **味甘，微温**，无毒。**主痈疽，久败疮，排脓止痛，大风癞疾，五痔鼠瘘，补虚，小儿百病**。妇人子藏风邪气，逐五脏间恶血，补丈夫虚损，五劳羸瘦，止渴，腹痛泄利，益气，利阴气。生白水者冷，补。其茎、叶疗渴及筋挛，痈肿，疽疮。**一名戴糁，**一名戴椹，一名独椹，一名芰草，一名蜀脂，一名百本。

生蜀郡山谷、白水、汉中。二月、十月采，阴干。恶龟甲。

陶隐居云：第一出陇西、叨阳，色黄白甜美，今亦难得。次用黑水宕昌者，色白肌肤粗，新者，亦甘温补；又有蚕陵、白水者，色理胜蜀中者而冷补；又有赤色者，可作膏贴用，消痈肿，俗方多用，道家不须。**唐本注**云：此物，叶似羊齿，或如蒺藜，独茎或作丛生。今出原州及华原者最良，蜀汉不复采用之。

臣禹锡等谨按蜀本图经云：叶似羊齿草，独茎，枝扶疏，紫花，根如甘草，皮黄肉白，长二三尺许。今原州者好，宜州、宁州亦佳。**药性论**云：黄耆，一名王孙。治发背内补，主虚喘，肾衰耳聋，疗寒热。生陇西者下，补五藏，蜀白水赤皮者微寒，此治客热用之。**萧炳**云：出原州华原谷子山，花黄。**日华子**云：黄耆恶白鲜皮，助气壮筋骨，长肉，补血，破癥癖瘰疬，瘿赘，肠风，血崩，带下，赤白痢，产前后一切病，月候不匀，消渴，痰嗽，并治头风热毒赤目等。药中补益，呼为羊肉。又云：白水耆，凉，无毒。排脓治血。及烦闷热毒，骨蒸劳，功次黄耆。续注　赤水耆，凉，无毒。治血退热毒，余功用并同上。续注　木耆，凉，无毒。治烦，排脓力微于黄耆。遇阙即倍用之。续注

176. 千岁虆汁　味甘，平，无毒。主补五脏，益气，续筋骨，长肌肉，去诸痹。久服轻身不饥，耐老，通神明。一名虆芜。生太山川谷。

陶隐居云：作藤生，树如葡萄，叶如鬼桃，蔓延木上，汁白。今俗人方药都不复识用此，《仙经》数处须之，而远近道俗，咸不识此，非甚是异物，正是未研访寻识之尔。**唐本注**云：即蘡薁藤汁也，此藤有得千岁者，茎大如碗，冬惟叶凋，茎终不死。藤汁味甘，子味甘、酸，苗似葡萄，其茎主哕逆大善，伤寒后呕哕更良。

今按陈藏器本草云：千岁虆，陶云藤生，树如葡萄，叶如鬼桃，蔓延木上，汁白，人不复识，《仙方》或须。唐本注即云蘡薁，藤得千岁者汁甘，子酸。按蘡薁是山蒲桃，斫断藤，吹气出一头如通草。以水浸，吹取气滴目中，去热翳示障，更无甘汁。《本经》云汁甘，明非蘡薁也。千岁虆似葛蔓，叶下白，子赤，条中有白汁。《草木疏》云：一名苣荒，连蔓

而生子赤可食。《毛诗》云：葛藟。注云：似葛之草也。此藤大者盘薄，故云千岁藟。谓蘡薁者，深是妄言。

臣禹锡等谨按蜀本图经云：今处处有，取汁用，当在夏秋也。日华子云：味甘、酸，止渴，悦色。年多大者佳，茎叶同用，又名蘡薁藤。

177. **黄连** 味苦，寒、微寒，无毒。**主热气，目痛眦伤泣出，明目，肠澼，腹痛，下痢，妇人阴中肿痛。**五脏冷热，久下泄澼，脓血，止消渴，大惊，除水利骨，调胃，厚肠，益胆，疗口疮。**久服令人不忘。一名王连。**生巫阳川谷及蜀郡太山。二月、八月采。黄芩、龙骨、理石为之使，恶菊花、芫花、玄参、白鲜，畏款冬，胜乌头，解巴豆毒。

陶隐居云：巫阳在建平。今西间者色浅而虚，不及东阳、新安诸县最胜。临海诸县者不佳。用之当布裹挼去毛，令如连珠。俗方多疗下痢及渴，道方服食长生。唐本注云：蜀道者粗大节平，味极浓苦，疗渴为最。江东者节如连珠，疗痢大善。今沣州者更胜。

今注：医家见用宣州，九节坚重，相击有声者为胜。

臣禹锡等谨按蜀本图经云：苗似茶花黄，丛生，一茎生三叶，高尺许，冬不凋。江左者节高若连珠，蜀都者节下不连珠，今秦地及杭州、柳州者佳。药性论云：黄连，臣，一名支连，恶白僵蚕，忌猪肉，恶冷水，杀小儿疳虫，点赤眼昏痛，镇肝，去热毒。萧炳云：今出宣州绝佳，东阳亦有，歙州、处州者次。陈藏器云：主羸瘦气急。日华子云：治五劳七伤，益气，止心腹痛，惊悸烦躁润心肺，长肉止血，并疮疥，盗汗，天行热疾。猪肚蒸为丸，治小儿疳气。

178. **沙参** 味苦，微寒，无毒。**主血积惊气，除寒热，补中，益肺气。**疗胃痹心腹痛，结热邪气，头痛，皮间邪热，安五脏，补中。**久服利人。一名知母，**一名苦心，一名志取，一名虎须，一名白参，一名识美，一名文希。生河内川谷及宛朐般阳续山。二月、八月采根，曝干。恶防己，反藜芦。

陶隐居云：今出近道，丛生，叶似枸杞，根白实者佳。此沙参并人参、玄参、丹参、苦参是为五参，其形不尽相类，而主疗颇同，故皆有参名。又有紫参，正名牡蒙，在中品。**唐本注**云：紫参、牡蒙各是一物，非异名也。今沙参出华州为善。

臣禹锡等谨按蜀本图经云：花白色，根若葵根。**药性论**云：沙参，臣。能去皮肌浮风，疝气下坠，治常欲眠，养肝气，宣五藏风气。**日华子**云：补虚止惊烦，益心肺，并一切恶疮疥癣，及身痒，排脓消肿毒。

179. **丹参**　味苦，**微寒**，无毒。**主心腹邪气，肠鸣幽幽如走水，寒热，积聚，破癥，除瘕，止烦满，益气**。养血，去心腹痼疾结气，腰背强脚痹，除风邪留热。久服利人，**一名郄蝉草**，一名赤参，一名木羊乳。生桐柏山川谷及太山。五月采根，曝干。畏咸水，反藜芦。

陶隐居云：此桐柏山，是淮水源所出之山，在义阳，非江东临海之桐柏也。今近道处处有，茎方有毛，紫花，时人呼为逐马。酒渍饮之，疗风痹。道家时有用处，时人服之多眼赤，故应性热，今云微寒，恐为谬矣。**唐本注**云：此药，冬采良，夏采虚恶。

臣禹锡等谨按蜀本图经云：叶似紫苏，有细毛，花紫，亦似苏花，根赤，大者如指，长尺余，一苗数根。今所在皆有，九月十月采根。**药性论**云：丹参，臣，平。能治脚弱疼痹，主中恶，治百邪鬼魅腹痛气，作声音鸣吼，能定精。**萧炳**云：酒浸服之，治风软脚，可逐奔马，故名奔马草，曾用有效，**日华子**云：养神定志，通利关脉，治冷热劳，骨节疼痛，四肢不遂。排脓止痛，生肌长肉，破宿血，补新生血，安生胎，落死胎，止血崩带下，调妇人经脉不匀，血邪心烦，恶疮疥癣，瘿赘肿毒，丹毒，头痛赤眼，热温狂闷，又名山参。

180. **王不留行**　味苦、甘，平，无毒。**主金疮，止血，逐痛出刺，除风痹内寒**。止心烦，鼻衄，痈疽，恶疮，瘘乳，妇人难产。**久服轻身，耐老，增寿**。生太山山谷，二月、八月采。

陶隐居云：今处处有。人言是蓼子，亦不耳。叶似酸浆，子似松子。而多入痈瘘方用之。

臣禹锡等谨按蜀本图经云：叶似菘蓝等，花红白色，子壳似酸浆。实圆黑，似菘子如黍粟。今所在有之，三月收苗，五月收子，晒干。**药性论**云：王不留行，能治风毒，通血脉。**日华子**云：治发背游风，风疹，妇人血经不匀，及难产。根苗花子并通用，又名禁宫花、剪金花。

181. **蓝实　味苦，寒，无毒。主解诸毒，杀蛊蚑疰鬼螫毒。久服头不白，轻身。**其叶汁，杀百药毒，解狼毒、射罔毒。其茎叶，可以染青。生河内平泽。

陶隐居云：此即今染縹碧所用者。至解毒，人卒不能得生蓝汁，乃浣縹布汁以解之，亦善。以汁涂五心又止烦闷。尖叶者为胜，甚疗蜂螫毒。**唐本注**云：蓝实，有三种：一种围径二寸许，厚三、四分，出岭南，云疗毒肿，太常名此草为木蓝子，如陶所引乃是菘蓝，其汁抨（普更切）为淀者。按经所用，乃是蓼蓝实也。其苗似蓼，而味不辛者。此草汁疗热毒，诸蓝非比，且二种蓝，今并堪染，菘蓝为淀，惟堪染青；其蓼蓝不堪为淀，惟作碧色尔。

臣禹锡等谨按蜀本图经云：叶似水蓼，花红白色，子若蓼子而大，黑色，今所在下湿地有，人皆种之。**尔雅**云：葴，马蓝。注：今大叶冬蓝也。疏：今为淀者是也。**药性论**云：蓝实，君，味甘。能填骨髓，明耳目，利五藏，调六腑，利关节，治经络中结气，使人健少睡，益心力。蓝汁止心烦燥，解蛊毒。**日华子**云：吴蓝，味苦、甘，冷，无毒。治天行热狂，丁疮游风，热毒肿毒风疹，除烦止渴，杀疳，解毒药毒箭，金疮血闷，虫蛇伤毒刺，鼻洪吐血，排脓，寒热头痛，赤眼，产后血运，解金石药毒，解狼毒、射罔毒，小儿壮热，热疳。**陈藏器**云：苏云菘蓝造淀。按淀多是槐蓝。蓼蓝作者入药胜槐蓝。淀，寒，傅热疮，解诸毒。淀傅小儿秃疮，热肿初作。上沫堪染如青黛，解毒小儿丹热，和水服之。蓝有数种，蓼蓝最堪入药，甘蓝，北人食之，去热黄也。又云：青布，味咸，寒。主解诸物毒，天行烦毒，小儿寒热丹毒，并水渍取汁饮。烧作黑灰，傅恶疮经年不差者，及灸疮止血，令不中风水。和蜡熏恶疮，入水不烂。熏嗽杀虫，熏虎狼咬疮，出水毒。又于器中烧，令烟出，以器口熏，人中风水恶露等疮，行下得恶汁，知痛痒，差。又入诸膏药，疗丁肿、狐刺等恶疮。又浸汁，和生姜煮服，止霍乱。真者入用；假者不中。续注

182. **景天** 味苦、酸，平，无毒。**主大热火疮，身热烦，邪恶气。**诸蛊毒，痂疕，寒热风痹，诸不足。**花，主女人漏下赤白，轻身明目。**久服通神不老。**一名戒火，**一名火母，一名救火，一名据火，**一名慎火。**生太山川谷。四月四日、七月七日采，阴干。

陶隐居云：今人皆盆盛养之于屋上，云以辟火。叶可疗金疮止血，以洗浴小儿，去烦热惊气。广州城外有一树，云大三、四围，呼为慎火树。江东者，甚细小。方用亦希。其花入服食。众药之名，此最为丽。

今注：皇朝收复岭表，得广州医官，问其事，曾无慎火成树者，盖陶之误尔。

臣禹锡等谨按蜀本图经云：慎火草，叶似马齿苋而大。药性论云：景天，君，有小毒。能治风疹恶痒，主小儿丹毒，及治发热惊疾。花能明目。日华子云：景天，冷，治心烦热狂，赤眼，头痛，寒热游风，丹肿，女人带下。

183. **天名精** 味甘，寒，无毒。**主瘀血，血瘕欲死，下血，止血，利小便，除小虫，去痹，除胸中结热，止烦渴。**逐水大吐下。**久服轻身，耐老。一名麦句姜，一名虾蟆蓝，一名豕首，**一名天门精，一名玉门精，一名彘颅，一名蟾蜍兰，一名觐。生平原川泽。五月采。垣衣为之使。

陶隐居云：此即今人呼为豨莶，亦名豨首。夏月捣汁服之，以除热病。味至苦，而云甘，恐或非是。唐本注云：鹿活草是也。《别录》一名天蔓菁，南人名为地松，味甘、辛，故有姜称；状如蓝，故名虾蟆蓝，香气似兰，故名蟾蜍兰。主破血，生肌，止渴，利小便，杀三虫，除诸毒肿，丁

疮，瘘痔，金疮内射，身痒瘾疹不止者，揩之立已。其豨莶苦而臭，名精乃辛而香，全不相类也。

臣禹锡等谨按蜀本图经云：地菘也。《小品方》名天芜菁，一名天蔓菁。声并相近，夏秋抽条，颇似薄荷，花紫白色，味辛而香，其叶似山南菘菜。**尔雅**云：菞蘵，豕首。释曰：药名也。一名麦句姜。郭云：江东豨首，可以熁蚕蛹者。三苍云：熁，熬也。**药性论**云：麦句姜，使，味辛。治疮，止血，及鼻衄不止。**陈藏器**云：天名精，本经一名麦句姜。苏云鹿活草也。别录云：一名天蔓菁。南人呼为地菘，与蔓菁相似，故有此名。《尔雅》云：大鞠，蘧麦。注云：麦句姜。蘧麦即今之瞿麦，然终非麦句姜。《尔雅》注错如此。陶公注钩樟条云：有一草似狼牙，气辛臭，名为地菘，人呼为刘烬草，主金疮。言刘烬昔曾用之。《异苑》云：青州刘烬，宋元嘉中，射一獐，剖五藏，以此草塞之，蹶然而起，烬怪而拨草，便倒，如此三度。烬密录此草种之，主折伤多愈，因以名焉。既有活鹿之名，雅与獐事相会。陶、苏两说，俱是地菘，功状既同，定非二物。

184. **蒲黄　味甘，平，无毒。主心腹膀胱寒热，利小便，止血，消瘀血。久服轻身，益气力，延年神仙。**生河东池泽，四月采。

陶隐居云：此即蒲厘花上黄粉也，伺其有，便拂取之，甚疗血，《仙经》亦用此。

臣禹锡等谨按药性论云：蒲黄，君，通经脉，止女子崩中不住，主痢血，止鼻衄，治尿血，利水道。**日华子**云：蒲黄，治扑血闷，排脓疮疖，妇人带下，月候不匀，血气心腹痛。妊孕人下血坠胎，血运血癥，儿枕急痛，小便不通，肠风泻血，游风肿毒，鼻洪吐血，下乳，止泄精血痢，此即是蒲上黄花。入药，要破血消肿，即生使；要补血止血，即炒用。蒲黄筛下后有赤滓，名为蕚。炒用甚涩肠，止泻血，及血痢。

185. **香蒲　味甘，平，无毒。主五脏心下邪气，口中烂臭，坚齿，明目，聪耳。久服轻身，耐老。一名睢，**一名醮。生南海池泽。

陶隐居云：方药不复用，俗人无采，彼土人亦不复识者。江南贡菁茅，一名香茅，以供宗庙缩酒。或云是薰草，又云是燕麦，此蒲亦相类耳。唐本注云：此即甘蒲，作荐者，春初生，用白为菹，亦堪蒸食。山南名此蒲为香蒲，谓昌蒲为臭蒲。陶隐居所引菁茅，乃三脊茅也。其燕麦、薰草、香茅，野俗皆识，都不为类此，并非例也。蒲黄，即此香蒲花是也。

186. **兰草** 味辛，平，无毒。**主利水道，杀蛊毒，辟不祥。**除胸中痰癖。**久服益气，轻身，不老，通神明。一名水香。**生大吴池泽。四月、五月采。

陶隐居云：方药俗人并不复识用。大吴即应是吴国尔，太伯所居，故呼大吴。今东间有煎泽草名兰香，亦或是此也，生湿地。李云：是今人所种，似都梁香草。唐本注云：此是兰泽香草也。八月花白，人间多种之，以饰庭池；溪水涧傍，往往亦有。陶云不识，又言煎泽草，或称李云都梁香近之，终非的识也。今按别本注云：叶似马兰，故名兰草，俗呼为鷰尾香，时人皆煮水以浴，疗风，故又名香水兰。陶云煎泽草，唐注云兰泽香，并非也。

臣禹锡等谨按蜀本图经云：叶似泽兰，尖长有歧，花红白色而香，生下湿地。陈藏器云：兰草与泽兰，二物同名。陶公竟不能知，苏亦强有分别。按兰草本功外，主恶气，香泽可作膏涂发。生泽畔，叶光润，阴小紫，五月六月采阴干。妇人和油泽头，故云兰泽。李云都梁是也。苏注兰草云：八月花白，人多种于庭池，此即泽兰，非兰草也。泽兰叶尖，微有毛，不光润，方茎紫节。初采微辛，干亦辛，入产后补虚用之，已别出中品之下。苏乃将泽兰注于兰草之中，殊误也。《广志》云：都梁香，出淮南，亦名煎泽草。盛洪之《荆州记》曰：都梁县有山，山下有水清浅，其中生兰草，因名为都梁，亦因山为号也。

187. **茵陈蒿** 味苦，平、微寒，无毒。**主风湿，寒热，邪气，热结，黄疸。**通身发黄，小便不利，除头热，去伏瘕。**久服轻身益气耐老，**面白悦长年。白兔食之，仙。生太山及丘陵坡岸上。五月及立秋采，阴干。

陶隐居云：今处处有，似蓬蒿而叶紧细。茎，冬不死，春又生。惟入疗黄疸用。《仙经》云：白蒿，白兔食之，仙。而今茵陈乃云此，恐是误尔。今按陈藏器本草云：茵陈本功外，通关节，去滞热，伤寒用之。虽蒿类，苗细经冬不死，更因旧苗而生，故名因陈，后加蒿字也。今又详，此非菜中茵蔯也。

臣禹锡等谨按蜀本图经云：叶似青蒿而背白，今所在皆有，采苗，阴干。药性论云：茵陈蒿，使，味苦、辛，有小毒。治眼目通身黄，小便赤。日华子云：石茵陈，味苦，凉，无毒。治天行时疾热狂，头痛，头旋，风眼疼，瘴疟，女人癥瘕，并闪损乏绝。又名茵蔯蒿。山茵蔯，本出和州，及南山岭上皆有。

188. **决明子**　**味咸、苦、甘，平、微寒，无毒。主青盲，目淫，肤赤，白膜，眼赤痛，泪出。疗唇口青。久服益精光，轻身。**生龙门川泽，石决明生豫章。十月十日采，阴干百日。蓍实为之使，恶大麻子。

陶隐居云：龙门乃在长安北。今处处有。叶如茳芒，子形似马蹄，呼为马蹄决明。用之当捣碎。又别有草决明，是萋蒿子，在下品中也。唐本注云：石决明，是蚌蛤类，形似紫贝，附见别出在鱼兽条中，皆主明目，故并有决明之名。俗方惟以疗眼也，道术时须。

臣禹锡等谨按唐本云：石决明，是蟀蛤类，形似紫贝，附见别出在鱼兽条中。皆主明目，故并有决明之名，俗方惟以疗眼也，道术时须。蜀本图经云：叶似苜蓿而阔大，夏花，秋生子作角，实似马蹄，俗名马蹄决明。今出广州、桂州，十月采子，阴干。尔雅云：薢茩，芵茪。释曰：药草决明也。郭云：叶黄锐赤，华实如山茱萸，或曰蔆也，关西谓之薢茩。药性论云：决明，臣。利五藏，常可作菜食之。又除肝家热，朝朝取一匙，挼令净，空心吞之，百日见夜光。

陈藏器云：茳芏，是江蓠子，芏字音吐，草也。似莞，生海边，可为席。又与决明叶不类本草决明注，又无好事者更详之。陶云决明叶如茳芏。按茳芏性平，无毒。火炙作饮，极香，除痰止渴，令人不睡，调中。生道旁，叶小于决明。隋稠禅师作五色饮，以为黄饮进炀帝，嘉之。续注

日华子云：马蹄决明，助肝气，益精，水调末，涂消肿毒。协太阳穴，

治头痛。又贴脑心，止鼻洪。作枕，胜黑豆，治头风明目也。

189. **芎䓖**　味辛，温，无毒。**主中风入脑，头痛，寒痹，筋挛缓急，金疮，妇人血闭无子。**除脑中冷动，面上游风去来，目泪出，多涕唾，忽忽如醉，诸寒冷气，心腹坚痛，中恶，卒急肿痛，胁风痛，温中内寒。一名胡穷，一名香果。其叶名蘼芜。生武功川谷斜谷西岭。三月、四月采根，曝干。得细辛疗金疮止痛，得牡蛎疗头风吐逆，白芷为之使，恶黄连。

陶隐居云：今惟出历阳，节大茎细，状如马衔，谓之马衔芎䓖。蜀中亦有而细，人患齿根血出者，含之多差。苗名蘼芜，亦入药，别在下说。俗方多用，道家时须尔。胡居士云：武功去长安二百里，正长安西，与扶风、狄道相近。斜谷是长安西岭下，去长安一百八十里，山连接七百里。唐本注云：今出秦州，其人间种者，形块大，重实，多脂润。山中采者瘦细。味苦、辛。以九月、十月采为佳。今云三月、四月虚恶，非时也。陶不见秦地芎䓖，故云惟出历阳，历阳出者，今不复用。

臣禹锡等谨按蜀本图经云：苗似芹、胡荽、蛇床辈，丛生，花白。今出秦州者为善，九月采根，乃佳。吴氏云：芎䓖，神农、黄帝、岐伯、雷公：辛，无毒。扁鹊：酸，无毒。季氏：生温熟寒。或生胡无桃山阴，或太山。叶香，细青黑，文赤如藁本，冬夏丛生。五月华赤，七月实黑，茎端两叶。三月采根，有节，似马衔状。药性论云：芎䓖，臣，能治腰脚软弱，半身不遂，主胞衣不出，治腹内冷痛。日华子云：畏黄连，治一切风，一切气，一切劳损，一切血，补五劳，壮筋骨，调众脉，破癥结宿血，养新血，长肉，鼻洪吐血，及溺血，痔瘘，脑痈，发背，瘰疬，瘿赘，疮疥，及排脓消瘀血。

190. **蘼芜**　味辛，温，无毒。**主咳逆，定惊气，辟邪恶，除蛊毒鬼疰，去三虫。久服通神。**主身中老风，头中久风，风眩。**一名薇芜。**一名茳蓠，芎穷苗也。生雍州川泽及宛朐。四月、五月采叶，曝干。

陶隐居云：今出历阳，处处亦有，人家多种之，叶似蛇床而香。骚人借以为譬，方药用甚希。唐本注云：此有二种：一种似芹叶，一种如蛇床。香气相似，用亦不殊尔。

臣禹锡等谨按尔雅云：蘄茝，蘼芜。注：香草，叶小如萎状。疏引郭云：如萎蕉之状。

191. **续断** 味苦、辛，微温，无毒。**主伤寒，补不足，金疮，痈伤，折跌，续筋骨，妇人乳难。**崩中漏血，金疮血内漏，止痛，生肌肉，及踠伤，恶血，腰痛，关节缓急。**久服益气力。一名龙豆，一名属折，**一名接骨，一名南草，一名槐。生常山山谷。七月、八月采，阴干。地黄为之使，恶雷丸。

陶隐居云：案《桐君药录》云：续断生蔓延，叶细，茎如荏，大根本，黄白有汁，七月、八月采根。今皆用茎叶，节节断，皮黄皱，状如鸡脚者，又呼为桑上寄生，恐皆非真。时人又有接骨树，高丈余许，叶似蒴藋，皮主疗金疮，有此接骨名，疑或是。而广州又有一藤名续断，一名诺藤，断其茎，器承其汁饮之，疗虚损绝伤，用沐头，又长发。折枝插地即生，恐此又相类。李云是虎蓟，与此大乖，而虎蓟亦自疗血尔。唐本注云：此药，所在山谷皆有，今俗用者是。叶似苎而茎方，根如大蓟，黄白色。陶注者，非也。

臣禹锡等谨按蜀本图经云：叶似苎，茎方，两叶对，花红白色，根如大蓟，一株有五六枝。药性论云：续断，君，主绝伤，去诸温毒，能通宣经脉。日华子云：助气，调血脉，补五劳七伤，破癥结瘀血，消肿毒，肠风痔瘘，乳痈瘰疬，扑损，妇人产前后一切病，面黄虚肿，缩小便，止泄精，尿血，胎漏，子宫冷。又名大蓟，山牛蒡。

192. **云实** 味辛、苦，温，无毒。**主泄痢肠澼，杀虫蛊毒，去邪恶结气，止痛，除寒热。**消渴。**花，主见鬼精物，多食令人狂走。**杀精物，下水，烧之致鬼。**久服轻身，通神明，益寿。**一名员实，一名云英，一名天豆。生河间川谷。十月采，曝干。

陶隐居云：今处处有，子细如葶苈子而小黑，其实亦类莨菪。烧之致鬼，未见其法术。唐本注云：云实，大如黍及大麻子等，黄黑似豆。故名天豆。丛生泽旁，高五、六尺。叶如细槐，亦如苜蓿，枝间微刺。俗谓苗为草云母。陶云似葶苈，非也。

臣禹锡等谨按蜀本图经云：叶似细槐花黄白，其荚如大豆，实青黄色，大若麻子。今所在平泽中有。五月六月采实。

193. **徐长卿** 味辛，温，无毒。**主鬼物百精蛊毒，疫疾邪恶气，温疟。久服强悍轻身。**益气，延年。**一名鬼督邮。**生太山山谷及陇西，三月采。

陶隐居云：鬼督邮之名甚多。今俗用徐长卿者，其根正如细辛，小短扁扁尔，气亦相似。今狗脊散用鬼督邮，当取其强悍宜腰脚，所以知是徐长卿，而非鬼箭、赤箭。唐本注云：此药，叶似柳，两叶相当，有光润，所在川泽有之。根如细辛，微粗长，而有臊（昔刀切）气。今俗用代鬼督邮，非也。鬼督邮别有本条，以下。

臣禹锡等谨按蜀本图经云：苗似小麦，两叶相对，三月苗青，七月八月着子，似萝摩子而小，九月苗黄，十月凋。生下湿川泽之间，今所在有之。八月采，日干。

194. **杜若** 味辛，微温，无毒。**主胸胁下逆气，温中，风入脑户，头肿痛，多涕，泪出。**眩倒目𥆧𥆧，止痛，除口臭气。**久服益精明目，轻身，**令人不忘。**一名杜衡，**一名杜莲，一名白莲，一名白芩，一名若芝。生武陵川泽及宛朐。二月、八月采根，曝干。得辛夷、细辛良，恶柴胡、前胡。

陶隐居云：今处处有。叶似姜而有文理，根似高良姜而细，味辛香。又绝似旋葍根，殆欲相乱，叶小异尔。《楚辞》云：山中人兮芳杜若。此者一名杜衡，今复别有杜衡，不相似。唐本注云：杜若，苗似廉姜，生阴地，根似高良姜，全少辛味。陶所注旋葍根，即真杜若也。

臣禹锡等谨按蜀本图经云：苗似山姜，花黄赤，子赤色，大如棘子，中似豆蔻。今出硖州、岭南者甚好。**范子计然云**：杜衡、杜若，出南郡、汉中，大者大善。

195. **蛇床子** 味苦、辛、甘，平，无毒。**主妇人阴中肿毒，男子阴痿湿痒，除痹气，利关节，癫痫，恶疮**。温中下气，令妇人子藏热，男子阴强。**久服轻身**，好颜色，令人有子。**一名蛇粟，一名蛇米**，一名虺床，一名思益，一名绳毒，一名枣棘，一名墙蘼。生临淄川谷及田野。五月采实，阴干。恶牡丹、巴豆、贝母。

陶隐居云：近道田野墟落间甚多。花、叶正似蘼芜。**唐本注云**：《尔雅》一名盱。

臣禹锡等谨按蜀本图经云：似小叶芎䓖，花白，子如黍粒，黄白色。生下湿地，今所在皆有，出扬州、襄州者良。采子，暴干。**尔雅云**：盱，虺床。注：蛇床也，一名马床。**药性论云**：蛇床人，君，有小毒。治男子、女人虚，湿痹毒风𤸷痛，去男子腰疼，浴男女阴，去风冷，大益阳事，主大风身痒，煎汤浴之差。疗齿痛，及小儿惊痫。**日华子云**：治暴冷，暖丈夫阳气，助女人阴气，扑损瘀血，腰跨疼，阴汗湿癣，四肢顽痹，赤白带下，缩小便，凡合药服食，即挼去皮壳，取人微炒，杀毒，即不辣。作汤洗病，则生使。

196. **漏芦** 味苦、咸，寒、大寒，无毒。**主皮肤热，恶疮，疽痔，湿痹，下乳汁**。止遗溺，热气疮痒如麻豆，可作浴汤。**久服轻身益气，耳目聪明，不老延年。一名野兰**。生乔山山谷。八月采根，阴干。

陶隐居云：乔山应是黄帝所葬处，乃在上郡。今出近道亦有，疗诸瘘疥，此久服甚益人，而服食方罕用之。今市人皆取苗用之。俗中取根，名鹿骊根，苦酒摩，以疗疮疥。**唐本注云**：此药俗名荚蒿，茎叶似白蒿，花黄，生荚，长似细麻，如箸许，有四、五瓣，七月、八月后皆黑，异于众草蒿之类也。常用其茎叶及子，未见用根。其鹿骊，山南谓之木藜芦，有毒，非漏芦也。

今按别本注云：漏芦，茎筋大，高四、五尺，子房似油麻房而小，江东人取其苗用，胜于根，江宁及上党者佳。陶注云：根名鹿骊。唐注云：山南人名木藜芦，皆非也，漏芦自别尔。

臣禹锡等谨按蜀本图经云：叶似角蒿，今曹、兖州下湿地最多，六月七月采茎，日干之，黑于众草。药性论云：漏芦，君，能治身上热毒风，生恶疮，皮肌瘙痒瘾疹。陈藏器云：按漏芦，南人用苗，北土多用根，树生如茱萸，树高二三尺，有毒，杀虫，山人洗疮疥用之。日华子云：连翘为使，治小儿壮热，通小肠，泄精，尿血，风赤眼，乳痈发背，瘰疬，肠风排脓，补血。治扑损，续筋骨，傅金疮，止血，长肉，通经脉。花苗并同用，俗呼为鬼油麻。形并气味似干牛蒡，头上有白花子。

197. **茜根** 味苦，寒，无毒。**主寒湿风痹，黄疸，补中**。止血，内崩，下血，膀胱不足，踒跌，蛊毒。久服益精气轻身。可以染绛。一名地血，一名茹藘，一名茅蒐，一名蒨。生乔山川谷。二月、三月采根，曝干。畏鼠姑。

陶隐居云：此则今染绛茜草也。东间诸处乃有而少，不如西多。今俗道经方不甚服用。此当以其为疗少而丰贱故也。《诗》云：茹藘在坂者是。

臣禹锡等谨按蜀本图经云：染绯草，叶似枣叶，头尖，下阔，茎叶俱涩。四五叶对生节间，蔓延草木上，根紫赤色，今所在有，八月采根。尔雅云：茹藘，茅蒐。疏引陆机云：一名地血，齐人谓之茜，徐州人谓之牛蔓。药性论云：茜根，味甘。主治六极伤心肺，吐血泻血用之。陈藏器云：茜根，主蛊，煮汁服之。今之染绯者，字亦作蒨，《周礼》庶氏掌除蛊毒，以嘉草攻之，嘉草、蘘荷与茜，主蛊为最也。日华子云：味酸，止鼻洪带下，产后血运，乳结，月经不止，肠风痔瘘，排脓，治疮疥，泄精尿血，扑损瘀血。酒煎服，杀蛊毒，入药剉炒用。

198. **飞廉** 味苦，平，无毒。**主骨节热，胫重酸疼**。头眩顶重，皮间邪风如蜂螫针刺，鱼子细起，热疮痈疽痔，湿痹，止风邪咳嗽，下乳汁。**久服令人身轻，**益气明目不老。可煮可干。一名漏芦，一名天荠，一名伏猪，**一名飞轻，**一名伏兔，一名飞雉，一名木禾。生河内川泽。正月采根，七月、八月采花，阴干。得乌头良，恶麻黄。

陶隐居云：处处有，极似苦芺，惟叶下附茎，轻有皮起似箭羽，叶又多刻缺，花紫色。俗方殆无用，而道家服其枝茎，可得长生，又入神枕方。今既别有漏芦，则非此别名尔。唐本注云：此有两种：一是陶证生平泽中者；其生山岗上者，叶颇相似，而无疏缺，且多毛，茎亦无羽，根直下，更无旁枝。生则肉白皮黑，中有黑脉；日干则黑如玄参。用叶、茎及根，疗疳蚀杀虫，与平泽者俱有验。今俗以马蓟似苦芺为漏芦，并非是也。

臣禹锡等谨按蜀本图经云：叶似苦芺，茎似软羽，紫花，子毛白。今所在平泽皆有。五月六月采，日干。药性论云：飞廉使，味苦、咸，有毒。主留血。萧炳云：小儿疳痢为散，以浆水下之，大效。

199. **营实**　**味酸，**温、微寒，无毒。**主痈疽，恶疮，结肉，跌筋，败疮，热气，阴蚀不瘳，利关节。**久服轻身益气。根，止泄利腹痛，五脏客热，除邪逆气，疽癞，诸恶疮，金疮伤挞，生肉复肌。**一名墙薇，一名墙麻，一名牛棘，**一名牛勒，一名墙蘼，一名山棘。生零陵川谷及蜀郡。八月、九月采，阴干。

陶隐居云：营实即是墙薇子，以白花者为良。根亦可煮酿酒，茎、叶亦可煮作饮。

臣禹锡等谨按蜀本图经云：即蔷薇也，茎间多刺，蔓生，子若杜棠子。其花有百叶八出六出，或赤或白者，今所在有之。葛洪治金创方：用蔷薇灰末，一方寸匕，日三服之。药性论云：蔷薇，使，味苦，子治头疮白秃，主五藏客热。

日华子云：白蔷薇根，味苦、涩，冷，无毒。治热毒风，痈疽恶疮，牙齿痛。治邪气，通血经，止赤白痢，肠风泻血，恶疮疥癣，小儿疳虫，肚痛。野白者用良。续注

200. **薇衔** 味苦，平、微寒，无毒。**主风湿痹历节痛，惊痫吐舌，悸气，贼风，鼠瘘，痈肿。**暴癥，逐水，疗痿蹷。久服轻身明目。**一名麋衔，**一名承膏，一名承肌，一名无心，一名无颠。生汉中川泽及宛朐、邯郸。七月采茎、叶，阴干。得秦皮良。

陶隐居云：俗用亦少。唐本注云：此草丛生，似茺蔚及白头翁。其叶有毛，茎赤，疗贼风大效，南人谓之吴风草。一名鹿衔草，言鹿有疾，衔此草，差。又有大、小二种：楚人犹谓大者为大吴风草，小者为小吴风草也。

今按陈藏器本草云：妇人服之，绝产无子。

臣禹锡等谨按蜀本图经云：叶似茺蔚，丛生，有毛，黄花。根赤黑也。

201. **五味子** 味酸，温，无毒。**主益气，咳逆上气，劳伤羸瘦，补不足，强阴，益男子精。**养五脏，除热，生阴中肌。一名会及，一名玄及，生齐山山谷及代郡。八月采实，阴干。苁蓉为之使，恶萎蕤，胜乌头。

陶隐居云：今第一出高丽，多肉而酸、甜，次出青州、冀州，味过酸，其核并似猪肾。又有建平者，少肉，核形不相似，味苦，亦良。此药多膏润，烈日曝之，乃可捣筛。道方亦须用。唐本注云：五味，皮肉甘、酸，核中辛、苦，都有咸味，此则五味具也。《本经》云：味酸，当以木为五行之先也。其叶似杏而大，蔓生木上。子作房如落葵，大如蘡子。一出蒲州及蓝田山中。

臣禹锡等谨按蜀本图经云：茎赤色，蔓生，花黄白，生青熟紫，味甘者佳。八月采子，日干。尔雅云：菋，茎藸。注：五味也，蔓生，子丛在茎头。疏云：一名菋，一名茎藸。药性论云：五味子，君，能治中，下气，止呕逆，补诸虚劳，令人体悦泽，除热气。病人虚而有气兼嗽，加用之。日华子云：明目，暖水藏，治风下气，消食，霍乱转筋，痃癖，贲豘冷气，消水肿，反胃，心腹气胀，止渴，除烦热，解酒毒，壮筋骨。

202. **旋花** 味甘，温，无毒。**主益气，去面皯黑**

色，媚好。其根，味辛，主腹中寒热邪气，利小便。久服不饥轻身。一名筋根花，一名金沸，一名美草。生豫州平泽。五月采，阴干。

陶隐居云：东人呼为山姜，南人呼为美草，根似杜若，亦似高良姜。腹中冷痛，煮服甚效；作丸散服之，辟谷止饥。近有人从南还，遂用此术与人断谷，皆得半年百日不饥不瘦，但志浅嗜深，不能久服尔。其叶似姜，花赤色，殊辛美，子状如豆蔻。此旋花之名，即是其花也，今山东甚多。唐本注云：此即生平泽，旋葍是也。其根似筋，故一名筋根。旋花，陶所证真山姜尔。陶复于下品旋葍注中云：此根出河南，北国来，根似芎䓖，惟膏中用。今复道似高良姜，二说自相矛盾。且此根味甘，山姜味辛，都非此类。其旋葍膏疗风，逐水止用花，言根亦无妨，然不可以杜若乱之也。又将旋葍花名金沸，作此别名非也。《别录》云：根，主续筋也。

今按陈藏器本草云：旋花，本功外，取根食之不饥，又取根苗捣绞汁服之，主丹毒，小儿毒热。根主续筋骨，合金疮，陶注误，而唐注是也。

臣禹锡等谨按蜀本图经云：旋葍花根也，蔓生，叶似署预而多狭长，花红白色，根无毛节，蒸煮堪啖，味甘美，根名筋根。今所在川泽皆有。二月八月采根，日干。萧炳云：旋（徐元切）复（音伏）用花，葍（音福）旋（徐愿反）用根，今云旋覆根，即葍旋误矣。

203. **白兔藿**　味苦，平，无毒。**主蛇虺、蜂虿、猘狗、菜肉、蛊毒，鬼疰，**风疰，诸大毒不可入口者，皆消除之。又去血，可末着痛上，立消。毒入腹者，煮饮之即解。**一名白葛，**生交州山谷。

陶隐居云：此药疗毒，莫之与敌。而人不复用，殊不可解，都不闻有识之者，想当似葛尔，须别广访。交州人未得委悉。唐本注云：此草，荆、襄间山谷大有，苗似萝摩，叶圆厚，茎俱有白毛，与众草异。蔓生，山南俗谓之白葛，用疗毒有效。而交广又有白花藤，生叶似女贞，茎叶俱无毛，花白，根似野葛，云大疗毒。而交州用根，不用苗，则非藿也。用叶苗者，真矣。二物所疗，并如经说，各自一物，下条载白花藤也。

臣禹锡等谨按蜀本图经云：蔓生，叶圆若莼。今襄州北、汝州南岗上有。五月六月采苗，日干。

204. 鬼督邮　味辛、苦、平，无毒。主鬼疰，卒忤，中恶，心腹邪气，百精毒，温疟，疫疾，强腰脚，益膂力。一名独摇草。

唐本注云：苗惟一茎，叶生茎端若伞，根如牛膝而细黑。所在有之，有必丛生。今人以徐长卿代之，非也。唐本先附

臣禹锡等谨按蜀本云：徐长卿、赤箭之类，亦一名为鬼督邮，但主治不同，宜审用也。又《图经》云：茎似细箭竿，高二尺已下，叶生茎端状伞。盖根横而不生须，花生叶心，黄白色。二月、八月采根，所在皆有。

205. 白花藤　味苦，寒，无毒。主解诸药、菜、肉中毒，酒渍服之，主虚劳风热。生岭南、交州、广州平泽。

唐本注云：苗似野葛，而白花，根皮厚肉白，其骨柔于野葛。唐本先附

臣禹锡等谨按蜀本图经云：叶有细毛，蔓生，花白，根似牡丹，骨柔，皮白而厚，味苦。用根不用苗，凌冬不凋。

《嘉祐本草》草部中品之上卷第八

太常少卿直集贤院校正医书官臣掌禹锡等奉敕修

206. **当归**本经
207. **秦艽**本经
208. **黄芩**本经
209. **芍药**本经
210. **干姜**本经
211. **藁本**本经
212. **麻黄**本经
213. **葛根**本经，汁、叶、花附
214. 前胡别录
215. **知母**本经
216. 大青别录
217. **贝母**本经
218. **栝楼根**本经，实、茎、叶附
219. **玄参**本经
220. **苦参**本经
221. **石龙芮**本经
222. **石韦**本经，瓦韦续注
223. **狗脊**本经
224. **萆薢**本经
225. 菝葜别录，叶附
226. **通草**本经，燕覆子附，通脱木续注
227. **瞿麦**本经，叶附
228. **败酱**本经
229. **白芷**本经
230. 杜蘅别录
231. **紫草**本经
232. **紫菀**本经
233. **白鲜**本经
234. **白薇**本经
235. **葈耳实**本经，叶附
236. **茅根**本经，花、针附，屋上茅续注
237. **百合**本经，红百合续注
238. **酸浆**本经，根附
239. **紫参**本经
240. 女萎唐附
241. **淫羊藿**本经
242. **蠡实**本经，花、叶附
243. 石香葇今附

右草部中品之上合三十八种　三十二种神农本经，四种名医别录，一种唐本先附，一种今附。

206. **当归** 味甘、辛，温，大温，无毒。**主咳逆上气，温疟寒热洗洗在皮肤中，妇人漏下绝子，诸恶疮疡，金疮，煮饮之。**温中止痛，除客血内塞，中风痓，汗不出，湿痹，中恶，客气虚冷，补五脏，生肌肉。**一名干归。**生陇西川谷。二月、八月采根，阴干。恶蔺茹，畏昌蒲、海藻、牡蒙。

陶隐居云：今陇西叨阳，黑水当归，多肉少枝气香，名马尾当归，稍难得。西川北部当归，多根枝而细。历阳所出，色白而气味薄，不相似，呼为草当归，阙少时乃用之。方家有云真当归，正谓此，有好恶故也。俗用甚多，道方时须尔。**唐本注云**：当归苗，有二种于内：一种似大叶芎穷，一种似细叶芎穷，惟茎叶卑下于芎穷也。今出当州、宕州、翼州、松州，宕州最胜。细叶者名蚕头当归。大叶者名马尾当归。今用多是马尾当归，蚕头者不如此，不复用。陶称历阳者，是蚕头当归也。

臣禹锡等谨按尔雅云：薜，山蕲。注：《广雅》曰：山蕲，当归也。当归，今似蕲而粗大。**吴氏云**：当归，神农、黄帝、桐君、扁鹊：甘，无毒。岐伯、雷分：辛，无毒。季氏：小温，或生羌胡地。**范子云**：当归，无枯者善。**药性论云**：当归，臣，恶热面。止呕逆，虚劳寒热，破宿血。主女子崩中，下肠胃冷，补诸不足，止痢腹痛。单煮饮汁，治温疟。主女人沥血腰痛，疗齿疼痛不可忍。患人虚冷，加而用之。**日华子云**：治一切风，一切血，补一切劳，破恶血，养新血，及主癥癖。

207. **秦艽** 味苦、辛，平、微温，无毒。**主寒热邪气，寒湿风痹，肢节痛，下水，利小便。**疗风无问久新，通身挛急。生飞乌山谷。二月、八月采根，曝干。昌蒲为之使。

陶隐居云：飞乌或是地名，今出甘松、龙洞、蚕陵，长大黄白色为佳。根皆作罗文相交，中多衔土，用之熟破除去。方家多作秦胶字，与独活疗风常用，道家不须尔。**唐本注云**：今出泾州、鄜州、岐州者良。本作札，或作纠，作胶；正作艽也。

臣禹锡等谨按药性论云：秦艽，解米脂人食谷不充悦，畏牛乳，点服之，利大小便。差五种黄病，解酒毒，去头风。**萧炳云**：《本经》名秦瓜，世人以疗酒黄、黄疸大效。日华子云：味苦，冷。主传尸骨蒸。治疳及时气。又名秦瓜，罗纹者佳。

208. **黄芩** 味苦，平、大寒，无毒。**主诸热黄疸，肠澼泄痢，逐水，下血闭，恶疮，疽蚀，火伤。**疗痰热，胃中热，小腹绞痛，消谷，利小肠，女子血闭、淋露、下血，小儿腹痛。**一名腐肠，**一名空肠，一名内虚，一名黄文，一名经芩，一名妒妇。其子主肠澼脓血。生秭归川谷及宛朐。三月三日采根，阴干。得厚朴、黄连止腹痛。得五味子、牡蒙、牡蛎，令人有子。得黄芪、白敛、赤小豆疗鼠瘘。山茱萸、龙骨为之使，恶葱实，畏丹沙、牡丹、藜芦。

陶隐居云：秭归属建平郡。今第一出彭城，郁州亦有之。圆者名子芩为胜。破者名宿芩，其腹中皆烂，故名腐肠，惟取深色坚实者为好。俗方多用，道家不须。**唐本注云**：叶细长，两叶相对，作丛生，亦有独茎者。今出宜州、鄜州、泾州者佳，兖州者大实亦好，名豚尾芩也。

臣禹锡等谨按药性论云：黄芩，臣，味苦、甘。能治热毒骨蒸，寒热往来，肠胃不利，破拥气。治五淋，令人宣畅，去关节烦闷，解热渴。治热腹中㽲痛，心腹坚胀。日华子云：下气，主天行热疾，丁疮排脓。治乳痈发背。

209. **芍药** 味苦、酸，平、微寒，有小毒。**主邪气腹痛，除血痹，破坚积，寒热疝瘕，止痛，利小便，益气。**通顺血脉，缓中，散恶血，逐贼血，去水气，利膀胱大小肠，消痈肿，时行寒热，中恶，腹痛，腰痛。一名白木，一名余容，一名犁食，一名解仓，一名鋋。生中岳川谷及丘陵。二月、八月采根，曝干。须丸为之使，恶石斛、芒消，畏消石、鳖甲、小蓟，反藜芦。

陶隐居云：今出白山、蒋山、茅山最好，白而长大，余处亦有而多赤，赤者小利。俗方以止痛，乃不减当归。道家亦服食之，又煮石用之。

今按别本注云：此有两种：赤者利小便下气，白者止痛散血，其花亦有红白二色。

臣禹锡等谨按吴氏云：芍药，神农：苦，桐君：甘，无毒。岐伯：咸，季氏：小寒，雷公：酸。药性论云：芍药，臣，能治肺邪气，腹中疠痛，血气积聚，通宣藏腑拥气。治邪痛败血，主时疾骨热，强五藏，补肾气。治心腹坚胀，妇人血闭不通，消瘀血，能蚀脓。日华子云：治风，补劳，主女人一切病，并产前后诸疾，通月水，退热除烦，益气，天行热疾，瘟瘴惊狂，妇人血运，及肠风泻血痔瘘，发背疮疥，头痛明目，目赤努肉。赤色者多补气，白者治血。此便是芍药花根，海盐杭越俱好。

210. **干姜** 味辛，温、大热，无毒。**主胸满咳逆上气，温中，止血，出汗，逐风湿痹，肠澼下痢。**寒冷腹痛，中恶，霍乱，胀满，风邪诸毒，皮肤间结气，止唾血。**生者尤良。**疗风下气，止血，宣诸络脉，微汗。久服令眼暗。**生姜，**味辛，微温。主伤寒头痛鼻塞，咳逆上气，止呕吐。**久服去臭气，通神明。**生犍为川谷及荆州、扬州，九月采。秦椒为之使，杀半夏、莨菪毒，恶黄芩、黄连、天鼠粪。

陶隐居云：干姜今惟出临海、章安，两三村解作之。蜀汉姜旧美，荆州有好姜，而并不能作干者。凡作干姜法，水淹三日毕，去皮置流水中六日，更去皮，然后晒干，置瓮缸中，谓之酿也。

生姜是常食物，其已随干姜在中品，今依次入食，更别显之，而复有小异处，所以弥宜书。生姜，微温，辛，归五脏，去淡下气，止呕吐，除风邪寒热。久服少志、少智，伤心气，如此则不可多食长御。有病者是所宜也耳。今人啖诸辛辣物，惟此最恒，故《论语》云："不撤姜食"，言可常啖，但勿过多耳。唐本注云：姜，久服通神明，主风邪，去淡气，生者尤良。《经》云：久服通神明，即可常啖也。今云少智、少志，伤心气，不可多服者，误为此说，检无所据也。

今注：陶注生姜别出菜部韭条下，今并唐本注，移在本条。

臣禹锡等谨按药性论云：干姜，臣，味苦、辛。治腰肾中疼冷、冷气，破血，去风、通四肢关节，开五脏六腑，去风毒冷痹，夜多小便。干者治嗽，主温中。用秦艽为使，主霍乱不止腹痛，消胀满冷痢，治血闭。病人虚而冷，宜加用之。又云：生姜，使。主痰水气满下气。生与干并治嗽，疗时疾，止呕逆不下食。生和半夏，主心下急痛。若中热不能食，捣汁和蜜服之。又汁和杏人作煎，下一切结气实，心胸拥隔冷热气，神效。萧炳云：生姜，一名母姜。孟诜云：生姜，温。去痰下气，多食少心智，八九月食伤神。又冷痢，取椒烙之为末，共干姜末等分，以醋和面作小馄饨子，服二七枚，先以水煮，更稀饮中重煮，出，停冷吞之，以粥饮下，空腹日一度作之，良。谨按：止逆，散烦闷，开胃气。又姜屑末，和酒服之，除偏风。汁作煎，下一切结实，冲胸膈恶气，神验。陈藏器云：生姜本功外，汁解毒药。自余破血调中，去冷除痰，开胃。须热即去皮，要冷即留皮。日华子云：干姜，消痰下气。治转筋吐泻，腹藏冷，反胃，干呕，瘀血扑损，止鼻洪，解冷热毒，开胃，消宿食。

211. **藁本**　味辛、苦，温、微温、微寒，无毒。**主妇人疝瘕，阴中寒肿痛，腹中急，除风头痛，长肌肤，悦颜色。**辟雾露润泽，疗风邪亸曳，金疮，可作沐药面脂。实　主风流四肢。**一名鬼卿，一名地新，**一名微茎。生崇山山谷。正月、二月采根，曝干，三十日成。恶蕳茹。

陶隐居云：俗中皆用芎穷根须，其形气乃相类。而《桐君药录》说芎䓖苗似藁本，论说花实皆不同，所生处又异。今东山别有藁本，形气甚相似，惟长大尔。唐本注云：藁本，茎、叶、根、味与芎䓖小别，以其根上苗下似藁根，故名藁本。今出宕州者，佳也。

臣禹锡等谨按药性论云：藁本，臣，微温，畏青葙子。能治一百六十种恶风鬼疰，流入腰痛冷，能化小便，通血，去头风鼾皰。日华子云：治痫疾，并皮肤疵奸，酒齄粉刺。

212. **麻黄**　味苦，温、微温，无毒。**主中风伤寒头**

痛，温疟，发表出汗，去邪热气，止咳逆上气，除寒热，破癥坚积聚。五脏邪气缓急，风胁痛，字乳余疾，止好唾，通腠理，疏伤寒头疼，解肌，泄邪恶气，消赤黑斑毒。不可多服，令人虚。一名卑相，**一名龙沙，**一名卑盐。生晋地及河东川谷。立秋采茎，阴干令青。厚朴为之使，恶辛夷、石韦。

陶隐居云：今出青州、彭城、荥阳、中牟者为胜，色青而多沫。蜀中亦有，不好。用之折除节，节止汗故也。先煮一两沸，去上沫，沫令人烦。其根亦止汗。夏月杂粉用之。俗用疗伤寒，解肌第一。**唐本注云**：郑州、鹿台及关中沙苑河旁沙州上太多，其青徐者，今不复用。同州沙苑最多也。

今注：今用中牟者为胜，开封府岁贡焉。

臣禹锡等谨按药性论云：麻黄，君，味甘，平。能治身上毒风㿏痹，皮肉不仁。主壮热，解肌发汗，温疟，治温疫。根节：能止汗。方曰：并故竹扇杵末扑之。又牡蛎粉、粟粉并根等分，末，生绢袋盛。盗汗出，即扑，手摩之。**段成式酉阳杂俎云**：麻黄茎端开花，花小而黄，蔟生。子如覆盆子，可食。**日华子云**：通九窍，调血脉，开毛孔皮肤，逐风，破癥癖积聚，逐五藏邪气，退热，御山岚瘴气。

213. **葛根** 味甘，平，无毒。**主消渴，身大热。呕吐，诸痹，起阴气，解诸毒。**疗伤寒中风头痛，解肌发表出汗，开腠理，疗金疮，止痛，胁风痛。生根汁 大寒，疗消渴，伤寒壮热。**葛谷 主疗下痢十岁已上。**白葛 烧以粉创，止痛断血。叶 主金疮止血。花 主消酒。**一名鸡齐根，**一名鹿藿，一名黄斤。生汶山川谷。五月采根，曝干。杀野葛、巴豆、百药毒。

陶隐居云：即今之葛根，人皆蒸食之。当取入土深大者，破而日干之。生者捣取汁饮之，解温病发热。其花并小豆花干末，服方寸匕，饮酒不知醉。南康、庐陵间最胜，多肉而少筋，甘美。但为药用之，不及此间尔。五月五日日中时，取葛根为屑，疗金疮断血为要药，亦疗疟及疮，至良。

唐本注云：葛谷，即是实尔，陶不言之。葛虽除毒，其根入土五、六寸已上者，名葛脰，脰，颈也，服之令人吐，以有微毒也。根末之，主猘狗啮，并饮其汁良。蔓烧为灰，水服方寸匕，主喉痹。今按陈藏器本草云：葛根，生者破血合疮，堕胎，解酒毒，身热赤，酒黄，小便赤涩，可断谷不饥，根堪作粉。

臣禹锡等谨按药性论云：干葛，臣。能治天行上气呕逆，开胃下食。主解酒毒，止烦渴。熬屑，治金疮，治时疾，解热。日华子云：葛，冷。治胸膈热，心烦闷，热狂，止血痢，通小肠，排脓破血。傅蛇虫啮，解罯毒箭。干者力同。

214. 前胡　味苦，微寒，无毒。主疗痰满，胸胁中痞，心腹结气，风头痛，去痰实，下气。疗伤寒寒热，推陈致新，明目益精。二月、八月采根，曝干。半夏为之使。恶皂荚，畏藜芦。

陶隐居云：前胡似柴胡而柔软，为疗殆欲同。而《本经》上品有柴胡而无此。晚来医乃用之，亦有畏恶，明畏恶非尽出《本经》也。此近道皆有，生下湿地，出吴兴者为胜。

臣禹锡等谨按药性论云：前胡，使，味甘、辛。能去热实，下气，主时气内外俱热，单煮服佳。日华子云：治一切劳，下一切气，止嗽，破癥结，开胃下食，通五藏，主霍乱转筋，骨节烦闷，反胃呕逆，气喘，安胎，小儿一切疳气。越、衢、婺、睦等处皆好。七、八月采，外黑里白。

215. **知母**　味苦，寒，无毒。**主消渴热中，除邪气，肢体浮肿，下水，补不足，益气。**疗伤寒久疟烦热，胁下邪气，膈中恶，及风汗内疸。多服令人泄。**一名蚳母，一名连母，一名野蓼，一名地参，一名水参，一名水浚，一名货母，一名蝭母，**一名女雷，一名女理，一名儿草，一名鹿列，一名韭逢，一名儿踵草，一名东根，一名水须，一名沈燔，一名薚，一名昌支。生河内川谷。二月、八月采根，曝干。

陶隐居云：今出彭城。形似昌蒲而柔润，叶至难死，掘出随生，须枯燥乃止。甚疗热结，亦疗疟热烦也。

臣禹锡等谨按尔雅云：荨，莐藩。释曰：知母也，一名荨，一名莐藩。郭云：生山上，叶如韭。**范子**云：提母，出三辅，黄白者善。**吴氏**云：知母，神农、桐君：无毒，补不足，益气。**药性论**云：知母，君，性平。主治心烦躁闷，骨热劳往来，生产后蓐劳，肾气劳憎寒。虚损患人，虚而口干，加而用之。**日华子**云：味苦、甘。治热劳传尸疰病，通小肠，消痰止嗽，润心肺，补虚乏，安心，止惊悸。

216. 大青　味苦，大寒，无毒。主疗时气头痛，大热口疮。三月、四月采茎，阴干。

陶隐居云：疗伤寒方多用此，《本经》又无。今出东境及近道，长尺许，紫茎。除时行热毒，为良。**唐本注**云：大青用叶兼茎，不独用茎也。

臣禹锡等谨按药性论云：大青，臣，味甘。能去大热，治温疫寒热。**日华子**云：治热毒风心烦闷，渴疾口干。小儿身热疾风疹，天行热疾，及金石药毒，兼涂署肿毒。

217. **贝母**　味辛、苦，平、微寒，无毒。**主伤寒烦热，淋沥邪气，疝瘕，喉痹乳难，金疮风痉。**疗腹中结实，心下满，洗洗恶风寒，目眩项直，咳嗽上气，止烦热渴，出汗，安五脏，利骨髓。**一名空草，**一名药实，一名苦花，一名苦菜，一名商草，一名勒母。生晋地。十月采根，曝干。厚朴、白薇为之使，恶桃花，畏秦艽、礜石、莽草，反乌头。

陶隐居云：今出近道，形似聚贝子，故名贝母。断谷服之不饥。**唐本注**云：此叶似大蒜，四月蒜熟时采，良。若十月，苗枯根亦不佳也。出润州、荆州、襄州者，最佳，江南诸州亦有。味甘、苦，不辛。按《尔雅》亦名莔也。

臣禹锡等谨按尔雅云：莔，贝母。注：根如小贝，员而白华，叶似韭。疏引陆机云：其叶如栝楼而细小，其子在根下如芋子，正白，四方连累相着，有分解也。**药性论**云：贝母，臣，微寒。治虚热，主难产。作末服之，兼治胞衣不出。取七枚，末，酒下。末，点眼去肤翳。主胸胁逆气，疗时疾黄疸。与连翘同主项下瘤瘿疾。**日华子**云：消痰，润心肺，末和沙糖为丸，含止嗽。烧灰油调傅人畜恶疮。

218. **栝楼根**　**味苦，寒，**无毒。**主消渴身热，烦满大热，补虚安中，续绝伤。**除肠胃中痼热，八疸身面黄，唇干口燥，短气，通月水，止小便利。**一名地楼，**一名果蠃，一名天瓜，一名泽姑。实，名黄瓜，主胸痹，悦泽人面。茎叶，疗中热伤暑。生弘农川谷及山阴地。入土深者良。生卤地者有毒。二月、八月采根曝干，三十日成。枸杞为之使，恶干姜，畏牛膝、干漆，反乌头。

陶隐居云：出近道，藤生，状如土瓜，而叶有叉。《毛诗》云：果蠃之实，亦施于宇。其实今以杂作手膏用。根入土六、七尺，大二、三围者，服食亦用之。**唐本注**云：今用根作粉，大宜服石，虚热人食之。作粉如作葛粉法，洁白美好。今出陕州者，白实最佳。

臣禹锡等谨按尔雅云：果蠃之实，栝楼。释曰：果蠃之草，其实名栝楼。郭云：今齐人谓之天瓜。**日华子**云：栝楼子，味苦，冷，无毒。补虚劳口干，润心肺，疗手面皱，吐血，肠风泻血，赤白痢，并炒用。又栝楼根，通小肠，排脓，消肿毒，生肌长肉。消扑损瘀血，治热狂时疾，乳痈发背，痔瘘疮疖。

219. **玄参**　**味苦，**咸，**微寒，**无毒。**主腹中寒热积聚，女子产乳余疾，补肾气，令人目明。**疗暴中风伤寒，身热支满，狂邪忽忽不知人，温疟洒洒，血瘕，下寒血，除胸中气，下水，止烦渴，散颈下核，痈肿，心腹痛，坚癥，定五脏。久服补虚，明目，强阴，益精。**一名重台，**一名玄台，一名鹿肠，一名正马，一名咸，一名端。生河间川谷及宛朐。三月、四月采根，曝干。

恶黄芪、干姜、大枣、山茱萸，反藜芦。

陶隐居云：今出近道，处处有。茎似人参而长大。根甚黑，亦微香，道家时用，亦以合香。**唐本注**云：玄参根苗并臭，茎亦不似人参。陶云道家亦以合香，未见其理也。今注：详此药茎方大，高四、五尺，紫赤色，而有细毛，叶如掌大而尖长。根生青白，干即紫黑，新者润腻，合香用之，俗呼为馥草。酒渍饮之，疗诸毒鼠瘘。陶云似人参茎，唐本注言根苗并臭，盖未深识尔。

臣禹锡等谨按药性论云：玄参，使。一名逐马。味苦。能治暴结热，主热风头痛，伤寒劳复，散瘤瘿瘰疬。**日华子**云：治头风热毒游风，补虚劳损，心惊烦躁劣乏，骨蒸传尸邪气，止健忘，消肿毒。

220. **苦参** 味苦，寒，无毒。**主心腹结气，癥瘕，积聚，黄疸，溺有余沥，逐水，除痈肿，补中，明目，止泪**。养肝胆气，安五脏，定志，益精，利九窍，除伏热，肠澼，止渴，醒酒，小便黄赤，疗恶疮，下部䘌疮，平胃气，令人嗜食轻身。**一名水槐，一名苦蘵**，一名地槐，一名菟槐，一名骄槐，一名白茎，一名虎麻，一名岑茎，一名禄白，一名陵郎，生汝南山谷及田野。三月、八月、十月采根，曝干。玄参为之使，恶贝母、漏芦、菟丝，反藜芦。

陶隐居云：今出近道，处处有。叶极似槐树，故有槐名。花黄，子作荚。根味至苦恶。病人酒渍饮之，多差。患疥者，一两服，亦除，盖能杀虫。**唐本注**云：苦参疗胫酸，恶虫。以十月收其实，饵如槐子法，久服轻身不老，明目有验。

臣禹锡等谨按药性论云：苦参，能治热毒风，皮肌烦燥生疮，赤癞眉脱，主除大热嗜唾，治腹中冷痛，中恶腹痛，除体闷，治心腹积聚。不入汤用。**日华子**云：杀疳虫。炒带烟出，为末，饭饮下。治肠风泻血，并热痢。

221. **石龙芮** 味苦，平，无毒。**主风寒湿痹，心腹邪气，利关节，止烦满**。平肾胃气，补阴气不足，失精，茎冷。**久服轻身明目不老**，令人皮肤光泽，有子。**一名鲁果能，一名地椹**，一名石熊，一名彭根，一名天豆。生太山川泽石旁。五月五日采子，二月、八月采皮，阴干。大戟为之使，畏蛇蜕、吴茱萸。

陶隐居云：今出近道，子形粗，似蛇床子而扁，非真好者，人言是蓄菜子尔。东山石上所生，其叶芮芮短小，其子状如葶苈，黄色而味小辛，此乃实是也。唐本注云：今用者，俗名水堇。苗似附子，实如桑椹，故名地椹。生下湿地，五月熟，叶、子皆味辛。山南者粒大如葵子。关中、河北者细如葶苈，气力劣于山南者。陶以细者为真，未为通论。又《别录》水堇云：主毒肿、痈疖疮、蛔虫、齿龋。

臣禹锡等谨按药性论云：石龙芮，能逐诸风，主除心热躁。

222. **石韦** 味苦、甘，平，无毒。**主劳热邪气，五癃闭不通，利小便水道**。止烦，下气，通膀胱满，补五劳，安五脏，去恶风，益精气。**一名石韀**，一名石皮。用之去黄毛，毛射人肺，令人咳，不可疗。生华阴山谷石上，不闻水及人声者良。二月采叶，阴干。滑石、杏仁、射干为之使，得菖蒲良。

陶隐居云：蔓延石上，生叶如皮，故名石韦。今处处有，以不闻水声、人声者为佳。出建平者，叶长大而厚。唐本注云：此物丛生石旁阴处，不蔓延生。生古瓦屋上，名瓦韦，用疗淋亦好也。续注

臣禹锡等谨按药性论云：石韦，使，微寒。治劳及五淋胞囊结热不通，去膀胱热满。日华子云：治淋沥遗溺。入药须微炙。

223. **狗脊** 味苦、甘，平、微温，无毒。**主腰背强，关机缓急，周痹寒湿，膝痛，颇利老人**。疗失溺不节，男子脚弱腰痛，风邪淋露，少气，目暗，坚脊，利俯仰，女子伤中，关节重。**一名百枝**，一名强膂，一名扶盖，一名扶筋。生常山川谷。二月、八月采根，曝

干。萆薢为之使，恶败酱。

陶隐居云：今山野处处有，与菝葜相似而小异。其茎叶小肥，其节疏，其茎大直，上有刺。叶圆有赤脉。根凹凸龍嵸如羊角细强者是。**唐本注**云：此药，苗似贯众，根长多歧，状如狗脊骨，其肉作青绿色，今京下用者是。陶所说，乃有刺萆薢，非狗脊也，今江左俗犹用之。

臣禹锡等谨按吴氏云：狗脊，一名狗青，一名赤节。神农：苦。桐君、黄帝、歧伯、雷公、扁鹊：甘，无毒。季氏：小温。如萆薢，茎节如竹，有刺，叶员赤，根黄白，亦如竹根，毛有刺。歧伯经云：茎无节，茎端员，青赤，皮白有赤脉。**药性论**云：狗脊，味苦、辛，微热，能治男子女人毒风，软脚邪气湿痹，肾气虚弱，补益男子，续筋骨。

224. **萆薢**　**味苦、甘，平，无毒。主腰背痛强，骨节风寒湿周痹，恶疮不瘳，热气。**伤中恚怒，阴痿失溺，关节老血，老人五缓。一名赤节。生真定山谷。二月、八月采根，曝干。薏苡为之使，畏葵根、大黄、柴胡、牡蛎。

陶隐居云：今处处有，亦似菝葜而小异，根大，不甚有角节，色小浅。**唐本注**云：此药有二种：茎有刺者，根白实；无刺者，根虚软，内软者为胜，叶似署预，蔓生。

臣禹锡等按药性论云：萆薢，能治冷风㿏痹，腰脚不遂，手足惊掣。主男子臂腰痛久冷，是肾间有膀胱宿水。**博物志**云：菝葜与萆薢相乱。**日华子**云：治瘫缓软，风头旋，痫疾，补水藏，坚筋骨，益精明目，中风失音。时人呼为白菝葜。

225. 菝葜　味甘，平、温，无毒。主腰背寒痛，风痹，益血气，止小便利。生山野。二月、八月采根，曝干。

陶隐居云：此有三种，大略根苗并相类。菝葜茎紫，短小多细刺，小减萆薢而色深，人用作饮。**唐本注**云：陶云三种相类，非也。萆薢有刺者，叶粗相类，根不相类，萆薢细长而白，菝葜根做作块结，黄赤色，殊非狗脊之流也。

臣禹锡等谨按日华子云：治时疾瘟瘴。叶治风肿，止痛，扑损恶疮，以盐涂傅佳。又名金刚根，又名王瓜草。

226. **通草　味辛、甘，平，无毒。主去恶虫，除脾胃寒热，通利九窍血脉关节，令人不忘。**疗脾疸，常欲眠，心烦，哕出音声，疗耳聋，散痈肿诸结不消，及金疮恶疮，鼠瘘，踒折，齆鼻，息肉，堕胎，去三虫。**一名附支，**一名丁翁。生石城山谷及山阳。正月采枝，阴干。

陶隐居云：今出近道。绕树藤生，汁白。茎有细孔，两头皆通。含一头吹之，则气出彼头者良。或云即葍藤茎。**唐本注**云：此物大者径三寸，每节有二、三枝，枝头有五叶。其子长三、四寸，核黑穰白，食之甘美。南人谓为燕覆，或名乌覆。今言葍藤，葍、覆声相近尔。

臣禹锡等谨按药性论云：木通，臣，微寒。一名王翁万年。主治五淋，利小便，开关格，治人多睡，主水肿浮大，除烦热用。根治项下瘤瘿。**孟诜**云：燕覆子，平，厚肠胃，令人能食，下三焦，除恶气。和子食之，更好。江北人多不识，江南人多食。又续五藏，断绝气，使语声足气，通十二经脉。其茎名通草，食之通利诸经脉拥不通之气。北人但识通草，不委子之功。其皮不堪食。

陈士良云：燕蓏子，寒，无毒。主胃口热闭，反胃，不下食，除三焦客热，此是木通，实名桴棪子，茎名木通。主理风热淋疾，小便数急疼，小腹虚满，宜煎汤，并葱食之，有效。野生。

日华子云：木通，安心除烦，止渴，退热，治健忘，明耳目，治鼻塞，通小肠，下水，破积聚血块，排脓，治疮疖，止痛，催生，下胞，女人血闭月候不匀，天行时疾，头痛目眩，羸劣，乳结及下乳。子名蓏子，七八月采。

陈藏器云：通脱木，无毒。花上粉，主诸虫疮，野鸡病。取粉内疮中。生山侧。叶似草麻，心中有瓤，轻白可爱，女工取以饰物。《尔雅》云：离南，活脱也。一本云：药草，生江南，主虫病，今俗亦名通草。**续注**

227. **瞿麦**　味苦、辛，寒，无毒。**主关格诸癃结，小便不通，出刺，决痈肿，明目去翳，破胎堕子，下闭血。**养肾气，逐膀胱邪逆，止霍乱，长毛发。**一名巨句麦，**一名大菊，一名大兰。生太山川谷。立秋采实，阴干。蘘草、牡丹为之使，恶桑螵蛸。

陶隐居云：今出近道，一茎生细叶，花红紫赤可爱，合子、叶刈取之。子颇似麦，故名瞿麦。此类乃有两种：一种微大，花边有叉桠，未知何者是？今市人皆用小者。复一种，叶广相似而有毛，花晚而甚赤。案《经》云采实，实中子至细，燥熟便脱尽，今市人惟合茎叶用，而实正空壳，无复子尔。

臣禹锡等谨按药性论云：瞿麦，臣，味甘。主五淋。日华子云：瞿麦催生，又名杜母草、燕麦、蘥麦。又云石竹。叶治痔瘘并泻血，作汤粥食并得。子治月经不通，破血块，排脓。叶治小儿蛔虫，痔疾。煎汤服。丹石药发，并眼目肿痛及肿毒。捣傅，治浸淫疮，并妇人阴疮。

228. **败酱**　味苦、咸，平、微寒，无毒。**主暴热火疮赤气，疥瘙，疽痔，马鞍热气。**除痈肿，浮肿，结热，风痹，不足，产后疾痛。**一名鹿肠，**一名鹿首，一名马草，一名泽败。生江夏川谷。八月采根，曝干。

陶隐居云：出近道，叶似豨莶，根形似柴胡，气如败豆酱，故以为名。唐本注云：此药不出近道，多生岗岭间。叶似水莨及薇衔，丛生，花黄，根紫，作陈酱色，其叶殊不似豨莶也。

臣禹锡等谨按药性论云：鹿酱，臣，败酱是也。味辛、苦，微寒。治毒风瘰痹，主破多年凝血，能化脓为水，及产后诸病。止腹痛，余疹烦渴。日华子云：味酸。治赤眼障膜努肉，聤耳，血气心腹痛，破癥结，产前后诸疾，催生落胞，血运，排脓，补瘘，鼻洪，吐血，赤白带下，疮痍疥癣丹毒。又名酸益，七、八、十月采。

229. **白芷**　味辛，温。无毒。**主女人漏下赤白，血闭，阴肿，寒热，风头侵目泪出，长肌肤润泽，可作面**

脂。疗风邪，久渴，吐呕，两胁满，风痛。头眩，目痒，可作膏药面脂，润颜色。**一名芳香**，一名白茝，一名虈，一名莞，一名苻离，一名泽芬。叶名蒚麻，可作浴汤。生河东川谷下泽。二月、八月采根，曝干。当归为之使，恶旋覆华。

陶隐居云：今出近道，处处有，近下湿地。东间甚多。叶亦可作浴汤，道家以此香浴去尸虫，又用合香也。

臣禹锡等谨按范子计然云：白芷，出齐郡。以春取黄泽者善也。药性论云：白芷，君，有治心腹血刺痛，除风邪，主女人血崩，及呕逆，明目止泪出。疗妇人沥血腰痛，能蚀脓。日华子云：治目赤努肉，及补胎漏滑落，破宿血，补新血，乳痈发背，瘰疬，肠风痔瘘，排脓，疮痍疥癣，止痛生肌，去面皯疵瘢。

230. 杜蘅　味辛，温，无毒。主风寒咳逆，香人衣体。生山谷。三月三日采根，熟洗，曝干。

陶隐居云：根叶都似细辛，惟气小异尔。处处有之。方药少用，惟道家服之，令人身衣香。《山海经》云：可疗瘿。唐本注云：杜衡叶似葵，形如马蹄，故俗云马蹄香。生山之阴，水泽下湿地，根似细辛、白前等，今俗以及己代之，谬矣。及己独茎，茎端四叶，叶间白花，殊无芳气，有毒，服之令人吐，惟疗疮疥，不可乱杜衡也。

臣禹锡等谨按尔雅云：杜，土卤。注：杜衡也，似葵而香。山海经云：天帝山，有草，状如葵。其臭如蘼芜，名曰杜衡，可以走马，食之已瘿。郭璞注云：带之，令人便马，或曰：马得之，而健走。药性论云：杜衡，使。能止气奔喘促，消痰饮，破留血。主项间瘿瘤之疾。

231. **紫草**　**味苦，寒**，无毒。**主心腹邪气，五疸，补中益气，利九窍，通水道**。疗腹肿胀满痛，以合膏，疗小儿疮及面皻。**一名紫丹，一名紫芙**。生砀山山谷及楚地。三月采根，阴干。

陶隐居云：今出襄阳，多从南阳、新野来，彼人种之，即是今漆紫者，方药家都不复用。《博物志》云：平氏阳山紫草特好。魏国以漆色殊黑。比年东山亦种，色小浅于北者。**唐本注**云：紫草，所在皆有。《尔雅》云：一名藐，苗似兰香，茎赤节青，花紫白色，而实白。

臣禹锡等谨按广雅云：紫草，一名茈䓞。**药性论**云：紫草，亦可单用。味甘，平。能治恶疮病癣。

232. **紫菀**　味苦、辛，**温**，无毒。**主咳逆上气，胸中寒热积气，去蛊毒、痿蹶，安五脏**。疗咳唾脓血，止喘悸，五劳体虚，补不足，小儿惊痫。一名紫茜，一名青菀。生房陵山谷及真定、邯郸。二月、三月采根，阴干。款冬为之使，恶天雄、瞿麦、雷丸、远志、藁本，畏茵陈蒿。

陶隐居云：近道处处有，生布地，花亦紫，本有白毛，根甚柔细。有白者名白菀，不复用。**唐本注**云：白菀，即女菀也，疗体与紫菀同，无紫菀时，亦用白菀。陶云不复用，或是未悉。

臣禹锡等谨按药性论云：紫菀，臣，味苦，平。能治尸疰，补虚下气，及胸胁逆气。治百邪鬼魅，劳气虚热。**日华子**云：调中，及肺痿吐血，消痰，止渴，润肌肤，添骨髓。形似重台，根作节，紫色，润软者佳。

233. **白鲜**　味苦、咸，**寒**，无毒。**主头风，黄疸，咳逆，淋沥，女子阴中肿痛，湿痹死肌，不可屈伸起止行步**。疗四肢不安，时行腹中大热，饮水，欲走，大呼，小儿惊痫，妇人产后余痛。生上谷川谷及宛朐。四月、五月采根，阴干。恶桑螵蛸、桔梗、伏苓、萆薢。

陶隐居云：近道处处有，以蜀中者为良。俗呼为白羊鲜，气息正似羊膻，或名白膻。**唐本注**云：此药叶似茱萸，苗高尺余，根皮白而心实，花紫白色。根宜二月采，若四月、五月采，便虚恶也。

臣禹锡等谨按药性论云：白鲜皮，臣。治一切热毒风，恶风，风疮疥癣赤烂，眉发脱脆，皮肌急，壮热恶寒。主解热黄、酒黄、急黄、穀黄、劳黄等良。**日华子**云：通关节，利九窍及血脉，并一切风痹，筋骨弱乏，通小肠水气，天行时疾，头痛眼疼，根皮良。花功用同上，亦可作菜食，又名金雀儿椒。

234. **白薇** 味苦、咸，平，大寒，无毒。**主暴中风，身热肢满，忽忽不知人，狂惑邪气，寒热酸疼，温疟洗洗，发作有时。**疗伤中淋露，下水气，利阴气，益精。一名白幕，一名薇草，一名春草，一名骨美。久服利人。生平原川谷。三月三日采根，阴干。恶黄芪、大黄、大戟、干姜、干漆、山茱萸、大枣。

陶隐居云：近道处处有。根状似牛膝而短小尔。方家用，多疗惊邪、风狂、疰病。

臣禹锡等谨按药性论云：白薇，臣。能治忽忽睡不知人，百邪鬼魅。

235. **葈耳实** 味苦、甘，温。叶：味苦、辛，微寒，有小毒。**主风头寒痛，风湿周痹，四肢拘挛痛，去恶肉死肌，**膝痛，溪毒。**久服益气，耳目聪明，强志轻身，一名胡葈，一名地葵，**一名葹，一名常思。生安陆川谷及六安四田野，实熟时采。

陶隐居云：此是常思菜，伧人皆食之。以叶覆麦作黄衣者，一名羊负来。昔中国无此，言从外国逐羊毛中来，方用亦甚稀。唐本注云：苍耳，三月已后，七月已前刈，日干为散。夏，水服；冬，酒服，主大风癫痫，头风湿痹，毒在骨髓。日二服，丸服二十、三十丸；散服一、二匕。服满百日，病当出如瘑疥，或痒汁出，或斑驳甲错皮起，后乃皮落，肌如凝脂，令人省睡，除诸毒螫，杀疳湿䘌。久服益气，耳目聪明，轻身强志，主腰膝中风毒尤良。忌食猪肉、米泔，亦主猘狗毒。今按陈藏器本草云：葈耳叶挼安舌下，令涎出，去目黄好睡。子炒令香，捣去刺，使腹破，浸酒，去风补益。又烧作灰和腊月猪脂封丁肿，出根。又毡中子七枚烧作灰，投酒中饮之，勿令知，主嗜酒。叶煮服之，主狂狗咬。

臣禹锡等谨按尔雅云：菤耳，苓耳。注广雅云：葈耳也，亦云胡葈。注：东呼为常葈。或曰：苓耳，形似鼠耳，丛生如盘。释曰：《诗·周南》云：采采卷耳。陆机疏云：叶青白色，似胡荽，白华，细茎，蔓生。可煮为茹，滑而少味。四月中生，子如妇人耳珰，幽州人谓之爵耳。**药性论云**：菓耳，亦可单用，味甘，无毒。主肝家热，明目。**孟诜云**：苍耳，温。主中风伤寒头痛。又丁肿困重，生捣苍耳根叶，和小儿尿，绞取汁，冷服一升，日三度，甚验。**日华子云**：治一切风气，填髓，暖腰脚，治瘰疬疥癣，及瘙痒。入药炒用。

236. **茅根**　**味甘，寒，**无毒。**主劳伤虚羸，补中益气，除瘀血，血闭，寒热，利小便，**下五淋，除客热在肠胃，止渴，坚筋，妇人崩中。久服利人。**其苗主下水。一名兰根，一名茹根，**一名地菅，一名地筋，一名兼杜，生楚地山谷田野，六月采根。

陶隐居云：此即今白茅菅。《诗》云：露彼菅茅。其根如渣芹甜美。服食此断谷甚良。俗方稀用，惟疗淋及崩中尔。**唐本注云**菅花：味甘，温，无毒。主衄血、吐血、灸疮。

臣禹锡等谨按药性论云：白茅，臣。能破血，主消渴。根：治五淋，煎汁服之。**陈藏器云**：茅针：味甘，平，无毒。主恶疮肿未溃者，煮服之，服一针一孔，二针二孔。生挼傅金疮，止血。煮服之，主鼻衄及暴下血。成白花者，功用亦同。针即茅笋也。续注

屋茅，主卒吐血，细剉三升，酒浸，煮服一升。屋上烂茅：和酱汁研，傅班疮、蚕啮疮，一名百足虫。茅屋滴溜水：杀云母毒。续注

日华子云：茅针，凉，通小肠痈毒。软疖不作头，浓煎和酒服。花：罯刀箭疮，止血并痛。根：主妇人月经不匀。又云：茅根，通血脉淋沥，是白花茅根也。又云：屋四角茅，平，无毒。主鼻洪。续注

237. **百合**　**味甘，平，**无毒。**主邪气腹胀，心痛，利大小便，补中益气。**除浮肿，胪胀，痞满，寒热，通身疼痛，及乳难喉痹肿，止涕泪。一名重箱，一名重迈，一名摩罗，一名中逢花，一名强瞿。生荆州川谷。二月、八月采根，曝干。

陶隐居云：近道处处有，根如胡蒜，数十片相累，人亦蒸煮食之。乃

言初是蚯蚓相缠结变作之，俗人皆呼为强仇，仇即瞿也，声之讹尔，亦堪服食。唐本注云：此药有二种；一种细叶，花红白色；一种叶大，茎长，根粗，花白，宜入药用。

臣禹锡等谨按药性论云：百合，使，有小毒。主百邪鬼魅，涕泣不止。除心下急满痛，治脚气热咳逆。吴氏云：百合，一名重迈，一名中庭。生冤朐及荆山。日华子云：白百合，安心，定胆，益志，养五藏，治癫邪啼泣狂叫，惊悸，杀蛊毒气，熁乳痈发背，及诸疮肿，并治产后血狂运。

又云：红百合，凉，无毒。治疮肿及疗惊邪。此是红花者，名连珠。续注

238. **酸浆** 味酸、平，寒，无毒。**主热烦满，定志益气，利水道。产难吞其实立产。一名醋浆。**生荆楚川泽及人家田园中。五月采，阴干。

陶隐居云：处处人家多有，叶亦可食。子作房，房中有子如梅李大，皆黄赤色。小儿食之，能除热，亦主黄病，多效。

臣禹锡等谨按蜀本云：根如菹芹，白色，绝苦。捣其汁，治黄病多效。尔雅云：葴，寒浆。注：今酸浆草，江东人呼曰苦葴。

239. **紫参** 味苦、辛，寒、微寒，无毒。**主心腹积聚，寒热邪气，通九窍，利大小便。**疗肠胃大热，唾血，衄血，肠中聚血，痈肿诸疮，止渴，益精。**一名牡蒙，**一名众戎，一名童肠，一名马行。生河西及宛朐山谷，三月采根，火炙使紫色。畏辛夷。

陶隐居云：今方家皆呼为牡蒙，用之亦少。唐本注云：紫参，叶似羊蹄，紫花青穗，皮紫黑，肉红白，肉浅皮深。所在有之。牡蒙叶似及己而大，根长尺余，皮肉亦紫色，根苗并不相似。虽一名牡蒙，乃王孙也。紫参京下见用者，是出蒲州也。

臣禹锡等谨按吴氏云：牡蒙，神农、黄帝：苦，季氏：小寒。生河西，或商山。圆聚生，根黄赤，有文，皮黑，中紫。五月华，紫赤，实黑，大如豆。药性论云：紫参，使，味苦。能散瘀血，主心腹坚胀，治妇人血闭不通。

240. 女萎　味辛，温。主风寒洒洒，霍乱，泄痢，肠鸣游气上下无常，惊痫寒热百病，出汗。《李氏本草》云：止下，消食。

唐本注云：其叶似白敛，蔓生，花白，子细，荆襄之间名为女萎，亦名蔓楚，止痢有效。用苗不用根，与萎蕤全别。今太常谬以为白头翁者是也。唐本先附

241. **淫羊藿**　**味辛，寒，**无毒。**主阴痿，绝伤，茎中痛，利小便，益气力，强志。**坚筋骨，消瘰疬，赤痈，下部有疮洗出虫，丈夫久服，令人有子，**一名刚前。**生上郡阳山山谷。署预为之使。

陶隐居云：服此使人好为阴阳。西川北部有淫羊，一日百遍合，盖食藿所致，故名淫羊藿。**唐本注**云：此草，叶形似小豆而圆薄，茎细亦坚，所在皆有，俗名仙灵脾者是也。

臣禹锡等谨按蜀本云：淫羊藿，温。注云：生处不闻水声者良。**药性论**云：淫羊藿，亦可单用。味甘，平。主坚筋益骨。**日华子**云：仙灵脾，紫芝为使，得酒良。治一切冷风劳气，补腰膝，强心力，丈夫绝阳不起，女人绝阴无子，筋骨挛急，四肢不任，老人昏耄，中年健忘。又名黄连祖、千两金、干鸡筋、放杖草、弃杖草。

242. **蠡实**　**味甘，平、**温，无毒。**主皮肤寒热，胃中热气，风寒湿痹，坚筋骨，令人嗜食。**止心烦满，利大小便，长肌肤肥大。**久服轻身。花、叶去白虫，**疗喉痹，多服令人溏泄。一名荔实，**一名剧草，一名三坚，一名豕首。**生河东川谷，五月采实，阴干。

陶隐居云：方药不复用，俗无识者，天名精亦名豕首也。**唐本注**云：此即马蔺子也。《月令》云：荔挺出。郑注云：荔，马薤也。《说文》云：荔似蒲根，可为刷。《通俗文》：一名马蔺。《本经》一名荔实。子疗金疮，血内流、痈肿等病，有效。

臣禹锡等谨按蜀本云：蠡实，寒。日华子云：马蔺，治妇人血气烦闷，产后血运；并经脉不止，崩中带下，消一切疮疖肿毒，止鼻洪吐血，通小肠，消酒毒，治黄病。傅蛇虫咬，杀蕈毒，亦可蔬菜食，茎叶同用。

243. 石香葇　味辛香，温，无毒。主调中温胃，止霍乱吐泻，心腹胀满，脐腹痛，肠鸣。一名石苏。生蜀郡、陵、荣、资、简州，及南中诸处，在山岩石缝中生。二月、八月采。苗、茎、花、实俱用。今附

《嘉祐本草》草部中品之下卷第九

太常少卿直集贤院校正医书官臣掌禹锡等奉敕修

244. **款冬**本经
245. **牡丹**本经
246. **防己**本经，木防己续注
247. **女菀**本经
248. **泽兰**本经
249. 马兰新补，山兰附
250. **地榆**本经
251. **王孙**本经
252. **爵床**本经
253. 白前别录
254. 百部根别录
255. **王瓜**本经
256. 荠苨别录
257. 高良姜别录
258. **马先蒿**本经
259. **蜀羊泉**本经
260. **积雪草**本经，连钱草续注
261. 恶实别录，叶附
262. 莎草根别录
263. 大小蓟根别录
264. 垣衣别录，地衣续注
265. 艾叶别录，实附
266. **水萍**本经
267. **海藻**本经，马藻、石帆、水松续注
268. 昆布别录，紫菜续注
269. 海带新定
270. 荭草别录
271. 陟厘别录
272. 井中苔及萍别录
273. 蘹草唐附
274. 凫葵唐附
275. 菟葵唐附
276. 鳢肠唐附
277. 蒟酱唐附
278. 百脉根唐附
279. 萝摩子唐附
280. 白药唐附，葥草附
281. 莳香子唐附
282. 莳萝今附
283. 郁金唐附
284. 姜黄唐附，蒁续注
285. 蓬莪茂今附
286. 京三棱今附

287. 延胡索今附
288. 阿魏唐附
289. 卢会今附
290. 青黛今附
291. 胡黄连今附
292. 天麻今附
293. 缩沙蜜今附
294. 肉豆蔻今附
295. 红豆蔻今附
296. 白豆蔻今附
297. 茅香花今附,白茅香花续注
298. 零陵香今附
299. 艾蒳香今附
300. 甘松香今附
301. 荜拨今附，根附
302. 荜澄茄今附
303. 补骨脂今附
304. 使君子今附
305. 蜜蒙花今附
306. 伏牛花今附
307. 陀得花今附
308. 红蓝花今附
309. 灰藋新补
310. 干苔新补
311. 船底苔新补
312. 地笋新补
313. 土马鬃新定

右草部中品之下合七十种　十四种神农本经，十三种名医别录，十二种唐本先附，二十四种今附，五种新补，二种新定。

244. **款冬**　味辛，甘，温，无毒。**主咳逆上气善喘，喉痹，诸惊痫，寒热，邪气**。消渴，喘息呼吸。**一名橐吾，一名颗东，一名虎须，一名菟奚**，一名氐冬。生常山山谷及上党水旁。十一月采花，阴干。杏仁为之使，得紫菀良，恶皂荚、消石、玄参，畏贝母、辛夷、麻黄、黄芪、黄芩、黄连、青葙。

陶隐居云：第一出河北，其形如宿莼未舒者佳，其腹里有丝。次出高丽百济，其花乃似大菊花。次亦出蜀北部宕昌，而并不如。其冬月在冰下生，十二月、正月旦取之。**唐本注云**：今出雍州南山溪水及华州山谷涧间。叶似葵而大，丛生，花出根下。

臣禹锡等谨按尔雅云：菟奚，颗涷。释曰：药草也。郭云：款涷也，紫赤，华生水中。**药性论云**：款冬花，君。主疗肺气心促急，热乏劳咳，连连不绝，涕唾稠粘，治肺痿肺痈，吐脓。**日华子云**：润心肺，益五藏，除烦，补劳劣，消痰止嗽，肺痿吐血，心虚惊悸，洗肝明目及中风等疾。十一、十二月雪中出花。

245. **牡丹**　味辛、苦，寒、微寒，无毒。**主寒热，中风，瘛疭，痉，惊痫，邪气，除癥坚瘀血留舍肠胃，安五脏，疗痈疮**。除时气，头痛，客热，五劳，劳气，头腰痛，风噤，癫疾。**一名鹿韭，一名鼠姑**。生巴郡山谷及汉中，二月、八月采根，阴干。畏菟丝子、贝母、大黄。

陶隐居云：今东间亦有，色赤者为好，用之去心。按鼠妇亦名鼠姑，而此又同，殆非其类，恐字误。**唐本注云**：牡丹，生汉中。剑南所出者，苗似羊桃，夏生白花，秋实圆绿，冬实赤色，凌冬不凋，根似芍药，肉白皮丹。出汉、剑南，土人谓之牡丹，亦名百两金，京下谓之吴牡丹者，是真也。今俗用者，异于此，别有臊气也。

臣禹锡等谨按药性论：牡丹，能治冷气，散诸痛，治女子经脉不通，血沥腰疼。**萧炳云**：今出合州者佳。白者补，赤者利。出和州、宣州者并良。**日华子云**：除邪气，悦色，通关腠血脉，排脓，通月经，消扑损瘀血，续筋骨，除风痹，落胎下胞，产后一切女人冷热血气。此便是牡丹花根。

巴、蜀、渝、合州者上，海盐者次。服忌蒜。

246. **防己**　味辛、苦，平、温，无毒。**主风寒，温疟，热气，诸痫，除邪，利大小便**。疗水肿，风肿，去膀胱热，伤寒，寒热邪气，中风手脚挛急，止泄，散痈肿，恶结，诸蜗疥癣，虫疮，通腠理，利九窍。**一名解离**，文如车辐理解者良。生汉中川谷，二月、八月采根，阴干。殷孽为之使，杀雄黄，恶细辛，畏萆薢。

陶隐居云：今出宜都、建平，大而青白色，虚软者好，黯黑冰强者不佳。服食亦须之。是疗风水家要药耳。**唐本注云**：防己，本出汉中者，作车辐解，黄实而香，其青白虚软者，名木防己，都不任用。陶谓之佳者，盖未见汉中者尔。

臣禹锡等谨按药性论云：汉防己，君，味苦，有小毒。能治湿风，口面㖞斜，手足疼，散留痰，主肺气嗽喘。又云木防己，使，畏女菀、卤咸，味苦、辛。能治男子肢节中风，毒风不语，主散结气，拥肿，温疟，风水肿，治膀胱。**萧炳云**：木防己出华州。续注

247. **女菀**　味辛，温，无毒。**主疗风寒洗洗，霍乱，泄痢，肠鸣上下无常处，惊痫，寒热百疾**。疗肺伤咳逆出汗，久寒在膀胱支满，饮酒夜食发病。一名白菀，一名织女菀，一名茆。生汉中川谷或山阳，正月、二月采，阴干。畏卤咸。

陶隐居云：比来医方都无复用之。市人亦少有，便是欲绝。别复有白菀似紫菀，非此之别名也。**唐本注云**：白菀即女菀，更无别者，有名未用中，浪出一条，无紫菀时亦用之，功效相似也。

臣禹锡等今据有名未用中无白菀者，盖唐修本草时删去尔。

248. **泽兰**　味苦、甘，微温，无毒。**主乳妇内衄，中风余疾，大腹水肿，身面四肢浮肿，骨节中水，金疮**

痈肿疮脓。产后金疮内塞。**一名虎兰，一名龙枣，一名虎蒲。生汝南诸大泽旁，三月三日采，阴干**。防己为之使。

陶隐居云：今处处有，多生下湿地。叶微香，可煎油，或生泽旁，故名泽兰，亦名都梁香，可作浴汤。人家多种之，而叶小异。今山中又有一种甚相似，茎方，叶小强，不甚香。既云泽兰，又生泽旁，故山中者为非，而药家乃采用之。**唐本注**云：泽兰，茎方，节紫色，叶似兰草而不香，今京下用之者，是。陶云都梁香，乃兰草尔，俗名兰香，煮以洗浴，亦生泽畔，人家种之，花白，紫萼茎圆，殊非泽兰也。陶注兰草，复云名都梁香，并不深识也。

臣禹锡等谨按吴氏云：泽兰一名水香。神农、黄帝、岐伯、桐君：酸，无毒。季氏：温。生下地水傍，叶如兰，二月生香，赤叶，四叶相值枝节间。**药性论**云：泽兰，使，味苦、辛。主产后腹痛，频产血气衰冷，成劳瘦羸，又治通身面目大肿。主妇人血沥腰痛。**日华子**泽兰，通九窍，利关脉，养血气，破宿血，消癥瘕，产前产后百病，通小肠，长肉生肌，消扑损瘀血，治鼻洪吐血，头风目痛，妇人劳瘦，丈夫面黄。四月、五月采，作缠把子。

249. 马兰　味辛，平，无毒。主破宿血，养新血，合金疮，断血痢，蛊毒，解酒疸，止鼻衄，吐血及诸菌毒。生捣傅蛇咬。生泽旁，如泽兰气臭，楚词以恶草喻恶人。北人见其花呼为紫菊，以其花似菊而紫也。又山兰，生山侧，似刘寄奴，叶无桠，不对生，花心微黄赤，亦大破血，下俚人多用之。新补　见陈藏器及日华子

250. 地榆　味苦、甘、酸，**微寒**，无毒。**主妇人乳痓痛，七伤，带下病，止痛，除恶肉，止汗，疗金疮**。止脓血，诸瘘恶疮，热疮，消酒，除消渴，补绝伤，产后内塞，可作金疮膏。生桐柏及宛朐山谷。二月、八月采根，曝干。得发良，恶麦门冬。

陶隐居云：今近道处处有，叶似榆而长，初生布地，而花子紫黑色如豉，故名玉豉。一茎长直上，根亦入酿酒。道方烧作灰，能烂石也。乏茗时，用叶作饮亦好。**唐本注云**：主带下十二病。《孔氏音义》云：一曰多赤，二曰多白，三曰月水不通，四曰阴蚀，五曰子藏坚，六曰子门僻，七曰合阴阳患痛，八曰小腹寒痛，九曰子门闭，十曰子宫冷，十一曰梦与鬼交，十二曰五脏不定，用叶作饮代茶，甚解热。**今按别本注云**：今人止冷热痢及疳痢热极效。

臣禹锡等谨按药性论云：地榆，味苦，平。能治产后余瘀，疹痛，七伤，治金疮，止血痢，蚀脓。**萧炳云**：今方用共樗皮同疗赤白痢。**日华子云**：排脓，止吐血，鼻洪，月经不止，血崩，产前后诸血疾，赤白痢并水泻，浓煎止肠风。但是平原川泽皆有，独茎花紫，七、八月采。

251. **王孙　味苦，平，无毒。主五脏邪气，寒湿痹，四肢疼酸，膝冷痛。**疗百病，益气。吴名白功草，楚名王孙，齐名长孙，一名黄孙，一名黄昏，一名海孙，一名蔓延。生海西川谷及汝南城郭垣下。

陶隐居云：今方家皆呼名黄昏，又云牡蒙，市人亦少识者。**唐本注云**：《小品》述本草牡蒙，一名王孙。《药对》有牡蒙，无王孙，此则一物明矣。又主金疮破血，生肌肉，止痛，赤白痢，补虚益气，除脚肿，发阴阳也。

臣禹锡等谨按蜀本注云：叶似及己而大，根长尺余，皮、肉亦紫色。

252. **爵床　味咸，寒，无毒。主腰脊痛，不得着床，俯仰艰难，除热，可作浴汤。**生汉中川谷及田野。

唐本注云：此草似香菜，叶长而大，或如荏且细，生平泽熟田近道旁，甚疗血胀，下气，又主杖疮，汁涂立差，俗名赤眼老母草。**今按别本注云**：今人名为香苏。

253. 白前　味甘，微温，无毒。主胸胁逆气，咳嗽上气。

陶隐居云：此药出近道，似细辛而大，色白易折。主气嗽方多用之。**唐本注**云：此药叶似柳，或似芫花，苗高尺许，生洲渚沙碛之上。根白，长于细辛，味甘，俗以酒渍服，主上气。不生近道，俗名石蓝，又名嗽药。今用蔓生者味苦，非真也。**今按别本注**云：二月、八月采根暴干。根似牛膝、白薇。

臣禹锡等谨按药性论云：白前，臣，味辛。兼主一切气。**日华子**云：治贲豘肾气，肺气烦闷及上气。

254. 百部根　微温，有小毒。主咳嗽上气。

陶隐居云：山野处处有。根数十相连，似天门冬而苦强，亦有小毒。火炙酒渍饮之。疗咳嗽，亦主去虱。煮作汤，洗牛犬虱即去。《博物志》云：九真有一种草似百部，但长大尔。悬火上令干，夜取四五寸短切，含咽汁，勿令人知，疗暴嗽甚良，名为嗽药。疑此是百部，恐其土肥润处，是以长大尔。**今按陈藏器本草**云：百部根，火炙，浸酒，空腹饮，去虫蚕咬，兼疥癣疮。

臣禹锡等谨按药性论云：百部，使，味甘，无毒。能治肺家热，上气咳逆，主润益肺。**日华子**云：味苦，无毒。治疳蚘及传尸，骨蒸劳，杀蚘虫、寸白、蛲虫，并治一切树木蛀蚛，烬之亦可杀蝇蠓。又名婆妇草。一根三十来茎。

255. **王瓜　味苦，寒，无毒。主消渴，内痹，瘀血，月闭，寒热，酸疼，益气，愈聋。**疗诸邪气，热结，鼠瘘，散痈肿留血，妇人带下不通，下乳汁，止小便数不禁，逐四肢骨节中水，疗马骨刺人疮。**一名土瓜。**生鲁地平泽田野，及人家垣墙间。三月采根，阴干。

陶隐居云：今土瓜生篱院间亦有，子熟时赤，如弹丸大。根今多不预干，临用时乃掘取，不堪入大方，正单行小小尔。《礼记·月令》云：王瓜生，此之谓也。郑玄云菝葜，殊为谬矣。**唐本注**云：此物蔓生，叶似栝楼，圆无叉缺，子如栀子，生青熟赤，但无棱尔。根似葛，细而多糁。北间者，累累相连，大如枣，皮黄肉白。苗子相似，根状不同。试疗黄疸、破血，南者大胜也。**今按**陈藏器本草云：王瓜主蛊毒，小儿闪癖痞满并疟，取根及叶捣绞汁服，当吐下，宜少进之，有小毒故也。

臣禹锡等谨按尔雅云：钩，藈姑。释曰：钩，一名藈姑。郭云：钩，瓤也。一名王瓜。实如瓟瓜，正赤味苦。**药性论**云：土瓜根，使，平，一名王瓜子，主蛊毒。治小便数，遗不禁。**日华子**云：王瓜子，润心肺，治黄病，生用。肺痿，吐血，肠风泻血，赤白痢，炒用。又云土瓜根，通血脉，天行热疾，酒黄病，壮热，心烦闷，吐痰痎疟，排脓，热劳，治扑损，消瘀血，破癥癖，落胎。

256. 荠苨　味甘，寒，无毒。主解百药毒。

陶隐居云：根茎都似人参，而味小异，根味甜绝，能杀毒。以其与毒药共处，而毒皆自然歇，不正入方家用也。**今按**别本注云：根似桔梗，以无心为异。无毒。二月、八月采根暴干。

臣禹锡等谨按尔雅云：苨，菧苨。释曰：苨，一名菧苨。郭云：荠苨也。**日华子**云：荠苨，杀蛊毒，治蛇虫咬，热狂，温疾，罯毒箭。

257. 高良姜　大温，无毒。主暴冷，胃中冷逆，霍乱腹痛。

陶隐居云：出高良郡。人腹痛不止，但嚼食亦效。形气与杜若相似，而叶如山姜，**唐本注**云：生岭南者，形大虚软，江左者细紧，味亦不甚辛，其实一也。今相与呼细者为杜若，大者为高良姜，此非也。**今按**陈藏器本草云：高良姜，味辛，温。下气益声，好颜色，煮作饮服之，止痢及霍乱。**又按**别本注云：二月、三月采根暴干，味辛、苦，大热，无毒。

臣禹锡等谨按药性论云：高良姜，使。能治腹内久冷，胃气逆呕吐，治风破气，腹冷气痛，去风冷痹弱，疗下气冷逆冲心，腹痛吐泻。**日华子**云：治转筋泄痢，反胃呕食，解酒毒，消宿食。

258. 马先蒿　味苦，平，无毒。**主寒热鬼疰，中风湿痹，女子带下病，无子。一名马屎蒿。**生南阳川泽。

陶隐居云：方云一名烂石草，主恶疮，方药亦不复用。**唐本注**云：此叶大如茺蔚，花红白色，实八月、九月熟，俗谓之虎麻是也。一名马新蒿，所在有之。茺蔚苗短小，子夏中熟。而初生二种，极相似也。**今按别本注云：**近道处处有，三月、八月采茎叶阴干。

臣禹锡等谨按尔雅云：蔚，牡菣。释曰：蔚，即蒿之雄无子者。又曰：蔚，一名牡菣。《诗·蓼莪》云：匪莪伊蔚。陆机云：牡蒿也。三月始生，七月华，华似胡麻华而紫赤，八月为角，角似小豆角，锐而长。一名马新蒿是也。

259. **蜀羊泉** 味苦，**微寒，**无毒。**主头秃，恶疮，热气，疥瘙痂癣虫。**疗龋齿，女子阴中内伤，皮间实积。一名羊泉，一名羊饴。生蜀郡川谷。

陶隐居云：方药亦不复用，彼土人时有采识者。**唐本注云：**此草，俗名漆姑，叶似菊，花紫色。子类枸杞子，根如远志，无心有糁。苗主小儿惊，兼疗漆疮，生毛发。所在平泽皆有之。**今按别本注云：**今处处有，生阴湿地，三月、四月采苗叶阴干之。

260. **积雪草** 味苦，**寒，**无毒。**主大热，恶疮，痈疽，浸淫赤熛，皮肤赤，身热。**生荆州川谷。

陶隐居云：方药亦不用，想此草当寒冷尔。**唐本注云：**此草，叶圆如钱大，茎细劲蔓延，生溪涧侧。捣傅热肿丹毒，不入药用。荆楚人以叶如钱，谓为地钱草，《徐仪药图》名连钱草，生处亦稀。**今按陈藏器本草云：**积雪草，主暴热，小儿丹毒寒热，腹内热结，捣绞汁服之。**又按别本注云：**今处处有，并入药用。生阴湿地，八月、九月采苗叶阴干。

臣禹锡等谨按药性论云：连钱草亦可单用。能治瘰疬鼠漏，寒热时节来往。续注　**日华子云：**味苦、辛。以盐挼贴，消肿毒并风疹疥癣。续注

261. 恶实　味辛，平，无毒。主明目，补中，除风伤。根茎疗伤寒寒热汗出，中风面肿，消渴热中，逐水。久服轻身耐老。生鲁山平泽。

陶隐居云：方药不复用。**唐本注云：**鲁山在邓州东北。其草叶大如芋，

子壳似栗状，实细长如茺蔚子。根主牙齿疼痛，劳疟，脚缓弱，风毒痈疽，咳嗽伤肺，肺壅，疝瘕，积血，主诸风，癥瘕，冷气。吞一枚，出痈疽头。《别录》名牛蒡，一名鼠粘草。今按陈藏器本草云：恶实根蒸暴干，不尔令人欲吐，浸酒去风，又主恶疮。子名鼠粘，上有芒，能缀鼠。味苦，主风毒肿诸瘘。根可作茹食之，叶亦捣傅杖疮不脓，辟风。

臣禹锡等谨按药性论云：牛蒡亦可单用，味甘，无毒。能主面目烦闷，四肢不健，通十二经脉，洗五藏恶气。可常作菜食之，令人身轻。子研末，投酒中浸三日，每日服三、二盏，任性饮多少，除诸风，去丹石毒，主明目，利腰脚。又食前吞三枚，熟挼下，散诸结节，筋骨烦热毒。又根细切如豆，面拌作饭食之，消胀壅。又茎、叶煮汁酿酒良。又取汁夏月多浴，去皮间习习如虫行风，洗了慎风少时。又能搨一切肿毒。用根、叶入少许盐花捣。

262. 莎草根　味甘，微寒，无毒。主除胸中热，充皮毛。久服利人，益气，长须眉。一名薃，一名侯莎，其实名缇。生田野，二月、八月采。

陶隐居云：方药亦不复用，《离骚》云：青莎杂树，繁草靃靡。古人为诗多用之，而无识者，乃有鼠蓑，疗体异此。唐本注云：此草，根名香附子，一名雀头香，大下气，除胸腹中热，所在有之。茎叶都似三棱，根若附子，周匝多毛，交州者最胜。大者如枣，近道者如杏仁许。荆、襄人谓之莎草根，合和香用之。

263. 大、小蓟根　味甘，温。主养精保血。大蓟主女子赤白沃，安胎，止吐血、衄鼻，令人肥健。五月采。

陶隐居云：大蓟是虎蓟，小蓟是猫蓟，叶并多刺，相似。田野甚多，方药不复用，是贱之故。大蓟根甚疗血，亦有毒。唐本注云：大、小蓟，叶欲相似，功力有殊，并无毒，亦非虎、猫蓟也。大蓟生山谷，根疗痈肿；小蓟生平泽。俱能破血，小蓟不能消肿也。今按陈藏器本草云：小蓟破宿血，止新血，暴下血，血痢，金疮出血，呕血等，绞取汁温服，作煎和糖合金疮及蜘蛛蛇蝎毒，服之亦佳。

臣禹锡等谨按药性论云：大蓟亦可单用，味苦，平。止崩中血下。生取根捣绞汁，服半升许，多立定。**日华子**云：小蓟根，凉，无毒。治热毒风，并胸膈烦闷，开胃下食，退热，补虚损。苗，去烦热，生研汗服。小蓟力微，只可退热，不似大蓟能补养下气。又云大蓟叶，凉。治肠痈，腹藏瘀血，血运，扑损，可生研，酒并小便任服。恶疮疥癣，盐研窨傅。又名刺蓟、山牛蒡。

264. 垣衣　味酸，无毒。主黄疸，心烦，咳逆，血气，暴热在肠胃，金疮内塞。久服补中益气，长肌，好颜色。一名昔邪，一名乌韭，一名垣嬴，一名天韭，一名鼠韭。生古垣墙阴或屋上。三月三日采，阴干。

陶隐居云：方药不甚用，俗中少见有者。《离骚》亦有昔邪，或云即是天蒜尔。**唐本注**云：此即古墙北阴青苔衣也，其生石上者名昔邪，一名乌韭。江南少墙，陶故云少见。《本经》载之：屋上者名屋游，在下品，形并相似，为疗略同。《别录》云：主暴风口噤，金疮，酒渍服之效。

臣禹锡等谨按日华子云：垣衣，冷。又云：地衣，冷，微毒。治卒心痛，中恶。以人垢腻为丸，服七粒。此是阴湿地被日晒起苔藓是也。并生油调，傅马反花疮良。续注

265. 艾叶　味苦，微温，无毒。主灸百病，可作煎，止下痢，吐血，下部䘌疮，妇人漏血，利阴气，生肌肉，辟风寒，使人有子。一名冰台，一名医草。生田野。三月三日采，曝干。作煎勿令见风。

陶隐居云：捣叶以灸百病，亦止伤血。汁，又杀蛔虫。苦酒煎叶，疗癣甚良。**唐本注**云：《别录》云：艾生寒熟热，主下血、衄血、脓血痢，水煮及丸散任用。

臣禹锡等谨按药性论云：艾叶，使。能止崩血，安胎，止腹痛。醋煎作煎，治癣，止赤白痢及五藏痔泻血。煎叶，主吐血。实，主明目，疗一切鬼气。初生取作干菜食之。又除鬼气。炒艾作馄饨，吞三、五枚，以饭

压之良。长服止冷痢。又心腹恶气，取叶捣汁饮。又捣末和干姜末为丸，一服三十丸，饭压，日再服。治一切冷气，鬼邪毒气，最去恶气。**孟诜云**：艾实与干姜为末，蜜丸。消一切冷气。田野人尤与相当。**日华子云**：止霍乱转筋，治心痛，鼻洪，并带下及患痢人后分寒热急痛。和蜡并诃子烧熏，神验。艾实，暖，无毒。壮阳助水藏，腰膝及暖子宫。

266. **水萍** 味辛、酸，**寒**，无毒。**主暴热身痒，下水气，胜酒，长须发，止消渴**，下气。以沐浴，生毛发。**久服轻身。一名水花**，一名水白，一名水苏。生雷泽池泽。三月采，曝干。

陶隐居云：此是水中大萍尔，非今浮萍子。《药录》云：五月有花，白色，即非今沟渠所生者。楚王渡江所得，非斯实也。**唐本注云**：水萍者，有三种：大者名萍，中者曰荇，小者即水上浮萍。水中又有荇菜，亦相似，而叶圆。水上小浮萍，主火疮。**今按陈藏器本草云**：水萍有三种：大者曰蘋，叶圆，阔寸许，叶下有一点如水沫，一名芣菜。暴干，与栝楼等分，以人乳为丸，主消渴。捣绞取汁饮，主蛇咬毒入腹，亦可傅热疮。小萍子是沟渠间者，末傅面皯，捣汁服之，主水肿，利小便。又人中毒，取萍子暴干，末，酒服方寸匕。又为膏，长发。《本经》云水萍，应是小者。

臣禹锡等谨按尔雅云：苹，蓱。其大者苹。注：水中浮蓱，江东谓之薸。陆机《毛诗义疏》云：其粗大者谓之苹，小者曰蓱。季春始生，可糁蒸为茹，又可苦酒淹以就酒。**日华子云**：治热毒风，热疾，热狂，熁肿毒，汤火疮，风疹。

267. **海藻** 味苦、咸，**寒**，无毒。**主瘿瘤气颈下核，破散结气，痈肿、癥瘕、坚气，腹中上下鸣，下十二水肿**。疗皮间积聚暴㿉，留气热结，利小便。**一名落首**，一名藫。生东海池泽。七月七日采，曝干。反甘草。

陶隐居云：生海岛上，黑色如乱发而大少许，叶大都似藻叶。又有石帆，状如柏，疗石淋。又有水松，状如松，疗溪毒。**今按陈藏器本草云**：此物有马尾者，大而有叶者。《本经》及注海藻功状不分。马尾藻生浅水，如短马尾，细黑色，用之当浸去咸。木叶藻生深海中及新罗，叶如水藻而大。《本经》云：主结气瘿瘤是也。《尔雅》云：纶似纶，组似组，正为二藻也。海人取大叶藻，正在深海底，以绳系腰，没水下，刈得，旋系绳上。五月已后，当有大鱼伤人，不可取也。

臣禹锡等谨按尔雅云：薚，海藻。注：药草也。一名海萝。如乱发，生海中。**药性论**云：海藻，臣，味咸，有小毒。主辟百邪鬼魅，治气疾急满，疗疝气下坠疼痛，核肿，去腹中雷鸣，幽幽作声。**孟诜**云：海藻，主起男子阴气，常食之，消男子㿗疾。南方人多食之，传於北人。北人食之，倍生诸病，更不宜矣。

陈藏器云：马藻，大寒。捣傅小儿赤白游疹，火焱热疮，捣绞汁服，去暴热，热痢，止渴。生水土，如马齿相连。续注

石帆，高尺余，根如漆，上渐软，作交罗文，生海底。煮汁服，主妇人血结，月闭，石淋。续注

水松，叶如松丰茸，食之，主水肿，亦生海底。《吴都赋》云：石帆，水松是也。续注

日华子云：石帆，平，无毒。紫色，梗大者如筯，见风渐硬，色如漆。多人饰作珊瑚装。续注

268. 昆布　味咸，寒，无毒。主十二种水肿，瘿瘤聚结气，瘘疮，生东海。

陶隐居云：今惟出高丽。绳把索之如卷麻，作黄黑色，柔韧可食。《尔雅》云：纶似纶，组似组，东海有之。今青苔、紫菜皆似纶，此昆布亦似组，恐即是也。凡海中菜，皆疗瘿瘤结气。青苔、紫菜辈亦然，干苔性热，柔苔甚冷也。今按陈藏器本草云：昆布，主阴㿗，含之咽汁。生南海。叶如手大，如薄苇，紫色。

臣禹锡等谨按药性论云：昆布，臣，有小毒。利水道，去面肿，治恶疮，鼠瘘。**陈藏器**云：紫菜，味甘，寒。主下热烦气，多食令人腹痛，发气，吐白沫，饮少热醋消之。续注

萧炳云：海中菜有小螺子，损人，不可多食。

269. 海带　催生，治妇人及疗风，亦可作下水药。

出东海水中石上。比海藻更粗、柔韧而长。今登州人干之，以苴束器物。新定

270. 荭草　味咸，微寒，无毒。主消渴，去热，明目，益气。一名鸿蛞。如马蓼而大，生水旁，五月采实。

陶隐居云：此类甚多，今生下湿地，极似马蓼，甚长大。《诗》称隰有游龙，注云：荭草。郭景纯云：即茏古也。今按别本注云：此即水红也，以为汤浸疗脚气。

臣禹锡等谨按尔雅云：红，茏古。其大者蘬。疏引陆机云：一名马蓼，叶大而赤白色，生水泽中，高丈余。郭云：俗呼红草为茏鼓，语转耳。

271. 陟厘　味甘，大温，无毒。主心腹大寒，温中消谷，强胃气，止泄痢。生江南池泽。

陶隐居云：此即南人用作纸者，方家惟合断下药用之。唐本注云：此物，乃水中苔，今取以为纸。名苔纸，青黄色，体涩。《小品方》云：水中粗苔也。《范东阳方》云：水中石上生，如毛，绿色者。《药对》云：河中侧梨。侧梨、陟厘，声相近也。王子年《拾遗》云：张华撰《博物志》上晋武帝，嫌繁，命削之，赐华侧理纸万张。子年云：陟厘纸也，此纸以水苔为之，溪人语讹，谓之侧理也。今按别本注云：此即石发也。色类似苔而粗涩为异。且水苔性冷，陟厘甘温，明其陟厘与苔全异。池泽中石上名陟厘，浮水中者名苔尔。

272. 井中苔及萍　大寒。主漆疮，热疮，水肿。井中蓝，杀野葛、巴豆诸毒。

陶隐居云：废井中多生苔萍，及砖土间生杂草、莱蓝，既解毒，在井中者弥佳，不应复别是一种名井中蓝。井底泥至冷，亦疗汤火灼疮，井华水又服炼法用之。

臣禹锡等谨按蜀本云：井中苔及萍，味苦。日华子云：无毒。

273. 蔛草　味甘，寒，无毒。主暴热喘息，小儿丹

肿。一名蔛荣。生水旁。

唐本注云：叶圆，似泽泻而小。花青白，亦堪啖，所在有之。**今按别本注云**：江南人用蒸鱼食之甚美，五月、六月采茎叶暴干。唐本先附

274. 凫葵　味甘，冷，无毒。主消渴，去热淋，利小便。生水中，即荇菜也。一名接余。五月采。

唐本注云：南人名猪莼，堪食。有名未用条中载也。**今按别本注云**：即荇菜也，生水中，菜似莼，茎涩，根极长。江南人多食，云是猪莼，全为误也。猪莼与丝莼并二种，以春夏细长肥滑为丝莼，至冬短为猪莼，亦呼为龟莼。此与凫葵殊不相似也。南人捣汁服之，疗寒热也。唐本先附

臣禹锡等谨按日华子云：猪莼，解蛊毒，毒药。丝莼已见莼条解之。今据唐本注云：有名未用条中载也。而寻有名未用条中，即无凫葵、猪莼盖经《开宝详定》已删去也。

275. 菟葵　味甘，寒，无毒。主下诸石、五淋，止虎蛇毒。

唐本注云：苗如石龙芮，叶光泽，花白似梅，茎紫色，煮汁极滑，堪啖。《尔雅·释草》：一名莃，所在平泽皆有，田间人多识之。**今按别本注云**：蛇虎毒诸疮，捣汁饮之及涂疮，能解毒止痛，六月、七月采茎叶暴干。唐本先附

臣禹锡等谨按尔雅云：莃，菟葵。注：颇似葵，而小，叶状如藜，有毛，汋啖之，滑疏。汋，煮也。

276. 鳢肠　味甘、酸，平，无毒。主血痢，针灸疮发，洪血不可止者，傅之立已。汁涂发眉，生速而繁，生下湿地。

唐本注云：苗似旋蕧，一名莲子草，所在坑渠间有之。**今按别本注云**：二月、八月采阴干。唐本先附

臣禹锡等谨按萧炳云：作膏点鼻中，添脑。**日华子云**：排脓止血，通小肠，长须发，傅一切疮并蚕病。

277. 蒟酱　味辛，温，无毒。主下气温中，破痰积。生巴蜀。

唐本注云：《蜀都赋》所谓流味于番禺者。蔓生，叶似王瓜而厚大，味辛香，实似桑椹，皮黑肉白。西戎亦时将来，细而辛烈，或谓二种。交州、爱州人云：蒟酱，人家多种，蔓生，子长大，谓苗为浮留藤，取叶合槟榔食之，辛而香也。又有荜拨，丛生，子细，味辛烈于蒟酱，此当信也。今注渝泸等州出焉。唐本先附

278. 百脉根　味甘、苦，微寒，无毒。主下气，止渴，去热，除虚劳，补不足。酒浸若水煮，丸散兼用之。出肃州、巴西。

唐本注云：叶似苜蓿，花黄，根如远志。二月、八月采根，日干。唐本先附

279. 萝摩子　味甘、辛，温，无毒。主虚劳。叶食之，功同于子。陆机云：一名芄兰，幽州谓之雀瓢。

唐本注云：雀瓢，是女青别名，叶盖相似，以叶似女青，故兼名雀瓢。今按陈藏器本草云：萝摩条中白汁，主蜘蛛、蚕咬，折取汁点疮上，此汁烂丝，煮食补益。按陶注枸杞条云：傅肿，东人呼为白环藤，生篱落间，折有白汁，一名雀瓢。此注又云：雀瓢是女青，然女青终非白环，二物相似，不能分别。唐本先附

臣禹锡等谨按尔雅云：“雚，芄兰。”释曰：“雚，一名芄兰。”郭璞云：“雚芄蔓生，断之有白汁，可啖。”如此注，则似雚芄一名兰，或传写误芄衍字。

280. 白药　味辛，温，无毒。主金疮，生肌。出原州。

蒴草：凉，无毒。治恶疮疥癣，风瘙。根名白药。新分条　见日华子

唐本注云：三月苗生，叶似苦苣。四月抽赤茎，花白，根皮黄。八月叶落，九月枝折，采根，日干。今按别本注云：解野葛、生金、巴豆药毒。

刀斧折伤，能止血痛，干末傅之。唐本先附

臣禹锡等谨按药性论云：白药亦可单用，味苦。能治喉中热塞，噎痹不通，胸中隘塞，咽中常痛，肿胀。**日华子**云：白药，冷。消痰止嗽，治渴并时血，喉闭，消肿毒。

281. 莳香子　味辛，平，无毒。主诸瘘，霍乱，及蛇伤。

唐本注云：叶似老胡荽，极细，茎粗，高五、六尺，丛生。今注：一名茴香子，亦主膀胱肾间冷气及盲肠气，调中止痛呕吐。唐本先附

臣禹锡等谨按药性论云：莳香亦可单用，味苦、辛。和诸食中甚香，破一切臭气。又卒恶心，腹中不安。取茎、叶煮食之，即差。川中多食之。**日华子**云：得酒良。治干湿脚气并肾劳，癞疝气，开胃下食，治膀胱痛，阴疼。入药炒。

282. 莳萝　味辛，温，无毒。主小儿气胀，霍乱呕逆，腹冷，食不下，两胁痞满。生佛誓国，如马芹子辛香，一名慈谋勒。今附

臣禹锡等谨按日华子云：健脾，开胃气，温肠，杀鱼肉毒，补水脏及壮筋骨，治肾气。

283. 郁金　味辛、苦，寒，无毒。主血积，下气，生肌，止血，破恶血，血淋，尿血，金疮。

唐本注云：此药苗似姜黄，花白质红，末秋出茎，心无实，根黄赤，取四畔子根，去皮火干之。生蜀地及西戎，马药用之。破血而补。胡人谓之马莲。岭南者有实似小豆蔻，不堪啖。唐本先附

臣禹锡等谨按药性论云：郁金，单用亦可。治女人宿血气心痛，冷气结聚。温醋摩服之。亦啖马药，用治胀痛。

284. 姜黄　味辛、苦，大寒，无毒。主心腹结积，疰忤，下气破血，除风热，消痈肿，功力烈于郁金。

唐本注云：叶、根都似郁金，花春生于根，与苗并出。夏花烂，无子。根有黄、青、白三色。其作之方法，与郁金同尔。西戎人谓之蒁药，其味辛少苦多，与郁金同，惟花生异尔。唐本先附

臣禹锡等谨按陈藏器云：姜黄真者，是经种三年已上老姜，能生花。花在根际，一如蘘荷。根节紧硬，气味辛辣。种姜处有之，终是难得。性热不冷，《本经》云寒，误也。破血下气。西蕃亦有来者，与郁金、蒁药相似。如苏所附，即是蒁药而非姜黄。苏不能分别二物也。

又云：蒁，味苦，温。主恶气疰忤，心痛，血气结积。续注

苏云姜黄是蒁，又云郁金是胡蒁。夫如此，则三物无别，递相连名，总称为蒁，功状则合不殊。今蒁味苦，色青；姜黄，味辛，温，无毒，色黄。主破血下气。温，不寒。郁金味苦，寒，色赤。主马热病。三物不同，所用各别。日华子云：姜黄，热，无毒。治癥瘕血块痈肿，通月经，治扑损瘀血，消肿毒，止暴风痛冷气，下食。海南生者，即名蓬莪蒁；江南生者，即为姜黄。

285. 蓬莪茂　味苦、辛，温，无毒。主心腹痛，中恶疰忤鬼气，霍乱冷气，吐酸水，解毒，食饮不消，酒研服之。又疗妇人血气，丈夫奔豚。生西戎及广南诸州。

子似干椹，叶似蘘荷，茂在根下，并生一好一恶，恶者有毒，西戎人取之，先放羊食，羊不食者弃之。今附

臣禹锡等谨按陈藏器云：一名蓬莪，黑色；二名蒁，黄色；三名波杀，味甘，有大毒。药性论云：蓬莪茂，亦可单用。能治女子血气心痛，破痃癖冷气，以酒醋摩服，效。日华子云：得酒、醋良。治一切气，开胃消食，通月经，消瘀血，止扑损痛下血，及内损恶血等。此即是南中姜黄根也。

286. 京三稜　味苦，平，无毒。主老癖癥瘕结块。俗传昔人患癥癖死，遗言令开腹取之，得病块，干硬如石，文理有五色，人谓异物，窃取削成刀柄，后因以刀刈三稜，柄消成水，乃知此可疗癥癖也。黄色体重，状若鲫鱼而小。又有黑三稜，状似乌梅而稍大，有须相连

蔓延，体轻，为疗体并同。今附

臣禹锡等谨按日华子云：味甘、涩，凉。治妇人血脉不调，心腹痛，落胎，消恶血，补劳，通月经，治气胀，消扑损瘀血，产后腹痛，血运并宿血不下。

287. 延胡索　味辛，温，无毒。主破血，产后诸病，用血所为者，妇人月经不调，腹中结块，崩中淋露，产后血晕，暴血冲上，因损下血，或酒摩及煮服。生奚国。根如半夏，色黄。今附

臣禹锡等谨按日华子云：除风，治气，暖腰膝，破癥癖，扑损瘀血，落胎及暴腰痛。

288. 阿魏　味辛，平，无毒。主杀诸小虫，去臭气，破癥积，下恶气，除邪鬼蛊毒。生西蕃及昆仑。

唐本注云：苗、叶、根、茎酷似白芷。捣根汁，日煎作饼者为上，截根穿曝干者为次。体性极臭，而能止臭，亦为奇物也。唐本先附

臣禹锡等谨按萧炳云：今人日煎蒜白为假者，真者极臭，而去臭为奇物。今下细虫极效。段成式酉阳杂俎云：阿魏，出伽阇那国，即北天竺也。伽阇那呼为形虞，亦出波斯国。波斯呼为阿虞。载树长八、九尺，皮色青黄。三月生叶，叶形似鼠耳。无花实。断其枝，汁出如饴，久乃坚凝，名阿魏。拂林国僧弯所说同。摩伽陀僧提婆言：取其汁和米、豆屑合成阿魏。日华子云：阿魏，热。治传尸，破癥癖冷气，辟温治疟，热主霍乱，心腹痛，肾气，温瘴，御一切蕈菜毒。

289. 卢会　味苦，寒，无毒。主热风烦闷，胸膈间热气，明目镇心，小儿癫痫惊风，疗五疳，杀三虫及痔病疮瘘，解巴豆毒。一名讷会，一名奴会。俗呼为象胆，盖以其味苦如胆故也。生波斯国，似黑饧。今附

臣禹锡等谨按药性论云：卢会亦可单用。杀小儿疳蚘，主吹鼻，杀脑

疳，除鼻痒。南海药谱云：树脂也，本草不细委之，谓是象胆，殊非也。兼治小儿诸热。

290. 青黛　味咸，寒，无毒。主解诸药毒，小儿诸热，惊痫发热，天行头痛寒热，并水研服之，亦摩傅热疮恶肿，金疮下血，蛇犬等毒。从波斯国来及太原并庐陵、南康等。染澱亦堪傅热恶肿，蛇虺螫毒。染瓮上池沫，紫碧色者，用之同青黛功。今附

臣禹锡等谨按药性论云：青黛，君，味甘，平。能解小儿疳热消瘦，杀虫。陈藏器云：青黛并鸡子白、大黄，傅疮痈、蛇虺等。

291. 胡黄连　味苦，平，无毒。主久痢成疳，伤寒咳嗽，温疟骨热，理腰肾，去阴汗，小儿惊痫寒热，不下食，霍乱下痢。生胡国。似干杨柳，心黑外黄。一名割孤露泽。今附

292. 天麻　味辛，平，无毒。主诸风湿痹，四肢拘挛，小儿风痫惊气，利腰膝，强筋力。久服益气，轻身长年。生郓州、利州、太山、崂山诸山，五月采根，暴干。

叶如芍药而小，当中抽一茎直上如箭杆，茎端结实，状若续随子，至叶枯时，子黄熟。其根连一、二十枚，犹如天门冬之类，形如黄瓜，亦如芦菔，大小不定，彼人多生啖，或蒸煮食之。今多用郓州者佳。今附

臣禹锡等谨按别注又云：主诸毒恶气，支满，寒疝，下血。今处处有之。时人多用蔫，茎似箭杆，赤色，故茎名赤箭也。药性论云：赤箭脂，一名天麻，又名定风草。味甘，平。能治冷气瘰痹，摊缓不遂，语多恍惚，多惊失志。陈藏器云：天麻，寒。主热毒痈肿。捣茎、叶傅之。亦取子作饮，去热气。生平泽，似马鞭草，节节生紫花，花中有子，如青葙子。日华子云：味甘，暖。助阳气，补五劳七伤，鬼疰蛊毒，通血脉，开窍，服无忌。

293. 缩沙蜜　味辛，温，无毒。主虚劳冷泻，宿食不消，赤白泄痢，腹中虚痛下气。生南地。苗似廉姜，形如白豆蔻。其皮紧厚而皱，黄赤色，八月采。今附

臣禹锡等谨按药性论云：缩沙蜜，君，出波斯国。味苦、辛。能主冷气腹痛，止休息气痢，劳损，消化水谷，温暖脾胃，治冷滑下痢不禁，虚羸。方曰：熬末，以羊子肝薄切，用末逐片糁，瓦上焙干为末，入干姜末，饭为丸。日二服五十丸。又方：炮附子末、干姜、厚朴、陈橘皮等分为丸，日二服四十丸。**陈藏器**云：缩沙蜜，味酸。主上气咳嗽，奔豚，鬼疰，惊痫邪气。似白豆蔻子。**嵩阳子**曰：止痢，味辛、香。**日华子**云：治一切气，霍乱转筋，心腹痛。能起酒香味。

294. 肉豆蔻　味辛，温，无毒。主鬼气，温中，治积冷，心腹胀痛，霍乱中恶，冷疰，呕沫冷气，消食止泄，小儿乳霍。其形圆小，皮紫紧薄，中肉辛辣。生胡国，胡名迦拘勒。今附

臣禹锡等谨按药性论云：肉豆蔻，君，味苦、辛。能主小儿吐逆，不下乳，腹痛，治宿食不消，痰饮。**日华子**云：调中下气，止泻痢，开胃消食，皮外络下气，解酒毒，治霍乱，味珍，力更殊。

295. 红豆蔻　味辛，温，无毒。主肠虚水泻，心腹搅痛，霍乱呕吐酸水，解酒毒。不宜多服，令人舌粗，不思饮食。云是高良姜子。其苗如芦，叶似姜，花作穗，嫩叶卷而生，微带红色。生南海诸谷。今附

臣禹锡等谨按药性论云：红豆蔻亦可单用，味苦、辛。能治冷气腹痛，消瘴雾气毒，去宿食，温腹肠，吐泻痢疾。

296. 白豆蔻　味辛，大温，无毒。主积冷气，止吐逆反胃，消谷下气，出伽古罗国，呼为多骨。形如芭蕉，叶似杜若，长八、九尺，冬夏不凋，花浅黄色。子

作朵，如葡萄，其子初出微青，熟则变白。七月采。今附

297. 茅香花　味苦，温，无毒。主中恶，温胃，止呕吐，疗心腹冷痛。苗叶可煮作浴汤，辟邪气，令人身香。生剑南道诸州。其茎叶黑褐色，花白，即非白茅香也。今附

臣禹锡等谨按陈藏器云：茅香，味甘，平。生安南，如茅根。

日华子云：白茅香花塞鼻洪，傅久不合灸疮，罯刀箭疮，止血并痛。煎汤止吐血，鼻衄。续注

298. 零陵香　味甘，平，无毒。主恶气疰，心腹痛满，下气，令体香。和诸香作汤丸用之，得酒良。生零陵山谷。叶如罗勒。《南越志》名燕草，又名薰草，即香草也。《山海经》云：薰草，麻叶方茎，气如蘼芜，可以止疠，即零陵香也。今附

臣禹锡等谨按陈藏器云：薰草，明目止泪，疗泄精，去邪恶气，伤寒头疼。一名蕙草，生下湿地，三月采，阴干。脱节者良。按薰草，即蕙根也。叶如麻，两两相对，此即是零陵香也。日华子云：治血气腹胀，酒煎服茎、叶。

299. 艾蒳香　味甘，温，无毒。去恶气，杀虫，主腹冷泄痢。《广志》曰：出西国，似细艾。又有松树皮绿衣，亦名艾蒳，可以和合诸香，烧之以聚其烟，青白不散，而与此不同也。今附

臣禹锡等谨按古药府诗云：行胡从何方，列国持何来，氍毹毾㲪五木香，迷迭艾蒳与都梁是也。

300. 甘松香　味甘，温，无毒。主恶气，卒心腹痛满，兼用合诸香。丛生，叶细。《广志》云：甘松香出

姑臧。今附

臣禹锡等谨按日华子云：治心腹胀，下气。作浴汤，令人身香。

301. 荜拨　味辛，大温，无毒。主温中下气，补腰脚，杀腥气，消食，除胃冷阴疝痃癖。其根名荜拨没，主五劳七伤，阴汗核肿。生波斯国。此药丛生，茎叶似蒟酱，子紧细，味辛烈于蒟酱。今附

臣禹锡等谨按日华子云：治霍乱冷气，心痛血气。陈藏器云：毕勃没，味辛，温，无毒。主冷气呕逆，心腹胀满，食不消，寒疝核肿，妇人内冷无子，治腰肾冷，除血气。生波斯国，似柴胡黑硬。毕拨根也。

302. 荜澄茄　味辛，温，无毒。主下气消食，皮肤风，心腹间气胀，令人能食。疗鬼气，能染发及香身。生佛誓国，似梧桐子及蔓荆子微大，亦名毗陵茄子。今附

臣禹锡等谨按日华子云：治一切气并霍乱泻，肚腹痛，肾气膀胱冷。

303. 补骨脂　味辛，大温，无毒。主五劳七伤，风虚冷，骨髓伤败，肾冷精流，及妇人血气堕胎。一名破故纸。生广南诸州及波斯国。树高三、四尺，叶小似薄荷。其舶上来者最佳。今附

臣禹锡等谨按药性论云：婆固脂，一名破故纸。味苦、辛。能主男子腰疼，膝冷囊湿，逐诸冷痹顽，止小便利，腹中冷。日华子云：兴阳事，治冷劳，明耳目。南蕃者色赤，广南者色绿。入药微炒用。又名胡韭子。

304. 使君子　味甘，温，无毒。主小儿五疳，小便白浊，杀虫，疗泻痢。生交广等州。形如栀子，棱瓣深而两头尖，亦似诃梨勒而轻。俗传始因潘州郭使君，疗小儿多是独用此物，后来医家因号为使君子也。今附

305. 蜜蒙花　味甘，平、微寒，无毒。主青盲肤瞖，赤涩多眵泪，消目中赤脉，小儿麸豆及疳气攻眼。生益州川谷。树高丈余，叶似冬青叶而厚，背色白有细毛，二月、三月采花。今附

306. 伏牛花　味苦、甘，平，无毒。疗久风湿痹，四肢拘挛，骨肉疼痛。作汤，主风眩头痛，五痔下血。一名隔虎刺花。花黄色。生蜀地，所在皆有，三月采。今附

307. 陀得花　味甘，温，无毒。主一切风血，浸酒服。生西国，胡人将来。胡人采此花以酿酒，呼为三勒浆。今附

308. 红蓝花　味辛，温，无毒。主产后血运口噤，腹内恶血不尽绞痛，胎死腹中，并酒煮服。亦主蛊毒下血，堪作燕脂。其苗生捣碎，傅游肿。其子吞数颗，主天行疮子不出。其燕脂，主小儿聤耳，滴耳中。生梁汉及西域。一名黄蓝。《博物志》云：黄蓝，张骞所得，今仓魏地亦种之。今附

309. 灰藋　味甘，平，无毒。主恶疮，虫、蚕、蜘蛛等咬。捣碎和油傅之，亦可煮食。亦作浴汤去疥癣风瘙。烧为灰，口含及内齿孔中，杀齿䘌甘疮。取灰三、四度淋取汁，蚀息肉，除白癜风，黑子面皯，着肉作疮。子炊为饭，香滑，杀三虫。生熟地叶心有白粉，似藜。而藜心赤，茎大堪为杖，亦杀虫，人食为药，不如

白藋也。新补　见陈藏器

310. 干苔　味咸寒。一云温。主痔杀虫及霍乱呕吐不止，煮汁服之。又心腹烦闷者，冷水研如泥，饮之即止。又发诸疮疥，下一切丹石，杀诸药毒。不可多食，令人痿黄少血色，杀木蠹虫，内木孔中，但是海族之流，皆下丹石。新补　见孟诜、陈藏器、日华子

311. 船底苔　冷，无毒。治鼻洪吐血，淋疾。以炙甘草并豉汁，浓煎汤旋呷。又主五淋，取一团鸭子大，煮服之。又水中细苔，主天行病，心闷，捣绞汁服。新补　见孟诜、陈藏器、日华子

312. 地笋　温，无毒。利九窍，通血脉，排脓治血，止鼻洪吐血，产后心腹痛，一切血病。肥白人、产妇可作蔬菜食，甚佳。即泽兰根也。新补　见陈藏器及日华子

313. 土马鬃　治骨热败烦，热毒壅，衄鼻。所在背阴古墙垣上有之，岁多雨则茂盛。世人或便以为垣衣，非也。垣衣生垣墙之侧，此物生垣墙之上，比垣衣更长，大抵苔之类也。以其所附不同，故立名与主疗亦异。在屋则谓之屋遊、瓦苔；在墙垣则谓之垣衣、土马鬃；在地则谓之地衣；在井则谓之井苔；在水中石上则谓之陟厘。土马鬃，近世常用，而诸书未著，故附新定条焉。新定

《嘉祐本草》草部下品之上卷第十

太常少卿直集贤院校正医书官臣掌禹锡等奉敕修

314. **大黄**本经
315. **桔梗**本经
316. **甘遂**本经
317. **葶苈**本经
318. **芫花**本经
319. **泽漆**本经
320. **大戟**本经
321. **荛华**本经
322. **旋覆华**本经
323. **钩吻**本经
324. **藜芦**本经
325. 赭魁别录
326. 及已别录
327. **乌头**本经，乌喙、射罔、土附子续注
328. **天雄**本经
329. **附子**本经
330. 侧子别录
331. **羊踯躅**本经
332. **茵芋**本经
333. **射干**本经
334. **鸢尾**本经
335. **贯众**本经，花附
336. **半夏**本经
337. 由跋根别录
338. **虎掌**本经
339. **莨菪子**本经
340. **蜀漆**本经
341. **常山**本经
342. **青葙子**本经
343. **牙子**本经
344. **白蔹**本经
345. **白及**本经
346. **蛇全**本经
347. **草蒿**本经，青蒿子、臭蒿子续注
348. **雚菌**本经

右草部下品之上合三十五种　三十一种神农本经，四种名医别录。

314. **大黄、将军**　味苦，寒、大寒，无毒。**主下瘀血，血闭，寒热，破癥瘕积聚，留饮宿食，荡涤肠胃，推陈致新，通利水谷，调中化食，安和五脏。**平胃下气，除痰实，肠间结热，心腹胀满，女子寒血闭胀，小腹痛，诸老血留结。一名黄良。生河西山谷及陇西。二月、八月采根，火干。得芍药、黄芩、牡蛎、细辛、伏苓疗惊恚怒，心下悸气。得消石、紫石英、桃仁疗女子血闭。黄芩为之使。无所畏。

陶隐居云：今采益州北部汶山及西山者，虽非河西、陇西，好者犹作紫地锦色，味甚苦涩，色至浓黑。西川阴干者胜。北部日干，亦有火干者，皮小焦不如，而耐蛀堪久。此药至劲利，粗者便不中服，最为俗方所重。道家时用以去痰疾，非养性所须也。将军之号，当取其骏快矣。**唐本注云**：大黄性湿润，而易坏蛀，火干乃佳。二月、八月日不烈，恐不时燥，即不堪矣。叶、子、茎并似羊蹄，但粗长而厚，其根细者，亦似宿羊蹄，大者乃如碗，长二尺。作时烧石使热，横寸截，著石上煿之，一日微燥，乃绳穿晾之，至干为佳。幽、并已北渐细，气力不如蜀中者。今出宕州、凉州、西羌、蜀地皆有。其茎味酸，堪生啖，亦以解热，多食不利人。陶称蜀地者不及陇西，误矣。**今按**陈藏器本草云：大黄用之，当分别其力。若取和厚深沉能攻病者，可用蜀中似牛舌片紧硬者；若取泻泄骏快推陈去热，当取河西锦纹者。凡有蒸、有生、有熟，不得一概用之。

臣禹锡等谨按蜀本云：叶似蓖麻。根如大芋。傍生细根如牛蒡，小者亦似羊蹄。又云《图经》云：高六、七尺，茎脆。**药性论云**：蜀大黄，使，去寒热，忌冷水，味苦、甘。消食，炼五藏，通女子经候，利水肿，能破痰实，冷热，结聚宿食，利大小肠，贴热毒肿，主小儿寒热时疾，烦热蚀脓，破留血。**日华子云**：通宣一切气，调血脉，利关节，泄壅滞水气，四肢冷热不调，温瘴热疾，利大小便。并傅一切疮疖痈毒。廓州马蹄峡中者次。

315. **桔梗**　味辛、苦，微温，有小毒。**主胸胁痛如刀刺，腹满，肠鸣幽幽，惊恐悸气。**利五脏肠胃，补血气，除寒热风痹，温中消谷，疗喉咽痛，下蛊毒。一名利如，一名房图，一名白药，一名梗草，一名荠苨。生嵩高山谷及宛朐。二、八月采根，曝干。节皮为之使。得牡蛎、远志疗恚怒，得消石、石膏疗伤寒。畏白及、龙眼、龙胆。

陶隐居云：近道处处有，叶名隐忍。二、三月生，可煮食之。桔梗疗蛊毒甚验。俗方用此，乃名荠苨。今别有荠苨，能解药毒，所谓乱人参者便是，非此桔梗，而叶甚相似。但荠苨叶下光明、滑泽、无毛为异，叶生又不如人参相对者尔。唐本注云：人参，苗似五加阔短，茎圆，有三、四桠，桠头有五叶。陶引荠苨乱人参，谬矣。且荠苨、桔梗，又有叶差互者，亦有叶三、四对者，皆一茎直上，叶既相乱，惟以根有心、无心为别尔。

臣禹锡等谨按药性论云：桔梗，臣，味苦，平，无毒。能治下痢，破血，去积气，消积聚痰涎，主肺气气促嗽逆，除腹中冷痛，主中恶及小儿惊痫。日华子云：下一切气，止霍乱转筋，心腹胀痛，补五劳，养气，除邪辟温，补虚，消痰破癥瘕，养血排脓，补内漏及喉痹，痃毒。以白粥解。

316. **甘遂** 味苦、甘，寒、大寒，有毒。**主大腹疝瘕，腹满，面目浮肿，留饮宿食，破癥坚积聚，利水谷道。**下五水，散膀胱留热，皮中痞，热气肿满。**一名主田，**一名甘藁，一名陵藁，一名凌泽，一名重泽。**生中山川谷。**二月采根，阴干。瓜蒂为之使，恶远志，反甘草。

陶隐居云：中山在代郡。先第一本出太山，江东比来用京口者，大不相似。赤皮者胜，白皮都下亦有，名草甘遂，殊恶，盖谓赝伪草耳，非言草石之草也。唐本注云：所谓草甘遂者，乃蚤休也，疗体全别。真甘遂苗似泽漆，草甘遂苗一茎，茎端六、七叶，如蓖麻、鬼臼叶等。生食一升，亦不能利，大疗痈疽、蛇毒。且真甘遂皆以皮赤肉白，作连珠实重者良。亦无皮白者，皮白乃是蚤休，俗名重台也。

臣禹锡等谨按药性论云：京甘遂，味苦。能泻十二肿水疾，能治心腹坚满，下水，去痰水，主皮肌浮肿。日华子云：京西者上，汴、沧、吴者次，形似和皮甘草，节节切之。

317. **葶苈** 味辛、苦，寒、大寒，无毒。**主癥瘕积**

聚结气，饮食寒热，破坚逐邪，通利水道。下膀胱水，腹留热气，皮间邪水上出。面目浮肿，身暴中风热痱痒，利小腹。久服令人虚。**一名大室，一名大适**，一名丁历，一名蕈蒿。生藁城平泽及田野。立夏后采实，阴干。得酒良，榆皮为之使，恶僵蚕、石龙芮。

陶隐居云：出彭城者最胜，今近道亦有。母即公荠，子细黄至苦，用之当熬也。今按此药亦疗肺壅上气咳嗽，定喘促，除胸中痰饮。

臣禹锡等谨按蜀本云：苗似荠苨，春末生，高二、三尺，花黄，角生子黄细。五月熟，采子暴干。**药性论云**：葶苈，臣，味酸，有小毒。能利小便，抽肺气上喘息急，止嗽。**尔雅云**：蕈，亭历。注：实、叶皆似芥，一名狗荠。**日华子云**：利小肠，通水气虚肿。

318. **芫花**　**味辛**、苦，**温**、微温，有小毒。**主咳逆上气，喉鸣喘，咽肿，短气，蛊毒，鬼疟，疝瘕，痈肿，杀虫鱼**，消胸中淡水，喜唾，水肿，五水在五脏皮肤，及腰痛，下寒毒、肉毒。久服令人虚。**一名去水**，一名毒鱼，一名牡芫。其根名蜀桑根，疗疥疮，可用毒鱼。生淮源川谷。三月三日采花，阴干。决明子为之使，反甘草。

陶隐居云：近道处处有，用之微熬，不可近眼。

臣禹锡等谨按蜀本图经云：苗高二、三尺，叶似白前及柳叶，根皮黄，似桑根。正月、二月花发，紫碧色。叶未生时收，日干。三月即叶生花落，不堪用也。**药性论云**：芫花，使，有大毒。能治心腹胀满，去水气，利五藏，寒痰涕唾如胶者，主通利血脉，治恶疮，风痹湿，一切毒风，四肢挛急不能行步，能泻水肿，胀满。**日华子云**：疗嗽，瘴疟。所在有，小树子在陂涧旁。三月中盛，花浅紫色。

319. **泽漆**　**味苦**、辛，**微寒**，无毒。**主皮肤热，大腹水气，四肢面目浮肿，丈夫阴气不足**。利大小肠，明目，轻身。一名漆茎，大戟苗也。生太山川泽。三月三日、七月七日采茎叶，阴干。小豆为之使，恶署预。

陶隐居云：是大戟苗，生时摘叶有白汁，故名泽漆，亦能啮人肉。

臣禹锡等谨按蜀本图经云：五月采，日干用。药性论云：泽漆，使。治人肌热，利小便。日华子云：冷，微毒。止疟疾，消痰退热。此即大戟花。川泽中有。茎梗小，有叶花黄，叶似嫩菜，四、五月采之。

320. **大戟** 味苦、甘，寒、大寒，有小毒。**主蛊毒，十二水，腹满急痛，积聚，中风，皮肤疼痛，吐逆。**颈腋痈肿，头痛，发汗，利大小肠。**一名邛钜。**生常山。十二月采根，阴干。反甘草、畏菖蒲、芦草、鼠屎。

陶隐居云：近道处处有，至猥贱也。

臣禹锡等谨按唐本云：畏昌蒲、芦草、鼠屎。蜀本图经云：苗似甘遂高大，叶有白汁，花黄。根似细苦参，皮黄黑，肉黄白，五月采苗，二月、八月采根用。尔雅云：荞，邛钜。注云：今本草大戟也。药性论云：大戟，使，反芫花、海藻，毒用菖蒲解之。味苦、辛，有大毒。破新陈，下恶血癖块，腹内雷鸣，通月水，善治瘀血。能堕胎孕。日华子云：小豆为之使，恶署预。泻毒药，泄天行黄病，温疟，破癥结。

321. **荛华** 味苦、辛，寒、微寒，有毒。**主伤寒，温疟，下十二水，破积聚，大坚，癥瘕，荡涤肠胃中留癖，饮食，寒热邪气，利水道。**疗淡饮咳嗽。生咸阳川谷及河南中牟。六月采花，阴干。

陶隐居云：中牟者，平时惟从河上来，形似芫花而极细，白色。比来隔绝，殆不可行。唐本注云：此药苗似胡荽，茎无刺，花细，黄色，四月、五月收，与芫花全不相似也。

臣禹锡等谨按蜀本图经云：苗高二尺许，生岗原上，今所在有之，见用雍州者好。药性论云：荛花，使。治欬逆上气，喉中肿满，疰气蛊毒，痃癖气块，下水肿等。

322. **旋覆华** 味咸、甘，温、微温，冷利，有小毒。**主结气胁下满，惊悸，除水，去五脏间寒热，补中下气。**消胸上淡结，唾如胶漆，心胁痰水，膀胱留饮，风气湿痹，皮间死肉，目中眵曦，利大肠，通血脉，益色泽。**一名金沸草，一名盛椹，**一名戴椹。其根，主风湿。生平泽川谷。五月采花，日干，二十日成。

陶隐居云：出近道下湿地，似菊花而大。又别有旋葍根，乃出河南来，北国亦有，形似芎穷，唯合旋葍膏用之，余无所入也，非此旋覆华根也。**唐本注云：**旋葍根在上品，陶云：苗似姜，根似高良姜而细，证是旋葍根，今复道从北国来，似芎穷，与高良姜全无仿佛尔。

臣禹锡等谨按蜀本图经云：旋復花叶似水苏，花黄如菊。今所在皆有，六月至九月采花。**药性论云：**旋覆花，使，味甘，无毒。主肋胁气下，寒热水肿，主治膀胱宿水，去逐大腹，开胃，止呕逆不下食。**尔雅云：**蕧，盗庚。注：旋覆似菊，疏：蕧，一名盗庚也。**萧炳云：**旋（平声）复用花，葍（音福）旋（徐愿反）用根。**日华子云：**无毒，明目，治头风，通血脉。叶止金疮血。

323. **钩吻** 味辛，温，有大毒。**主金创乳痓，中恶风，咳逆上气，水肿，杀鬼疰蛊毒，**破癥积，除脚膝痹痛，四肢拘挛，恶疮疥虫，杀鸟兽。**一名野葛。**折之青烟出者名固活。甚热，不入汤。生傅高山谷及会稽东野。秦钩吻，味辛。疗喉痹，咽中塞，声变，咳逆气，温中。一名除辛，一名毒根。生寒石山，二月、八月采。半夏为之使，恶黄芩。

陶隐居云：五符中亦云，钩吻是野葛，言其入口能钩人喉吻，或言吻作挽字，牵挽人腹而绝之。核事而言，乃是两物。野葛是根，状如牡丹，所生处亦有毒，飞鸟不得集之，今人用合膏服之无嫌。钩吻别是一草，叶似黄精而茎紫，当心抽花，黄色，初生既极类黄精，故以为杀生之对也。或云钩吻是毛茛，此《本经》及后说皆参错不同，未详定云何？又有一物名阴命，赤色，着木悬其子，生山海中，最有大毒，入口即杀人。**唐本注**云：野葛生桂州以南，村墟闾巷间皆有，彼人通名钩吻，亦谓苗名钩吻、根名野葛。蔓生。人自求死者，取一二叶手挼使汁出，掬水饮，半日即死，而羊食其苗大肥。物有相伏如此，若巴豆鼠食则肥也。陶云飞鸟不得集之，妄矣，其野葛以时新采者，皮白骨黄，宿根似地骨，嫩根如汉中防己，皮节断者良。正与白花藤根相类，不深别者，颇亦惑之。其新取者，折之无尘气，经年已后，则有尘起，根骨似枸杞，有细孔久者，折之，则尘气从孔中出，令折枸杞根亦然。经言折之青烟起者名固活为良，此亦不达之言也。且黄精直生，如龙胆、泽漆，两叶或四、五叶相对，钩吻蔓生，叶如柳叶。《博物志》云：钩吻叶似凫葵，并非黄精之类。毛茛是有毛石龙芮，何干钩吻？秦中遍访元无物，乃文外浪说耳。

臣禹锡等谨按蜀本秦钩吻，主喉痹，咽中塞，声变，欬逆，温中。一名除辛。生寒石山。二月、八月采。谨按：钩吻，一名野葛者。亦如徐长卿、赤箭、鬼箭等，并一名鬼督邮。鬼督邮自是一物。今钩吻一名野葛，则野葛自有一种，明矣。且药有名同而体异者极多，非独此也。据陶注云：钩吻叶似黄精而茎紫，当心抽花，黄色者是。苏云：野葛出桂州，叶似柿叶，人食之即死者。当别是一物尔。又云：苗名钩吻，根名野葛，亦非通论。按今市人皆以叶似黄精者为钩吻。按《雷公炮炙方》云：黄精勿令误用钩吻，钩吻叶似黄精，而头尖处有两毛若钩是也。吴氏云：秦钩吻，一名毒根。神农：辛。雷公：有毒，杀人。生南越山或益州。叶如葛，赤茎，大如箭，根黄，正月采。**葛洪方**云：钩吻与食芹相似，而生处无他草。其茎有毛，误食之杀人。**岭表录异**云：野葛，毒草也。俗呼为胡蔓草，误食之，则用羊血解之。

324. **藜芦　味辛**、苦，**寒**、微寒，**有毒。主蛊毒，咳逆，泄痢，肠澼，头疡，疥瘙，恶疮，杀诸虫毒，去死肌**。疗哕逆，喉痹不通，鼻中息肉，马刀，烂疮。不入汤。**一名葱苒**，一名葱菼，一名山葱，**生太山山谷**。三月采根，阴干。黄连为之使，反细辛、芍药、五参，恶大黄。

陶隐居云：近道处处有。根下极似葱而多毛。用之止剔取根，微炙之，

臣禹锡等谨按蜀本图经云：叶似郁金、秦艽、蘘荷等，根若龙胆，茎

下多毛。夏生冬凋枯。今所在山谷皆有。八月采根，阴干。吴氏云：藜芦，一名葱葵，一名豊芦，一名蕙葵。神农、雷公：辛，有毒。岐伯：咸，有毒。季氏：大毒，大寒。扁鹊：苦，有毒。大叶，根小相连。范子曰：藜芦出河东，黄白者善。药性论云：藜芦，便，有大毒。能主上气，去积年脓血，泄痢，治恶风疮，疥癣头秃，杀虫。

325. 赭魁　味甘，平，无毒。主心腹积聚，除三虫。生山谷，二月采。

陶隐居云：状如小芋子，肉白皮黄，近道亦有。唐本注云：赭魁，大者如斗，小者如升，叶似杜衡，蔓生草木上，有小毒。陶所说者，乃土卵尔，不堪药用，梁、汉人名为黄独，蒸食之，非赭魁也。

臣禹锡等谨按蜀本图经云：苗蔓延生，叶似萝摩，根若菝葜，皮紫黑，肉黄赤，大者轮囷如升，小者若拳，今所在有之。据《本经》云无毒。而苏云有小毒。又云陶说者梁、汉人蒸食之。则无毒明矣。乃陶说为是也。陈藏器云：按土卵，蔓生，根如芋，人以灰汁煮食之，不闻有功也。

326. 及已　味苦，平，有毒。主诸恶疮，疥痂，瘘蚀，及牛马诸疮。

陶隐居云：今人多用以合疗疥膏，甚验也。唐本注云：此草一茎，茎头四叶，叶隙着白花，好生山谷阴虚软地，根似细辛而黑，有毒，入口使人吐，而今以当杜衡非也。疥瘙必须用之。

臣禹锡等谨按蜀本图经云：二月采根，日干之。药性论云：及已亦可单用，能治病疥。日华子云：主头疮，白秃，风瘙，皮肤痒虫。可煎汁浸并傅。

327. **乌头**　味辛、甘，温、大热，有大毒。**主中风，恶风，洗洗出汗，除寒湿痹，咳逆上气，破积聚寒热。**消胸上淡冷，食不下，心腹冷疾，脐间痛，肩胛痛不可俯仰，目中痛不可力视。又堕胎。**其汁煎之名射罔，杀禽兽。**射罔，味苦，有大毒，疗尸疰癥坚，及头中风痹痛。**一名奚毒，一名即子，一名乌喙。**乌喙，味辛，微温，有大毒。主风湿，丈夫肾湿，阴囊痒，寒热历节，掣引腰痛，不能步行，痈肿脓结，又堕胎。生朗陵川谷。正月、二月采，阴干。长三寸以上为天雄。莽草为之使，反半夏、栝楼、贝母、白敛、白及，恶藜芦。

陶隐居云：今采用四月乌头与附子同根，春时茎初生有脑形似乌鸟之头，故谓之乌头，有两岐共蒂，状如牛角，名乌喙，喙即鸟之口也。亦以八月采捣榨茎取汁，日煎为射罔，猎人以傅箭射禽兽，中人亦死，宜速解之。**唐本注**云：乌喙，即乌头异名也。此物同苗或有三歧者，然两歧者少。纵天雄、附子有两歧者，仍依本名。如乌头有两歧，即名乌喙，天雄、附子若有两歧者，复云何名之？

臣禹锡等谨按吴氏云：乌头一名茛，一名千秋，一名毒公，一名果负，一名耿子。神农、雷公、桐君、黄帝：甘，有毒。正月始生，叶厚，茎方中空，叶四四相当，与蒿相似。又云乌喙，神农、雷公、桐君、黄帝：有毒。十月采。形如乌头，有两歧，相合如乌之喙，名曰乌喙也。所畏、恶、使，尽与乌头同。**尔雅**云：芨，堇草。注：即乌头也，江东呼为堇（音靳）。**崔寔四民月令**云：三月可采乌头。**药性论**云：乌头，使，远志为之使，忌豉汁，味苦、辛，大热，有大毒。能治恶风憎寒，湿痹逆气，冷痰包心，肠腹疞痛，痃癖气块，益阳事，中风洗洗恶寒，除寒热，主胸中痰满，冷气，不下食，治欬逆上气，治齿痛，破积聚寒，主强志。

又云：乌喙，使，忌豉汁，味苦、辛，大热。能治男子肾气衰弱，阴汗，主疗风温湿邪痛，治寒热痈肿岁月不消者。续注

陈藏器云：射罔，本功外。主瘘疮，疮根结核，瘰疬，毒肿及蛇咬。先取药涂肉四畔，渐渐近疮，习习逐病至骨，疮有熟脓及黄水出，涂之；若无脓水，有生血，及新伤肉破，即不可涂，立杀人。亦如杀走兽，傅箭镞射之，十步倒也。续注

日华子云：土附子，味痖、辛，热，有毒。生去皮，捣滤汁澄清，旋添，晒干取膏，名为射罔。猎人将作毒箭使用，或中者，以甘草、蓝青、小豆叶、浮萍、冷水、荠苨皆可御也。续注

328. 天雄　味辛、甘，温、大温，有大毒。主大

风，寒湿痹，历节痛，拘挛缓急，破积聚，邪气，金创，强筋骨，轻身，健行。疗头面风去来疼痛，心腹结积，关节重，不能行步，除骨间痛，长阴气，强志令人武勇，力作不倦。又堕胎。**一名白幕。**生少室山谷。二月采根，阴干。远志为之使，恶腐婢。

陶隐居云：今采用八月中旬。天雄似附子，细而长者便是，长者乃至三、四寸许，此与乌头、附子三种，本并出建平，谓为三建。今宜都佷山最好，谓为西建。钱塘间者，谓为东建，气力劣弱，不相似，故曰西水犹胜东白也。其用灰杀之时，有冰强者并不佳。唐本注云：天雄、附子、乌头等，并以蜀道绵州、龙州出者佳。余处纵有造得者，气力劣弱，都不相似。江南来者，全不堪用。陶以三物俱出建平故名之，非也。按国语寘堇于肉，注云乌头也。《尔雅》云：芨，堇草。郭注云：乌头苗也，此物本出蜀汉，其本名堇，今讹为建，遂以建平释之。又石龙芮叶似堇草，故名水堇。今复说为水茛，亦作建音，此岂复生建平耶？检字书又无茛字，甄立言《本草音义》亦论之。天雄、附子、侧子并同用八月采造。其乌头四月上旬，今云二月采，恐非时也。

臣禹锡等谨按淮南子云：天雄，雄鸡志气益注云，取天雄三枚，内雄鸡肠中，捣生食之，令人勇。药性论云：天雄，君，忌豉汁，大热，有大毒。干姜制，用之能治风痰，冷痹，软脚，毒风，能止气喘促急，杀禽虫毒。日华子云：治一切风，一切气。助阳道，暖水藏，补腰膝，益精，明目，通九窍，利皮肤，调血脉，四肢不遂，破痃癖癥结，排脓止痛，续骨消瘀血，补冷气虚损，霍乱转筋，背脊偻伛，消风痰，下胸膈水，发汗，止阴汗，炮含治喉痹。凡丸散，炮去皮脐用，饮药即和皮生使，甚佳。可以便验。又云：天雄，大长少角刺而虚，乌喙似天雄，而附子大短有角，平稳而实，乌头次于附子，侧子小于乌头，连聚生者，名为虎掌，并是天雄一裔，子母之类，力气乃有殊等，即宿根与嫩者耳。已上并忌豉汁。

329. **附子**　味辛、甘，温、大热，有大毒。**主风寒咳逆，邪气，温中，金创，破癥坚积聚，血瘕，寒湿踒躄，拘挛膝痛，不能行走。**疗脚疼冷弱，腰脊风寒，心腹冷痛，霍乱转筋，下痢赤白，坚肌骨，强阴。又堕胎，为百药长。生犍为山谷及广汉。八月采为附子，春采为乌头。地胆为之使，恶吴公，畏防风、黑豆、甘草、黄芪、人参、乌韭。

陶隐居云：附子以八月上旬采也，八角者良。凡用三建，皆热灰炮令拆，勿过焦，惟姜附汤生用之。俗方动用附子，皆须甘草，或人参、干姜相配者，正以制其毒故也。今按陈藏器本草云：附子醋浸，削如小指，内耳中，去聋。去皮炮令拆，以蜜涂上炙之，令蜜入内，含之，勿咽其汁，主喉痹。

330. 侧子　味辛，大热，有大毒。主痈肿，风痹历节，腰脚疼冷，寒热鼠瘘。又堕胎。

陶隐居云：此即附子边角之大者，脱取之，昔时不用，比来医家以疗脚气多验。凡此三建，俗中乃是同根，而《本经》分生三处，当各有所宜故也。方云：少室天雄，朗陵乌头，皆称本土，今则无别矣。少室山连嵩高，朗陵县属豫州，汝南郡今在北国。唐本注云：侧子，只是乌头下共附子、天雄同生，小者侧子，与附子皆非正生，谓从乌头旁出也。以小者为侧子，大者为附子，今称附子角为侧子，理必不然。若当阳已下，江左及山南嵩高、齐、鲁间，附子时复有角如大豆许。夔州已上剑南所出者，附子之角，曾微黍粟，持此为用，诚亦难充。比来京下，皆用细附子有效，未尝取角，若然，方须八角附子，应言八角侧子，言取角用，不近人情也。

臣禹锡等谨按蜀本注云：昔多不用，今以疗脚气甚效，按陶云侧子即附子边角之大者，削取之。苏云只是乌头不共附子同生。小者为侧子，大者为附子。殊无证据。但云附子角小如黍粟，难充于用，故有此说。今据附子边，果有角大如枣核及槟榔已来者，形状亦自是一颗，仍不小。是则乌头傍出附子，附子旁出侧子，明矣。似乌鸟头为乌头，两歧者为乌喙，细长乃至三、四寸者为天雄，根傍如芋散生者名附子，傍连生者名侧子，五物同出而异名。苗高二尺许，叶似石龙芮及艾，其花紫赤，其实紫黑。今以龙州、绵州者为佳。作之法，以生、熟汤浸半日，勿令灭气出。以白灰裛之，数易使干。又法：以米粥及糟麹等，并不及前法。吴氏云：侧子一名莨。神农、岐伯：有大毒。八月采，阴干。是附子角之大者，畏恶与附子同。药性论云：侧子，使。能治冷风湿痹，大风筋骨挛急。

331. **羊踯躅**　味辛，温，有大毒。**主贼风在皮肤中淫淫痛，温疟，恶毒，诸痹。**邪气，鬼疰，蛊毒。一名玉支。生太行山谷及淮南山。三月采花，阴干。

陶隐居云：今近道诸山皆有之。花黄似鹿葱，羊误食其叶，踯躅而死，故以为名。不可近眼。唐本注云：玉支、踯躅一名。陶于栀子注中云：是踯躅，子名玉支，非也。花亦不似鹿葱，正似旋葍花黄色也。

今注：其苗树生，高三、四尺，叶似桃叶，花似山石榴。

臣禹锡等谨按蜀本图经云：树生高二尺，叶似桃叶，花黄似瓜花。三月、四月采花，日干。今所在有之。药性论云：羊踯躅，恶诸石及面，不入汤服也。

332. **茵芋**　味苦，温、微温，有毒。**主五脏邪气，心腹寒热，羸瘦，如疟状，发作有时，诸关节风湿痹痛。**疗久风湿走四肢，脚弱。一名莞草，一名卑共。生太山川谷。三月三日采叶，阴干。

陶隐居云：好者出彭城，今近道亦有。茎叶状如莽草而细软耳，取用之皆连细茎。方用甚稀，惟以合疗风酒散用之。

臣禹锡等谨按蜀本图经云：苗高三、四尺，叶似石榴短厚，茎赤。今出华州、雍州。四月采茎、叶，日干。药性论云：茵芋，味苦、辛，有小毒。能治五藏寒热似疟，诸关节中风痹，拘急挛痛，治男子、女人软脚毒风，治温疟发作有时。日华子云：治一切冷风，筋骨怯弱羸颤。入药炙用。出自海盐。形似石南，树生，叶厚，五、六、七月采。

333. **射干**　味苦，平，微温，有毒。**主咳逆上气，喉痹咽痛，不得消息，散结气，腹中邪逆，食饮大热。**疗老血在心肝脾间，咳唾、言语气臭，散胸中热气。久服令人虚。**一名乌扇，一名乌蒲，**一名乌翣，一名乌吹，一名草姜。生南阳川谷，生田野。三月三日采根，阴干。

陶隐居云：此即是乌翣根，庭坛多种之，黄色，亦疗毒肿。方多作夜干字，今射亦作夜音，乃言其叶是鸢尾，而复有鸢头，此盖相似尔，恐非。乌翣，即其叶名矣。又别有射干，根似而花白茎长，似射人之执竿者。故阮公诗云：射干临增城。此不入药用，根亦无块，惟有其质。唐本注云：射干，此说者是，其鸢尾，叶都似夜干，而花紫碧色，不抽高茎，根似高良姜而肉白，根即鸢头也。陶说由跋，都论此耳。

臣禹锡等谨按蜀本云：射干，微寒。《图经》云：高二、三尺，花黄实黑，根多须，皮黄黑，肉黄赤。今所在皆有。二月、八月采根，去皮日干用之。陈藏器云：射干、鸢尾，按此二物相似，人多不分。射干，总有三物。佛经云：夜干貂獄，此是恶兽，似青黄狗，食人。郭云能缘木。又阮公诗云：夜干临层城。此即是树。今人射干殊高大者，本草射干，即人间所种为花卉，亦名凤翼，叶如鸟翅，秋生红花，赤点。鸢尾亦人间多种，苗低下于射干，如鸢尾，春夏生紫碧花者是也。又注云：据此犹错，夜干花黄，根亦黄色。药性论云：射干，使，有小毒。能治喉痹，水浆不入，能通女子月闭，治疰气，消瘀血。日华子云：消痰，破癥，结胸膈满，腹胀，气喘，痃癖，开胃下食，消肿毒，镇肝明目。根润，亦有形似高良姜大小，赤黄色淡硬，五、六、七、八月采。

334. **鸢尾　味苦，平，有毒。主蛊毒，邪气，鬼疰诸毒，破癥瘕积聚大水，下三虫。**疗头眩。杀鬼魅。一名乌园。生九疑山谷，五月采。

陶隐居云：方家皆云，是夜干苗，无鸢尾之名，主疗亦异，此当别一种物。方亦有用，鸢头者即应是其根，疗体相似，而本草不显之。唐本注云：此草叶似夜干而阔短，不抽长茎，花紫碧色，根似高良姜，皮黄肉白，有小毒，嚼之戟人咽喉，与夜干全别。人家亦种，所在有之。夜干花红，抽茎长，根黄有臼。今陶云由跋，正说鸢尾根茎也。

臣禹锡等谨按蜀本云：此草叶名鸢尾，根名鸢头。亦谓之鸢根。又《图经》云：叶似射干，布地生。黑根似高良姜而节大，数个相连。今所在皆有。九月、十月采根，日干。

335. **贯众** 味苦，微寒，有毒。**主腹中邪热气，诸毒，杀三虫。**去寸白，破癥瘕，除头风，止金创。花疗恶疮，令人泄。**一名贯节，一名贯渠，一名百头，一名虎卷，一名扁苻，**一名伯萍，一名乐藻，此谓草鸱头。生玄山山谷及宛朐又少室。二月、八月采根，阴干。雚菌为之使。

陶隐居云：近道亦有，叶如大蕨，其根形色毛芒全似老鸱头，故呼为草鸱头也。

臣禹锡等谨按尔雅云：泺，贯众。注：叶员锐，茎毛黑，布地，冬不死，一名贯渠，《广雅》云贯节。蜀本云：一名乐（音洛）藻。又《图经》云：苗似狗脊，状如雉尾，根直多枝，皮黑肉赤，曲者名草鸱头，疗头风用之。今所在山谷阴处有之。药性论云：贯众，使。主腹热。赤小豆为使，杀寸白虫。

336. **半夏** 味辛，平、生微寒、熟温，有毒。**主伤寒寒热，心下坚，下气，喉咽肿痛，头眩胸胀，咳逆，肠鸣，止汗。**消心腹胸中膈淡热满结，咳嗽上气，心下急痛坚痞，时气呕逆，消痈肿，胎堕，疗痿黄，悦泽面目。生令人吐，熟令人下。用之汤洗，令滑尽。**一名地文，一名水玉，**一名守田，一名示姑。生槐里川谷。五月、八月采根，曝干。射干为之使，恶皂荚，畏雄黄、生姜、干姜、秦皮、龟甲，反乌头。

陶隐居云：槐里属扶风，今第一出青州，吴中亦有，以肉白者为佳，不厌陈久，用之皆汤洗十许过，令滑尽，不尔戟人咽喉。方中有半夏，必须生姜者，亦以制其毒故也。唐本注云：半夏所在皆有。生泽中者，名羊眼半夏，圆白为胜。然江南者，大乃径寸，南人特重之。顷来互相用，功状殊异，问南人说：苗，乃是由跋。陶注云：虎掌极似半夏，注由跋，乃说鸢尾，于此注中，似说由跋。三事混淆，陶竟不识。

臣禹锡等谨按蜀本云：熟可以下痰。又《图经》云：苗一茎，茎端三叶，有二根相重，上小下大，五月采则虚小，八月采实大。采得当以灰裛二日，汤洗暴干之。**药性论云**：半夏，使，忌羊血、海藻、饴糖，柴胡为之使，有大毒。汤淋十遍去涎方尽，其毒以生姜等分制而用之。能消痰涎，开胃建脾，止呕吐，去胸中痰满，下肺气，主欬结。新生者，摩涂痈肿不消，能除瘤瘿气。虚而有痰气，加而用之。**日华子云**：味瘡、辛，治吐食反胃，霍乱转筋，肠腹冷痰疟。

337. 由跋根　主毒肿结热。

陶隐居云：本出始兴，今都下亦种之。状如乌翣而布地，花紫色，根似附子，苦酒摩涂肿，亦效，不入余药。**唐本注云**：由跋根，寻陶所注，乃是鸢尾根，即鸢头也。由跋今南人以为半夏，顿尔乖越，非惟不识半夏，亦不知由跋与鸢尾耳。**今按陈藏器本草云**：半夏，高一、二尺，生泽中熟地，根如小指正圆，所谓羊眼半夏也。由跋苗高一、二尺，似荳蒻，根如鸡卵，生林下，所谓由跋也。

臣禹锡等谨按蜀本图经云：春抽一茎，茎端直八、九叶，根圆扁而肉白。

338. **虎掌**　味苦，温、微寒，有大毒。**主心痛，寒热结气，积聚伏梁，伤筋痿拘缓，利水道**。除阴下湿，风眩。生汉中山谷及宛朐。二月、八月采，阴干。蜀漆为之使，恶莽草。

陶隐居云：近道亦有，极似半夏，但皆大，四边有子如虎掌。今用多破之，或三、四片耳，方药亦不正用也。**唐本注云**：此药，是由跋宿者，其苗一茎，茎头一叶，枝丫夹茎。根大者如拳，小者若卵，都似扁柿，四畔有圆牙，看如虎掌，故有此名。其由跋是新根，犹大于半夏二、三倍，但四畔无子牙耳。陶云虎掌似半夏，即由跋，以由跋为半夏，释由跋苗全说鸢尾，南人至今犹用由跋为半夏也。

臣禹锡等谨按蜀本图经云：其茎端有八、九叶，花生茎间。根周围有芽，然若兽掌也。**吴氏云**：虎掌，神农、雷公：苦，无毒。歧伯、桐君：辛，有毒。立秋，九月采。**药性论云**：虎掌，使，味甘。不入汤服，能治风眩目转，主疝瘕肠痛，主伤寒时疾，强阴。

339. **莨菪子** 味苦、甘，寒，有毒。**主齿痛出虫，肉痹拘急，使人健行见鬼。**疗癫狂风痫，颠倒拘挛。**多食令人狂走。久服轻身、走及奔马，强志，益力，通神。**一名横唐。**一名行唐。**生海滨川谷及雍州。五月采子。

陶隐居云：今处处亦有。子形颇似五味核而极小。惟入疗癫狂方用，寻此乃不可多食过剂耳。久服自无嫌，通神健行，足为大益，而《仙经》不见用之，今方家多作莨蓎也。**今按陈藏器本草云**：莨菪子，主痃癖，安心定志，聪明耳目，除邪逐风变白。性温不寒，取子洗暴干，隔日空腹水下一指捻，勿令子破，破即令人发狂。亦用小便浸之，令泣，小便尽暴干，依前服之。

臣禹锡等谨按蜀本图经云：叶似王不留行、菘蓝等。茎、叶有细毛，花白，子壳作罂子形，实扁细，若粟米许，青黄色。所在皆有。六月、七月采子，日干。**药性论云**：莨菪亦可单用，味苦、辛，微热，有大毒。生能泻人见鬼，拾针狂乱。热炒止冷痢，主齿痛蚛牙孔，子，咬之虫出。石灰清煮一伏时，掬出，去芽暴干。以附子、干姜、陈橘皮、桂心、厚朴为丸。去一切冷气，积年气痢，甚温暖。热发用绿豆汁解之，焦炒碾细末，治下部脱肛。**日华子云**：温，有毒。甘草、升麻、犀角并能解之。烧熏蚛牙及洗阴汗。

340. **蜀漆** 味辛，平、微温，有毒。**主疟及咳逆寒热，腹中癥坚，痞结，积聚，邪气，蛊毒，鬼疰。**疗胸中邪结气吐出之。生江林山川谷，生蜀汉中，恒山苗也。五月采叶，阴干。栝楼为之使，恶贯众。

陶隐居云：犹是恒山苗，而所出又异者，江林山即益州江阳山名，故是同处尔。彼人采，仍萦结作丸，得时燥者，佳矣。**唐本注云**：此草日干，微萎则把束曝使燥，色青白堪用，若阴干便黑烂郁坏矣。陶云作丸，此乃梌饼，非蜀漆也。

臣禹锡等谨按蜀本图经云：五月采，日干之。**药性论云**：蜀漆，使，畏橐吾，味苦，有小毒。常山苗也。能主治瘴、鬼疟多时不差，去寒热疟，治温疟寒热，不可多进，令人吐逆。主坚癥，下肥气，积聚。**萧炳**云：桔梗为使。**日华子**云：蜀漆治癥瘕。又名鸡尿草、鸭尿草。**李含光**云：常山茎也。八月、九月采。

341. **常山** 味苦、辛，寒、微寒，有毒。**主伤寒寒热，热发温疟，鬼毒，胸中淡结吐逆。**疗鬼蛊往来，水胀，洒洒恶寒，鼠瘘。**一名互草。**生益州川谷及汉中。八月采根，阴干。畏玉札。

陶隐居云：出宜都、建平，细实黄者，呼为鸡骨恒山，用最胜。**唐本注**云：恒山叶似茗狭长，茎圆，两叶相当。三月生白花，青萼。五月结实，青圆。三子为房。生山谷间，高者不过三、四尺。

臣禹锡等谨按蜀本图经云：树高三、四尺，根似荆根，黄色而破，今出金州、房州、梁州，五月、六月采叶，名蜀漆也。**药性论**云：常山忌葱，味苦，有小毒。治诸疟，吐痰涎，去寒热。用小麦、竹叶三味合煮，小儿甚良。主疟洒洒寒热不可进多，令人大吐，治项下瘤瘿。**萧炳**云：得甘草，吐疟。**日华子**云：忌菘菜。

342. **青葙子** 味苦，微寒，无毒。**主邪气，皮肤中热，风瘙身痒，杀三虫。**恶疮、疥虱、痔蚀，下部䘌疮。**其子名草决明，疗唇口青。一名草蒿，一名萋蒿。**生平谷道旁。三月采茎叶，阴干。五月、六月采子。

陶隐居云：处处有，似麦栅花，其子甚细。后又有草蒿，别本亦作草藁，今主疗殊相类，形名又相似，极多足为疑，而实两种也。**唐本注**云：此草，苗高尺许，叶细软，花紫白色，实作角，子黑而扁光，似苋实而大，生下湿地，四月、五月采。荆襄人名为昆仑草，捣汁单服，大疗温疠，甘䘌。

臣禹锡等谨按蜀本图经云：叶细软长，亦为蔓，今所在下湿地有。**药性论**云：青葙子，一名草藁，味苦，平，无毒，能治肝藏热毒冲眼，赤障青盲翳肿，主恶疮疥瘙，治下部虫䘌疮。**萧炳**云：今主理眼，有青葙子丸。又有一种花黄，名陶珠术，苗相似。**日华子**云：治五藏邪气，益脑髓，明耳目，镇肝，坚筋骨，去风寒湿痹，苗止金疮血。

343. **牙子** 味苦、酸，寒，有毒。**主邪气热气，疥瘙恶疡疮痔，去白虫。一名狼牙，**一名狼齿，一名狼子，一名犬牙。生淮方川谷及宛朐。八月采根，曝干。中湿腐烂生衣者，杀人。芜荑为之使，恶地榆、枣肌。

陶隐居云：近道处处有，其根牙亦似兽之牙齿也。

臣禹锡等谨按蜀本图经云：苗似蛇莓而厚大，深绿色。根萌芽若兽之牙。今所在有之。二月、三月采牙，日干。**药性论云：**狼牙，使，味苦。能治浮风瘙痒，杀寸白虫，煎汁洗恶疮。**日华子云：**杀腹藏一切虫，止赤白痢，煎服。

344. **白敛** 味苦、甘，平、微寒，无毒。**主痈肿疽疮，散结气，止痛，除热目中赤，小儿惊痫，温疟，女子阴中肿痛。**下赤白，杀火毒。**一名兔核，一名白草，**一名白根，一名昆仑。生衡山山谷。二月、八月采根，曝干。代赭为之使，反乌头。

陶隐居云：近道处处有之，作藤生，根如白芷，破片以竹穿之，日干。生取根捣，敷痈肿亦效。**唐本注云：**此根，似天门冬，一株下有十许根，皮赤黑，肉白，如芍药，殊不似白芷。

臣禹锡等谨按蜀本图经云：蔓生，枝端有五叶，今所在有之。**药性论云：**白蔹，使，杀火毒，味苦，平，有毒。恶乌头。能主气壅肿。用赤小豆、苪草为末，鸡子白调涂一切肿毒，治面上疱疮。子治温疟，主寒热，结壅热肿。**日华子云：**止惊邪，发背，瘰疬，肠风痔瘘。刀箭疮，扑损，温热疟疾，血痢，汤火疮，生肌止痛。

345. **白及** 味苦、辛，平、微寒，无毒。**主痈肿，恶疮，败疽，伤阴，死肌，胃中邪气，贼风鬼击，痱缓不收。**除白癣疥虫。**一名甘根，一名连及草，**生北山川谷又宛朐及越山。紫石英为之使，恶理石，畏李核、杏仁。

陶隐居云：近道处处有之。叶似杜若，根形似菱米，节间有毛。方用亦希，可以作糊。唐本注云：此物，山野人患手足皲拆，嚼以涂之有效。

臣禹锡等谨按蜀本云：反乌头。又《图经》云：叶似初生栟（音并）榈（音闾）棕也及藜芦。茎端生一台，四月开生紫花。七月实熟，黄黑色，冬凋。根似菱，三角，白色，角头生芽。今出申州。二月、八月采根用。吴氏云神农：苦。黄帝：辛。季氏：大寒。雷公：辛，无毒。茎叶如生姜、藜芦，十月华，直上，紫赤，根白连，二月、八月、九月采。药性论云：白及，使。能治结热不消，主阴下痿，治面上皯皰，令人肌滑。日华子云：味甘、癌，止惊邪血邪，痫疾，赤眼癥结，发背瘰疬，肠风痔瘘，刀箭疮，扑损，温热疟疾，血痢，汤火疮，生肌止痛，风痹。

346. **蛇全** 味苦，微寒，无毒。**主惊痫，寒热，邪气，除热，金疮，疽痔，鼠瘘，恶疮，头疡。**疗心腹邪气，腹痛，湿痹，养胎，利小儿。**一名蛇衔。**生益州山谷。八月采，阴干。

陶隐居云：即是蛇衔，蛇衔有两种，并生石上。当用细叶黄花者，处处有之。亦生黄土地，不必皆生石上也。唐本注云：全字乃是合字。陶见误本。宜改为含。含、衔义同，见古本草也。今按陈藏器本草云：蛇衔，主蛇咬，种之亦令无蛇。今以草内蛇口中，纵伤人，亦不能有毒矣。

臣禹锡等谨按蜀本图经云：生石上及下湿地。花黄白，人家亦种之，五月采苗，生用。药性论云：蛇衔，臣，有毒。能治丹疹，治小儿寒热。日华子云：蛇含，能治蛇虫、蜂虺所伤，及眼赤，止血，煸风疹，痈肿。茎、叶俱用。又名威蛇。

347. **草蒿** 味苦，寒，无毒。**主疥瘙痂痒恶疮，杀虱，留热在骨节间，明目。一名青蒿，一名方溃。**生华阴川泽。

陶隐居云：处处有之，即今青蒿，人亦取杂香菜食之。唐本注云：此蒿，生挪敷金疮，大止血、生肉，止疼痛良。今按陈藏器本草云：草蒿主鬼气尸疰伏连，妇人血气腹内满，及冷热久痢。秋冬用子，春夏用苗，并捣绞汁服，亦暴干为末，小便冲服。如觉冷，用酒煮。又烧为灰。纸八、九重，淋取汁，和石灰，去息肉黡子。

臣禹锡等谨按蜀本图经云：叶似茵蔯蒿而背不白，高四尺许。四月、五月采苗，日干。江东人呼为犼蒿，为其臭似犼；北人呼为青蒿。**尔雅云**：蒿，菣。释曰：蒿一名菣。《诗·小雅》云：食野之蒿。陆机云：青蒿也。荆、豫之间，女南、汝阴皆云菣。孙炎云：荆楚之间谓蒿为菣。郭云：今人呼青蒿香中炙啖者为菣，是也。

日华子云：青蒿，补中益气，轻身补劳，驻颜色，长毛发，发黑不老，兼去蒜发，心痛，热黄。生捣汁服并傅之，泻痢。饭饮调末五钱匕，烧灰和石灰煎，治恶毒疮并茎亦用。续注

子：味甘，冷，无毒。明目，开胃。炒用治劳，壮健人。小便浸用治恶疮疥癣风疹，杀蝨煎洗。续注

臭蒿子：凉，无毒。治劳，下气开胃，止盗汗及邪气鬼毒。又名草蒿。续注

348. **藋菌**　味咸、甘，平、微温，有小毒。**主心痛，温中，去长虫白瘊蛲虫，蛇螫毒，癥瘕诸虫**。疽蜗，去蛔虫、寸白，恶疮。**一名藋芦**。生东海池泽及渤海章武。八月采，阴干。得酒良，畏鸡子。

陶隐居云：出北来，此亦无有，形状似菌。云鹳屎所化生，一名鹳菌。单末之，猪肉臛和食，可以遣蛔虫。**唐本注云**：藋菌，今出渤海芦苇泽中，咸卤地自然有此菌尔，亦非是鹳屎所化生也。其菌色白轻虚，表里相似，与众菌不同，疗蚘虫有效。

臣禹锡等谨按蜀本图经云：今出沧州。秋雨以时即有，天旱及霖即稀。日干者良。**药性论云**：藋菌，味苦。能除腹内冷痛，治白秃。

《嘉祐本草》草部下品之下卷第十一

太常少卿直集贤院校正医书官臣掌禹锡等奉敕修

349. **连翘**本经
350. **白头翁**本经
351. **蔄茹**本经
352. 苦芙别录
353. **羊桃**本经
354. **羊蹄**本经，酸模续注
355. **鹿藿**本经
356. **牛扁**本经
357. **陆英**本经
358. 蒴藋别录
359. **荩草**本经
360. **夏枯草**本经
361. **乌韭**本经
362. **蚤休**本经
363. 虎杖根别录
364. **石长生**本经
365. 鼠尾别录
366. 马鞭草别录
367. 马勃别录
368. 蛇莓汁别录
369. 苎根别录
370. 菰根别录
371. 狼跋子别录
372. 弓弩弦别录
373. 败蒲席别录，编荐索续注
374. 败船茹别录
375. 败天公别录
376. 屋游别录
377. 赤地利唐本先附
378. 赤车使者唐本先附
379. 刘寄奴草唐本先附
380. 三白草唐本先附
381. 牵牛子别录
382. 猪膏莓唐本先附
383. 紫葛唐本先附
384. 蓖麻子唐本先附，叶附
385. 葎草唐本先附
386. 格注草唐本先附
387. 独行根唐本先附
388. 狗舌草唐本先附
389. 乌蔹莓唐本先附
390. 豨莶唐本先附
391. **狼毒**本经
392. **鬼臼**本经
393. 芦根别录，芦苇、芦笋附
394. 甘蕉根别录，芭蕉油续注

395. **萹蓄**本经
396. 酢浆草唐本先附
397. 茼实唐本先附
398. 蒲公草唐本先附
399. **商陆**本经
400. **女青**本经
401. 水蓼唐本先附
402. 角蒿唐本先附，迭蒿续注
403. 昨叶何草唐本先附
404. 白附子别录
405. 鹤虱唐本先附
406. 甑带灰唐本先附
407. 屐屧鼻绳灰唐本先附
408. 故麻鞋底唐本先附
409. 雀麦唐本先附
410. 骨碎补今附
411. 马兜铃今附
412. 仙茅今附
413. 灯心草今附
414. 谷精草今附
415. 草三棱根今附
416. 天南星今附
417. 蒻头今附
418. 山豆根今附
419. 威灵仙今附
420. 何首乌今附
421. 五倍子今附
422. 金樱子今附
423. 续随子今附
424. 预知子今附
425. 列当今附
426. 质汗今附
427. 地菘今附
428. 鹿药今附
429. 葛粉今附
430. 燕蓐草新补
431. 鸭跖草新补
432. 五毒草新补
433. 鼠曲草新补
434. 合明草新补
435. 萱草根新补
436. 莸草新补
437. 鸡窠中草新补
438. 鸡冠子新补
439. 山慈菰新补
440. 败芒箔新补
441. 海金沙新定
442. 金星草新定
443. 木贼草新定
444. 地锦新定
445. 地椒新定
446. 葫芦巴新定

右草部下品之下合九十八种　十八种神农本经，十九种名医别录，二十四种唐本先附，二十种今附，十一种新补，六种新定。

349. 连翘　味苦，平，无毒。主寒热，鼠瘘，瘰疬，痈肿，恶疮，瘿瘤，结热，蛊毒。去白虫。**一名异翘，一名兰花，一名折根，一名轵，一名三廉。**生太山山谷。八月采，阴干。

陶隐居云：处处有，今用茎连花实也。**唐本注云**：此物有两种：大翘，小翘。大翘叶狭长如水苏，花黄可爱，生下湿地，著子似椿实之未开者，作房，翘出众草。其小翘生岗原之上，叶花实皆似大翘而小细，山南人并用之。今京下惟用大翘子，不用茎花也。

臣禹锡等谨按蜀本云：连翘，微寒。《图经》云：苗高三、四尺，今所在下湿地有，采实，日干用之。**尔雅云**：连，异翘。释曰：连一名异翘。郭云：一名连苕，又名连草。**药性论云**：连翘，使。一名旱连子。主通利五淋，小便不通，除心家客热。**日华子云**：通小肠，排脓，治疮疖，止痛，通月经。所在有。独茎，稍开三、四黄花，结子内有房瓣子。五月、六月采。

350. 白头翁　味苦，温，无毒、有毒。**主温疟狂易寒热，癥瘕积聚，瘿气，逐血，止痛，疗金疮，**鼻衄。**一名野丈人，一名胡王使者，**一名奈何草。生嵩山山谷及田野，四月采。

陶隐居云：处处有，近根处有白茸，状似人白头，故以为名。方用亦疗毒痢。**唐本注云**：其叶似芍药而大，抽一茎。茎头一花，紫色，似木堇花。实，大者如鸡子，白毛寸余，皆披下似纛头，正似白头老翁，故名焉。今言近根有白茸，陶似不识。太常所贮蔓生者，乃是女萎。其白头翁根，甚疗毒痢，似续断而扁。

今按别本注云：今处处有。其苗有风则静，无风而摇，与赤箭独活同也。又今验此草丛生。状如白薇而柔细稍长，叶生茎头如杏叶，上有细白毛，近根者有白茸。旧《经》陶注则未述其茎叶，唐注又云：叶似芍药，实大如鸡子，白毛寸余，此皆误矣。

臣禹锡等谨按蜀本图经云：有细毛，不滑泽，花蕊黄。今所在有之，二月采花，四月采实，八月采根，皆日干。**药性论云**：白头翁，使，味甘、苦，有小毒。止腹痛及赤毒痢，治齿痛，主项下瘤疬。又云：胡王使者，味苦，有毒。主百骨节痛，豚实为使。日华子云：得酒良。治一切风气，及暖腰膝，明目，消赘。子功用同上，茎、叶同用。

351. **蔄茹** 味辛、酸，**寒**、微寒，有小毒。**主蚀恶肉败疮死肌，杀疥虫，排脓恶血，除大风热气，善忘不乐**。去热痹，破癥瘕，除息肉。一名屈据，一名离娄。生代郡川谷。五月采根，阴干。黑头者良。甘草为之使，恶麦门冬。

陶隐居云：今第一出高丽，色黄。初断时汁出凝黑如漆，故云漆头。次出近道，名草蔄茹，色白，皆烧铁烁头令黑，以当漆头，非真也。叶似大戟，花黄，二月便生。根亦疗疮。

臣禹锡等谨按蜀本图经云：叶有汁，根如萝卜，皮黄肉白，所在有之。

352. 苦芙 微寒。主面白通身漆疮。

陶隐居云：处处有之，伧人取茎生食之。五月五日采，曝干，烧作灰，以疗金疮，甚验。唐本注云：今人以为漏芦，非也。

臣禹锡等谨按蜀本图经云：子若猫蓟，茎圆无刺。五月采苗，堪生啖，所在下湿地有之。药性论云：苦芙草亦可单用，味苦，无毒。日华子云：冷，治丹毒。

353. **羊桃** 味苦，**寒**，有毒。**主熛热，身暴赤色，风水积聚，恶疡，除小儿热**。去五脏五水，大腹，利小便，益气，可作浴汤。**一名鬼桃，一名羊肠**，一名苌楚，一名御弋，一名铫弋。生山林川谷及田野，二月采，阴干。

陶隐居云：山野多有，甚似家桃，又非山桃。子小细，苦不堪啖，花甚赤。《诗》云隰有苌楚者，即此也。方药亦不复用。唐本注云：此物，多生沟渠隍堑之间，人取煮以洗风痒及诸疮肿，极效。剑南人名细子根也。

臣禹锡等谨按蜀本图经云：生平泽中。叶花似桃，子细如枣核，苗长弱即蔓生，不能为树。今处处有，多生溪涧。今人呼为细子根，似牡丹。疗肿。尔雅云：苌楚，铫弋。郭云：今羊桃也。释云：叶似桃，花白，子如小麦，亦似桃。陆机云：叶长而狭，华紫赤色。其枝茎弱，过一尺引蔓于草上。今人以为汲灌，重而善没，不如杨柳也。近下根，刀切其皮，着热灰中脱之，可韬笔管也。

354. **羊蹄　味苦，寒，无毒。主头秃疥瘙，除热，女子阴蚀。**浸淫，疽痔，杀虫。**一名东方宿，一名连虫陆，一名鬼目。**一名蓄。生陈留川泽。

陶隐居云：今人呼名秃菜，即是蓄音之讹。《诗》云言采其蓄。又一种极相似而味酸，呼为酸模，根亦疗疥也。唐本注云：实，味苦、涩，平，无毒。主赤白杂痢。根，味辛、苦，有小毒。万华方云：疗虫毒，今山野平泽处处有之。

臣禹锡等谨按蜀本图经云：生下湿地，高者三、四尺。叶狭长，茎节间紫赤。花青白色，子三棱，夏中即枯。又有一种，茎、叶俱细，节间生子如茺蔚子，疗痢乃佳。今所在有之。日华子云：羊蹄根，治癣，杀一切虫，肿毒，醋摩帖。叶治小儿疳虫，杀胡夷鱼、鲑鱼、檀胡鱼毒，亦可作菜食。陈藏器云：酸模，叶酸美。小儿折食其英。根主暴热，腹胀。生捣绞汁服，当下痢，杀皮肤小虫。叶似羊蹄，是山大黄。一名当药。《尔雅》云：须，薞芜。注云：似羊蹄而细，味酸可食。续注　日华子云：酸模，味酸，凉，无毒。治小儿壮热。生山岗。状似羊蹄，叶而小黄。续注

355. **鹿藿　味苦，平，无毒。主蛊毒，女子腰腹痛不乐，肠痈，瘰疬，疡气。**生汶山山谷。

陶隐居云：药方不复用，人亦罕识。葛根之苗，又一名鹿藿。唐本注云：此草，所在有之，苗似豌豆，有蔓而长大，人取以为菜，亦微有豆气，名为鹿豆也。

臣禹锡等谨按蜀本图经云：山人谓之鹿豆，亦堪生啖。今所在有。五月、六月采苗，日干之。尔雅云：蔨，鹿藿。其实莥。释曰：蔨，一名鹿藿。其实名莥。郭云：鹿豆也。叶似大豆，根黄而香，蔓延生。

356. **牛扁**　味苦，微寒，无毒。**主身皮疮热气，可作浴汤。杀牛虱小虫，又疗牛病。**生桂阳川谷。

陶隐居云：今人不复识此，牛疫代代不无用之。既要牛医家应用，而亦无知者。唐本注云：此药，似三堇、石龙芮等，根如秦艽而细。生平泽下湿地，田野人名为牛扁。疗牛虱甚效。太常贮名扁特，或名扁毒。

臣禹锡等谨按蜀本图经云：叶似石龙芮、附子等。今出宁州。二月、八月采根，日干。

357. **陆英**　味苦，寒，无毒。**主骨间诸痹，四肢拘挛疼酸，膝寒痛，阴痿，短气不足，脚肿。**生熊耳川谷及冤句，立秋采。

唐本注云：此即蒴藋是也。后人不识，浪出蒴藋条。此叶似芹及接骨花，亦一类，故芹名水英，此名陆英，接骨树名木英，此三英也。花叶并相似。

臣禹锡等谨按药性论云：陆英，一名蒴藋。味苦、辛，有小毒。能捋风毒，脚气上冲，心烦闷绝，主水气虚肿。风瘙皮肌恶痒，煎取汤入少酒，可浴之，妙。

358. 蒴藋　味酸，温，有毒。主风瘙瘾疹，身痒、湿痹，可作浴汤。一名堇草，一名芨。生田野。春夏采叶，秋冬采茎、根。

陶隐居云：田野墟村中甚多，绝疗风痹痒痛，多用薄洗，不堪入服，亦有酒渍根，稍饮之者。唐本注云：此陆英也，剩出此条。《尔雅》云：芨，堇草。郭注云：乌头苗也。检三堇别名，又无此者。蜀人谓乌头苗为堇草。陶引此条，不知所出处。《药对》及古方无蒴藋，惟言陆英也。今注：蒴藋条，唐本编在狼跋子之后，而与陆英条注解并云剩出一条。今详陆英，味苦，寒，无毒。蒴藋，味酸，温，有毒。既此不同，难谓一种，盖其类尔。今但移附陆英之下。

臣禹锡等谨按日华子云：味苦，凉，有毒。治瘑癞风痹，并煎汤浸，并叶用。

359. **荩草** 味苦，平，无毒。**主久咳上气喘逆，久寒惊悸，痂疥白秃疡气，杀皮肤小虫。**可以染黄作金色。生青衣川谷，九月、十月采。畏鼠妇。

陶隐居云：青衣在益州西。唐本注云：此草叶似竹而细薄，茎亦圆小。生平泽溪涧之侧，荆襄人煮以染黄，色极鲜好。洗疮有效。俗名绿蓐草。《尔雅》云：所谓王刍者也。

臣禹锡等谨按尔雅疏云：菉，鹿蓐也。今呼鸱脚莎。《诗·卫风》云：瞻彼淇澳，菉竹猗猗曰也。

药性论云：荩草，使。治一切恶疮。

360. **夏枯草** 味苦、辛，寒，无毒。**主寒热，瘰疬、鼠瘘、头疮，破癥，散瘿结气，脚肿湿痹，轻身。一名夕句，一名乃东，**一名燕面。生蜀郡川谷，四月采。土瓜为之使。

唐本注云：此草，生平泽，叶似旋覆，首春即生，四月穗出，其花紫白似丹参花，五月便枯。处处有之。

361. **乌韭** 味甘，寒，无毒。**主皮肤往来寒热，利小肠膀胱气。**疗黄疸，金疮内塞，补中益气，好颜色。生山谷石上。

陶隐居云：垣衣亦名乌韭，而为疗异，非是此种类也。唐本注云：此物，即石衣也，亦曰石苔，又名石发，生岩石阴不见日处，与卷柏相类也。今按陈藏器本草云：乌韭烧灰沐发令黑。生大石及木间阴处，青翠茸茸者，似苔而非苔也。

臣禹锡等谨按日华子云：石衣，涩，冷，有毒。垣衣为使，烧灰沐头长发，此即是阴湿处山石上苔，长者可四、五寸，又名乌韭。

362. **蚤休** 味苦，微寒，有毒。**主惊痫，摇头弄舌，热气在腹中，癫疾，痈疮阴蚀，下三虫，去蛇毒。**

一名蚩休。生山阳川谷及宛朐。

唐本注云：今谓重楼者是也。一名重台，南人名草甘遂，苗似王孙、鬼臼等，有二、三层。根如肥大昌蒲，细肌脆白，醋摩疗痈肿，敷蛇毒，有效。

臣禹锡等谨按蜀本图经云：叶似鬼臼、牡蒙辈。年久者二、三重。根似紫参，皮黄肉白。五月采根，日干用之。**日华子**云：重台根，冷，无毒。治胎风搐手足，能吐泻，瘰疬。根如尺二蜈蚣，又如肥紫昌蒲，又名蚤休、螫休也。

363. 虎杖根　微温。主通利月水，破留血癥结。

陶隐居云：田野甚多此，状如大马蓼，茎斑而叶圆，极主暴瘕，酒渍根服之也。**今按陈藏器本草**云：虎杖，主风在骨节间及血瘀，煮汁作酒服之。叶捣傅蛇咬。一名苦杖，茎上有赤点者是。

臣禹锡等谨按蜀本图经云：生下湿地，作树高丈余，其茎赤，根黄。二月、八月采根，日干。所在有之。**尔雅**云：蒤，虎杖。注云：似红草而粗大，有细刺，可以染赤。**药性论**云：虎枚，使。一名大虫杖也。味甘，平，无毒。主治大热烦燥，止渴利小便，压一切热毒。暑月和甘草煎，色如琥珀可爱，堪看，尝之甘美。瓶置井中，令冷徹如冰，白瓷器及银器中盛。似茶啜之。时人呼为冷饮子，又且尊于茗。能破女子经候不通，捣以酒浸常服。有孕人勿服，破血。**日华子**云：治产后恶血不下，心腹胀满，排脓，主疮疖痈毒，妇人血运，扑损瘀血，破风毒结气。又名酸杖，又名班杖。

364. 石长生　味咸、苦，微寒，有毒。主寒热恶疮大热，辟鬼气不详。下三虫。一名丹草。生咸阳山谷。

陶隐居云：俗中虽时有采者，方药亦不复用。近道亦有，是细细草叶，花紫色尔。南中多生石岩下，叶似厥，而细如龙须草大，黑如光漆，高尺余，不与余草杂也。**唐本注**云：今市人用黔筋草为之。叶似青葙，茎细劲紫色，今太常用者是也。

臣禹锡等谨按药性论云：石长生皮，臣。亦云石长生也。味酸，有小毒。治疥癣，逐诸风，治百邪鬼魅。

365. 鼠尾草　味苦，微寒，无毒。主鼠瘘寒热，下痢脓血不止。白花者主白下，赤花者主赤下。一名葝，一名陵翘。生平泽中。四月采叶，七月采花，阴干。

陶隐居云：田野甚多，人采作滋染皂。又用疗下瘘，当浓煮取汁，令可丸服之。今人亦用作饮。

臣禹锡等谨按蜀本图经云：所在下湿地有之。叶如蒿，茎端夏生四、五穗，穗若车前，有赤、白二种花。七月采苗，日干用之。尔雅云：葝，鼠尾。释曰：可以染皂草也。一名鼠尾。陈藏器云：鼠尾草，平。主诸痢。煮汁服，亦末服，紫花，茎、叶堪染皂。一名乌草，又名水青也。

366. 马鞭草　主下部䘌疮。

陶隐居云：村墟陌甚多。茎似细辛，花紫色，叶微似蓬蒿也。唐本注云：苗似狼牙及茺蔚，抽三、四穗，紫花，似车前，穗类鞭鞘，故名马鞭，都不似蓬蒿也。

今按陈藏器本草云：马鞭草，主癥癖血瘕，久疟，破血，作煎如糖，酒服。若云似马鞭鞘，亦未近之。其节生紫花如马鞭节。

臣禹锡等谨按蜀本云：味苦，微寒，无毒。又《图经》云：生湿地。花白色，抽三、四穗，以七月、八月采苗，日干。所在皆有之。药性论云：马鞭草亦可单用。味苦，有毒。生捣水煎去滓，成煎如饴。空心酒服一匕。主破腹中恶血皆下，杀虫良。日华子云：味辛，凉，无毒。通月经，治妇人血气肚胀，月候不匀。似益母草，茎圆，并叶用。

367. 马勃　味辛，平，无毒。主恶疮马疥。一名马庀。生园中久腐处。

陶隐居云：俗人呼为马屁勃，紫色虚软，状如狗肺，弹之粉出，敷诸疮用之，其良也。

臣禹锡等谨按蜀本图经云：此马庀菌也。虚软如紫絮，弹之紫尘出。生湿地及腐木上，夏秋采之。

368. 蛇莓汁　大寒。主胸腹大热不止。

陶隐居云：园野亦多。子赤色，极似莓，而不堪啖，人亦无服此为药者。疗溪毒、射工、伤寒大热，甚良。

臣禹锡等谨按蜀本图经云：生下湿处。茎端三叶，花黄子赤，若覆盆子，撮似败酱。二月、八月采根，四月、五月收子，所在有之。**日华子云**：味甘、酸，冷，有毒。通月经，熁疮肿，傅蛇虫咬。

369. 苎根　寒。主小儿赤丹。其渍苎汁，疗渴。

陶隐居云：即今绩苎尔。又有山苎，亦相似，可入用也。**唐本注云**：《别录》云：根安胎，贴热丹毒肿，有效。沤苎汁，主消渴也。**今按陈藏器本草云**：苎，破血。渍苎与产妇温服之。将苎麻与产妇枕之，止血晕。产后腹痛，以苎安腹上则止。蚕咬人，毒入肉，取苎汁饮之。今以苎近蚕种，则蚕不生也。

臣禹锡等谨按蜀本注云：苗高丈已来，南人剥其皮为布，二月、八月采。江左山南皆有之。**药性论云**：苎麻根，使，味甘，平。主怀妊安胎。**日华子云**：味甘，滑冷，无毒。治心膈热，漏胎下血，产前后心烦闷，天行热疾，大渴大狂，服金石药人心热，罯毒箭蛇虫咬。

370. 菰根　大寒。主肠胃痼热，消渴，止小便利。

陶隐居云：菰根亦如芦根，冷利复甚也。**今按别本注云**：菰蒋草也。江南人呼为茭草，秣马甚肥，味甘，无毒。

臣禹锡等谨按蜀本图经云：生水中，叶似蔗、荻，久根盘厚，夏月生菌细，堪啖，名菰菜。三年已上，心中生台如藕，白软中有黑脉，堪啖，名菰首也。**尔雅云**：出隧，蘧蔬。释曰：菌类也。一名出隧，一名蘧蔬。《广雅》云：朝生，形如鬼盖。郭云：似土菌，生菰草中。今江东啖之甜滑者，氊氍毹者。《说文》云：菰，蒋也。张揖云：氍毹，毛席，取其音同。**孟诜云**：菰菜，利五藏，邪气，酒皶，面赤，白癞，疬疡，目赤等，效。然滑中，不可多食。热毒风气，卒心痛，可盐醋煮食之。又云：茭首，寒。主心胸中浮热风。食之发冷气，滋人齿，伤阳道，令下焦冷滑，不食甚好。**陈藏器云**：菰菜，味甘，无毒。去烦热，止渴除目黄，利大小便，止热痢，杂鲫鱼为羹，开胃口，解酒毒，生江东池泽。菰葑上如菌，葑是菰根，岁久浮在水上者。主火烧疮，烧为灰和鸡子白涂之。《吕氏春秋》

曰：菜之美者，越路之菌是也。晋·张翰见秋风起思之。又云菰首，生菰蒋草心，至秋如小儿臂，故云菰首。煮食之止渴。甘冷杂蜜食之，发痼疾，无别功。更有一种小者，擘肉如墨名乌郁，人亦食之，止小儿水痢。日华子云：茭首，微毒。多食发气并弱阳，叶利五藏，食巴豆人不可食。

371. 狼跋子　有小毒。主恶疮、蜗疥，杀虫鱼。

陶隐居云：出交广，形扁扁尔。捣以杂米，投水中，鱼无大小，皆浮出而死。人用苦酒摩，疗疥亦效。**唐本注云**：此今京下呼黄环子为之，亦谓度谷，一名就葛。陶云出交广，今交广送入太常正是黄环子，非余物尔。**今按别本注云**：味苦，寒，藤生，花紫色。

372. 弓弩弦　主难产，胞衣不出。

陶隐居云：产难取弓弩弦以缚腰；及烧弩牙，令赤，内酒中饮之，皆取发放快速之义也。

臣禹锡等谨按药性论云：弓弩弦，微寒。《药对》云：平。

373. 败蒲席　平。主筋溢、恶疮。

陶隐居云：烧之蒲席，惟舡家用，状如蒲帆尔。人家所用席，皆是莞草；而荐多是蒲。方家有用也。**唐本注云**：席、荐一也。皆人卧之。以得人气为佳也。青、齐间人，谓蒲荐为蒲席，亦曰蒲盖，谓藁作者为荐尔。山南、江左机上织者为席，席下重厚者为荐。如经所说，当以人卧久者为佳，不论荐、席也。

臣禹锡等谨按药性论云：败蒲席亦可单用。主破血。从高坠下，损瘀在腹刺痛，此蒲合卧破败者良。取以蒲黄、赤芍药、当归、大黄、朴消煎服，血当下。**陈藏器云**：编荐索，主霍乱转筋。烧作黑灰。服二指撮，酒服佳。续注

374. 败船茹　平。主妇人崩中，吐痢血不止。

陶隐居云：此是大艑（步典切）艄（他盍切）刮竹茹，以捏（直萌切）漏处者，取干煮之，亦烧作屑服之。

375. 败天公　平。主鬼疰精魅。

陶隐居云：此是人所戴竹笠之败者也，取上竹烧，酒服之。

376. 屋游　味甘，寒。主浮热在皮肤，往来寒热，利小肠膀胱气。生屋上阴处。八月、九月采。

陶隐居云：此瓦屋上青苔衣，剥取煮服之。今按别本注云：无毒。主小儿痫热，时气烦闷，止渴。

臣禹锡等谨按蜀本图经云：古瓦屋北阴青苔衣也。

377. 赤地利　味苦，平，无毒。主赤白冷热诸痢，断血破血，带下赤白，生肌肉。所在山谷有之。

唐本注云：叶似萝摩，蔓生，根皮赤黑，肉黄赤。二月、八月采根，日干。唐附

臣禹锡等谨按蜀本图经云：蔓生，绕草木上，花子皆青色。根若菝葜，皮紫赤色也。

378. 赤车使者　味辛、苦，温，有毒。主风冷，邪疰，蛊毒，癥瘕，五脏积气。

唐本注云：苗似香葇、兰香，叶、茎赤，根紫赤色，生溪谷之阴，出襄州。八月、九月采根，日干。唐附

臣禹锡等谨按蜀本图经云：根紫如蒨根，生荆州、襄州山谷，二月、八月采。药性论云：赤车使者，有小毒。能治恶风，冷气，服之悦泽皮肌，好颜色。

379. 刘寄奴草　味苦，温。主破血，下胀，多服令人痢。生江南。

唐本注云：茎似艾蒿，长三、四尺，叶似兰草，尖长，子似稗而细，一茎上有数穗，叶互生。今按别本注云：昔人将此草疗金疮止血为要药，产后余疾下血止痛极效。唐附

臣禹锡等谨按蜀本图经云：叶似菊，高四、五尺，花白，实黄白作穗，

蒿之类也。今出越州。夏收苗，日干之。日华子云：刘寄奴，无毒。治心腹痛，下气，水胀血气，通妇人经脉癥结，止霍乱水泻。又名金寄奴。六、七、八月采。

380. 三白草　味甘、辛，寒，有小毒。主水肿，脚气，利大小便，消痰，破癖，除积聚，消丁肿。生池泽畔。

唐本注云：叶如水荭，亦似蕺，又似菝葜，叶上有三黑点，非白也，古人秘之，隐黑为白尔。高尺许，根如芹根，黄白色而粗大。今按陈藏器本草云：三白草捣绞汁服，令人吐逆，除胸膈热痰，亦主疟及小儿痞满。按此草初生无白，入夏，叶端半白如粉，农人候之莳田，三叶白草便秀，故谓之三白。若云三黑点，古人秘之。据此即为未识，妄为之注尔。其叶如署预，亦不似水荭。唐附

臣禹锡等谨按蜀本图经云：出襄州，二月、八月采根用之。

381. 牵牛子　味苦，寒，有毒。主下气，疗脚满水肿，除风毒，利小便。

陶隐居云：作藤生，花状如扁豆，黄色。子作小房，实黑色，形如球子核。比来服之，以疗脚满气急，得小便利，无不差。此药始出田野，人牵牛易药，故以名之。又有一种草，叶上有三白点，俗因以名三白草，其根以疗脚下气，亦堪有验。唐本注云：此花似旋覆花作碧色，又不黄，不似扁豆，其三白草有三黑点，非白也，古人秘之，隐黑为白尔。陶不见，但闻而传之，谓实白点。今注：此药蔓生，花如鼓子花而稍大，作碧色。子有黄壳作小房，实黑稍类荞麦。比来服之，以疗脚肿满气急，利水道无不瘥者。

臣禹锡等谨按蜀本图经云：苗蔓生，花碧色，子若荞麦，三稜黑色，九月已后收子。所在有之。药性论云：牵牛子，使，味甘，有小毒。能治痃癖气块，利大小便，除水气虚肿，落胎。日华子云：味苦、痊，得青木香、干姜良。取腰痛，下冷脓，泻蛊毒药，并一切气壅滞。

382. 猪膏莓　味辛、苦，平，无毒。主金疮，止

痛，断血，生肉，除诸恶疮，消浮肿。捣封之，汤渍散敷并良。

唐本注云：叶似苍耳，茎圆有毛，生下湿地，所在皆有。一名虎膏，一名狗膏。生平泽。今按别本注云：又疗虎及狗咬疮至良。唐本先附

臣禹锡等谨按蜀本图经云：叶似苍耳，两枝相对，茎、叶俱有毛，黄白色。五月、六月采苗，日干之。陈藏器云：猪膏草，有小毒。主久疟痰痫。生捣，绞汁服，得吐出痰。亦碎傅蜘蛛咬、虫蚕咬、蠼螋溺疮，似荏叶有毛。苏云无毒，误耳。

383. 紫葛 味甘、苦，寒，无毒。主痈肿恶疮。取根皮捣为末，醋和封之。生山谷中。不入方用。

唐本注云：苗似葡萄，根紫色，大者径二、三寸，苗长丈许。唐本先附

臣禹锡等谨按蜀本图经云：蔓生，叶似蘡薁。根皮肉俱紫色，所在山谷有之，今出雍州。三月、八月采根皮，日干。日华子云：味苦，滑冷。主瘫缓，挛急，并热毒风，通小肠。紫葛有二种，此即是藤生者。

384. 蓖麻子 味甘、辛，平，有小毒。主水症，水研二十枚服之，吐恶沫，加至三十枚，三日一服，差则止。又主风虚寒热，身体疮痒浮肿，尸疰恶气，榨取油涂之。叶主脚气，风肿不仁，捣蒸敷之。

唐本注云：此人间所种者，叶似大麻叶而甚大，其子如蜱，又名萆麻。今胡中来者，茎来，树高丈余，子大如皂荚核，用之益良。油涂叶炙热熨囟上，止衄尤验也。唐本先附

臣禹锡等谨按蜀本图经云：树生，叶似大麻大数倍，子壳有刺，实大于巴豆，青黄色班，夏用茎、叶，秋收子，冬采根，日干。胡中来者，茎、子更倍大。所在有之。又云：茎似葎草而厚大。茎赤有节如甘蔗。日华子云：治水胀腹满。细研水服，壮人可五粒。催生，傅产人手足心，产后速拭去。疮痍疥癞亦可研傅。

385. 葎草　味甘、苦，寒，无毒。主五淋，利小便，止水痢，除疟虚热渴。煮汁及生汁服之。生故墟道旁。

唐本注云：叶似萆麻而小薄，蔓生，有细刺。俗名葛葎蔓。古方亦时用之。今按别本注又云：来莓草，四月、五月采茎叶暴干。唐本先附

臣禹锡等谨按蜀本图经云：蔓生，叶似大麻，花黄白，子若大麻子，俗名葛勒蔓。夏采叶用。所在墟野处多有之。

386. 格注草　味辛、苦，温，有大毒。主蛊疰诸毒疼痛等。生齐鲁山泽。

唐本注云：叶似蕨。根紫色，若紫草根，一株有二寸许。二月、八月采根，五月、六月采苗，日干。唐本先附

387. 独行根　味辛、苦，冷，有毒。主鬼疰积聚，诸毒热肿，蛇毒。水摩为泥封之，日三、四立差。水煮一、二两，取汁服，吐蛊毒。

唐本注云：蔓生，叶似萝摩，其子如桃李，枯则头四开，悬草木上。其根扁长尺许，作葛根气，亦似汉防己。生古堤城旁，山南名为土青木香，疗丁肿大效。一名兜零根。今按别本注云：不可多服，吐痢不止。唐本先附

臣禹锡等谨按蜀本图经云：蔓生，叶似萝摩而圆且涩。花青白色，子名马兜零。十月已后头开四系若囊，中实似榆荚。二月、八月采根，日干。所在平泽草木丛林中有。日华子云：无毒，治血气。

388. 狗舌草　味苦，寒，有小毒。主蛊疥瘙疮，杀小虫。

唐本注云：叶似车前，无文理，抽茎，花黄白细，丛生渠堑湿地。今按别本注云：疥瘙风疮，并皆有虫，为末和涂之，即差。四月、五月采茎叶暴干。唐本先附

389. 乌敛莓　味酸苦，寒，无毒。主风毒热肿，游丹，蛇伤，捣敷并饮汁。

唐本注云：蔓生，叶似白敛，生平泽。今按别本注云：四月、五月采阴干。唐本先附

臣禹锡等谨按蜀本云：或生人家篱墙间，俗呼为笼草。取根捣以傅痈肿多效。又《图经》云：蔓生，茎端五叶，花青白色，俗呼为五叶莓，叶有五桠，子黑。一名乌蔹草，即乌蔹莓是也。

390. 豨莶　味苦，寒，有小毒。主热䘌烦满，不能食。生捣汁，服三、四合，多则令人吐。

唐本注云：叶似酸浆而狭长，花黄白色，一名火莶，田野皆识之。今按别本注云：三月、四月采苗叶暴干。唐本先附

臣禹锡等谨按蜀本图经云：高二尺许，子青黄，夏采叶用，所在下湿地有之。

391. **狼毒**　**味辛，平，有大毒。主咳逆上气，破积聚饮食，寒热水气，**胁下积癖，**恶疮，鼠瘘，疽蚀，鬼精，蛊毒，杀飞鸟走兽。一名续毒。**生秦亭山谷及奉高，二月、八月采根，阴干。陈而沉水者良。大豆为之使，恶麦句姜。

陶隐居云：秦亭在陇西，亦出宕昌。乃言止有数亩地生，蝮蛇食其根，故为难得。亦用太山者，今用出汉中及建平。云与防葵同根类，但置水中沉者，便是狼毒，浮者则是防葵。俗用希，亦难得，是疗腹内要药尔。唐本注云：此物与防葵，都不同类，生处又别。狼毒今出秦州、成州，秦亭故在二州之界，其太山、汉中亦不闻有。且秦陇寒地，元无蝮蛇，复云数亩地生，蝮蛇食其根，谬矣。

今按别本注云：与麻黄、橘皮、吴茱萸、半夏、枳实为六陈也。又按：狼毒叶似商陆及大黄，茎叶上有毛，根皮黄肉白，以实重者为良，轻者力劣。秦亭在陇西，奉高乃太山下县，亦出宕昌及汉中、建平。旧《经》陶云：与防葵同根，以置水中，浮者即是防葵，沉者即是狼毒，此不足为信。

假使防葵秋冬采者坚实，得水皆沉；狼毒春夏采者皆轻虚，得水乃浮尔。按此与防葵全别，生处不同，故不可将为比类。

臣禹锡等谨按蜀本图经云：根似玄参，浮虚者为劣也。药性论云：狼毒，使，味苦，辛，有毒。治痰饮，癥瘕，亦杀鼠。

392. **鬼臼** 味辛，温、微温，有毒。**主杀蛊毒鬼疰精物，辟恶气不祥，逐邪，解百毒。**疗咳嗽喉结，风邪烦惑，失魄妄见，去目中肤翳，杀大毒，不入汤。**一名爵犀，一名马目毒公，一名九臼，**一名天臼，一名解毒。生九真山谷及宛朐。二月、八月采根。畏垣衣。

陶隐居云：鬼臼如射干，白而味甘，温，有毒。疗风邪鬼疰蛊毒。九臼相连、有毛者良，一名九臼。生山谷，八月采，阴干。又似钩吻。今马目毒公如黄精，根臼处似马眼而柔润；鬼臼似射干、术辈，有两种：出钱塘、近道者，味甘，上有丛毛，最胜；出会稽、吴兴者，乃大，味苦，无丛毛，不如，略乃相似而乖异毒公。今方家多用鬼臼，少用毒公。不知此那复顿尔乖越也。唐本注云：此药生深山岩石之阴。叶如蓖麻、重楼辈。生一茎，茎端一叶，亦有两歧者。年长一茎，茎枯为一臼。假令生来二十年，则有二十臼，岂惟九臼耶？根肉皮须并似射干。今俗用皆是射干，及江南别送一物，非真者。今荆州当阳县、硖州远安县、襄州荆山县山中并有之，极难得也。

臣禹锡等谨按蜀本图经云：花生茎间，赤色。今出硖州、襄州深山，二月、八月采根，日干用之。药性论云：鬼臼，使，味苦。能主尸疰，殗殜劳疾，传尸瘦疾，主辟邪气，逐鬼。

393. 芦根 味甘，寒。主消渴，客热，止小便利。

陶隐居云：当掘取甘辛者，其露出及浮水中者，并不堪用也。唐本注云：此草，根疗呕逆不下食，胃中热，伤寒患者弥良。其花名蓬蕽，水煮汁服，主霍乱大善，用有验也。

臣禹锡等谨按药性论云：芦根，使，无毒。能解大热，开胃，治噎哕不止。日华子云：给寒热，时疾，烦闷，妊孕人心热，并泻痢人渴。

394. 甘蕉根　大寒。主痈肿结热。

陶隐居云：本出广州，今都下、东间并有。根叶无异，惟子不堪食尔，根捣傅热肿，甚良。又有五叶莓，生人篱援间，作藤，俗人呼为笼草。取其根捣敷痈疖，亦效。**唐本注**云：五叶，即乌蔹草也。其甘蕉根，味甘寒，无毒。捣汁服，主产后血胀闷，敷肿，去热毒，亦效。岭南者，子大，味甘冷，不益人，北间但有花汁无实。今注：此药本出广州，然有数种，其子性冷，不益人，故不备载。按此花叶与芭蕉相似而极大，子形圆长及生青熟黄。南人皆食之，而多动气疾。其根捣傅热肿尤良。

臣禹锡等谨按蜀本图经云：俗为芭蕉，多生江南，叶长丈许，阔二尺余，茎虚软，根可生用，不入方药。**药性论**云：甘蕉，君。捣傅一切痈肿上，干即更上，无不差者。**日华子**云：生芭蕉根，治天行热狂，烦闷消渴，患痈毒并金石发热闷口干人，并绞汁服，及梳头长益发，肿毒，遊风，风疹，头痛，并研罯傅。又云：芭蕉油，冷，无毒。治头风热并女人发落，止烦渴及汤火疮。续注

395. 萹蓄　味苦，平，无毒。主浸淫疥瘙疽痔，杀三虫。疗女子阴蚀。生东莱山谷。五月采，阴干。

陶隐居云：处处有，布地生，花节间白，叶细绿，人亦呼为萹竹。煮汁与小儿饮，疗蛔虫有验。

臣禹锡等谨按蜀本图经云：叶如竹，茎有节，细如钗股。生下湿地，今所在有。二月、八月采苗，日干。**尔雅**云：竹，萹蓄。释云：李巡云一物二名也。孙炎引《诗·卫风》云：菉竹猗猗。郭云：似小藜，赤茎节，好生道傍，可食，又杀虫。陶注本草谓之萹竹是也。**药性论**云：萹竹，使，味甘。煮汁与小儿服，主蛕虫等咬心，心痛面青，口中沫出，临死者，取十斤细剉，以水一石煎，去滓成煎如饴。空心服，虫自下，皆尽止。主患痔疾者，常取叶捣汁服，効。治热黄，取汁顿服一升，多年者再服之，根一握洗去土，捣汁服之一升，恶丹石毒发，冲目肿痛，又傅热肿，効。

396. 酢浆草　味酸，寒，无毒。主恶疮㾓瘘，捣敷之，杀诸小虫，生道旁。

唐本注云：叶如细萍，丛生，茎头有三叶。一名醋母草，一名鸠酸草。

今按别本注云：生阴湿处，俗为小酸茅，食之解热渴。四月、五月采阴干。*唐附*

臣禹锡等谨按蜀本图经云：叶似水萍，两叶并大叶同枝端，黄色实黑。生下湿地，夏采叶用之。

397. 苘实　味苦，平，无毒。主赤白冷热痢。散服饮之，吞一枚破痈肿。

唐本注云：一作蹟字，人取皮为索者。**今按别本注云**：今人作布及索蹟麻也。实似大麻子。热结痈肿无头，吞之则为头易穴。九月、十月采实阴干。*唐附*

臣禹锡等谨按蜀本图经云：树生，高四尺，叶似苎，花黄，实壳如蜀葵，子黑。古方用根。八月采实。

398. 蒲公草　味甘，平，无毒。主妇人乳痈肿，水煮汁饮之，及封之，立消。一名构耨草。

唐本注云：叶似苦苣，花黄，断有白汁，人皆啖之。*唐附*

臣禹锡等谨按蜀本图经云：花如菊而大。茎、叶断之俱有白汁。堪生食。生平泽田园中，四月、五月采之。

399. **商陆**　**味辛、酸，平**，有毒。**主水胀疝瘕痹。熨除痈肿，杀鬼精物**。疗胸中邪气，水肿，痿痹，腹满洪直，疏五脏，散水气。如人形者，有神。**一名薚根，一名夜呼**。生咸阳川谷。

陶隐居云：近道处处有，方家不甚干用，疗水肿，切生根杂生鲤鱼煮作汤。道家乃散用及煎酿，皆能去尸虫，见鬼神。其实亦入神药。花名薚花，尤良。**唐本注云**：此有赤白二种：白者入药用，赤者见鬼神，甚有毒，但贴肿处用。若服之伤人，乃至痢血不已而死也。

今注：商陆，一名白昌，一名当陆。

臣禹锡等谨按蜀本图经云：叶大如牛舌而厚脆，有赤花者根赤，白花者根白。今所在有之。二月、八月采根，日干。**尔雅云**：蓫薚，马尾。注

《广雅》曰：马尾，商陆。本草云：别名䓛。今关西亦呼为䓛，江东呼为当陆。《释文》云：如人形者有神。**药性论**云：当陆，使，忌犬肉，味甘，有大毒。能泻十种水病，喉痹不通，薄切醋熬，喉肿处外薄之差。**日华子**云：白章陆，味苦，冷，得大蒜良。通大小肠，泻蛊毒，堕胎，熁肿毒，傅恶疮。赤者有毒。

400. **女青　味辛，平，有毒。主蛊毒，逐邪恶气，杀鬼温疟，辟不祥。一名雀瓢。**蛇衔根也，生朱崖。八月采，阴干。

陶隐居云：若是蛇衔根，不应独生朱崖。俗用草叶，别是一物，未详熟是。术云带此屑一两，则疫疠不犯，弥宜识真者。**唐本注**云：此草，即雀瓢也，叶似萝摩，两叶相对。子似瓢形，大如枣许，故名雀瓢。根似白薇。生平泽。茎、叶并臭。其蛇衔根，都非其类。又《别录》云：叶嫩时，似萝摩，圆端大茎，实黑，茎、叶汁黄白，亦与前说相似。若是蛇衔根，何得苗生益州。根在朱崖，相去万里余也？《别录》云：雀瓢白汁，主虫蛇毒，即女青苗汁也。

臣禹锡等谨按药性论云：女青，使，味苦，无毒。能治温疟寒热，蛇衔为使。

401. 水蓼　主蛇毒，捣敷之。绞汁服，止蛇毒入内心闷。水煮渍捋脚，消气肿。

唐本注云：叶似蓼，茎赤，味辛，生下湿水旁。**今按**别本注云：生于浅水泽中，故名水蓼，其叶大于家蓼，水挼食之，胜于蓼子。唐本先附

臣禹锡等谨按日华子云：水蓼，味辛，冷，无毒。

402. 角蒿　味辛、苦，平，有小毒。主甘湿䘌，诸恶疮有虫者。

唐本注云：叶似白蒿，花如瞿麦，红赤可爱，子似王不留行，墨色作角，七月、八月采。唐本先附

臣禹锡等谨按蜀本图经云：叶似蛇床、青蒿等。子角似蔓菁，实黑细，

秋熟，所在皆有之。陈藏器云：藘蒿，味辛，温，无毒。主破血下气，煮食之似小蓟。生高岗。宿根先于白草。一名莪蒿。《尔雅》云：莪，萝。注：藘蒿也。释曰：《诗·小雅》云：菁菁者莪。陆机云：莪蒿也，一名萝蒿。生泽田渐洳处。叶似邪蒿而细科，生三月中。茎可食，又可蒸，香美，味颇似蒌蒿是也。续注

403. 昨叶何草　味酸，平，无毒。主口中干痛，水谷血痢，止血。生上党屋上，如蓬初生。一名瓦松。夏采，日干。

唐本注云：叶似蓬，高尺余，远望如松栽，生年久瓦屋上。今按别本注云：今处处有，皆入药用，生眉发膏为要药。唐附

臣禹锡等谨按蜀本图经云：六月、七月采苗，日干之。

404. 白附子　主心痛血痹，面上百病，行药势。生蜀郡，三月采。

陶隐居云：此物乃言出芮芮，久绝，俗无复真者，今人乃作之献用。唐本注云：此物，本出高丽，今出凉州已西，形似天雄，《本经》出蜀郡，今不复有。凉州者，生沙中，独茎，似鼠尾草，叶生穗间。

臣禹锡等谨按蜀本云：味甘、辛，温。又《图经》云：叶细周匝，生于穗间，出砂碛下湿地。日华子云：无毒。主中风失音，一切冷风气，面皯瘢疵，入药炮用，新罗出者佳。

405. 鹤虱　味苦，平，有小毒。主蛔、蛲虫，用之为散，以肥肉臛汁，服方寸匕，亦丸散中用。生西戎。

唐本注云：子似蓬蒿子而细，合叶、茎用之，胡名鹄虱。今按别本注云：心痛，以淡醋和半匕服之，立瘥。出波斯者为胜。今上党亦有，力势薄于波斯者。唐本先附

臣禹锡等谨按日华子云：凉，无毒。杀五藏虫，止疟及傅恶疮上。

406. 甑带灰　主腹胀痛，脱肛。煮汁服，胃反，小

便失禁不通，及淋，中恶，尸疰，金创刃不出。

今按别本注云：江南以蒲为甑带，取久用者烧灰入药。味辛，温，无毒。甑带久被蒸气，故能散气通气，以灰封金疮，止血止痛，出刃。唐本先附

臣禹锡等谨按蜀本云：取用久败烂者也。

407. 屐屧鼻绳灰　水服，主噎哽，心痛，胸满。

今按别本注云：屐屧，江南有之，北人不识，以桐木为屐及屧也。用蒲为蒵，用麻穿其鼻也。久著脚者堪入药用。唐本先附

臣禹锡等谨按蜀本图经云：取著经久远欲烂断者，水服之良。

408. 故麻鞋底　水煮汁服之，解紫石英发毒，又主霍乱吐下不止，及解食牛马肉毒、腹胀、吐痢不止者。

今按陈藏器本草云：故麻鞋底，主消渴，煮汁服之。鞋网绳如枣大，妇人内衣有血者手大，钩头棘针二七枚，三物并烧作灰，以猪脂调，傅狐刺疮出虫。唐本先附

臣禹锡等谨按陈藏器云：破草鞋和人乱发烧作灰，醋和傅小儿热毒遊肿。

409. 雀麦　味甘，平，无毒。主女人产不出，煮汁饮之，一名蘥，一名燕麦。生故墟野林下，叶似麦。

今注：苗似小麦而弱，实似穬麦而细。生岭南，在处亦有。唐本先附

410. 骨碎补　味苦，温，无毒。主破血、止血、补伤折。生江南。根着树石上，有毛，叶如菴蕳。江西人呼为胡孙姜，一名石菴蕳，一名骨碎布。今附

臣禹锡等谨按药性论云：骨碎补，使。能主骨中毒气，风血疼痛，五劳六极，口手不收，上热下冷，悉能主之。陈藏器云：骨碎补，似石韦而一根，余叶生于木。岭南虔、吉亦有。本名猴姜。开元皇帝以其主伤折，补骨碎，故作此名耳。日华子云：猴姜，平。治恶疮蚀烂肉，杀虫。是树

上寄生草苗，似姜细长。

411. 马兜铃　味苦，寒，无毒。主肺热咳嗽，痰结喘促，血痔瘘疮。生关中。藤绕树而生，子状如铃，作四、五瓣。今附

臣禹锡等谨按药性论云：马兜铃，平。能主肺气上急，坐息不得，主欬逆连连不可。日华子云：治痔瘘疮，以药于瓶中烧熏病处，入药炙用，是土青木香独行根子。越州七、八月采。

412. 仙茅　味辛，温，有毒。主心腹冷气不能食，腰脚风冷，挛痹不能行，丈夫虚劳，老人失溺无子，益阳道。久服通神，强记，助筋骨，益肌肤，长精神，明目。一名独茅根，一名茅瓜子，一名婆罗门参。《仙茅传》云：十斤乳石不及一斤仙茅，表其功力尔。生西域，又大庾岭。亦云：忌铁及牛乳。二月、八月采根。今附

臣禹锡等谨按日华子云：治一切风气，延年益寿，补五劳七伤，开胃下气，益房事。彭祖单服法：以米泔浸去赤汁出毒后，无妨损。

413. 灯心草　味甘，寒，无毒。根及苗主五淋，生煮服之。生江南泽地，丛生，茎圆细而长直，人将为席。败席煮服更良。今附

414. 谷精草　味辛，温，无毒。主疗喉痹，齿风痛，及诸疮疥。饲马，主虫颡毛焦等病。二月、三月于谷田中采之。一名戴星草，花白而小圆似星，故有此名尔。今附

臣禹锡等谨按日华子云：凉。喂饲马肥，二、三月于田中生白花者，

结水银成沙子。

415. 草三稜根　味甘，平、温，无毒。疗门后恶血，通月水血结，堕胎，破积聚癥瘕，止痛利气。一名鸡爪三稜。生蜀地。二月、八月采。今附

416. 天南星　味苦、辛，有毒。主中风，除痰麻痹，下气，破坚积，消痈肿，利胸膈，散血堕胎。生平泽，处处有之。叶似蒻叶，根如芋，二月、八月采之。今附

臣禹锡等谨按陈藏器云：天南星，主金疮，伤折，瘀血，取根碎傅伤处。生安东山谷。叶如荷，独茎用根最良。**日华子**云：味辛烈，平，畏附子、干姜、生姜。署扑损瘀血，主蛇虫咬，疥癣恶疮。入药炮用，又名鬼蒟蒻。

417. 蒻头　味辛，寒，有毒。主痈肿风毒，摩傅肿上。捣碎以灰汁煮成饼，五味调和为茹食。性冷，主消渴，生戟人喉出血。生吴蜀。叶似由跋、半夏，根大如椀。生阴地。雨滴叶下生子，一名蒟蒻。又有斑杖苗相似，至秋有花，直出生赤子。其根傅痈肿毒甚好。根如蒻头，毒猛不堪食。今附

臣禹锡等谨按日华子云：班杖者虎杖之别名，即前条虎杖是也。

418. 山豆根　味甘，寒，无毒。主解诸药毒，止痛，消疮肿毒。人及马急黄发热咳嗽，杀小虫。生剑南山谷，蔓如豆。今附

419. 威灵仙　味苦，温，无毒。主诸风，宣通五

脏，去腹内冷滞。心膈痰水，久积癥瘕，痃癖气块，膀胱宿脓恶水，腰膝冷疼，及疗折伤。一名能消。久服之，无温疫疟。出商州上洛山及华山并平泽，不闻水声者良。生先于众草，茎方，数叶相对，花浅紫，根生稠密，岁久益繁，冬月丙丁戊已日采，忌茗。今附

臣禹锡等谨按蜀本云：九月末至十二月采，阴干，余月并不堪采。

420. 何首乌　味苦，涩，微温，无毒。主瘰疬，消痈肿，疗头面风疮、五痔，止心痛，益血气，黑髭鬓，悦颜色。久服长筋骨，益精髓，延年不老。亦治妇人产后及带下诸疾。本出顺州南河县，今岭外江南诸州皆有。蔓紫，花黄白，叶如署预而不光，生必相对，根大如拳。有赤白二种：赤者雄，白者雌。一名野苗，一名交藤，一名夜合，一名地精，一名陈知白。春夏采。临用之，以苦竹刀切，米泔浸经宿，暴干，木杵臼捣之。忌铁。今附

臣禹锡等谨按日华子云：味甘。久服令人有子。治腹藏宿疾，一切冷气及肠风。此药有雌雄，雄者苗叶黄白，雌者赤黄色。凡修合药须雌雄相吃，有验。其药本草无名，因何首乌见藤夜交，便即采食有功，因以采人为名耳。又名桃柳藤。

421. 五倍子　味苦、酸，平，无毒。疗齿宣疳䘌，肺脏风毒流溢皮肤，作风湿癣疮瘙痒脓水，五痔下血不止，小儿面鼻疳疮。一名文蛤。在处有。其子色青，大者如拳，内多虫。一名百虫仓。今附

422. 金樱子　味酸、涩，平，温，无毒。疗脾泄下痢，止小便利，涩精气。久服令人耐寒轻身，方术多

用。云是今之刺梨子，形似榅桲而小，色黄有刺，花白，在处有之。今附

臣禹锡等谨按蜀本云：术多用，言是今之刺榆子，形如榅桲而小。今医家用之甚验。**雷公炮炙论云**：林檎向里子名金樱子，与此同名而已。医方中亦用林檎子者。**日华子云**：金樱花，平。止冷热痢，杀寸白、蚘虫等。和铁粉研拨白发，傅之再出黑者，亦可染发。**又云**：金樱东行根，平，无毒。治寸白虫。剉二两，入糯米三十粒，水二升，煎五合。空心服，须臾泻下，神验。**又云**：皮，平，无毒。炒止泻血及崩中带下。

423. 续随之　味辛，温，有毒。主妇人血结，月闭癥瘕，痃癖瘀血，蛊毒鬼疰，心腹痛，冷气胀满，利大小肠，除痰饮积聚，下恶滞物，茎中白汁，剥人面皮，去皯䵟。生蜀郡，及处处有之。苗如大戟。一名拒冬，一名千金子。今附

臣禹锡等谨按蜀本云：积聚痰饮，不下食，呕逆及腹内诸疾。研碎酒服之，不过三颗，当下恶物。**日华子云**：宣一切宿滞，治肺气、水气，傅一切恶疮疥癣，单方日服十粒。泻多，以酸浆水并薄醋粥吃即止。一名菩萨豆。千两金，叶汁傅白癜，面皯。

424. 预知子　味苦，寒，无毒。杀虫，疗蛊，治诸毒。传云：取二枚缀衣领上，遇蛊毒物，则闻其有声，当便知之。有皮壳，其实如皂荚子，去皮研服之，有效。今附

禹锡等谨按日华子云：盍合子，温。治一切风，补五劳七伤，其功不可备述。并治痃癖气块，天行温疾，消宿食，止烦闷，利小便，催生，解毒药中恶，失音，发落，傅一切蛇虫蚕咬。双人者可带，单方服。治一切病，每日取人二七粒，患者服，不过三千粒，永差。又名仙沼子、圣知子、预知子、圣先子。

425. 列当　味甘，温，无毒。主男子五劳七伤，补腰肾，令人有子，去风血，煮及浸酒服之。生山南岩石上，如藕根。初生掘取阴干。一名栗当，一名草苁蓉。今附

426. 质汗　味甘，温，无毒。主金疮伤折，瘀血内损，补筋肉，消恶血，下血气，妇人产后诸血结，腹痛内冷，不下食，并酒消服之，亦傅病处。出西蕃，如凝血。蕃人煎甘草、松泪、柽乳、地黄并热血成之。今附

427. 地菘　味咸。主金疮，止血，解恶虫蛇螫毒，挼以傅之。生人家及路傍阴处，所在有之。高二、三寸，叶似松叶而小。今附

臣禹锡等谨按《本草》草部上品天名精。唐注云：南人名为地菘。又寻所主功状，与此正同，及据陈藏器解纷合陶、苏二说，亦以天名精为地菘。则今此条不当重出。虽陈藏器拾遗别立地菘条，此乃藏器自成一书，务多条目尔。解纷、拾遗亦自差互。后人即不当仍其谬而重有新附也。今补注立例，无所刊削，故且存而注之。

428. 鹿药　味甘，温，无毒。主风血，去诸冷，益老起阳，浸酒服之。生姑臧已西。苗根并似黄精。根，鹿好食。今附

429. 葛粉　味甘，大寒，无毒。主压丹石，去烦热，利大小便，止渴。小儿热痞，以葛根浸，捣汁饮之，良。今附

臣禹锡等谨按中品上卷葛根条，功用与此相通。

430. 燕蓐草　无毒。主眠中遗溺不觉。烧令黑研

水，进方寸匕。主哕气，此鷀窠中草也。新补　见陈藏器、日华子

431. 鸭跖草　味苦，大寒，无毒。主寒热瘴疟，痰饮丁肿，肉癥涩滞，小儿丹毒，发热狂痫，大腹痞满，身面气肿，热痢，蛇犬咬，痈疽等毒，和赤小豆煮，下水气湿痹，利小便。生江东、淮南平地。叶如竹，高一、二尺。花深碧，有角如鸟嘴。北人呼为鸡舌草，亦名鼻斫草，吴人呼为跖。跖、斫声相近也。一名碧竹子。花好为色。新补　见陈藏器、日华子

432. 五毒草　味酸，平，无毒。根主痈疽，恶疮毒肿，赤白遊疹，虫蚕蛇犬咬，并醋摩傅疮上，亦捣茎、叶傅之。恐毒入腹，亦煮服之。生江东平地。花、叶如荞麦，根紧硬似狗脊。一名五蕺，一名蛇罔。又别有蚕罔草，如苎麻与蕺同名也。新补　见陈藏器

433. 鼠麴草　味甘，平，无毒。调中益气，止泄除痰，厌时气，去热嗽。杂米粉作糗，食之甜美。生平岗熟地，高尺余，叶下有白毛，黄花。《荆楚岁时记》云：三月三日取鼠麴汁，蜜和为粉，谓之龙舌料，以厌时气。山南人呼为香茅，取花杂榉皮染褐，至破犹鲜。江西人呼为鼠耳草。新补　见陈藏器、日华子

434. 合明草　味甘，寒，无毒。主暴热淋，小便赤涩，小儿瘈病，明目，下水，止血痢，捣绞汁服。生下湿地，叶如四出，花向夜即叶合。新补　见陈藏器

435. 萱草根　凉，无毒。治沙淋，下水气，主酒疸，黄色通身者。取根捣绞汁服，亦取嫩苗煮食之。又主小便赤涩，身体烦热。一名鹿葱。花名宜男。《风土记》云：怀妊妇人佩其花，生男也。新补　见陈藏器、日华子

436. 莸草　味甘，大寒，无毒。主湿痹，消水气。合赤小豆煮食之，勿与盐。主脚气，顽痹，虚肿，小腹急，小便赤涩，捣叶傅毒肿。又绞取汁服之。主消渴。生水田中。似结缕，叶长，马食之。《尔雅》云：莸，蔓于。注云：生水中，江东人呼为茜，证俗云莸，水草也。新补　见陈藏器

437. 鸡窠中草　主小儿白秃疮。和白头翁花烧灰，腊月猪脂傅之。疮先以酸泔洗，然后涂之。又主小儿夜啼，安席下勿令母知。新补　见陈藏器、日华子

438. 鸡冠子　凉，无毒。止肠风泻血，赤白痢，妇人崩中带下，入药炒用。新补　见陈藏器、日华子

439. 山慈菰根　有小毒。主痈肿，疮瘘，瘰疬，结核等，醋摩傅之。亦剥人面皮，除皯䵟。生山中湿地。一名金灯花。叶似车前，根如慈菰。零陵间又有团慈菰，根似小蒜，所主与此略同。新补　见陈藏器及日华子

440. 败芒箔　无毒。主产妇血满腹胀痛，血渴，恶露不尽，月闭，止好血，下恶血，去鬼气疰痛癥结，酒煮服之。亦烧为末酒下，弥久着烟者佳。今东人作箔，

多草为之。《尔雅》云：芒似茅，可以为索。新补　见陈藏器

441. 海金沙　主通利小肠。得栀子、马牙消、蓬沙共疗伤寒热狂。出黔中郡。七月收采。生作小株，才高一、二尺。收时全科于日中暴之，令小干，纸衬，以杖击之，有细沙落纸上，旋收之，且暴且击，以沙尽为度。用之或丸或散。新定

442. 金星草　味苦，寒，无毒。主痈疽疮毒，大解硫黄及丹石毒，发背痈肿结核。用叶和根酒煎服之。先服石药悉下，又可作末冷水服，及涂发背疮肿上，殊効。根碎之浸油涂头，大生毛发。西南州郡多有之，而以戎州者为上。喜生阴中石上净处及竹箐中不见日处，或大木下，或古屋上。此草惟单生一叶，色青，长一、二尺。至冬大寒，叶背生黄星点子，两行相对如金色，因得金星之名。其根盘屈如竹根而细，折之有筋，如猪马鬃。陵冬不凋，无花实。五月和根采之，风干用。新定

443. 木贼　味甘、微苦，无毒。主目疾，退翳膜，又消积块，益肝胆，明目，疗肠风，止痢，及妇人月水不断。得牛角䚡、麝香，治休息痢历久不差。得禹余粮、当归、芎䓖，疗崩中赤白。得槐鹅、桑耳，肠风下血服之効。又与槐子、枳实相宜，主痔疾出血。出秦、陇、华、成诸郡近水地。苗长尺许，丛生。每根一竿，无花叶，寸寸有节，色青，陵冬不凋。四月采用之。新定

444. 地锦草　味辛，无毒。主通流血脉，亦可用治气。生近道田野，出滁州者尤良。茎叶细弱，蔓延于地。茎赤，叶青紫色，夏中茂盛。六月开红花，结细实。取苗子用之。络石注有地锦，是藤蔓之类，虽与此名同，而其类全别。新定

445. 地椒　味辛，温，有小毒。主淋，炸肿痛，可余杀蛀蛊药。出上党郡。其苗覆地蔓生，茎叶甚细，花作小朵，色紫白，因旧茎而生。新定

446. 葫芦巴　主元脏虚冷气。得附子、硫黄，治肾虚冷，腹胁胀满，面色青黑。得茠香子、桃人，治膀胱气甚効。出广州并黔州。春生苗，夏结子，子作细荚，至秋采。今人多用岭南者。新定

今据广州所供图画，收附草部下品之末；而或者云：葫芦巴，蕃萝卜子也。当附芦菔之次。此世俗相传之谬，未知审的，不可依据，至如旧说苏合香、师子屎岂可附于兽部。又补骨脂，徐表《南州记》云：是韭子也，亦不附于菜部。今之所附，亦其比也。

《嘉祐本草》木部上品卷第十二

太常少卿直集贤院校正医书官臣掌禹锡等奉敕修

447. **茯苓**本经，茯神续注
448. 虎魄别录
449. **松脂**本经，实、叶、根、节附，五粒松续注
450. **柏实**本经，叶、皮、侧柏附
451. **箘桂**本经
452. **牡桂**本经
453. 桂别录
454. **杜仲**本经
455. 枫香脂唐附，皮附
456. **干漆**本经
457. **蔓荆实**本经
458. 牡荆实别录
459. **女贞实**本经，枸骨、冬青续注
460. **桑上寄生**本经
461. **松萝**本经
462. **蕤核**本经
463. **五加皮**本经
464. 沉香别录
465. 苏合别录，狮子屎续注
466. 丁香今附，母丁香续注
467. **蘖木**本经
468. **辛夷**本经
469. **木兰**本经
470. **榆皮**本经
471. **酸枣**本经
472. **槐实**本经，枝、皮、根附
473. 槐花新补
474. 槐胶新定
475. 楮实别录，叶、皮、茎白汁附
476. **枸杞**本经，叶上虫窠续注
477. 仙人杖新补

右木部上品合三十一种　二十种神农本经，六种名医别录，一种唐本先附，一种今附，二种新补，一种新定。

447. **茯苓** 味甘，平，无毒。**主胸胁逆气，忧恚、惊邪、恐悸，心下结痛，寒热，烦满，咳逆，止口焦舌干，利小便。**止消渴，好唾，大腹淋沥，膈中淡水，水肿淋结，开胸府，调脏气，伐肾邪，长阴，益气力，保神守中。**久服安魂魄，养神、不饥、延年。一名茯菟。**其有抱根者，名伏神。

伏神 味甘、平。主辟不祥，疗风眩、风虚，五劳、七伤，口干，止惊悸，多恚怒，善忘，开心益智、安魂魄、养精神。生太山山谷大松下。二月、八月采，阴干。马间为之使。得甘草、防风、芍药、紫石英、麦门冬共疗五脏。恶白敛。畏牡蒙、地榆、雄黄、秦胶、龟甲。

陶隐居云：案药名无马间，或是马茎，声相近故也。今出郁州，彼土人乃故斫松作之，形多小，虚赤不佳。自然成者，大如三、四升器，外皮黑细皱。内坚白，形如鸟兽龟鳖者，良。又复时燥则不水。作丸散者，皆先煮之两三沸，乃切，曝干。白色者补，赤色者利，俗用甚多。仙经服食，亦为至要。云其通神而致灵，和魂而练魄，明窍而益肌，厚肠而开心，调营而理胃，上品仙药也。善能断谷不饥。为药无朽蛀。吾尝掘地得昔人所埋一块，计应卅许年，而色理无异，明其贞全不朽矣。其有衔松根对度者，为伏神，是其次伏苓后结一块也。《仙方》唯云伏苓，而无伏神。为疗既同，用之亦应无嫌。唐本注云：《季氏本草》云：马刀为伏苓使，无名马间者，间字草书，似刀字，写人不识，讹为间耳。陶不悟，云是马茎，谬矣。今大山亦有伏苓，白实而块小，不复采用。今第一出华山，形极粗大。雍州南山亦有，不如华山者。今注：马间，当是马阑，二注皆恐非也。

臣禹锡等谨按蜀本图经云：生枯松树下，形块无定，以似人、龟、鸟形者佳。今所在有大松处皆有，惟华山最多。范子云：茯苓出嵩高三辅。淮南子云：下有茯苓，上有菟丝。注云：茯苓，千岁松脂也。菟丝生其上而无根。一名女萝也。典术云：茯苓者，松脂入地千岁为茯苓，望松树赤者下有之。

广志云：茯神，松汁所作，胜茯苓。或曰：松根茯苓贯著之。生朱提

汉阳县。续注

药性论云：茯苓，臣，忌米醋。能开胃止呕逆，善安心神，主肺痿痰壅，治小儿惊痫，疗心腹胀满，妇人热淋赤者破结气。又云：茯神，君，味甘，无毒。主惊痫，安神定志，补劳乏，主心下急坚满人虚而小肠不利，加而用之。其心名黄松节，偏治中偏风，口面㖞斜，毒风筋挛不语，心神惊掣，虚而健忘。**日华子**云：茯苓，补五劳七伤，安胎，暖腰膝，开心益智，止健忘，忌醋及酸物。

448. 虎魄　味甘，平，无毒。主安五脏，定魂魄，杀精魅邪鬼，消瘀血，通五淋。生永昌。

陶隐居云：旧说云是松脂沦入地，千年所化，今烧之亦作松气。俗有虎魄中有一蜂，形色如生。《博物志》又云烧蜂巢所作，恐非实。此或当蜂为松脂所粘，因堕地沦没耳。有煮毈鸡子及青鱼枕作者，并非真，唯以拾芥为验。俗中多带之辟恶。刮屑服，疗瘀血至验。《仙经》无正用，惟曲晨丹所须，以赤者为胜。今并从外国来，而出伏苓处永无有。不知出虎魄处，复有伏苓以否？**唐本注**云：瑿，味甘，平，无毒。古来相传云：松脂千年为伏苓，又千年为虎魄，又千年为瑿。然二物烧之，皆有松气，为用与虎魄同，补心安神，破血尤善。状似玄玉而轻，出西戎来，而有伏苓处，见无此物。今西州南三百余里，碛中得者，大则广尺，黑润而轻，烧作腥臭，高昌人名为木瑿，谓玄玉为石瑿。洪州土石间得者，烧作松气，破血生肌，与虎魄同。见风拆破，不堪为器量。此二种及虎魄，或非松脂所为也。有此差舛，今略论之。**今按**陈藏器本草云：琥珀止血生肌，合金疮。和大黄、鳖甲作散子，酒下方寸匕，下恶血，妇人腹内血尽即止。宋高祖时宁州贡琥珀枕碎以赐军士，傅金疮。《汉书》云：出罽宾国，初如桃胶，凝乃成焉。

臣禹锡等谨按蜀本注云：又据一说，枫脂入地，千年变为琥珀，乃知非因烧蜂窠成也。蜂窠既烧，安有蜂形在其间？不独自松脂变也，松脂独变，安有枫脂所成者。核其事而言：则琥珀之为物，乃是木脂入地，千年者所化也。但余木不及枫松有脂而多经年岁，故不自其下掘得也。**药性论**云：琥珀，君。治百邪，产后血枕痛。**日华子**云：疗蛊毒，壮心，明目，摩翳，止心痛，癫邪，破结癥。

449. **松脂**　味苦、甘，温，无毒。**主痈疽、恶疮，头疡、白秃，疥瘙、风气，安五脏，除热**。胃中伏热，咽干，消渴，及风痹死肌。练之令白。其赤者主恶风痹。**久服轻身，不老、延年。一名松膏，一名松肪**。生大山山谷。六月采。松实，味苦，无毒，温。主风痹，寒气，虚羸、少气，补不足。九月采，阴干。松叶，味苦，温。主风湿痹疮气，生毛发，安五脏，守中，不饥、延年。

臣禹锡等谨按日华子云：松叶，无毒。

松节，温。主百节久风、风虚，脚痹、疼痛。松根白皮，主辟谷不饥。

陶隐居云：采炼松脂法，并在服食方中，以桑灰汁或酒煮辄，内寒水中数十过，白滑则可用。其有自流出者，乃胜于凿树及煮膏也。其实不可多得，唯叶止是断谷所宜尔。细切如粟，以水及面饮服之。亦有阴干捣为屑、丸服者。人患恶病，服此无不差。比来苦脚弱人，酿松节酒，亦皆愈。松柏皆有脂润，又凌冬不凋，理为佳物，但人多轻忽近易之耳。唐本注云：松花，名松黄，拂取似蒲黄，正尔酒服轻身，疗病云胜皮、叶脂。其子味甚甘，经直云味苦，非也。松取枝烧其上，下承取汁名㴔，主牛马疮疥为佳。树皮绿衣名艾纳，合和诸香烧之，其烟团聚，青白可爱也。

臣禹锡等谨按药性论：松脂，使，味甘，平。杀虫用之。主耳聋，牙有蚛孔，少许咬之不落，虫自死，能贴诸疮脓血，煎膏生肌止痛，抽风。萧炳云：又有五叶者，一丛五叶如钗，名五粒松，道家服食绝粒，子如巴豆，新罗往往进之。续注　日华子云：松脂，润心肺，下气，除邪，煎膏治瘘烂，排脓。又云松叶，暖，无毒。炙罯冻疮，风湿疮佳。又云松节，无毒。治脚软，骨节风。又云松根白皮，味苦，温，无毒。补五劳，益气。

450. **柏实**　**味甘，平**。无毒。**主惊悸，安五脏，益气，除风湿痹**。疗恍惚、虚损，吸收历节，腰中重痛，益血，止汗。**久服令人润泽、美色，耳目聪明，不饥、不老，轻身、延年**。生太山山谷。柏叶尤良。柏叶，味苦，微温，无毒。主吐血，衄血，痢血，崩中，赤白，轻身益气，令人耐风寒，去湿痹，止饥。四时各依方面采，阴干。柏白皮，主火灼，烂疮，长毛发。牡蛎、桂、瓜子为之使，恶菊花、羊蹄、诸石及曲。

陶隐居云：柏叶、实亦为服食所重，炼饵别有法。柏处处有，当以太山为佳，并忌取冢墓上也。虽四时俱有，而秋夏为好，其脂亦入用。此云恶曲，人有以酿酒无妨，恐酒米相和，异单用也。**唐本注云**：柏枝节，煮以酿酒，主风痹，历节风。烧取湍，疗病疥及癞疮尤良。今子仁唯出陕州、宜州为胜。太山无复采者也。

臣禹锡等谨按蜀本图经云：此用偏叶者，今所在皆有。八月收子叶，余采无时。**药性论云**：柏子人，君，恶菊花，畏羊蹄草，味甘、辛。能治腰肾中冷，膀胱冷，脓宿水，与阳道，益寿，去头风，治百邪鬼魅，主小儿惊痫。又云侧柏叶，君，与酒相宜，止尿血。味苦、辛，性涩。能治冷风，历节疼痛。**日华子云**：柏子人，治风，润皮肤，此是侧柏子，入药，微炒用。又云柏叶，炙罯冻疮，烧取汁涂头，黑润鬓发。又云柏白皮无毒。

451. **箘桂　味辛，温，无毒。主百疾，养精神，和颜色，为诸药先聘通使。久服轻身不老，面生光华媚好，常如童子。**生交趾、桂林山谷岩崖间。无骨，正圆如竹。立秋采。

陶隐居云：交趾属交州，桂林属广州，而蜀都赋云：箘桂临崖。今俗中不见正圆如竹者，唯嫩枝破卷成圆，犹依桂用，恐非真箘桂也。《仙经》乃有用箘桂，云三重者良，则判非今桂矣，必当别是一物，应更研访。**唐本注云**：箘者，竹名；古方用筒桂者是，故云三重者良。其筒桂亦有二、三重卷者，叶似柿叶，中三道文，肌理紧薄如竹，大枝小枝皮俱是箘桂。然大枝皮不能重卷，味极淡薄，不入药用，今惟出韶州。

臣禹锡等谨按蜀本图经云：叶似柿叶而尖狭光净，花白蕊黄，四月开，五月结实。树皮青黄，薄卷若筒，亦名筒桂。厚硬味薄者名板桂。又不入药用。三月、七月采皮，日干。

452. **牡桂** 味辛，温，无毒。**主上气咳逆，结气，喉痹，吐吸**。心痛，胁风，胁痛，温筋通脉，止烦出汗。**利关节，补中益气。久服通神，轻身、不老**。生南海山谷。

陶隐居云：南海郡即是广州。今俗用牡桂，状似桂而扁广殊薄，皮色黄，脂肉甚少，气如木兰，味亦类桂，不知当是别树，为复犹是桂生，有老宿者耳，亦所未究。**唐本注云**：《尔雅》云：梫，木桂。古方亦用木桂，或云牡桂，即今木桂，及单名桂者，是也。此桂花子与箘桂同，唯叶倍长，大小枝皮俱名牡桂。然大枝皮肌理粗虚如木兰，肉少味薄，不及小枝皮也。小枝皮肉多，半卷。中心皱起，味辛美。一名肉桂，一名桂枝，一名桂心。出融州、柳州、交州甚良。

臣禹锡等谨按蜀本图经云：叶狭长于菌桂叶一、二倍。其嫩皮皮半卷，多紫肉中皱起，肌理虚软，谓之桂枝，又名肉桂。削去上皮，名曰桂心。药中以此为善，其厚皮者名曰木桂。二月、八月采皮，日干之。**尔雅疏云**：梫，一名木桂。郭云：今南人呼桂厚皮者为木桂。桂树叶似枇杷而大，白华，华而不著子。丛生崖岭。枝叶冬夏常青，间无杂木。本草谓之牡桂是也。**药性论云**：牡桂，君，味甘、辛。能去冷风疼痛。

453. 桂　味甘、辛，大热，有毒。主温中，利肝肺气，心腹寒热，冷疾，霍乱，转筋，头痛、腰痛，出汗，止烦，止唾、咳嗽、鼻齆，能堕胎，坚骨节，通血脉，理疏不足，宣导百药，无所畏。久服神仙，不老。生桂阳。二月、七、八月、十月采皮，阴干。得人参、麦门冬、甘草、大黄、黄芩调中益气，得柴胡、紫石英、干地黄疗吐逆。

陶隐居云：案《本经》唯有箘桂、牡桂，而无此桂，用体大同小异，今俗用便有三种。以半卷多脂者单名桂，入药最多，所用悉与前说相应。《仙经》乃并有三种桂，常服食，以葱涕合和云母蒸化为水者，正是此种耳。今出广州湛惠为好，湘州、始兴、桂阳县即是小桂，亦有，而不如广州者，交州、桂州者形段小，多脂肉，亦好。《经》云桂叶如柏叶，泽黑，皮黄心赤。齐武帝时，湘州送桂树，以植芳林苑中，今东山有山桂皮，气粗相类，而叶乖异，亦能凌冬，恐或是牡桂，时人多呼丹桂，正谓皮赤耳。北方今重此，每食辄须之。盖《礼》所云姜桂以为芬芳也。**唐本注云**：箘桂，叶似柿叶，中有纵文三道，表衷无毛而光泽。牡桂叶长尺许，陶云小桂，或言其叶小者。陶引《经》云：叶似柏叶，验之殊不相类，不知此言从何所出。今案桂有二种，唯皮稍不同，若箘桂老皮坚板无肉，全不堪用。其小枝皮薄卷，乃二、三重者，或名箘桂，或名筒桂。其牡桂嫩枝皮，名为肉桂，亦名桂枝。其老者，名牡桂，亦名木桂，得人参等良。本是箘桂，剩出单桂条，陶为深误矣。**今按**陈藏器本草云：菌桂、牡桂、桂心，已上三种，并同是一物。按桂林、桂岭，因桂为名，今之所生，不离此郡，从岭以南际海尽，有桂树，惟梆、象州最多。味既辛烈，皮又厚坚，土人所采，厚者必嫩，薄者必老，以老薄者为一色，以厚嫩者为一色。嫩既辛香，兼又筒卷。老必味淡，自然板薄。板薄者即牡桂也，以老大而名焉。筒卷者即菌桂也，以嫩而易卷。古方有筒桂，字似菌字，后人误而书之，习而成俗。至于书传，亦复因循。桂心即是削除皮上甲错，取其近里辛而有味。

臣禹锡等谨按蜀本注云：按此有三种：菌桂，叶似柿叶；牡桂，叶似枇杷叶；此乃云叶如柏叶。苏以桂叶无似栢叶者，乃云陶为深误。剩出此条今据陶注云：菌桂正圆如竹，三重者良。牡桂皮薄，色黄多脂肉，气如木兰，味亦辛，此桂则是半卷多脂者。此云《仙经》有三桂，以葱涕合和云母，蒸化为水服之。此则有三种明矣。陶又云：齐武帝时，湘州得树，以植芳林苑中。陶隐居虽是梁武帝时人，实生自宋孝武建元三年，历齐为诸王侍读，故得见此树而言也。苏恭但只知有二种，亦不能细寻事迹，而云陶为深误，何臆断之甚也。**抱朴子云**：桂可以竹沥合饵之，亦可以龟脑和服之。**药性论云**：桂心，君。亦名紫桂。杀草木毒，忌生葱。味苦、辛，无毒。主治九种心痛，杀三虫，主破血，通利月闭，治软脚，痹不仁，治胞衣不下，除欬逆，结气拥痹，止腹内冷气，痛不可忍，主下痢，治鼻息肉。**日华子云**：桂心，治一切风气，补五劳七伤，通九窍，利关节，益精明目，暖腰膝，破痃癖癥瘕，消瘀血，治风痹骨节挛缩，续筋骨，生肌肉。

454. **杜仲**　味辛、甘，平、温，无毒。**主腰脊痛，补中，益精气，坚筋骨，强志，除阴下痒湿，小便余**沥。脚中酸疼痛，不欲践地。**久服轻身耐老。一名思**

仙，一名思仲，一名木绵。生上虞山谷又上党及汉中。二月、五月、六月、九月采皮，阴干。畏蛇蜕皮、玄参。

陶隐居云：上虞在豫州，虞、虢之虞，非会稽上虞县也。今用出建平、宜都者，状如厚朴，折之多白丝为佳。用之薄削去上甲皮，横理切，令丝断也。

臣禹锡等谨按蜀本图经云：生深山大谷。树高数丈，叶似辛夷。折其皮多白绵者好。今所在大山皆有。药性论云：杜仲，味苦。能治肾冷𦢊（公对切）腰痛也。腰病人虚而身强直，风也。腰不利加而用之。日华子云：暖。治肾劳腰脊挛。入药炙用。

455. 枫香脂　味辛、苦，平，无毒。主瘾疹风痒、浮肿、齿痛。一名白胶香。其树皮，味辛，平，有小毒。主水肿，下水气，煮汁用之。所在大山皆有。

唐本注云：树高大，叶三角，商、洛之间多有。五月斫树为坎，十一月采脂。唐附

臣禹锡等谨按蜀本枫香、脂、皮，共三条，主治稍异。注云：按王瓘《广轩辕本纪》云：黄帝杀蚩尤于黎山之丘，掷其械于大荒之中，米山之上，其械化为风木之林。《尔雅》枫，欇欇，似白杨而有歧。其脂入地千年为琥珀。《图经》云：树高大，木肌理硬，叶三角而香。尔雅疏云：《说文》云：枫木厚叶弱枝，善摇。一名欇欇。郭云：叶圆而歧有香，今之枫香是也。南方草木状曰：枫香树，子大如鸭卵。二月花发乃连着实，八、九月熟，暴干可烧。惟九真郡有之。陈藏器云：枫皮本功外，性涩，止水痢。苏云下水肿，水肿非涩药所疗，苏为误尔。又云：有毒。转明其谬。水煎止下痢为最。日华子云：枫皮，止霍乱，刺风，冷风。煎汤浴之。

456. **干漆　味辛，温，无毒、有毒。主绝伤，补中，续筋骨，填髓脑，安五脏，五缓六急，风寒湿痹，**疗咳嗽，消瘀血，痞结，腰痛，女子疝瘕，利小肠，去蛔虫。**生漆去长虫。久服轻身耐老。**生汉中川谷。夏至后采，干之。半夏为之使，畏鸡子，今又忌油脂。

陶隐居云：今梁州漆最胜，益州亦有，广州漆性急易燥。其诸处漆桶上盖裹，自然有干者，状如蜂房，孔孔隔者为佳。生漆毒烈，人以鸡子白和服之，去虫。犹有啮肠胃者，畏漆人乃致死。外气亦能使身肉疮肿，自别有疗法。《仙方》用蟹消之为水，炼服长生。

臣禹锡等谨按蜀本注云：按漆性并急。凡取时须荏油解破，淳者难得，可重重别制试之，上等清漆，色黑如瑿，若铁石者好，黄嫩若蜂窠者不佳。《图经》云：树高二丈余，皮白，叶似椿樗，皮似槐，花、子若牛李，木心黄。六月、七月刻取滋汁。出金州者最善也。**药性论**云：干漆，臣，味辛、咸。能杀三虫，主女人经脉不通。**日华子**云：治传尸劳，除风。入药须捣碎炒熟，不尔损人肠胃，若是湿漆，煎干更好，或毒发，饮铁浆并黄栌汁及甘豆汤，吃蟹并可制。

457. **蔓荆实**　**味苦、辛，微寒，**平、温，无毒。**主筋骨间寒热，湿痹，拘挛，明目，坚齿，利九窍，去白虫、**长虫。主风头痛，脑鸣，目泪出。益气，**久服轻身能老。**令人光泽，脂致，长须发。**小荆实亦等。**生益州。恶乌头、石膏。

陶隐居云：小荆即应是牡荆，牡荆子大于蔓荆子而反呼为小荆，恐或以树形为言。复不知蔓荆树若高大耳。**唐本注**云：此荆子，今人呼为牡荆子者是也。其蔓荆子大，故呼为牡荆子为小荆；实亦等者，言其功与蔓荆同也。蔓荆苗蔓生，故名蔓荆。生水滨，叶似杏叶而细，茎长丈余，花红白色。今人误以小荆为蔓荆，遂将蔓荆子为牡荆子也。

臣禹锡等谨按蜀本注云：今据陶，匪惟不别蔓荆，亦不知牡荆尔。以理推之，即蔓生者为蔓荆，作树生者为牡荆。蔓生者大如梧子，树生者细如麻子。则牡荆为小荆矣。《图经》云：蔓荆，蔓生水滨。苗茎蔓延。春因旧枝而生小叶，五月叶成如杏叶。六月有花，浅红色，蘂黄。九月有实，黑斑，大如梧子而虚轻。冬则叶凋。**药性论**云：蔓荆子，臣。治贼风，能长须发。**日华子**云：利关节，治赤眼，痫疾。注云：海盐亦有大如豌豆，带有小轻软盖子。六、七、八月采。

458. 牡荆实　味苦，温，无毒。主除骨间寒热，通利胃气，止咳逆，下气。生河间、南阳、宛朐山谷，或平寿、都乡高堤岸上，牡荆生田野。八月、九月采实，阴干。得术、柏实、青葙共疗头风，防风为之使，恶石膏。

陶隐居云：河间、宛朐、平寿并在北，南阳在西，论蔓荆，即应是今作杖棰之荆，而复非见。其子殊细，正如小麻子，色青黄。荆子实小大如此也。牡荆子乃出北方，如乌豆大，正圆黑，仙术多用牡荆，今人都无识之者。李当之《药录》乃注溲疏下云：溲疏一名阳栌，一名牡荆，一名空疏。皮白，中空，时有节。子似枸杞子，赤色，味甘、苦，冬月熟，俗乃无识者。当此实是真，非人篱域阳栌也。案如此说，溲疏主疗与牡荆都不同，其形类乖异，恐乖实理。而《仙方》用牡荆，云能通神见鬼，非唯其实，乃枝叶并好，又云有荆树，必枝枝相对此是牡荆，有不对者，即非牡荆。既为父，则不应有子。如此，并莫详虚实，须更博访，乃详之耳。唐本注云：此即作棰杖荆，是也。实细，黄黑色，茎劲作树，不为蔓生，故称之为牡，非无实之谓也。案《汉书·郊祀志》，此牡荆茎为幡竿，此明则蔓不堪为竿。今所在皆有，此荆非《本经》所载。案今生处乃是蔓荆，将以附此条后，陶为误矣。《别录》云：荆叶，味，平，无毒。主久痢，霍乱、转筋、血淋，下部疮湿䘌，薄脚，主脚气肿满。其根，味甘、苦，平，无毒。水煮服，主心风、头风、肢体诸风，解肌发汗。有青、赤二种，赤者为佳。出《类聚方》，今医相承，多以牡荆为蔓荆，此极误也。

今按陈藏器本草云：荆木取茎截，于火上烧，以物承取沥饮之，去心闷烦热，头风旋目眩，心头瀁瀁欲吐，卒失音，小儿心热惊痫，止消渴，除痰唾，令人不睡。

459. 女贞实 味苦、甘，平，无毒。**主补中，安五脏，养精神，除百疾。久服肥健，轻身不老。**生武陵川谷，立冬采。

陶隐居云：叶茂盛，凌冬不凋，皮青肉白，与秦皮为表里，其树以冬生而可爱，诸处时有。《仙经》亦服食之。俗方不复用，市人亦无识之者。唐本注云：女贞叶，似枸骨及冬青树等，其实九月熟黑，似牛李子。陶云与秦皮为表里，误矣。然秦皮叶细冬枯，女贞叶大冬茂，殊非类也。

臣禹锡等谨按蜀本图经云：树高数丈，花细青白色，采实日干。今山南、江南皆有之。**陈藏器**云：女贞似枸骨。按枸骨树如杜仲，皮堪浸酒，补腰脚令健。枝、叶烧灰淋取汁，涂白癜风。亦可作稠煎傅之。木肌白似骨，故云枸骨。《诗·义疏》云：木杞。其树似栗。一名枸骨。理白滑，其子为木虻子。可合药，木虻在叶中，卷叶如子，羽化为虻，非木子。又云冬青，其叶堪染绯，子浸酒去风血补益，木肌白有文作象齿笏，冬月青翠，故名冬青。江东为呼为冻生。李邕又云：出五台山。叶似椿，子赤如郁李，微酸，性热。与此亦小有异同，当是两种冬青。续注　日华子云：冬青皮，凉，无毒。去血，补益肌肤。

460. **桑上寄生**　味苦、甘，平，无毒。**主腰痛，小儿背强，痈肿，安胎，充肌肤，坚发齿，长须眉。**主金创，去痹，女子崩中，内伤不足，产后余疾，下乳汁。**其实明目，轻身通神。一名寄屑，一名寓水，一名宛童，**一名茑，生弘农川谷桑树上。三月三日采茎、叶，阴干。

陶隐居云：桑上者，名桑上寄生耳。诗人云：施于松上，方家亦有用杨上、枫上者，则各随其树名之，形类犹是一般，但根津所因处为异。法生树枝间，寄根在枝节之内，叶圆青赤，厚泽易折，旁自生枝节。冬夏生，四月华白，五月实赤，大如小豆。今处处皆有，以出彭城为胜。俗人呼皆为续断用之。案《本经》续断别在上品药，所主疗不同，岂只是一物，市人使混乱无复能甄识之者。服食方云是桑檽，与此说又为不同耳。**唐本注**云：寄生槲、榉柳、水杨、枫等树上，子黄，大如小枣子，唯虢州有桑上者。子汁甚黏，核大如小豆，叶无阴阳，如细柳叶而厚肌，茎粗短，江南人相承用为续断，殊不相关。且寄生实，九月始熟而黄，今称五月实赤，大如小豆，此是陶未见之。

臣禹锡等谨按蜀本注云：按诸树多有寄生，茎、叶并相似，云是乌鸟食一物，子、粪落树上，感气而生。叶如橘而厚软，茎如块而肥脆。今处处有，方家惟须桑上者。然非自采，即难以别。可断茎而视之，以色深黄者为验。《图经》叶似龙胆而厚阔。茎短似鸡脚，作树形。三月、四月花，黄赤色。六月、七月结子，黄绿色，如小豆，以汁稠粘者良也。**药性论云**：桑寄生，臣。能令胎牢固，主怀妊漏血不止。**日华子云**：助筋骨，益血脉。采人多在榉树上收，呼为桑寄生。在桑上者极少，纵有，形与榉上者亦不同，次即枫树上，力同榉树上者，黄色。七月、八月采。

461. **松萝　味苦、甘，平，无毒。主瞋怒邪气，止虚汗，出风头，女子阴寒肿痛，**疗淡热，温疟，可为吐汤，利水道。**一名女萝，**生熊耳山川谷松树上。五月采，阴干。

陶隐居云：东山甚多，生杂树上，而以松上者为真。《毛诗》云：茑与女萝，施于松上。茑是寄生，今以桑上者为真，不用松上者，此互有异同耳。今详：《经》云：松萝，当用松上者。

臣禹锡等谨按药性论云：松萝，使，味苦、辛，微热。能治寒热，能吐胸中客痰涎，去头疮，主项上瘤瘿。**日华子云**：令人得眠。

462. **蕤核　味甘，温、微寒，无毒。主心腹邪结气，明目，目赤痛伤泪出。**疗目肿眦烂，齆鼻，破心下结淡痞气。**久服轻身，益气不饥。**生函谷川谷及巴西，七月采实。

陶隐居云：今从北方来，云出彭城间，形如乌豆大，圆而扁，有文理，状似胡桃桃核，今人皆合壳用为分两，此乃应破取仁秤之。医方唯以疗眼，《仙经》以合守中丸也。**唐本注云**：采字如此作也。

臣禹锡等谨按蜀本图经云：树生，叶细似枸杞而狭长。花白，子附茎生，紫赤色，大如五味子。茎多细刺。六月熟。今出雍州。五月、六月采，日干。**药性论云**：蕤人，使。一名曰椹。能治鼻衄。

463. **五加皮　味辛、苦、温、微寒，无毒。主心腹疝气，腹痛，益气，疗躄小儿不能行，疽疮，阴蚀。**男子阴痿，囊下湿，小便余沥，女人阴痒及腰脊痛，两脚疼痹风弱，五缓虚羸。补中益精，坚筋骨，强意志。久服轻身耐老。**一名犲漆，**一名犲节。五叶者良。生汉中及宛朐。五月、七月采茎，十月采根，阴干。远志为之使，畏蛇蜕皮、玄参。

陶隐居云：今近道处处有，东间弥多，四叶者亦好，煮根茎酿酒，至益人，道家用此作灰，亦以煮石与地榆，并有秘法。加字或作家字者也。

臣禹锡等谨按蜀本图经云：树生小丛，赤蔓，茎间有刺，五叶生枝端，根若荆根，皮黄黑，肉白骨硬。今所在有之。**药性论云：**五加皮，有小毒。能破逐恶风血，四肢不遂，贼风伤人，软脚臀（公对切）腰，主多年瘀血在皮肌，治痹湿，内不足，主虚羸，小儿三岁不能行，用此便行走。**日华子云：**明目，下气，治中风，骨节挛急，补五劳七伤。叶治皮肤风，可作蔬菜食。

464. 沉香、薰陆香、鸡舌香、藿香、詹糖香、枫香并微温。悉疗风水毒肿，去恶气。薰陆、詹糖去伏尸。鸡舌、藿香疗霍乱、心痛。枫香疗风瘾疹痒毒。

陶隐居云：此六种香皆合香家要用，不正复入药，唯疗恶核毒肿，道方颇有用处。詹糖出晋安岑州，上真淳泽者难得，多以其皮及柘虫屎杂之，唯轻者为佳，其余无甚真伪，而有精粗耳。外国用波津香明目。白檀消风肿。其青木香别在上品。**唐本注云：**沉香、青桂、鸡骨、马蹄、笺香等，同是一树，叶似橘叶，花白，子似槟榔，大如桑椹，紫色而味辛。树皮青色，木似榉柳。薰陆香，形似白胶，出天竺、单于国。鸡舌香，树叶及皮并似栗，花如梅花，子似枣核，此雌树也，不入香用。其雄树著花不实，采花酿之，以成香，出昆仑及交、爱以南。詹糖树似橘，煎枝叶为香，似沙糖而黑，出交、广以南。又有丁香根，味辛，温，主风毒诸肿。此别一种树，叶似栎，高数丈，凌冬不凋，唯根堪疗风热毒肿，不入心腹之用，非鸡舌也。詹糖香，疗恶疮，去恶气，生晋安。

臣禹锡等谨按陈藏器云：沉香，枝，叶并似椿。苏云如橘，恐未是也。其枝节不朽，最紧实者为沉香。浮者为煎香。以次形如鸡骨者为鸡骨香。如马蹄者为马蹄香。细枝未烂紧实者为青桂香。其马蹄、鸡骨只是煎香，苏乃重云，深觉烦长，并堪薰衣去臭，余无别功。又杜蘅叶一名马蹄香，即非此者，与前香别也。**陈藏器**又云：薰陆之类，其性温。疗耳聋，中风口噤，妇人血气，能发酒理风冷，止大肠泄澼，疗诸疮，令内消。又云：檀香，主心腹霍乱，中恶鬼气，杀虫。白檀树如檀，出海南。**日华子**云：沉香，味辛，热，无毒。调中，补五藏，益精壮阳，暖腰膝，去邪气，止转筋，吐泻，冷气，破癥癖，冷风麻痹，骨节不任，湿风皮肤痒，心腹痛，气痢。又云：霍香，味辛。又云：檀香，热，无毒。治心痛，霍乱，肾气，腹痛，浓煎服。水磨傅外肾并腰肾痛处。又云：乳香，味辛，热，微毒。下气，益精，补腰膝，治肾气，止霍乱，恶中邪气，心腹痛，疰气。煎膏止痛长肉，入丸散微炒杀毒，得不粘。**药性论**云：鸡舌香，使，味辛，无毒。入吹鼻散子中用，杀脑疳。入诸香中，令人身香。**齐民要术**云：俗人以其似丁子，故为丁子香。**南州异物志**云：藿香，出海边国。形如都梁，可著衣服中。**南方草木状**云：藿香，味辛。榛生，吏民自种之，五、六月采暴之。乃芬尔。出交趾、九真诸国。又薰陆香，出大秦。在海边，自有大树生于沙中，盛夏树胶流出沙上。夷人采取之，卖与贾人。注《南方异物志》同。其异者，惟云状如桃胶。**南越志**云：交州有蜜香树，欲取先断其根，经年后，外皮朽烂，木心与节坚黑沉水者为沉香。浮水面平者为鸡骨。最粗者为栈香。

465. 苏合　味甘，温，无毒。主辟恶，杀鬼精物，温疟，蛊毒。痫痓，去三虫，除邪，不梦，忤魇脒，通神明。久服轻身长年。生中台川谷。

陶隐居云：俗传云是狮子屎，外国说不尔，今皆从西域来，真者难别，亦不复入药，唯供合好香耳。**唐本注**云：此香从西域及昆仑来，紫赤色，与紫真檀相似，坚实，极芬香，惟重如石，烧之灰白者好。云是狮子屎，此是胡人诳言，陶不悟之，犹以为疑也。

臣禹锡等谨按梁书云：中天竺国出苏合，苏合是诸香汁煎之，非自然一物也。又云大秦人采苏合，先煎其汁以为香膏，乃卖其滓与诸人。是以展转来达中国，不大香也。**陈藏器**云：按师子屎，赤黑色，烧之去鬼气，服之破宿血，杀虫。苏合香，色黄白，二物相似而不同。人云：师子屎是西国草木皮汁所为，胡人将来，欲人贵之，饰其名尔。续注

466. 丁香　味辛，温，无毒。主温脾胃，止霍乱拥胀，风毒诸肿，齿疳䘌。能发诸香。其根，疗风热毒肿。生交广南蕃。三月、八月采。

今注：按广州送丁香图，树高丈余，叶似栎叶，花圆细黄色，凌冬不凋。医家所用，惟用根。子如钉，长三、四分，紫色，中有粗大如山茱萸者，俗呼为母丁香，可入心腹之药尔。以旧本丁香根注中有不入心腹之用六字，恐其根必是有毒，故云不入心腹也。又按陈藏器本草云：丁香于其母丁香，主变白，以生姜汁研，拔去白发，涂孔中，即异常黑也。今附

臣禹锡等谨按蜀本注云：母丁香，击之则顺理而折两向，疗呕逆甚验。续注　药性论云：丁香，臣。能主冷气腹痛。日华子云：治口气反胃，鬼疰蛊毒，及疗肾气、贲豚气，阴痛，壮阳暖腰膝，治冷气，杀酒毒，消痃癖，除冷劳。

467. 檗木　味苦，寒，无毒。**主五脏肠胃中结气热，黄疸，肠痔，止泄痢，女子漏下、赤白，阴阳蚀疮。**疗惊气在皮间，肌肤热赤起，目热赤痛，口疮，久服通神。**一名檀桓。**根，名檀桓，主心腹百病，安魂魄，不饥渴。久服轻身，延年通神。生汉中山谷及永昌。恶干漆。

陶隐居云：今出邵陵者，轻薄色深为胜。出东山者，厚重而色浅。其根于道家入木芝品，今人不知取服之。又有一种小树，状如石榴。其皮黄而苦，俗呼为子檗，亦主口疮。又一种小树，至多刺，皮亦黄，亦主口疮。唐本注云：子檗，一名山石榴，子似女贞，皮白不黄，亦名小檗，所在皆有。今云皮黄，恐谬矣。案今俗用子檗，皆多刺小树，名刺檗，非小檗也。今按陈藏器本草云：蘗皮，主热疮皰起，虫疮，痢下血，杀蛀虫，煎服主消渴。

臣禹锡等谨按蜀本图经云：黄檗，树高数丈，叶似吴茱萸，亦如紫椿，皮黄，其根如松下茯苓，今所在有。本出房、商、合等州山谷，皮紧厚二、三分，鲜黄厚上。二月、五月采皮，日干。药性论云：黄蘗，使，平。主男子阴痿，治下血如鸡鸭肝片，及男子茎上疮。屑末傅之。日华子云：安

心除劳，治骨蒸洗肝明目，多泪，口干心热，杀疳虫，治蚘心痛，疥癣，蜜炙治鼻洪，肠风泻血，后分急热肿痛，身皮力微次于根。

468. **辛夷** 味辛，温，无毒。**主五脏身体寒风，风头，脑痛，面䵟。**温中解肌，利九窍，通鼻塞涕出。疗面肿引齿痛，眩冒，身洋洋如在车船之上者。生须发，去白虫。**久服下气、轻身，明目，增年、耐老。**可作膏药，用之去中心及外毛，毛射人肺，令人咳。**一名辛矧，一名侯桃，一名房木。**生汉中川谷。九月采实，曝干。芎穷为之使，恶五石脂，畏昌蒲、蒲黄、黄连、石膏、黄环。

陶隐居云：今出丹阳近道，形如桃子，小时气辛香，即《离骚》所呼辛夷者也。**唐本注云**：此是树花未开时收之，正月、二月好采。今见用者，是言九月采实者，恐误。其树大，连合抱高数仞，叶大于柿叶，所在皆有。实臭，不任药也。方云去毛，用其心，然难得，而滋人面。此用花开者易得，而且香。**今按陈藏器本草云**：辛夷，今时所用者，是未发花时如小桃子，有毛，未折时取之。所云用花开者及在二月，此殊误尔。此花，江南地暖，正月开。北地寒，二月开。初发如笔，北人呼为木笔。其花最早，南人呼为迎春。

臣禹锡等谨按蜀本图经云：树高数仞。叶似柿叶而狭长。正月、二月花似着毛小桃，色白而带紫。花落而无子。夏杪复着花，如小笔。又有一种，三月花开，四月花落，子赤似相思子。花、叶与无子者同。取花欲开者胜，所在山谷皆有。此二种，今苑中有树，高三、四丈，花叶如一《图经》所说，但树身径二尺许，去根三尺已来便有枝柯繁茂可爱。正月、二月花开，紫白色。花落复生叶，至夏初还生花如小笔。经秋历冬，叶、花渐大，如有毛小桃，至来年正月、二月始开。初是兴元府进来，其树绕可三、四尺，有花无子，谓之木笔花。树种经二十余载方结实。以此推之。即是年岁浅者无子，非有二种也。其花开早晚，应各随其土风尔。**药性论云**：辛夷，臣。能治面生䵟皰，面脂用，主光华。**日华子云**：通关脉，明目，治头痛憎寒，体噤瘙痒。入药微炙，已开者劣，谢者不佳。

469. **木兰**　味苦，寒，无毒。**主身有大热在皮肤中，去面热赤疱、酒皻，恶风、瘨疾，阴下痒湿，明目**。疗中风伤寒，及痈疽水肿，去臭气。**一名林兰**，一名杜兰，皮似桂而香。生零陵山谷，生太山。十二月采皮，阴干。

陶隐居云：零陵诸处皆有，状如楠树，皮甚薄而味辛香。今益州有，皮厚，状如厚朴，而气味为胜。故蜀都赋云：木兰梫桂也。今东人皆以山桂皮当之，亦相类，道家用合香，亦好也。**唐本注**云：木兰叶似菌桂叶，其叶气味辛香，不及桂也。

臣禹锡等谨按蜀本图经云：树高数仞，叶似菌桂叶，有三道纵文，皮如板桂，有纵横文。今所在有。三月、四月采皮，阴干。

470. **榆皮**　味甘，平，无毒。**主大小便不通，利水道，除邪气**。肠胃邪热气，消肿。性滑利。**久服轻身不饥，其实尤良**。疗小儿头疮痂疕。华，主小儿痫，小便不利，伤热。**一名零榆**。生颖川山谷。二月采皮，取白曝干。八月采实，并勿令中湿，湿则伤人。

陶隐居云：此即今榆树耳，剥取皮，刮除上赤皮，亦可临时用之。性至滑利，初生叶，人以作糜羹辈，令人睡眠。嵇公所谓：榆，令人瞑也。断谷乃屑其皮，并檀皮服之，即所谓不饥者也。**唐本注**云：榆三月实熟，寻即落矣，今称八月采实，恐《本经》误也。**今按陈藏器本草**云：榆荚，主妇人带下，和牛肉作羹食之，四月收实作酱，似芜荑杀虫。以陈者良。嫩叶作羹食之，压丹石，消水肿。江东有刺榆，无大榆。皮入用不滑。刺榆秋实，故陶错误也。

臣禹锡等谨按尔雅疏云：榆之类有十种，叶皆相似，皮及木理异尔。而刺榆有针刺如柘，其叶如榆，瀹为蔬美，滑于白榆。《诗》云：山有枢是也。**药性论**云：榆白皮，滑。能主利五淋，治不眠，疗齁。取白皮阴干后，焙杵为末。每日朝夜用水五合，末二钱，煎如胶服，差。**孟诜**云：生皮主暴患赤肿，以皮三两捣，和三年醋滓，封之，日六、七易，亦治女人妬乳肿。服丹石人采叶生服一两顿佳。子作酱食，能助肺，杀诸虫下气，令人能食，消心腹间恶气，卒心痛，食之良，日华子云：榆白皮，通经脉，涎傅癣。

471. **酸枣** 味酸，平，无毒。**主心腹寒热，邪结气聚，四肢酸疼湿痹**。烦心不得眠，脐上下痛，血转，久泄，虚汗，烦渴。补中，益肝气，坚筋大骨，助阴气，令人肥健。**久服安五脏，轻身延年**。生河东川泽。八月采实，阴干，卅日成。恶防己。

陶隐居云：今出东山间，云即是山枣树子，子似武昌枣，而味极酸，东人乃啖之以醒睡，与此疗不得眠，正反矣。唐本注云：此即樲枣实也，树大如大枣，实无常形，但大枣中味酸者是。《本经》唯用实，疗不得眠，不言用仁。今方用其仁，补中益气。自补中益肝已下，此为酸枣仁之功能。又于下品白棘条中，复云其实。今医以棘实为酸枣，大误矣。今注：陶云醒睡，而经云疗不得眠。盖其子肉味酸，食之使不思睡。核中人服之，疗不得眠，正如麻黄发汗，根节止汗也。此乃棘实，更非他物。若谓是大枣味酸者，全非也。酸枣小而圆，其核中仁微扁，大枣仁大而长不类也。

臣禹锡等谨按蜀本图经云：今河东及滑州，以其木为车轴及匙筋等，木甚细理而硬，所在有之。八月采实，日干。药性论云：酸枣人，主筋骨风，炒末作汤服之。陈藏器云：按酸枣，即是枣中之酸，更无佗异，此即真枣，何复名酸，既云其酸，又云其小，今枣中酸者，未必即小，小者未必即酸，虽欲为枣生文，展转未离于枣，若道枣中酸者，枣条无令睡之功，道棘子不酸，今人有众呼之目。枣、棘一也。酸、甜两焉。纵令以枣当之，终其非也。嵩阳子曰：余家于滑台，今酸枣县，即滑之属邑也。其地名酸枣焉，其树高数丈，径围一、二尺，木理极细，坚而且重，其树皮亦细文似蛇鳞。其枣圆小味酸，其核微圆，其人稍长，色赤如丹。此医之所重，居人不易得。今市之卖者，皆棘子为之。又云：山枣树如棘，子如生枣，里有核如骨，其肉酸滑好食，山人以当果。五代史后唐刊《石药验》云：酸枣人，睡多生使，不得睡炒熟。日华子云：酸枣人，治脐下满痛。

472. **槐实** 味苦、酸、咸，寒，无毒。**主五内邪气**

热，止涎唾，补绝伤，疗五痔，火疮，妇人乳瘕，子脏急痛。以七月七日取之，捣取汁，铜器盛之，日煎，令可作丸，大如鼠矢，内窍中，三易乃愈。又堕胎。久服明目，益气，头不白，延年。枝主洗疮及阴囊下湿痒。皮主烂疮。根主喉痹寒热。生河南平泽。可作神烛。景天为之使。

陶隐居云：槐子以相连多者为好，十月上巳日采之。新盆盛，合泥百日，皮烂为水，核如大豆。服之，令人脑满，发不白而长生。今处处有，此云七月取其子未坚，故捣绞取汁。**唐本注**云：《别录》云：八月断槐大枝，使生嫩蘖，煮汁酿酒，疗大风痿痹甚效。槐耳味苦、辛，平，无毒。主五痔心痛，女人阴中痒痛。槐树菌也，当取坚如桑耳者。枝炮熨止蝎毒也。

臣禹锡等谨按尔雅云：櫰，槐大叶而黑。守宫槐，叶昼聂，宵炕。释曰：櫰，槐也。大叶而黑名櫰，不尔即名槐。又曰：槐叶昼合夜开者，别名守宫槐。聂，合也。炕，张也。**药性论**云：槐子，臣。主治大热，难产。皮煮汁。淋阴囊坠肿气痛。又云：槐白皮，味苦，无毒。能主治口齿风疳䘌血，以煎浆水煮含之。又煎淋浴男子阴疝卵肿。**陈藏器**云：槐实本功外，杀虫去风。合房折取阴干煮服，味一如茶，明目，除热泪，头脑、心胸间热风烦闷，风眩欲倒，心头吐涎如醉，瀁瀁如舩车上者。花堪染黄，子上房七月收之，染皂木为灰，长毛发。**日华子**云：槐子，治丈夫、女人阴疮湿痒，催生。吞七粒。又云槐皮草，治中风皮肤不仁，喉痹，浸洗五痔并一切恶疮，妇人产门痒痛及汤火疮。煎膏，止痛长肉，消痈肿。

473. 槐花　味苦，平，无毒。治五痔，心痛，眼赤，杀腹藏虫及热，治皮肤风并肠风泻血，赤白痢，并炒服。叶，平，无毒。煎汤治小儿惊痫，壮热，疥癣及丁肿。皮、茎同用。新补　见日华子

474. 槐胶　主一切风，化涎，治肝藏风，筋脉抽掣，及急风口噤，或四肢不收，顽痹或毒风，周身如虫

行，或破伤风，口眼偏斜，腰脊强硬。任作汤散丸煎，杂诸药用之，亦可水煮和诸药为丸及作汤下药。新定

475. 楮实 味甘，寒，无毒。主阴痿水肿，益气，充肌肤，明目。久服不饥，不老轻身。生少室山，一名谷实，所在有之。八月、九月采实，日干，四十日成。叶，味甘，无毒。主小儿身热，食不生肌，可作浴汤。又主恶疮生肉。树皮，主逐水，利小便。茎，主瘾疹痒，单煮洗浴。其皮间白汁疗癣。

陶隐居云：此即今谷树子也，《仙方》采捣取汁和丹用，亦干服，使人通神见鬼。南人呼谷纸，亦为楮纸，作褚音。武陵人作谷皮衣，又甚坚好耳也。

臣禹锡等谨按蜀本图经云：树有二种，取有子叶似葡萄者佳。八月采实，所在皆识也。**药性论**谷木皮亦可单用。味甘，平，无毒。能治水肿气满。叶干炒末，搜面作饽饦食之，主水痢。**段成式酉阳杂俎云**：构，谷田久废必生构。叶有瓣曰楮，无曰构。**日华子云**：楮实，壮筋骨，助阳气，补虚劳，助腰膝，益颜色，皮斑者是楮，皮白者是谷。又云楮叶，凉，无毒。治刺风身痒，此是斑谷树。又云谷树汁，傅蛇虫蜂犬咬，能合朱砂为团，名曰五金胶漆。续注

476. **枸杞 味苦，寒，**根大寒，子微寒，无毒。**主五内邪气，热中，消渴，周痹。**风湿，下胸胁气，客热，头痛，补内伤，大劳、嘘吸，坚筋骨，强阴，利大小肠。**久服坚筋骨，轻身，不老，**耐寒暑。**一名杞根，一名地骨，一名枸忌，一名地辅，**一名羊乳，一名却暑，一名仙人杖，一名西王母杖。生常山平泽、及诸丘陵坂岸上。冬采根，春、夏采叶，秋采茎、实，阴干。

陶隐居云：今出堂邑，而石头烽火楼下最多。其叶可作羹，味小苦。俗谚云：去家千里，勿食萝摩、枸杞，此言其补益精气，强盛阴道也。萝

摩一名苦丸，叶厚大作藤生，摘有白乳汁，人家多种之，可生啖，亦蒸煮食也。枸杞根、实，为服食家用，其说乃甚美，仙人之杖，远自有旨乎也。

臣禹锡等谨按尔雅疏云：杞，一名枸檵。郭云：今枸杞也。《诗·四牡》云：集于苞杞。陆机云：一名苦杞，一名地骨。春生作羹茹，微苦，其茎似莓，子秋熟，正赤，茎、叶及子，服之轻身益气尔。**抱朴子**云：家柴，一名托卢，或名天精，或名却老，或名地骨。**药性论**云：枸杞，臣，子、叶同说，味甘，平。能补益精，诸不足，易颜色，变白，明目，安神，令人长寿。叶和羊肉作羹，益人，甚除风，明目。苦渴，可煮作饮。代茶饮之。白色无刺者良。与乳酪相恶。发热诸毒，烦闷，可单煮汁解之。能消热面毒。又，根皮细剉，面拌熟煮吞之，主治肾家风，良。又，益精气法：取叶上虫窠子，曝干为末，入干地黄中为丸，益阳事。主患眼风障，赤膜昏痛，取叶捣汁注眼中妙。续注　**日华子**云：地仙苗，除烦益志，补五劳七伤，壮心气，去皮肤、骨节间风，消热毒，散疮肿，即枸杞也。

477. 仙人杖　味咸，平，一云冷，无毒。主哕气呕逆，辟痁，小儿吐乳，大人吐食，并水煮服，小儿惊痫及夜啼，安身伴睡良。又主痔病，烧为末，服方寸匕。此是笋欲成竹时立死者，色黑如漆，五、六月收之。苦桂竹多生此。新补

又别一种仙人杖，味甘，小温，无毒。久服长生，坚筋骨，令人不老。作茹食之，去痰癖，除风冷。生剑南平泽。叶似苦苣，丛生。陈子昂《观玉篇序》云：夏四月，次于张掖河州草木无池异者，皆仙人杖。往往丛生，予家世代服食者，昔尝饵之，及此行也。息意兹味，戍人有荐嘉蔬者，此物存焉，岂非将欲扶吾寿也。新补　见陈藏器、日华子

《嘉祐本草》木部中品卷第十三

太常少卿直集贤院校正医书官臣掌禹锡等奉敕修

478. **龙眼**本经
479. **厚朴**本经
480. **猪苓**本经
481. **竹叶**本经，根、汁、实、沥、皮筎、笋附
482. **枳实**本经
483. 枳壳今附
484. **山茱萸**本经，胡颓子续注
485. **吴茱萸**本经，叶、椋子根附
486. **秦皮**本经
487. **栀子**本经，山栀子续注
488. 槟榔别录
489. 大腹今附
490. **合欢**本经
491. **秦椒**本经
492. **卫矛**本经
493. **紫威**本经，茎、叶、根附
494. **芜荑**本经
495. 食茱萸唐本先附，皮附
496. 椋子木唐本先附
497. 每始王木唐本先附
498. 折伤木唐本先附
499. 茗、苦茶唐本先附
500. **桑根白皮**本经，叶附，蕈耳、菌子续注
501. 桑花新补
502. **白棘**本经
503. 棘刺花别录，实、叶、针附
504. 安息香唐本先附
505. 龙脑香唐本先附，相思子续注
506. 庵摩勒唐本先附
507. 毗梨勒唐本先附
508. 胡桐泪唐本先附，自草部今移
509. 紫矿麒麟竭唐本先附，自玉石部今移
510. 天竺黄今附
511. 天竺桂今附
512. 乌药今附
513. 没药今附

514. 墨今附

515. 郁金香今附

516. 海桐皮今附

517. 紫藤今附

右木部中品合四十种　十六种神农本经，二种名医别录，十一种唐本先附，十种今附，一种新补。

478. **龙眼** 味甘，平，无毒。**主疗五脏邪气，安志厌食**，除虫去毒。**久服强魂魄，聪察，轻身不老，通神明。一名益智。**其大者似槟榔。生南海山谷。

陶隐居云：广州别有龙眼，似荔枝而小，非益智，恐彼人别名，今者为益智耳，食之并利人。**唐本注**云：益智，似连翘子，头未开者，味甘、辛，殊不似槟榔。其苗、叶、花、根与豆蔻无别，唯子小耳。龙眼一名益智，而益智非龙眼也。其龙眼树，似荔枝，叶若林檎，花白色，子如槟榔，有鳞甲，大如雉卵，味甘酸。**今注**：按此树高二丈余，枝叶凌冬不凋，花白色，七月始熟，一名亚荔枝。大者形似槟榔而小，有鳞甲，其肉薄于荔枝而甘美，堪食。《本经》云：一名益智者，盖甘味与归脾而能益智，非今益智子尔。

臣禹锡等谨按蜀本龙眼，除蛊毒，去三虫。

479. **厚朴** 味苦，温、大温，无毒。**主中风，伤寒，头痛，寒热，惊悸，气血痹，死肌，去三虫。**温中，益气，消痰下气，疗霍乱及腹痛，胀满，胃中冷逆，胸中呕逆不止，泄痢，淋露，除惊，去留热，止烦满，厚肠胃。一名厚皮，一名赤朴，其树名榛，其子名逐杨。疗鼠瘘，明目，益气。生交趾、宛朐。三月、九月、十月采皮，阴干。干姜为之使，恶泽泻、寒水石、消石。

陶隐居云：今出建平、宜都，极厚、肉紫色为好，壳薄而白者不如。用之削去上甲错皮，俗方多用，道家不须也。**今注**：出梓州、龙州者最佳。

臣禹锡等谨按吴氏云：厚朴，神农、歧伯、雷公：苦，无毒。季氏：小温。**范子**厚朴，出淇农。**药性论**云：厚朴，臣，忌豆。食之者动气。味苦、辛，大热。能主疗积年冷气，腹内雷鸣虚吼，宿食不消，除痰饮，去结水，破宿血，消化水谷，止痛，大温胃气，呕吐酸水，主心腹满，病人虚而尿白。**日华子**云：建脾，主反胃，霍乱转筋，冷热气，泻膀胱、泄五藏一切气，妇人产前、产后腹藏不安，调关节，杀腹藏虫，除惊，去烦闷，明耳目。入药去粗皮，姜汁炙，或姜汁炒用。又名烈朴。

480. **猪苓** 味甘、苦，平，无毒。**主痎疟，解毒，辟蛊疰不祥，利水道。久服轻身耐老。一名豭猪矢。**生衡山山谷，及济阴宛朐。二月、八月采，阴干。

陶隐居云：今湘州、衡山无有，此道不通，皆从宁州来。旧云是枫树苓，其皮至黑，作块似猪矢，故以名之，肉白而实者佳。用之削去黑皮乃称之，比年殊难得耳。

臣禹锡等谨按吴氏云：猪苓，神农：甘。雷公：苦，无毒。**司马彪注庄子云**：豕槖，一名苓。根似猪矢，治渴。**药性论云**：猪苓，臣，微热。解伤寒温疫大热，发汗，主腰胀满，腹急痛。

481. **竹叶** 篁竹叶，**味苦，**平、大寒，无毒。**主咳逆上气，溢筋急，恶疡，杀小虫。**除烦热，风痓，喉痹，呕逆。**根，作汤，益气，止渴，补虚下气，**消毒。**汁，主风痓痹。实，通神明，轻身益气。**生益州。淡竹叶，味辛，平、大寒。主胸中痰热、咳逆上气。其沥，大寒。疗暴中风，风痹，胸中大热，止烦闷。其皮筎，微寒，疗呕啘，温气，寒热，吐血，崩中，溢筋。苦竹叶及沥，疗口疮，目痛，明目，通利九窍。竹笋，味甘，无毒。主消渴，利水道，益气，可久食。干笋烧服，疗五痔血。

陶隐居云：竹类甚多，此前一条云是篁竹，次用淡苦尔。又一种薄壳者，名甘竹叶，最胜。又有实中竹、笙竹，并以笋为佳，于药无用。凡取竹沥，惟用淡竹耳。竹实出蓝田，江东乃有花而无实，故凤鸟不至。而顷来斑斑有实，实状如小麦，堪可为饭。**今按陈藏器本草云**：苦竹笋，主不睡，去面目并舌上热黄，消渴，明目，解酒毒，除热气，健人，诸笋皆发冷血及气。淡竹根煮取汁，主丹石发热渴，除烦热。

臣禹锡等谨按药性论云：淡竹叶，顺味甘，无毒。主吐血，热毒风，压丹石毒，止消渴。竹烧沥治卒中风，失音不语，苦者治眼赤。又云青竹筎，使，味甘。能止肺痿唾血，鼻衄，治五痔。**日华子云**：淡竹并根，味甘，冷，无毒。消痰，治热狂烦闷，中风失音不语，壮热头痛，头风并怀妊人头旋倒地，止惊悸，温疫迷闷，小儿惊痫天吊。茎叶同用。又云苦竹，味苦，冷，无毒。治不睡，止消渴，解酒毒，除烦热，发汗，治中风失音作沥，功用与淡竹同。孟诜云：笋，寒，主逆气，除烦热，动气发冷症，不可多食。越有芦及箭笋，新者稍可食，陈者不可食。其淡竹及中母笋虽美，然发背闷脚气。又云慈竹沥疗热风。和食饮服之，良。蜀本图经云：竹节间黄白者，味甘。名竹黄。尤制石药毒发热。续注

482. **枳实　味苦、酸，寒、微寒，无毒。主大风在皮肤中如麻豆苦痒，除寒热热结，止痢。长肌肉，利五脏，益气，轻身。**除胸胁痰澼，逐停水，破结实，消胀满、心下急、痞痛、逆气、胁风痛，安胃气，止溏泄，明目。生河内川泽。九月、十月采，阴干。

陶隐居云：今处处有，采破令干。用之除中核，微炙令香，亦如橘皮，以陈者为良。枳树枝茎及皮，疗水胀、暴风、骨节疼急。枳实俗方多用，道家不须也。唐本注云：枳实，日干乃得，阴便湿烂也。用当去核及中瓤乃佳。今云用枳壳乃尔。若称枳实，须合核瓤用者，殊不然也。

今按陈藏器本草云：枳实根皮主痔，末服方寸匕。《本经》采实用。九月十月不如七月八月既厚且辛。旧云江南为橘，江北为枳。今江南俱有枳橘，江北有枳无橘，此自是种别，非关变也。

臣禹锡等谨按药性论云：枳实，臣，味苦、辛。解伤寒结胸。入陷胸汤用，主上气喘欬，肾内伤冷，阴痿而有气，加而用之。

483. 枳壳　味苦、酸，微寒，无毒。主风痒麻痹，通利关节，劳气咳嗽，背膊闷倦，散留结胸膈痰滞，逐水，消胀满大肠风，安胃，止风痛。生商州川谷，九月十月采，阴干。用当去瓤核乃佳，此与枳实主疗稍别，故特出此条。今附

臣禹锡等谨按药性论云：枳壳，使，味苦、辛。治遍身风疹，肌中如麻豆恶痒，主肠风痔疾，心腹结气，两胁胀虚，关膈拥塞。根，浸酒煎含，

治齿痛，消痰，有气加而用之。日华子云：建脾开胃，调五藏，下气，止呕逆，消痰，治反胃，霍乱，泻痢，消食破癥结痃癖，五膈气，除风，明目及肺气水肿，利大小肠，皮肤痒，痔肿可炙、熨，入药浸软，剉，炒令熟。

484. **山茱萸** 味酸，平、微温，无毒。**主心下邪气，寒热，温中，逐寒湿痹，去三虫。**肠胃风邪，寒热，疝瘕，头脑风，风气去来，鼻塞，目黄，耳聋，面疱，温中，下气，出汗，强阴，益精，安五脏，通九窍，止小便利。**久服轻身，**明目，强力，长年。**一名蜀枣，**一名鸡足，一名思益，一名鬾实。生汉中山谷及琅玡、宛朐、东海承县。九月、十月采实，阴干。蓼实为之使，恶桔梗、防风、防己。

陶隐居云：今出近道诸山中大树，子初熟未干，赤色，如胡蘈子，亦可啖。既干后，皮甚薄，当合核为用也。

臣禹锡等谨按药性论云：山茱萸，使，味咸、辛，大热。治脑骨痛，止月水不定，补肾气，兴阳道，坚长阴茎，添精髓，疗耳鸣，除面上疮，主能发汗，止老人尿不节。**日华子**云：暖腰膝，助水藏，除一切风，逐一切气，破癥结，治酒齄。**陈藏器**云：胡蘈子，熟赤，酢涩。小儿食之当果子，止水痢。生平林间，树高丈余，叶阴白，冬不凋，冬花春熟，最早诸果。茎及叶煮汁饲狗，主病。又有一种大相似，冬凋春实夏熟，人呼为木半夏，无别功。根，平，无毒。根皮煎汤，洗恶疮疥并犬马瘑疮。续注

485. **吴茱萸** 味辛，温、大热，有小毒。**主温中下气，止痛咳逆，寒热，除湿血痹，逐风邪，开腠理。**去淡冷，腹内绞痛，诸冷、实不消，中恶，心腹痛，逆气，利五脏。**根杀三虫。**根白皮杀蛲虫，疗喉痹咳逆，止泄注，食不消，女子经产余血。疗白癣。**一名藙。**生上谷川谷及宛朐。九月九日采，阴干。蓼实为之使，恶丹参、

消石、白垩，畏紫石英。

陶隐居云：此即今食茱萸。《礼记》亦名藙，而俗中呼为莪子，当是不识藙字，藙字似莪字，仍以相传。其根南行、东行者为胜。道家去三尸方亦用之。**唐本注**云：《尔雅·释木》云：椒樧丑梂。陆氏《草木疏》云：椒樧属亦有樧名，陶误也。

臣禹锡等谨按药性论吴茱萸，味苦、辛，大热，有毒。能主心腹疾，积冷，心下结气疰，心痛，治霍乱转筋，胃中冷气，吐泻腹痛不可胜忍者可愈，疗遍身瘴痹，冷食不消，利大肠拥气。削皮能疗漆疮，主中恶，腹中刺痛，下痢不禁，治寸白虫。**博雅**云：榄樧梡越椒，茱萸也。榄音考。**孟诜**云：茱萸，主心痛，下气，除呕逆，藏冷。又皮止齿痛。又患风瘙痒痛者。取茱萸一升，清酒五升，和煮，取一升半去滓，以汁暖洗。中贼风口偏不能语者。取茱萸一升，清酒一升，和煮四、五沸。冷服之半升，日三服，得少汗差。谨按杀鬼疰气。又开目者不堪食。又鱼骨在人腹中刺痛。煮一盏汁服之止。又骨在肉中不出者，嚼封之。骨当烂出。脚气冲心，可和生姜汁饮之，甚良。**日华子**云：建脾，通关节，治霍乱，泻痢，消痰，破癥癖，逐风，治腹痛，肾气，脚气，水肿，下产后余血。又云茱萸叶，热，无毒。治霍乱，下气，止心腹痛，冷气。内外肾钓痛，盐研罯，神验。干即又浸复罯。霍乱脚转筋，和艾以醋汤拌罯，妙也。续注

陈藏器云：梂子根浓煮浸痔，有验。烧末服亦主痔病。又《尔雅》云：栎实，梂也。其子房生为梂。又赤爪草，一名羊梂，一名鼠查梂。此乃同名耳。梂似小柤而赤，人食之。生高原。续注

486. **秦皮**　味苦，微寒、大寒，无毒。**主风寒湿痹，洗洗寒气，除热，目中青翳白膜**。疗男子少精，妇人带来，小儿痫，身热。可作洗目汤。**久服头不白，轻身**，皮肤光泽，肥大有子。一名岑皮，一名石檀。生庐江川谷及宛朐。二月、八月采皮，阴干。大戟为之使，恶吴茱萸。

陶隐居云：俗云是樊槻皮，而水渍以和墨，书青色不脱，彻青，且亦殊薄，恐不必尔。俗方惟以疗目。道术家亦有用处。**唐本注**云：此树似檀。叶细，皮有白点而不粗错。取皮水渍便碧色，书纸看皆青色者是。俗见味

苦，名为苦树，亦用皮，疗眼有效。以叶似檀，故名石檀也。

臣禹锡等谨按药性论云：秦白皮，平。恶苦瓠、防葵。主明目，去肝中久热，两目赤肿疼痛，风泪不止。治小儿身热，作汤浴差。皮一升，水煎澄清，冷洗赤眼极效。**日华子**云：洗肝益精明目，小儿热惊，皮肤风痹，退热。一名盆桂。

487. **枝子** 味苦，**寒**、大寒，无毒。**主五内邪气，胃中热气，面赤酒疱皶鼻，白癞、赤癞，疮疡。**疗目热赤痛，胸中心大小肠大热，心中烦闷，胃中热气。**一名木丹，**一名越桃。生南阳川谷。九月采实，曝干。

陶隐居云：解玉支毒。处处有，亦两三种小异，以七道者为良。经霜乃取之。今皆入染用，于药甚稀。玉支即羊踯躅也。

臣禹锡等谨按药性论云：山栀子，杀䗪虫毒。去热毒风，利五淋，主中恶，通小便，解五种黄病，明目，治时疾，除热及消渴口干，目赤肿病。续注

488. 槟榔 味辛，温，无毒。主消谷，逐水，除淡澼，杀三虫，去伏尸，疗寸白。生南海。

陶隐居云：此有三、四种：出交州，形小而味甘；广州以南者，形大而味涩，核亦大；尤大者，名楮槟榔，作药皆用之。又小者，南人名纳子，俗人呼为槟榔孙，亦可食。**唐本注**云：槟榔，茾者极大，停数日便烂。今入北来者，皆先灰汁煮熟，仍火熏使干，始堪停久，其中仁，主腹胀，生捣末服，利水谷道，敷疮生肌肉，止痛。烧为灰，主口吻白疮。生交州、爱州及昆仑。

臣禹锡等谨按药性论云：白槟榔，君，味甘，大寒。能主宣利五藏六腑壅滞，破坚满气，下水肿，治心痛，风血积聚。**广志**云：木实白槟榔树，无枝略如柱，其颠生橉而秀，生棘针，重叠其下，彼方珍之，以为口实。**陈藏器**云：蒳子，小槟榔也。生收火干，中无人者，功劣于槟榔。顾徽《广州记》云：山槟榔，形小而煛细。蒳子，士人呼为槟榔孙。**日华子**云：槟榔，味涩。除一切风，下一切气，通关节，利九窍，补五劳七伤，建脾

调中，除烦，破癥结，下五膈气。**南海药谱云**：槟榔人，赤者味苦。杀虫兼补。

489. 大腹　微温，无毒。主冷热气攻心腹，大肠壅毒，痰膈醋心，并以姜盐同煎，入疏气药良。所出与槟榔相似，药茎、叶、根干小异，生南海诸国。今附

臣禹锡等谨按日华子云：下一切气，止霍乱，通大小肠，建脾开胃，调中。

490. **合欢**　**味甘**、平，无毒。**主安五脏，和心志，令人欢乐无忧。久服轻身，明目，得所欲。**生益州川谷。

陶隐居云：按嵇康《养生论》云：合欢蠲忿，萱草忘忧。诗人又有萱草，皆云即是今鹿葱，而不入药用。至于合欢，举俗无识之者。当以其非疗病之功，稍见轻略，遂致永谢。犹如长生之法，人罕敦尚，亦为遗弃也。洛阳华林苑中，犹云合欢如丁林，唯不来江左耳。**唐本注云**：此树，生叶似皂荚槐等，极细，五月花发，红白色，所在山涧中有之。今东西京第宅山池间亦有种者，名曰合欢，或曰合昏。秋实作荚，子极薄细。

今按陈藏器本草云：合欢皮杀虫，捣为末，和铛下墨、生油调涂蜘蛛咬疮；及叶并去垢。叶至暮即合，故云合昏也。

臣禹锡等谨按蜀本音义云：树似梧桐，枝弱叶繁，互相交结，每一风来，辄似相解了不相牵缀。树之阶庭，使人不忿。**日华子云**：夜合皮，杀虫。煎膏，消痈肿并续筋骨。叶可洗衣垢。又名合欢树。

491. **秦椒**　**味辛**，**温**、生温熟寒，有毒。**主风邪气，温中，除寒痹，坚齿长发，明目。**疗喉痹，吐逆，疝瘕，去老血，产后余疾，腹痛，出汗；利五脏。**久服轻身，好颜色，耐老，增年，通神。**生太山川谷及秦岭上，或琅玡。八月、九月采实。恶栝楼、防葵，畏雌黄。

陶隐居云：今从西来，形似椒而大，色黄黑，味亦颇有椒气，或呼为大椒。又云：即今樛树子，而樛子是楮椒，恐谬。**唐本注**云：秦椒树，叶及茎、子，都似蜀椒，但味短，实细。蓝田南、秦岭间大有也。

臣禹锡等谨按范子计然云：蜀椒出武都，赤色者善；秦椒出天水陇西；细者善。**药性论**云：秦椒，君，味苦、辛。能治恶风遍身，四肢瘰痹，口齿浮肿摇动，主女人月闭不通，治产后恶血痢，多年痢，主生发，疗腹中冷痛。**孟诜**云：秦椒，温。灭瘢，长毛，去血。若齿痛，醋煎含之。又损疮中风者，以面作馄饨，灰中烧之使热，断使口开，封其疮上，冷即易之。又法：去闭口者水洗，面拌煮作粥。空腹吞之，以饭压之，重者可再服，以差为度。

492. **卫矛** 味苦，寒，无毒。**主女子崩中，下血，腹满，汗出，除邪，杀鬼毒蛊疰，**中恶，腹痛，去白虫，消皮肤风毒肿，令阴中解。**一名鬼箭。**生霍山山谷。八月采，阴干。

陶隐居云：山野处处有。其茎有三羽，状如箭羽，俗皆呼为鬼箭。而为用甚希，用之削取皮及羽也。

今注：医家用鬼箭疗妇人血气大效。

臣禹锡等谨按药性论云：鬼箭，使，一名卫茅，有小毒。能破陈血，能落胎，主中恶，腰腹痛及百邪鬼魅。**日华子**云：鬼箭羽，味甘、涩。通月经。破癥结，止血崩带下，杀腹藏虫及产后血咬吐痛。

493. **紫葳** 味酸，微寒，无毒。**主妇人产乳余疾，崩中，癥瘕，血闭，寒热，羸瘦，养胎。**茎叶，味苦，无毒。主痿蹶，益气。一名陵苕，一名芙华。生西海川谷及山阳。

陶隐居云：李云是瞿麦根，今方用至少。《博物志》云：郝晦行华草于太行山北得紫葳华。必当奇异。今瞿麦华乃可爱，而处处有，不应乃在太行山。且有树其茎叶，恐亦非瞿麦根。《诗》云有苕之华；郭云陵霄藤，亦恐非也。**唐本注**云：此即陵霄也，花及茎叶俱用。案《尔雅·释草》

云：苕，一名陵苕，黄华蔈，白华尖。郭云：一名陵时，又名陵霄。本草云：一名陵苕，一名芙花。即用花，不用根也。山中亦有白花者。案瞿麦花红，无黄白者。且紫葳、瞿麦皆《本经》所载，若用瞿麦根为紫葳，紫葳何得复用茎叶。体性既与瞿麦乖异，生处亦不相关。郭云陵霄，此为真说也。

臣禹锡等谨按药性论云：紫葳，臣，一名女葳，畏卤咸，味甘。主热风风痫，大小便不利，肠中结实，止产后奔血不定淋沥，安胎。**日华子云**：根，治热风身痒，遊风风疹，治瘀血，带下。**续注** 又云：花、叶功用同。凌霄花，治酒皶热毒风，刺风，妇人血膈遊风，崩中带下。

494. **芜荑** 味辛，平，无毒。**主五内邪气，散皮肤骨节中淫淫温行毒，去三虫，化食**，逐寸白，散腹中温温喘息。**一名无姑，一名蕨瑭**。生晋山川谷。三月采实，阴干。

陶隐居云：今唯出高丽，状如榆荚，气臭如犼，彼人皆以作酱食之。性杀虫，以置物中，亦辟蛀。但患其臭耳。**唐本注云**：《尔雅》云：无荑一名蔱蘠，今名蕨瑭，字之误也。今出延州、同州者，最好。今注：芜荑，河东河西处处有之。况《经》云生晋山川谷，而陶以为惟出高丽，盖是不知其元也。

臣禹锡等谨按尔雅释木云：无姑，其实夷。注：无姑，姑榆也。生山中，叶圆而厚，剥取皮合渍之，其味辛香，所谓芜荑。**药性论云**：芜荑，使，味苦、辛。能主积冷气，心腹癥痛，除肌肤节中风，淫淫如虫行。**孟诜云**：主五藏、皮肤、肢节邪气。又热疮，捣和猪脂涂，差。又和白蜜治湿癣，和沙牛酪疗一切疮。陈者良。可少食之，伤多发热心痛，为辛故也。秋天食之尤宜。长食治五痔，诸病不生。**日华子云**：治肠风痔瘘，恶疮疥癣。

495. 食茱萸 味辛、苦，大热，无毒。功用与吴茱萸同，少为劣耳，疗水气用之，乃佳。

唐本注云：皮薄开口者是，虽名为食茱萸，而不堪多啖之也。今注：

颗粒大，经久色黄黑，乃是食茱萸；颗粒紧小，经久色青绿，即是吴茱萸。今按陈藏器本草云：食茱萸杀鬼魅及恶虫毒，起阳，杀牙齿虫痛。唐本先附

臣禹锡等谨按药性论云：食茱萸，畏紫石英。治冷痹，腰脚软弱，通身刺痛，肠风，痔疾，杀肠中三虫，去虚冷。陈藏器云：树皮杀牙齿虫，止痛。《本经》已有吴茱萸，云是口折者。且茱萸南北总有，以吴地为好，所以有吴之名。两处俱堪入食，若充药用，要取吴者，止可言汉之与吴，岂得云食与不食，其口拆者是日干，口不拆者是阴干。《本经》云：吴茱萸，又云生宛朐。宛朐既非吴地，以此为食者耳。苏重出一条。

496. 椋子木　味甘、咸，平，无毒。主折伤，破血养血，安胎，止痛，生肉。

唐本注云：叶似柿，两叶相当，子细圆，如牛李子，生青熟黑。其木坚重，煮汁赤色。《尔雅》云：椋，即来是也。郭注云：椋材中车辋。八月、九月采木，日干。唐本先附

497. 每始王木　味苦，平，无毒。主伤折，跌筋骨，生肌破血，止痛，酒水煮浓汁饮之。生资州山谷。

唐本注云：藤生，绕树木上生，叶似萝摩叶。二月、八月采。唐本先附

498. 折伤木　味甘、咸，平，无毒。主折伤，筋骨疼痛，散血；补血，产后血闷，心痛，酒水煮浓汁饮之。生资州山谷。

唐本注云：藤生，绕树上，叶似茵草叶而光厚。八月、九月采茎，日干。唐本先附

499. 茗、苦荼　茗，味甘、苦，微寒，无毒。主瘘疮，利小便，去淡、热渴，令人少睡，秋采之。苦荼，主下气，消宿食，作饮加茱萸、葱、姜等，良。

唐本注云：《尔雅·释木》云：槚苦荼注：树小如栀子，冬生叶，可煮作羹饮。今呼早采者为荼，晚取者为茗，一名荈，蜀人名之苦荼，生山南汉中山谷。今按陈藏器本草云：茗、苦荼，寒。破热气，除瘴气，利大小肠，食之宜热，冷即聚痰。荼是茗嫩叶，捣成饼，并得火良。久食令人瘦，去人脂，使不睡。唐本先附

500. **桑根白皮** 味甘，寒，无毒。**主伤中五劳六极，羸瘦，崩中，脉绝，补虚，益气。**去肺中水气，止唾血，热渴，水肿，腹满，胪胀，利水道，去寸白，可以缝创。采无时。出土上者杀人。续断、桂心、麻子为之使。**叶，主除寒热，出汗。**汁，解吴公毒。

桑耳 味甘，有毒。**黑者，主女子漏下赤白汁，血病，癥瘕积聚，腹痛，阴阳寒热无子，**疗月水不调。其黄熟陈白者，止久泄，益气不饥。其金色者，疗澼痹饮，积聚，腹痛，金创。一名桑菌，一名木麦（蜀本麦作夋诠苟切）。**五木耳名檽，益气不饥，轻身强志。**生犍为山谷。六月多雨时采木耳，即暴干。

陶隐居云：东行桑根乃易得，而江边多出土，不可轻信。桑耳，《断谷方》云：木檽又呼为桑上寄生，此云五木耳，而不显四者是何木？案老桑树生燥耳，有黄赤、白者，又多雨时亦生软湿者，人采以作菹，皆无复药用。唐本注云：楮耳，人常食；槐耳，用疗痔；榆、柳、桑耳，此为五耳，软者并堪啖。桑椹，味甘，寒，无毒。单食，主消渴。叶，味苦、甘，寒，有小毒。水煎取浓汁，除脚气水肿，利大小肠。灰，味辛，寒，有小毒。蒸淋取汁为煎，与冬灰等，同灭痔疵黑子，蚀恶肉。煮小豆，大下水胀。敷金创止血，生肌也。今按陈藏器本草云：桑叶汁，主霍乱腹痛吐下，冬月用干者，浓煮服之。研取白汁合金疮，又主小儿吻疮。细剉，大釜中煎取如赤糖，去老风及宿血。叶桠者名鸡桑，最堪入用。椹，利五脏关节，通血气，久服不饥，多收暴干，捣末，蜜和为丸，每日服六十丸，变白不老。取黑椹一升，和科斗子一升，瓶盛封闭，悬屋东头，一百日尽化为黑

泥，染白鬓如漆。又取二七枚，和胡桃脂研如泥，拨去白发，点孔中，即生黑者。

臣禹锡等谨按药性论云：桑白皮，使，平。能治肺气喘满，水气浮肿，主伤绝，利水道，消水气，虚劳客热，头痛，内补不足。桑耳，使，一名桑臣，又名桑黄。味甘、辛，无毒。能治女子崩中带下，月闭血凝，产后血凝，产后血凝，男子痃癖，兼疗伏血，下赤血。又云木耳亦可单用，平。**孟诜**云：寒，无毒。利五藏，宣肠胃气拥，毒气不可多食，惟益服丹石人热发，和葱、豉作羹。**萧炳**云：桑叶炙煮饮，止霍乱。**孟诜**云：桑根白皮煮汁饮，利五藏。又入散用，下一切风气，水气。又云桑叶炙煎饮之，止渴，一如茶法。又云桑皮煮汁，可染褐色久不落，柴烧灰淋汁入鍊，五金家用。**日华子**云：桑白皮，温。调中下气，益五藏，消痰止渴，利大小肠，开胃下食，杀腹藏虫，止霍乱吐泻，此即出桑根皮。又云家桑东行根，暖，无毒。研汁治小儿天吊惊痫，客忤，及傅鹅口疮，大验。又云家桑叶，暖，无毒。利五藏，通关节，下气。煎服，除风痛出汗，并补损瘀血，并蒸后罯蛇虫蜈蚣咬，盐挼傅上。春叶未开枝可作煎，酒服治一切风。又云桑耳，温，微毒。止肠风泻血，妇人心腹痛。

药性论云：蕈耳亦可单用，平。古槐桑树上者良。能治风破血益力，其余树上多动风气，发痼疾，令人胁下急，损经络，背膊闷。又煮浆粥，安槐木上，草覆之，即生蕈，次柘木者良。续注

孟诜云：菌子，寒。发五藏风，拥经脉，动痔病，令人昏昏多睡，背膊四肢无力。又菌子有数般，槐树上生者良。野田中者，恐有毒，杀人。又多发冷气，令腹中微微痛。续注

501. 桑花　暖，无毒。建脾涩肠，止鼻洪，吐血，肠风，崩中带下。此不是桑椹花，即是桑树上白癣如地钱花样，刀削取，入药微炒使。新补　见日华子

502. **白棘　味辛，寒，**无毒。**主心腹痛，痈肿，溃脓，止痛。**决刺结，疗丈夫虚损，阴痿，精自出，补肾气，益精髓。**一名棘针，**一名棘刺。生雍州川谷。

陶隐居云：李云此是酸枣树针，今人用天门冬苗代之，非真也。**唐本注**云：白棘，茎白如粉翌子，叶与赤棘同，棘林中时复有之，亦为难得也。

503. 棘刺花　味苦，平，无毒。主金疮、内漏，明目。冬至后百廿日采之。实，主明目，心腹痿痹，除热，利小便。生道旁。四月采。一名菥蓂，一名马朐，一名刺原。又有枣针，疗腰痛、喉痹不通。

陶隐居云：此一条又相违越，恐李所言多是，然复道其花一名菥蓂，此恐别是一物，不关枣刺也。今俗人皆用天门冬苗，吾亦不许。门冬苗乃是好作饮，益人，正不可当棘刺耳。**唐本注**云：棘有白赤二种，亦犹诸枣，色类非一。后条用花，斯不足怪。以江南无棘，李云用枣针。天门冬苗一名颠棘，南人取以代棘针，陶亦不许，今用棘刺，当取白者为胜。花即棘花，定无别物。然刺有两种，有钩、有直，补益用直者，疗肿宜取钩者。又云枣针宜在枣部。南人昧于枣、棘之别，所以同在棘条中也。

臣禹锡等谨按蜀本注云：棘有赤白二种。《切韵》曰：棘，小枣也。田野间多有之，丛高三、二尺，花、叶、茎、实俱似枣也。

504. 安息香　味辛、苦，平，无毒。主心腹恶气鬼疰。出西戎，似松脂，黄黑色为块，新者亦柔韧。唐本先附

臣禹锡等谨按萧炳云：炮之去鬼来神。**段成式酉阳杂俎**云：安息香树，出波斯国，波斯呼为辟邪树。长三丈，皮色黄黑。叶有四角，经寒不凋。二月开花，黄色，花心微碧，不结实。刻其树皮，其胶如饴，名安息香。六、七月坚凝乃取之。烧之通神，辟众恶。**日华子**治邪气魍魉，鬼胎血邪，辟蛊毒，肾气，霍乱，风痛，治妇人血噤并产后血运。

505. 龙脑香及膏香　味辛、苦，微寒，一云温，平，无毒。主心腹邪气，风湿积聚，耳聋，明目，去目赤肤翳。出婆律国，形似白松脂，作杉木气，明净者善；久经风日，或如雀屎者不佳。云合粳米炭、相思子

贮之，则不耗。膏主耳聋。

唐本注云：树形似杉木，言婆律膏是树根下清脂，龙脑是树根中干脂。子似豆蔻。皮有甲错，香似龙脑，味辛，尤下恶气，消食，散胀满，香人口，旧云出婆律国，药以国为名也。亦言即杉脂也。江南有杉木，未经试造，或方土无脂，犹甘蔗比闻花而无实耳。唐本先附

臣禹锡等谨按段成式酉阳杂俎云：龙脑香树，出婆利国，呼为个不婆律，亦出波斯国。树高八丈，大可六、七围，叶圆而背白，无花实。其树有肥有瘦，瘦者出龙脑香，肥者出婆律膏。香在木心中。波斯断其树剪取之。其膏于树端流出，斫树作坎而承之。入药用有别法。**南海药谱**云：龙脑油，性温，味苦。本出佛誓国。此油从树所取摩一切风。**陈藏器**云：相思子，平，有小毒。通九窍，治心腹气，令人香，止热闷，头痛，风痰，杀腹藏及皮肤内一切虫。又主蛊毒，取二七枚末服，当吐出。生岭南。树高丈余，子赤黑间者佳。续注

506. 庵摩勒　味苦、甘，寒，无毒。主风虚热气。一名余甘。生岭南交、广、爱等州。

唐本注云：树叶细，似合欢，花黄，子似李、柰，青黄色，核圆作六、七棱，其中仁亦入药用。**今按陈藏器本草**云：庵摩勒，主补益，强气力。合铁粉用一斤，变白不老。取子压取汁和油，涂头生发去风痒，初涂发脱，后生如漆。人食其子，先苦后甘，故曰余甘。唐本先附

507. 毗梨勒　味苦，寒，无毒。功用与庵摩勒同。出西域及岭南交、爱等州。戎人谓之三果。

臣禹锡等谨按药性论云：毗梨勒，使。能温暖肠腹，兼去一切冷气，蕃中人以此作浆甚热。能染须发变黑色。**日华子**云：下气，止泻痢。

508. 胡桐泪　味咸、苦，大寒，无毒。主大毒热，心腹烦满，水和服之，取吐。又主牛马急黄，马黑汗，水研二、三两，灌之，立差。又为金银焊药。出肃州川西平泽及山谷中，形似黄矾而坚实，有夹烂木者，云是

胡桐树滋，沦入土、石碱卤地作之。其树高大，皮叶似白杨、青桐、桑辈，故名胡桐。木堪器用，一名胡桐律。律、泪声讹也。西域传云：胡桐似桑而曲。

今注：草部今移。唐本先附

臣禹锡等谨按蜀本图经云：凉州以西有之。初生似柳，大则似桑、桐之间。津下入地，与土石相染，状如姜石，极咸苦，得水便消，若礬石、消石类也。冬采之。日华子云：治风蚛牙齿痛。有二般：木律不中入药用；石律形如小石片子，黄土色者为上。即中入齿药用，兼杀火毒并面毒。

509. 紫矿麒麟竭　味甘、咸，平，有小毒。主五脏邪气，带下，止痛，破积血，金创，生肉。与麒麟竭二物大同小异。

唐本注云：紫色如胶，作赤麖皮及宝钿，用为假色，亦以胶宝物。云蚁于海畔树藤皮中为之。紫矿树名为渴廪，麒麟竭树名渴留，喻如蜂造蜜，斫取用之。《吴录》谓之赤胶者。今按别本注云：紫矿麒麟竭，二物同条，功效全别。紫矿色赤而黑，其叶大如盘，矿从叶上出。麒麟竭色黄而赤，味咸，平，无毒。主心腹卒痛，止金疮血，生肌肉，除邪气。叶如樱桃，三角成竭，从木中出，如松脂。又今注：玉石部今移。唐本先附

臣禹锡等谨按日华子云：紫铆，无毒。治驴马蹄漏，可镕补。又云骐驎竭，暖，无毒。得蜜陀僧良。治一切恶疮疥癣，久不合者傅此药，性急亦不可多使，却引脓。

510. 天竺黄　味甘，寒，无毒。主小儿惊风天弔，镇心明目，去诸风热。疗金疮止血，滋养五脏。一名竹膏，人多烧诸骨及葛粉等杂之。按《临海志》云：生天竺国。今诸竹内往往得之。今附

臣禹锡等谨按日华子云：平。治中风痰壅，卒失音不语，小儿客忤及痫痰。此是南海边竹内尘沙结成者耳。

511. 天竺桂　味辛，温，无毒。主腹内诸冷，血气

胀。功用似桂，皮薄不吐烈。生西胡国。今附

512. 乌药　味辛，温，无毒，主中恶心腹痛，蛊毒疰忤鬼气，宿食不消，天行疫瘴，膀胱肾间冷气攻冲背膂，妇人血气，小儿腹中诸虫。其叶及根，嫩时采作茶片，炙碾煎服，能补中益气，偏止小便滑数。生岭南邕、容州及江南。树生似茶，高丈余。一叶三桠，叶青阴白。根色黑褐，作车毂形，状似山芍药根，又似乌樟根。自余直根者不堪用。一名旁其，八月采根。今附

臣禹锡等谨按日华子云：治一切气，除一切冷，霍乱及反胃吐食，泻痢，痈疖疥癞，并解冷热，其功不可悉载。猫、犬百病，并可摩服。

513. 没药　味苦，平，无毒。主破血止痛，疗金疮杖疮，诸恶疮痔漏，卒下血，目中翳晕痛肤赤。生波斯国，似安息香，其块大小不定，黑色。今附

臣禹锡等谨按药性论云：没药单用亦得。味苦、辛。能主打磕损，心腹血瘀，伤折踒跌，筋骨瘀痛，金刃所损，痛不可忍。皆以酒投饮之，良。日华子云：破癥结，宿血，消肿毒。

514. 墨　味辛，无毒。止血，生肌肤，合金疮，主产后血运，崩中，卒下血，醋摩服之。亦主眯目，物芒入目，摩点瞳子上。又止血痢，及小儿客忤，捣筛，和水温服之。好墨入药，粗者不堪。今附

臣禹锡等谨按陈藏器云：墨，温。

515. 郁金香　味苦，温，无毒。主蛊野诸毒，心气鬼疰，鵶鹘等臭。陈氏云：其香十二叶，为百草之英。按《魏略》云：生秦国。二月、三月有花，状如红蓝，

四月、五月采花，即香也。今附

臣禹锡等谨按陈藏器云：郁金香，平。入诸香药用之。《说文》郁香，芳草也。十二叶为贯，捋以煮之用为鬯，为百草之英，合而酿酒，以降神也。以此言之，则草也，不当附于木部。

516. 海桐皮　味苦，平，无毒。主霍乱中恶，赤白久痢，除甘䘌疥癣，牙齿虫痛，并煮服及含之。水浸洗目，除肤赤。堪作绳索，入水不烂。出南海已南山谷，似梓（一作桐）白皮。今附

臣禹锡等谨按日华子云：温。治血脉麻痹疼痛及目赤。煎洗。

517. 紫藤　味甘，微温，有小毒。作煎如糖，下水良。花挼碎，拭酒醋白腐坏。子作角，其中人熬令香著酒中，令不败。酒败者用之亦正。四月生紫花可爱，人亦种之，江东呼为招豆藤。皮著树，从心重重有皮。今附

《嘉祐本草》木部下品卷第十四

太常少卿直集贤院校正医书官臣掌禹锡等奉敕修

518. **黄环**本经
519. **石南**本经
520. **巴豆**本经
521. **蜀椒**本经，叶附，椒目续注
522. 榄子新补
523. **莽草**本经
524. **郁李仁**本经
525. **鼠李**本经
526. **栾华**本经
527. 杉材别录
528. 楠材别录
529. 榧实别录
530. **蔓椒**本经
531. 钓樟根皮别录，樟材续注
532. **雷丸**本经
533. **溲疏**本经
534. 榉树皮别录，叶附，山榉续注
535. 白杨树皮唐本先附
536. 水杨叶唐本先附
537. 扶移木新补
538. 栾荆唐本先附，子附
539. 紫荆木今附
540. 小檗唐本先附
541. 荚蒾唐本先附
542. 钓藤别录
543. 南藤今附
544. 榼藤子今附
545. 千金藤今附
546. **药实根**本经
547. 黄药根今附
548. **皂荚**本经,鬼皂荚续注
549. **楝实**本经，根、皮附
550. **柳华**本经，叶、实、子附
551. **桐叶**本经，白桐皮、桐油续注
552. **梓白皮**本经
553. 苏方木唐本先附
554. 枳椇唐本先附
555. 接骨木唐本先附
556. 木天蓼唐本先附，子附
557. 小天蓼今附
558. 乌臼木唐本先附，子附
559. 赤爪木唐本先附

560. 诃利勒唐本先附
561. 枫柳皮唐本先附
562. 卖子木唐本先附
563. 大空唐本先附
564. 紫真檀别录
565. 椿木叶唐本先附，樗白皮续注
566. 胡椒唐本先附
567. 橡实唐本先附，栎树皮续注
568. 无食子唐本先附
569. 杨栌木唐本先附
570. 槲若唐本先附，皮附
571. 桄榔子今附
572. 无患子今附
573. 益智子今附
574. 盐麸子今附，叶上栤子续注
575. 椰子皮今附，浆附
576. 木鳖子今附
577. 桦木皮今附
578. 赤柽木今附
579. 南烛枝今附
580. 突厥白今附
581. 婆罗得今附
582. 木槿新补
583. 棕榈子新补，皮附
584. 柘木新补
585. 柞木皮新补
586. 黄栌新补
587. 感藤新补
588. 甘露藤新补
589. 椿荚新定

右木部下品合七十二种　十七种神农本经，七种名医别录，二十一种唐本先附，十七种今附，九种新补，一种新定。

518. **黄环** 味苦，平，有毒。**主蛊毒，鬼疰，鬼魅，邪气在脏中，除咳逆寒热。一名陵泉，一名大就。**生蜀郡山谷。三月采根，阴干。鸢尾为之使，恶伏苓、防己。

陶隐居云：似防己。亦作车辐理解。《蜀都赋》所云：青珠黄环者，或云是大戟花，定非也。俗用甚希，市人鲜有识者。唐本注云：此物，襄阳巴西人谓之就葛，作藤生。根亦葛类。所云似防己，作车辐理解者，近之。人取葛根，误得食之，吐利不止，用土浆解乃差，此真黄环也。余处亦希，唯襄阳大有。《本经》用根，今云大戟花，非也。其子作角，生似皂荚，花实与葛同时矣。今园庭种之。大者茎径六七寸，所在有之。谓其子名狼跋子。今太常科剑南来者，乃鸡屎葛根，非也。

臣禹锡等谨按药性论云：黄环，使，恶干姜，大寒，有小毒。治上气急，寒热及百邪。

519. **石南** 味辛、苦，平，有毒。**主养肾气，内伤阴衰，利筋骨皮毛。**疗脚弱，五脏邪气，除热。女子不可久服，令思男。**实，杀蛊毒，破积聚，逐风痹。一名鬼目。**生华阴山谷。二月、四月采叶，八月采实，阴干。五加皮为之使。

陶隐居云：今庐江及东间皆有，叶状如枇杷叶，方用亦希。唐本注云：此草叶似茵草，凌冬不凋，以叶细者为良。关中者好，为疗风邪丸散之要。其江山已南者，长大如枇杷叶，无气味，殊不任用。今医家不复用实也。

臣禹锡等谨按蜀本云：终南斜谷近石处甚饶。今市人多以瓦韦为石韦，以石韦为石南，不可不审之。药性论云：石南，臣。主除热，恶小蓟，无毒。能添肾气，治软脚，烦闷疼，杀虫，能逐诸风，虽能养肾内，令人阴痿。

520. **巴豆** 味辛，温，生温熟寒，有大毒。**主伤寒，温疟，寒热，破癥瘕，结坚积聚，留饮淡澼，大腹水胀，荡练五脏六腑，开通闭塞，利水谷道，去恶肉，**

除鬼蛊毒疰、邪物，杀虫鱼。疗女子月闭，烂胎，金创，脓血，不利丈夫阴，杀斑猫毒。可炼饵之，益血脉，令人色好，变化与鬼神通。**一名巴椒。**生巴郡山谷。八月采实，阴干，用之去心皮。芫花为之使，恶蘘草，畏大黄、黄连、藜芦。

陶隐居云：出巴郡，似大豆，最能利人，新者佳。用之皆去心皮乃称，又熬令黄黑，别捣如膏，乃合和丸散耳。道方亦有炼饵法，服之乃言神仙。人吞一枚，便欲死，而鼠食之，三年重卅斤，物性乃有相耐如此耳。唐本注云：树高丈余，叶似樱桃叶，头微尖，十二月叶渐稠，至四月落尽，五月叶渐生，七月花，八月结实，九月成，十月采其子，三枚共蒂，各有壳裹。出眉州、嘉州者良。今按陈藏器本草云：巴豆，主癥癖痃气痞满，腹内积聚，冷气血块，宿食不消，痰饮吐水，取青黑大者，每日空腹一枚，去壳，勿令白膜破，乃作两片，并四边不得有损缺，吞之，以饮压令下，少间，腹内热如火，痢出恶物，虽痢不虚。若久服，亦不痢。白膜破者弃之。生南方，树大如围，极高，不啻一丈也。

臣禹锡等谨按药性论云：巴豆，使。中其毒，用黄连汁、大豆汁解之。忌芦笋、酱、豉、冷水，得火良。杀班猫、蛇虺毒。能主破心腹积聚结气，治十种水肿，痿痹，大腹，能落胎。日华子云：通宣一切病，泄壅滞，除风补劳，建脾开胃，消痰破血，排脓消肿毒，杀腹藏虫，治恶疮息肉及疥癞丁肿。凡合丸散，炒不如去心膜煮五度，换水各煮一沸。

521. **蜀椒**　味辛，温、大热，有毒。**主邪气咳逆，温中，逐骨节皮肤死肌，寒湿痹痛，下气。**除五脏六腑寒冷，伤寒，温疟，大风，汗不出，心腹留饮宿食，止肠澼下利，泄精，女子字乳余疾，散风邪瘕结，水肿，黄疸，鬼疰，蛊毒，杀虫鱼毒。**久服之头不白，轻身增年。**开腠理，通血脉，坚齿发，调关节，耐寒暑，可作膏药。多食令人乏气，口闭者杀人。一名巴椒，一名蓎藙。生武都川谷及巴郡。八月采实，阴干。杏仁为之使，畏款冬。

陶隐居云：出蜀郡北部，人家种之，皮肉厚，腹里白，气味浓。江阳晋原及建平间亦有而细赤，辛而不香，力势不如巴郡。巴郡，有毒不可服，而此为一名，恐不尔。又有秦椒，黑色，在上品中。凡用椒皆火微熬之，令汗出，谓为汗椒，令有力势。椒目冷利去水，则入药不得相杂耳。**唐本注云**：椒目，味苦，寒，无毒。主水腹胀满，利小便。今椒出金州西域者，最善。

臣禹锡等谨按尔雅疏云：椴者，大椒之别名。郭云：今椒树丛生实大者，名为椴。《诗经·唐风》云：椒聊且。陆机云：椒树似茱萸，有针刺。叶坚而滑，蜀人作茶，吴人作茗，皆合煮其叶以为香。今成皋诸山间有椒，谓之竹叶椒。其树亦如蜀椒，少毒，热，不中合药也。可着饮食中，又有蒸鸡、豚最佳香。东海诸岛上亦有椒树，枝、叶皆相似，子长不圆，甚香，其叶似橘皮，岛上獐、鹿食此椒叶，其肉自然作椒、橘香。**药性论云**：蜀椒，使，畏雄黄。又名陆拨，有小毒。能治冷风顽头风，下泪，腰脚不遂，虚损留结，破血，下诸石水，能治嗽，主腹内冷而痛，除齿痛。

又云：椒目，使，治十二种水气。味苦、辛，有小毒。主和巴豆、昌蒲、松脂以蜡溶为筒子，内耳中，抽肾气虚，耳中如风爪鸣，或如打钟磬之声，卒暴聋，一日一易，若神验。续注

日华子云：汉椒，破癥结，开胃，治天行时气温疾，产后宿血，治心腹气，壮阳疗阴汗，暖腰膝，缩小便。椒目主膀胱急。

又云：椒叶，热，无毒。治贲豘，伏梁气及内外肾钓，并霍乱转筋。和艾及葱研，以醋汤拌罯并得。续注

522. 榄子　味辛辣如椒，主遊蛊，飞尸着喉、口者，刺破以子揩之令血出，当下涎沫。煮之服之，去暴冷腹痛，食不消，杀腥物。木高大，茎有刺。新补　见陈藏器

523. **莽草　味辛、苦，温，有毒。主风头痛肿，乳痈，疝瘕，除结气疥瘙，虫疽疮，杀虫鱼。**疗喉痹不通，乳难，头风痒，可用沐，勿近目。一名葞，一名春

草。生上谷山谷及宛朐。五月采叶，阴干。

陶隐居云：上谷远在幽州，今东间诸山处处皆有。叶青新烈者良。人用捣以和米内水中，鱼吞即死浮出，人取食之无妨。莽草，字亦有作㒳字，今俗呼为㒳草也。

臣禹锡等谨按尔雅云：葞，春草。释曰：药草也，今俗呼为㒳草。郭云：一名芒草者，所见本异也。药性论云：㒳草，臣。能治风疽，疝气肿坠凝血，治瘰疬，除湿风，不入汤服。主头疮白秃，杀虫。与白蔹赤小豆为末，鸡子白调如糊，协毒肿，干即更易上。日华子云：治皮肤麻痹，并浓煎汤淋。风蚛牙痛，喉痹。亦浓煎汁含后净漱口。

524. **郁李仁** 味酸，平，无毒。**主大腹水肿，面目四肢浮肿，利小便水道。根，主齿龂肿，龋齿，坚齿，**去白虫。**一名爵李，**一名车下李，一名棣。生高山山谷及丘陵上。五月、六月采根。

陶隐居云：山野处处有，其子熟赤色，亦可啖之。

臣禹锡等谨按蜀本云：甚甘香，有少涩味也。又《图经》云：树高五、六尺，叶、花及树并似大李，惟子小若樱桃，甘、酸。尔雅疏云：常棣，一名棣。郭云：今山中有棣树，子如樱桃，可食。《诗·小雅》云：常棣之华，陆机云：许慎曰，白棣树也，如李而小如樱桃，正白，今官园种之。又有赤棣树，亦似白棣，叶如刺榆叶，而微圆，子正赤，如郁李而小，五月始熟，关西、天水、陇西多有之。药性论云：郁李人，臣，味苦、辛。能治肠中结气，开格不通。根治齿痛，宣结气，破结聚。日华子云：郁李人，通泄五藏，膀胱急痛，宣腰胯冷脓，消宿食，下气。又云根，凉，无毒。治小儿热发，作汤浴。风蚛牙，浓煎含之。

525. **鼠李** **主寒热瘰疬疮**。皮，味苦，微寒，无毒。主除身皮热毒。一名牛李，一名鼠梓，一名椑。生田野，采无时。

陶隐居云：此条又附见，今亦在副品限也。唐本注云：此药一名赵李，一名皂李，一名乌槎树。皮主诸疮寒热毒痹。子主牛马六畜疮中虫，或生捣敷之，或和脂涂皆效。子味苦，采取日干，九蒸，酒渍，服三合，日二，能下血及碎肉，除疝瘕积冷气，大良。皮、子俱有小毒。

臣禹锡等谨按日华子云：味苦，凉，微毒。治水肿，皮主风痹。

526. **栾华　味苦，寒，无毒。主目痛泣出，伤眦，消目肿**。生汉中川谷。五月采。决明为之使。

唐本注云：此树，叶似木槿而薄细，花黄似槐少长大，子壳似酸浆，其中有实，如熟豌豆，圆黑坚硬，堪为数珠者是也。五月、六月花可收，南人取合黄连作煎，疗目赤烂大效。花以染黄色，甚鲜好也。

527. 杉材　微温，无毒。主疗漆疮。

陶隐居云：削作柿，煮以洗漆疮，无不即差。又有鼠查，生去地高尺余许，煮以洗漆多差。又有漆姑，叶细细，多生石旁，亦疗漆疮。其鸡子及蟹，并是旧方。**唐本注云**：杉材木，水煮汁。浸捋脚气肿满，服之疗心腹胀痛，去恶气。其鼠查、漆姑有别功，别出下品。

臣禹锡等谨按日华子云：味辛。治风毒，贲豚，霍乱，下气。并煎汤服并淋洗，须是油杉及臭者良。

528. 楠材　微温。主霍乱吐下不止。

陶隐居云：削作柿，煮服之，穷无他药，用此。

臣禹锡等谨按日华子云：味辛，热，微毒。治转筋。

529. 榧实　味甘，无毒。主五痔，去三虫，蛊毒，鬼疰，生永昌。

陶隐居云：今出东阳诸郡，食其子，乃言疗寸白虫。不复有余用，不入药方，疑此与前虫品彼子疗说符同。**唐本注云**：此物是虫部中彼子也。《尔雅》云：柀杉也，其树大连抱，高数仞，叶似杉，其树如柏，作松理，肌细软，堪为器用也。今注：彼子与此殊类，既未知所用，退入有名无用。

臣禹锡等谨按孟诜云：平。多食一、二升，佳。不发病，令人能食，消谷，助筋骨，行荣卫，明目轻身。

530. **蔓椒** 味苦，温，无毒。**主风寒湿痹，历节疼痛，除四肢厥气，膝痛。一名家椒，**一名猪椒，一名彘椒，一名狗椒。生云中川谷及丘冢间。采茎、根，煮酿酒。

陶隐居云：山野处处有，俗呼为樛，似椒茷，小不香尔，一名豨杀，可以蒸病出汗也。

531. 钓樟根皮 主金创，止血。

陶隐居云：出桂阳、邵陵诸处，亦呼作乌樟，方家乃不用，而俗人多识此。刮根皮屑，以疗金创，断血易合甚验。又有一草似狼牙，气辛臭，名地菘，人呼为刘帍草，五月五日采，干作屑，亦主疗金疮，言刘帍昔采用之耳。**唐本注**云：钓樟，生柳州山谷，树高丈余，叶似梅叶而尖长，背有赤毛，若枇杷叶。八月、九月采根皮，日干之。

臣禹锡等谨按萧炳云：俗人取茎叶置门上，辟天行时疾。《别录》云：似乌药，取根摩服，治霍乱。**日华子**云：温，无毒。治贲豘脚气水肿，煎服并将皮煎汤洗疮痍风瘙疥癣。

陈藏器云：樟树，味辛，温，无毒。主恶气，中恶心腹痛，鬼注，霍乱腹胀，宿食不消，常吐酸臭水。酒煮服之。无药处用之。江东㯳船，多是樟木，斫取札用之。弥辛烈者佳。亦作浴汤，治脚气，除疥癣风痒，作履除脚气，县名豫章，因木为名也。续注

532. **雷丸** 味苦、咸，寒、微寒，有小毒。**主杀三虫，逐毒气，胃中热，利丈夫，不利女子，作膏摩，除小儿百病。**逐邪气，恶风，汗出，除皮中热结，积聚，蛊毒，白虫，寸白自出不止，久服令人阴痿。一名雷矢，一名雷实，赤者杀人。生石城山谷，生汉中土中。八月采根，曝干。荔实、厚朴为之使，恶葛根。

陶隐居云：今出建平、宜都间，累累相连如丸。《本经》云：利丈夫，《别录》云：久服阴痿，于事相反。**唐本注**云：雷丸是竹之苓也，无有苗

蔓，皆零出，无相连者。今出房州、金州。今注：此物性寒。《本经》云：利丈夫，不利女子。《别录》云：久服令阴痿者，于事相反。按此则疏利男子元气，不疏利女子脏气，其义显矣。

臣禹锡等谨按范子云：雷矢出汉中，色白者善。**吴氏云**：雷丸，神农：苦，黄帝、岐伯、桐君：甘，有毒。扁鹊：甘，无毒。季氏：大寒。**药性论云**：雷丸，君，恶蓄根，味苦，有小毒。能逐风。芫花为使。主癫痫狂走，杀蚘虫。**日华子云**：入药炮用。

533. **溲疏**　味辛、苦，寒、微寒，无毒。**主身皮肤中热，除邪气，止遗溺**。通利水道，除胃中热，下气，**可作浴汤**。一名巨骨。生掘耳川谷及田野故丘墟地。四月采。漏芦为之使。

陶隐居云：李云溲疏一名杨栌，一名牡荆，一名空疏。皮白，中空，时时有节。子似枸杞子，冬月熟，色赤，味甘、苦，末代乃无识者，此实真也，非人篱援之杨栌也。李当之此说，于论牡荆，乃不为大乖，而滥引溲疏，恐斯误矣。又云：溲疏与空疏亦不同。掘耳疑应作熊耳，熊耳山名，而都无掘耳之号也。**唐本注云**：溲疏，形似空疏，树高丈许，白皮，其子八月、九月熟，色赤，似枸杞子，味苦，必两两相并，与空疏不同。空疏一名杨栌，子为荚，不似溲疏。今注：溲疏、枸杞虽则相似，然溲疏有刺，枸杞无刺，以此为别尔。

臣禹锡等按药性论云：溲疏，使。

534. 榉树皮　大寒。主时行头痛，热结在肠胃。

陶隐居云：山中处处有，皮似檀、槐，叶如栎、槲，人亦多识用之。削取里皮，去上甲，煎服之，夏日作饮去热。**唐本注云**：此树，所在皆有，多生溪涧水侧。叶似樗而狭长，树大者连抱，高数仞，皮极粗厚，殊不似檀。俗人取煮汁，以疗水气断下利，取嫩叶，挪贴火烂疮为效也。

臣禹锡等谨按日华子云：榉树皮，味苦，无毒。下水气，止热痢，安胎，止妊娠人腹痛。又云叶，冷，无毒。治肿烂恶疮，盐捣罯。续注　又云山榉树皮，平，无毒。治热毒风协肿毒，乡人采叶为甜茶。续注

535. 白杨树皮　味苦，无毒。主毒风，脚气肿，四肢缓弱不随，毒气游易在皮肤中，淡澼等。酒渍服之。

唐本注云：取叶圆大，蒂小、无风自动者良。今按陈藏器本草云：白杨去风痹宿血，折伤，血沥在骨肉间，痛不可忍，皮肤风瘙肿，杂五木为汤，捋浸损处。北土极多，人种墟墓间，树大皮白。或云叶无风自动，此是移杨，非白杨也。唐本先附

臣禹锡等谨按日华子云：味酸，冷。治扑损瘀血，并须酒服。煎膏，可续筋骨，非寻常杨、柳并松杨树，叶如梨者是也。

536. 水杨叶　嫩枝，味苦，平，无毒。主久利赤白。捣和水绞取汁，服一升，日二，大效。

唐本注云：此陶注柳者是。今注：水杨叶圆阔而赤，枝条短硬，多生水岸傍。树与杨柳相似，既生水岸，故名水杨也。唐本先附

537. 扶移木皮　味苦，平，有小毒。去风血，脚气疼痹，踠损瘀血，痛不可忍。取白皮火炙，酒浸服之，和五木皮煮作汤，捋脚气疼肿，杀瘃陟玉切虫风瘙。烧作灰置酒中，令味正，经时不败。生江南山谷。树大十数围，无风叶动华反而后合。《诗》云：棠棣之华偏其反。而郑注云：棠棣，移也，亦名移杨。崔豹云：移杨，圆叶弱蒂，微风大摇。新补　见陈藏器

538. 栾荆　味辛、苦，温，有小毒。主大风，头面手足诸风，癫痫，狂痓，湿痹寒冷疼痛。俗方大用之，而本草不载，亦无别名，但有栾花，功用又别，非此花也。

唐本注云：案其茎、叶都似石南，干亦反卷，经冬不死，叶上有细黑点者，真也。今雍州所用者是，而洛州乃用石荆当之。非也。唐附

臣禹锡等谨按药性论云：栾荆子，君，恶石膏，味甘、辛，微热，无

毒。能治四肢不遂，主通血脉，明目，益精光。决明为使。续注

539. 紫荆木　味苦，平，无毒。主破宿血，下五淋，浓煮服之。今人多于庭院间种者，花艳可爱。今附

臣禹锡等谨按陈藏器云：紫珠，寒。主解诸毒物，痈疽喉痹，飞尸蛊毒，肿下瘘，蛇、虺、虫、蚕、狂犬等毒，并煮汁服。亦煮汁洗疮肿，除血长肤。一名紫荆。树似黄荆，叶小无桠，非田氏之荆也。至秋子熟，正紫，圆如小珠。生江东，林泽间有之。日华子云：紫荆木，通小肠。皮、梗同用。花功用亦同。

540. 小檗　味苦，大寒，无毒。主口疮，疳䘌，杀诸虫，去心腹中热气。一名山石榴。

唐本注云：其树枝叶与石榴无别，但花异，子细黑圆如牛李子耳。生山石间，所在皆有，襄阳岘山东者为良。陶于檗木附见二种，其一是此。陶云皮黄，其树乃皮白，今太常所贮乃叶多刺者，名白刺檗，非小檗也。今按陈藏器本草云：凡是檗木皆皮黄，今既不黄，而自然非檗。小檗如石榴，皮黄，子赤如枸杞子，两头尖。人剉枝以染黄。若云子黑而圆，恐是别物，非小檗也。唐本先附

541. 荚蒾　味甘、苦，平，无毒。主三虫，下气，消谷。

唐本注云：叶似木槿，及似榆，作小树，其子如溲疏，两两为并，四四相对，而色赤味甘。煮树枝汁和作粥，甘美。以饲小儿，杀蛔虫，不入方用。陆机《草木疏》：名击迷，一名羿先，盖檀、榆之类也。所在山谷有之。今按陈藏器本草云：荚蒾主六畜疮中蛆，煮汁作粥灌之，蛆立出。皮堪为索。生北土山林间，唐本先附

542. 钓藤　微寒，无毒。主小儿寒热，十二惊痫。

陶隐居云：出建平，亦作吊藤字，惟疗小儿，不入余方。唐本注云：出梁州，叶细长，茎间有刺，形若钓钩者是。

臣禹锡等谨按蜀本云：味苦。药性论云：钓藤，臣，味甘，平。能主小儿惊啼，瘈疭热拥。日华子云：治客忤胎风。

543. 南藤　味辛，温，无毒。主风血，补衰老，起阳，强腰脚，除痹，变白，逐冷气，排风邪。亦煮汁服，亦浸酒。冬月用之。生依南树，故号南藤。茎如马鞭，有节紫褐色。一名丁公藤，生南山山谷。

《南史》解叔谦，雁门人。母有疾，夜于庭中稽颡祈告，闻空中云：得丁公藤治即瘥。访医及本草皆无。至宜都山中，见一翁伐木，云是丁公藤，疗风。乃拜泣求得之，及渍酒法。受毕，失翁所在。母疾遂愈。今附

544. 榼藤子　味涩、甘，平，无毒。主蛊毒，五痔，喉痹，及小儿脱肛，血痢，并烧灰服。泻血宜服一枚，以刀剜内瓤，熬，研为散，空腹热酒调二钱。不过三服，必效。又宜入澡豆，善除皯黯。其壳用贮丹药，经载不坏。按《广州记》云：生广南山林间。树如通草藤也，三年方始熟，紫黑色。一名象豆。今附

臣禹锡等谨按日华子云：治飞尸，入药炙用。

545. 千金藤　主一切血毒诸气，霍乱中恶，天行虚劳疟瘴，痰嗽不利，痈肿蛇犬毒，药石发，癫痫，悉主之。生北地者，根大如指，色黑似漆；生南土者，黄赤如细辛。今附

546. **药实根　味辛，温，无毒。主邪气，诸痹，疼酸，续绝伤，补骨髓。一名连木，**生蜀郡山谷。采无时。

唐本注云：此药子也，当今盛用，胡名那绽，出通州、渝州。《本经》

用根，恐误载根字。子味辛，平，无毒。主破血，止利，消肿，除蛊注蛇毒。树生叶似杏，花红白色，子肉味酸甘。用其核仁也。

547. 黄药根　味苦，平，无毒。主诸恶肿疮瘘，喉痹，蛇犬咬毒。取根研服之，亦含亦涂。藤生，高三、四尺。根及茎似小桑。生岭南。今附

臣禹锡等谨按日华子云：黄药，凉。治马一切疾。

548. **皂荚**　**味辛、咸，温，**有小毒。**主风痹，死肌，邪气，风头泪出，下水，利九窍，杀鬼、精物。**疗腹胀满，消谷，破咳嗽囊结，妇人胞不落，明目益精。可为沐药，不入汤。生雍州川谷及鲁邹县，如猪牙者良。九月、十月采荚，阴干。柏实为之使，恶麦门冬，畏空青、人参、苦参。

陶隐居云：今处处有，长尺二者良。俗人见其皆有虫孔，而未尝见虫形，皆言不可近，令人恶病，殊不尔。其虫状如草菜上青虫，荚微欲黑，便出，所以难见尔。但取生者看，自知之也。唐本注云：此物有三种，猪牙皂荚最下，其形曲戾薄恶，全无滋润，洗垢亦不去。其尺二寸者，粗大长虚而无润，若长六七寸，圆厚节促直者，皮薄多肉，味浓，大好。

臣禹锡等谨按药性论云：皂荚，使。主破坚癥，腹中痛，能堕胎。又曰：将皂荚于酒中，取尽其精，于火内煎之成膏，涂帛，贴一切肿毒，兼能止疼痛。

陈藏器云：鬼皂荚作浴汤，去风疮疥癣，挼叶去衣垢，沐发长头。生江南泽畔，如皂荚，高一、二尺。续注

日华子云：皂荚，通关节，除头风，消痰，杀劳虫，治骨蒸，开胃及中风口噤。入药去皮、子，以酥炙用。

549. **楝实**　**味苦，寒，**有小毒。**主温疾，伤寒大热烦狂，杀三虫，疥疡，利小便水道。**根，微寒，疗蛔虫，利大肠。生荆山山谷。

陶隐居云：处处有，俗人五月五日皆取花叶佩带之，云辟恶。其根以苦酒磨涂疥，甚良。煮汁作糜，食之去蛔虫。唐本注云：此物有两种，有雄有雌。雄者根赤，无子，有毒，服之多使人吐不能止，时有至死者，雌者根白，有子，微毒，用当取雌者。

臣禹锡等谨按药性论云：楝实，亦可单用，主人中大热狂，失心躁闷，作汤浴，不入汤服。

日华子云：楝皮，苦，微毒。治游风热毒，风疹恶疮疥癞，小儿壮热，并煎汤浸洗。服食须是生子者。雌树皮一两，可入五十粒，糯米煎煮，杀毒，泻多以冷粥止，不泻者以热葱粥发。无子雄树，能吐泻杀人，不可误服。

550. 柳华 味苦，寒，无毒。**主风水，黄疸，面热黑。**痂疥，恶疮，金创。**一名柳絮。叶主马疥痂疮。**取煎煮，以洗马疥，立愈。又疗心腹内血，止痛。**实主溃痈，逐脓血。子汁疗渴。**生琅玡川泽。

陶隐居云：柳即今水杨也，花熟随风起，状如飞雪。陈元正方以为譬者，当用其未舒时，子亦随花飞，正应水渍取汁耳。柳花亦贴灸疮，皮叶疗漆疮耳。唐本注云：柳与水杨全不本似。水杨叶圆阔而赤，枝条短硬；柳叶狭长，青绿，枝条长软。此论用柳，不载水杨。水杨亦有疗能，本草不录。树枝及木中虫屑、枝皮，味苦，寒，元毒。主淡热淋，可为吐汤，煮洗风肿痒。酒煮含，主齿痛。木中虫屑可为浴汤，主风瘙痒瘾疹，大效。此人间柳树是也。陶云水杨非也。本草载花瘥灸疮。

臣禹锡等谨按药性论云：苦柳华，使。主止血，治湿痹，四肢挛急，膝痛。陈藏器云：柳絮，《本经》以絮为花，花即初发时黄蕊。子为飞絮，以絮为花，其误甚矣。江东人通名杨柳，北人都不言杨。杨树叶短，柳树枝长。日华子云：叶治天行热病，丁疮，傅尸骨蒸劳，汤火疮，毒入腹热闷，服金石药人发大热闷，并下水气。煎膏，续筋骨，长肉止痛。牙痛煎含，枝煎汁可消食也。

551. 桐叶 味苦，寒，无毒。**主恶蚀疮著阴。皮主五痔，杀三虫。**疗奔豚气病。**华，敷猪疮，饲猪肥大三**

倍。生桐柏山谷。

陶隐居云：桐树有四种：青桐，茎皮青，叶似梧桐而无子。梧桐，色白，叶似青桐有子，子肥亦可食。白桐与岗桐无异，惟有花子耳，花三月舒，黄紫色，《礼》云桐始花者也。岗桐无子，是作琴瑟者。今此云花，便应是白桐，白桐亦堪作琴瑟，一名椅桐，人家多植之。唐本注云：古本草：桐花饲猪，肥大三倍。今云敷疮，恐误矣，岂有故破伤猪，敷桐花者。

臣禹锡等谨按尔雅疏云：榇，一名梧。郭云：今梧桐。《诗·大雅》云：梧桐生矣，于彼朝阳是也。又曰：桐木，一名荣。郭云：即云：即梧桐与榇梧一也。

药性论云：白桐皮，能治五淋。沐发去头风，生发滋润。续注 日华子云：桐油，冷，微毒。傅恶疮疥及宣水肿，涂鼠咬处，能辟鼠。续注

552. **梓白皮** 味苦，**寒，**无毒。**主热，去三虫，**疗目中患，**华、叶捣敷猪疮，饲猪肥大易养三倍。**生河内山谷。

陶隐居云：此即梓树之皮。梓亦有三种，当用拌素不腐者，方药不复用。叶疗手脚水烂。桐叶及此以肥猪之法未见，其事应在商丘子《养猪经》中耳。唐本注云：此三树，花叶取以饲猪，并能肥大，且易养。今见《李氏本草》及《博物志》，但云饲猪使肥。今云敷猪疮并误讹矣。《别录》云：皮主吐逆胃反，去三虫，小儿热疮，身头热烦蚀疮，汤浴之。并封敷嫩叶，主烂疮也。

臣禹锡等谨按尔雅云：椅，梓。释曰：别二名也。郭云即楸。《诗·鄘风》云：椅、桐、梓、漆。陆机云：梓者，楸之疏理，白色而生子者为梓，梓实桐皮曰椅，则大同而小别也。萧炳云：树似桐而叶小，花紫。日华子云：煎汤洗小儿壮热，一切疮疥，皮肤瘙痒。梓树皮有数般，惟楸梓佳，余即不堪。

553. 苏方木 味甘、咸，平，无毒。主破血，产后血胀闷欲死者。水煮若酒煮五两，取浓汁服之，效。

唐本注云：此人用染色者，自南海昆仑来，交州、爱州亦有。树似庵

罗，叶若榆叶而无涩，抽条长丈许，花黄，子生青熟黑。

今按陈藏器本草云：苏方，寒，主霍乱呕逆，及人常呕吐，用水煎服之。破血当以酒煮为良。唐本先附

臣禹锡等谨按日华子云：治妇人血气心腹痛，月候不调及蓐劳，排脓止痛，消痈肿，扑损瘀血，女人失音血噤，赤白痢并后分急痛。

554. 枳椇　味甘，平，无毒。主头风，少腹拘急，陆机云：一名木蜜。其木皮，温，无毒。主五痔，和五脏。以木为屋，屋中酒则味薄，此亦奇物。

唐本注云：其树径尺，木名白石，叶如桑柘。其子作房，似珊瑚，核在其端，人皆食之。唐附

臣禹锡等谨按蜀本云：字或单作枸（音矩）。云木名，出蜀，近酒能薄酒味，江南人呼谓之木蜜也。

555. 接骨木　味甘、苦，平，无毒。主折伤，续筋骨，除风痒龋齿，可为浴汤。

唐本注云：叶如陆英，花亦相似。但作树高一、二丈许。木轻虚无心。斫枝插便生，人家亦种之。一名木蒴藋，所在皆有之。唐附

臣禹锡等谨按陈藏器云：接骨木，有小毒。根皮，主痰饮，下水肿及痰疟，煮服之，当痢下及吐。不可多服。叶主疟，小儿服三叶，大人服七叶，并生捣绞汁服，得吐为度。《本经》云无毒，误也。

556. 木天蓼　味辛，温，有小毒。主癥结、积聚，风劳虚冷。生山谷中。

唐本注云：作藤蔓，叶似柘，花白，子如枣许，无定形。中穰似茄子，味辛，取之当姜蓼。其苗藤切以酒浸服，或以酿酒，去风冷、癥癖，大效。所在皆有，今出安州、申州。

今按陈藏器本草云：木天蓼，今时所用，出凤州。树高如冬青，不凋，出深山。人云多服损寿，以其逐风损气故也。不当以藤天蓼为注，既云木蓼，岂更藤生？自有藤蓼尔。唐本先附

臣禹锡等谨按药性论云：天蓼子，使，味苦、辛，微热，无毒。能治中贼风，口面㖞斜，主冷痃癖气块，女子虚劳。

557. 小天蓼　味甘，温，无毒。主一切风虚羸冷，手足疼痹，无论老幼轻重，浸酒及煮汁服之。十许日，觉皮肤间风出如虫行。生天目山、四明山，树如栀子，冬不凋，野兽食之。更有木天蓼，出山南，大树，今市人货之。云久服促寿，当是其逐风损气故也。《本经》有木天蓼，即是此也。苏注云藤生，子辛，与木又异，应是复有藤天蓼。江淮南山间，有木天蓼，作藤著树，叶如梨，光而薄。子如枣，辛、甘，大主风血羸痹，腰脚疼冷，取皮酿酒，即是苏引为天蓼注者。夫如是，则有三天蓼，俱能逐风，其中优劣，小者最为胜。今附

558. 乌臼木根皮　味苦，微温，有毒。主暴水、癥结、积聚。生山南平泽。

唐本注云：树高数仞，叶似梨、杏，花黄白，子黑色。今按陈藏器本草云：乌臼叶好染皂。子多取压为油，涂头令黑变白，为灯极明。服一合，令人下痢，去阴下水。唐本先附

臣禹锡等谨按日华子云：乌臼根皮，凉。治头风，通大小便，以慢火炙令脂汁尽，黄干后用。又云子，凉，无毒。压汁梳头可染发，炒作汤下水气。

559. 赤爪木　味苦，寒，无毒。主水痢，风头，身痒。生平陆，所在有之。实，味酸冷，无毒。汁服主水痢，洗头及身上疮痒。一名羊梂，一名鼠查。

唐本注云：小树生高五、六尺，叶似香葇，子似虎掌爪，大如小林檎，赤色。出山南申州、安州、随州。唐本先附

560. 诃梨勒　味苦，温，无毒。主冷气，心腹胀满，下宿物。生交、爱州。

唐本注云：树似木梡，花白，子形似枝子，青黄色，皮肉相着。水磨或散服之。唐本先附

臣禹锡等谨按萧炳云：诃梨勒，苦、酸。下宿物，止肠澼久泄，赤白痢。波斯舶上来者，六路，黑色，肉厚者良。药性论云：诃梨勒，使，亦可单用，味苦、甘。能通利津夜，主破胸膈结气，止水道，黑髭发。日华子云：消痰下气，除烦治水，调中，止泻痢，霍乱，贲豚肾气，肺气喘急，消食开胃，肠风泻血，崩中带下，五膈气，怀孕未足月人漏胎，及胎动欲生，胀闷气喘。并患痢人后分急痛，并产后阴痛，和蜡烧熏及热煎汤熏，通手后洗。

561. 枫柳皮　味辛，大热，有毒。主风龋、齿痛。出原州。

唐本注云：叶似槐，茎赤，根黄，子六月熟，绿色而细。剥取其茎皮用之。唐本先附

562. 卖子木　味甘，微温，咸，平，无毒。主折伤，血肉结，续绝，补骨髓，止痛，安胎。生山谷中。

唐本注云：其叶似柿，出剑南邛州。唐本先附

臣禹锡等谨按今渠州岁贡作卖木子。

563. 大空　味辛、苦，平，有小毒。主三虫，杀虮虱。生山谷中。取根皮作末，油和涂发，虮虱皆死。

唐本注云：根皮赤，叶似楮，小圆厚。作小树，抽条高六、七尺。出襄州山谷，所在亦有，秦陇人名为独空。唐本先附

564. 紫真檀　味咸，微寒。主恶毒、风毒。

陶隐居云：俗人磨以涂风毒、诸肿，亦效，然不及青木香。又主金创，止血，亦疗淋用之。唐本注云：此物出昆仑盘盘国，惟不生中华，人间遍

有之。

臣禹锡等谨按日华子云：紫真檀，无毒。

565. 椿木叶　味苦，有毒。主洗疮疥，风疽，水煮叶汁用之。皮主甘䘌。樗木根叶尤良。

唐本注云：二树形相似，樗木疏，椿木实，为别也。今按陈藏器本草云：樗木，味苦，有小毒。皮主赤白久痢，口鼻中疳虫，去疥䘌，主鬼疰传尸，蛊毒下血。根皮去鬼气，取一握细切，以童儿小便二升，豉一合，宿浸，绞取汁，煎一服，三五日一度服。叶似椿，北人呼为山椿，江东人呼为虎目，叶脱处有痕，如白樗散木也。唐本先附

臣禹锡等谨按药性论云：樗白皮，使，味苦，微热，无毒。能治赤白痢，肠滑，痔疾，泻血不住。续注

萧炳云：樗皮，主疳痢，得地榆同疗之。根皮尤良，俗呼为虎眼树。《本经》楮木，殊不相似，孟诜云：椿，温。动风熏十二经脉，五藏六腑，多食令人神昏，血气微。又，女子血崩及产后血不止，月信来多。可取东引细根一大握，洗之，以水一大升煮，分再服，便断。亦止赤带下。又椿，俗名猪椿，疗小儿疳痢，可多煮汁后灌之。又取白皮一握，仓粳米五十粒，葱白一握，甘草三寸，炙豉两合，以水一升，煮取半升，顿服之，小儿以意服之。枝、叶与皮，功用皆同。日华子云：樗皮，温，无毒。泻及肠风，能缩小便。入药蜜炙用。

566. 胡椒　味辛，大温，无毒。主下气，温中，去淡，除脏腑中风冷。生西戎，形如鼠李子。调食用子，味甚辛美，而芳香不及蜀椒。唐本先附

臣禹锡等谨按日华子云：调五藏，止霍乱，心腹冷痛，壮肾气，及主冷痢，杀一切鱼、肉、鳖、蕈毒。

567. 橡实　味苦，微温，无毒。主下利，厚肠胃，肥健人。其壳为散及煮汁服，亦主利，并堪染用。一名杼斗，槲栎皆有斗，以栎为胜。所在山谷中皆有。唐本先附

臣禹锡等谨按尔雅云：栩，杼。释曰：栩，一名杼。郭云：柞树。《诗·唐风》云：集于苞栩。陆机云：今柞栎也。徐州人谓栎为杼，或谓为栩。其子为皂。或言皂汁。其壳为汁，可以染皂。今京洛及河内言杼斗。谓栎为杼。五方通语也。日华子云：栎树皮，平，无毒。治水痢，消瘰疬，除恶疮。橡斗子，涩肠止泻。煮食，可止饥，御歉岁。壳止肠风，崩中带下，冷热泻痢，并染髭发，入药并捣炒焦用。续注

568. 无食子　味苦，温，无毒。主赤白痢，肠滑，生肌肉。出西戎。

唐本注云：云生沙碛间，树似柽。今注：一名没石子，出波斯国。主小儿疳䘌，能黑髭发，治阴疮阴汗，温中和气。唐本先附

臣禹锡等谨按药性论云：无食子，使。治大人、小儿大腹冷滑痢不禁。段成式酉阳杂俎云：无石子，出波斯国，波斯呼为摩贼树。高六、七丈，围八、九尺。叶似桃而长。三月开花，白色，心微红。子圆如弹丸，初青，熟乃黄白。虫蚀成孔者入药用。其树一年生无食子，一年生跋屡，大如脂，长三寸，上有壳，中人如粟黄，可啖之。

569. 杨栌木　味苦，寒，有毒。主疽瘘、恶疮，水煮叶汁，洗疮立差。生篱垣间。一名空疏，所在皆有。唐本先附

570. 槲若　味甘、苦，平，无毒。主痔，止血，疗血痢，止渴，取脉灸用之。皮，味苦，水煎浓汁，除蛊及瘘，俗用甚效。唐本先附

臣禹锡等谨按药性论云：槲皮亦可单用。主治恶疮，煎汤洗之良。日华子云：槲皮，味涩。能吐瘰疬，涩五藏。

571. 桄榔子　味苦，平，无毒。主宿血。其木似栟榈坚硬，斫其内有面，大者至数斛，食之不饥。其皮堪作绠。生岭南山谷。今附

572. 无患子皮　有小毒。主澣垢，去面皯。喉痹，研内喉中，立开。又主飞尸。子中仁烧令香，辟恶气。其子如漆珠。生山谷大树。一名噤娄，一名桓。今附

臣禹锡等谨按段成式酉阳杂俎云：昔有神巫曰瑶眊，能符劾百鬼，擒鬼以无患木击杀之。世人竞取此木为器，用却鬼，因曰无患。**日华子**云：无患子皮，平。

573. 益智子　味辛，温，无毒。主遗精虚漏，小便余沥，益气安神，补不足，安三焦，调诸气。夜多小便者，取二十四枚，碎，入盐同煎服。有奇验。按《山海经》云：生昆仑国。今附

臣禹锡等谨按陈藏器云：止呕哕。《广志》云：叶似蘘荷，长丈余。其根上有小枝，高八、九尺，无叶萼。子丛生，大如枣。中瓣黑，皮白，核小者名益智。含之摄涎秽。出交趾。

574. 盐麸子　味酸，微寒，无毒。除痰饮瘴疟，喉中热结喉痹，止渴，解酒毒黄疸，飞尸蛊毒，天行寒热，痰嗽，变白，生毛发。取子干捣为末食之。岭南人将以防瘴。树白皮，主破血止血，蛊毒血痢，杀蚘虫，并煎服之。根白皮，主酒疸，捣碎，米泔浸一宿，平旦空腹，温服一、二升。叶如椿，生吴、蜀山谷。子秋熟为穗，粒如小豆。上有盐似雪，食之酸咸止渴。一名叛奴盐。今附

臣禹锡等谨按陈藏器云：子主头风白屑劾。**日华子**云：盐麸叶上毬子，治中蛊毒，毒药，消酒毒。根用并同。续注

575. 椰子皮　味苦，平，无毒。止血，疗鼻衄，吐逆霍乱，煮汁服之。壳中肉，益气去风。浆，服之主消

渴，涂头，益发令黑。生安南。树如棕榈子。壳可为器。《交州记》曰：椰子中有浆，饮之得醉。今附

臣禹锡等谨按日华子云：皮入药炙用。

576. 木鳖子　味甘，温，无毒。主折伤，消结肿恶疮，生肌，止腰痛，除粉刺、皯黯，妇人乳痈，肛门肿痛。藤生，叶有五花，状台署预叶，青色面光。花黄。其子似栝楼而极大，生青熟红，肉上有刺。其核似鳖，故以为名。出朗州及南中。七八月采之。今附

臣禹锡等谨按日华子云：醋摩消肿毒。

577. 桦木皮　味苦，平，无毒。主诸黄疸，浓煮汁饮之良。堪为烛者，木似山桃，取脂烧辟鬼。今附

臣禹锡等谨按陈藏器云：晋中书令王珉《伤寒身验方》中作樗字，浓煮汁冷饮。主伤寒时行，热毒疮特良。今之豌豆疮也。

578. 赤柽木　无毒。主剥驴马血入肉毒，取以火炙用熨之，亦可煮汁浸之。其木中脂，一名柽乳，入合质汗用之。生河西沙地。皮赤色，叶细。今附

臣禹锡等谨按尔雅疏云：柽，一名河柳。郭云：今河旁，赤茎小杨。陆机云：生水旁，皮正赤如绛，名雨师。枝、叶似松。日华子云：赤柽木，温。

579. 南烛枝叶　味苦，平，无毒。止泄除睡，强筋益气力。久服，轻身长年，令人不饥，变白去老。取茎叶捣碎，渍汁浸粳米，九浸九蒸九暴，米粒紧小正黑如瑿珠，袋盛之，可适远方。日进一合，不饥，益颜色，坚筋骨能行。取汁炊饭名乌饭，亦名乌草，亦名牛筋。

言食之健如牛筋也。色赤名文烛。生高山，经冬不凋。今附

臣禹锡等谨按日华子云：黑饭草，益肠胃。捣汁浸蒸，晒干服。又名南烛也。

580. 突厥白　味苦。主金疮，生肉止血，补腰续筋。出突厥国。色白如灰，乃云石灰共诸药合成之。夷人以合金疮，中国用之。

今医家见用经效者，潞州出焉。其根黄白色，状似茯苓而虚软。苗高三、四尺，春夏叶如薄荷，花似牵牛而紫，上有白稜。二月、八月采根，暴干。今附

581. 婆罗得　味辛，温，无毒。主冷气块，温中，补腰肾，破痃癖，可染髭发令黑。树如梆，子如萆麻。生西国。今附

582. 木槿　平，无毒。止肠风泻血，又主痢后热渴，作饮服之，令人得睡，入药炒用。取汁度丝使得易络。

花凉，无毒。治肠风泻血并赤白痢，炒用。作汤代茶吃，治风。新补　见陈藏器、日华子

583. 棕榈子　平，无毒。涩肠，止泻痢肠风，崩中带下及养血。皮，平，无毒。止鼻洪吐血，破癥，治崩中带下，肠风赤白痢，入药烧灰用，不可绝过。新补　见陈藏器、日华子

584. 柘木　味甘，温，无毒。主补虚损。取白皮及

东行根白皮，煮汁酿酒，主风虚耳聋，劳损虚羸瘦，腰肾冷，梦与人交接泄精者。取汁服之，无刺者良。木主妇人崩中血结，及主疟疾，兼堪染黄。新补 见陈藏器、日华子

585. 柞木皮 味苦，平，无毒。治黄疸病，皮烧末，服方寸匕。生南方，叶细，今之作梳者是。新补 见陈藏器、日华子

586. 黄栌 味苦、寒，无毒。除烦热，解酒疸目黄，煮服之。亦洗汤火、漆疮及赤眼。堪染黄。生商洛山谷，叶圆木黄，川界甚有之。新补 见陈藏器、日华子

587. 感藤 味甘，平，无毒。调中益气，主五藏，通血气，解诸热，止渴，除烦闷，治肾钓气。如木防己。生江南山谷。如鸡卵大，斫藤断，吹气出一头，其汁甘美如蜜。叶生研，傅蛇咬疮。一名甘藤。甘、感声近，又名甜藤也。

588. 甘露藤 味甘，温，无毒。主风、血气诸病。久服调中温补，令人肥健，好颜色，止消渴，润五藏，除腹内诸冷。生岭南。藤蔓如箸，一名肥藤，人服之得肥也。已上二种新补 见陈藏器、日华子

589. 椿荚 主大便下血。今近道处处有之。夏中生荚，樗之有花者无荚，有荚者无花，常生臭樗上，未见椿上有荚者。然世俗不辨椿、樗之异，故俗中名此为椿荚，其实樗荚耳。新定

《嘉祐本草》兽禽部卷第十五

太常少卿直集贤院校正医书官臣掌禹锡等奉敕修

［兽上］

590. **龙骨**本经，齿、角、吉吊、紫梢花附，白龙骨续注
591. **牛黄**本经
592. 败鼓皮别录，自草部今移
593. **麝香**本经
594. 人乳汁别录
595. 发髲本经
596. 乱发别录
597. 头垢别录
598. 人屎别录
599. 天灵盖今附
600. 马乳别录
601. 牛乳别录
602. 羊乳别录
603. 酥别录
604. **熊脂**本经
605. **白胶**本经
606. **阿胶**本经
607. 醍醐唐本先附
608. 底野迦唐本先附
609. 酪唐本先附
610. 象牙今附，胆、齿、睛等附
611. 乳腐新补

［兽中］

612. **犀角**本经
613. **羚羊角**本经
614. **羖羊角**本经，髓、胆、肺、心、肾、齿、肉、骨、屎等附
615. **牛角鰓**本经，髓、胆、心、肝、肾、齿、肉、屎、溺等附
616. **白马茎**本经，眼、蹄、齿、心、肺、肉、骨、屎、溺等附
617. **牡狗阴茎**本经，胆、心、脑、齿、骨、蹄、血、肉等附
618. **鹿茸**本经，骨、角、髓、肾、肉等附
619. 獐骨别录
620. 虎骨别录，膏、爪、肉等附

621. 豹肉别录
622. 狸骨别录，肉、阴茎等附
623. 兔头骨别录，脑、肝、肉等附
624. 笔头灰唐本先附，自草部今移

[兽下]

625. **六畜毛蹄甲**本经
626. **鼺鼠**本经
627. **麋脂**本经，肉、骨、耳、角等附
628. **豚卵**本经，蹄、足、心、肾、胆、齿、膏、肉等附
629. 鼹鼠别录
630. 獭肝别录
631. 狐阴茎别录
632. 猯膏唐本先附，肉、胞等附
633. 野猪黄唐本先附
634. 驴屎唐附，肉、脂、皮、尿、乳、轴垢等附
635. 豺皮唐本先附
636. 腽肭脐今附，腽肭兽续注
637. 麂今附，头骨附
638. 野驼脂今附

[禽上]

639. **丹雄鸡**本经，白雄鸡，乌雄鸡、黑雌鸡、黄雌鸡等续注
640. 白鹅膏别录，苍鹅续注
641. 鹜肪别录，白鸭肉续注
642. **雁肪**本经
643. 鹧鸪鸟唐本先附

[禽中]

644. 雉肉别录
645. 鹰屎白别录
646. 雀卵别录，脑、头、血、屎等附
647. 鹳骨别录
648. 雄鹊肉别录
649. 鸲鹆肉唐本先附

[禽下]

650. **燕屎**本经
651. 孔雀屎别录
652. 鸬鹚屎别录，头附
653. 鸱头别录
654. **伏翼**本经，自虫鱼部今移
655. **天鼠屎**本经
656. 鸳鸯新补
657. 鹨鹫新补
658. 白鹤新补
659. 白鸽新补
660. 乌鸦新补
661. 慈鸦新补
662. 练鹊新补
663. 百劳新补
664. 斑鹪新补

665. 鹈鹕新补

666. 鹘嘲新补

667. 啄木鸟新补

668. 鹑新补

右兽禽部七十九种　二十三种神农本经，二十七种名医别录，十种唐本先附，五种今附，十四种新补。

［兽上］

590. **龙骨** 味甘，平、微寒，无毒。**主心腹鬼疰，精物，老魅，咳逆，泄痢脓血，女子漏下，癥瘕坚结，小儿热气惊痫**。疗心腹烦满，四肢痿枯，汗出，夜卧自惊，恚怒，伏气在心下，不得喘息，肠痈内疽阴蚀，止汗，缩小便，溺血，养精神，定魂魄，安五脏。白龙骨，疗梦寐泄精，小便泄精。**龙齿，主疗小儿大人惊痫，癫疾，狂走，心下结气，不能喘息，诸痉，杀精物**。疗小儿五惊，十二痫，身热不可近人，大人骨间寒热，又杀蛊毒。得人参、牛黄良，畏石膏。角，主惊痫，瘛疭，身热如火，腹中坚及热泄。畏干漆、蜀椒、理石。**久服轻身，通神明，延年**。生晋地川谷，及太山岩水岸土穴石中死龙处，采无时。

陶隐居云：今多出益州、梁州间，巴中亦有骨，欲得脊脑，作白地锦文，舐之着舌者，良。齿小强，犹有齿形。角强而实。又有龙脑，肥软，亦断痢。云皆是龙蜕，非实死也。比来巴中数得龙胞，吾自亲见形体具存，云疗产难，产后余疾，正当末服之。**唐本注云**：龙骨，今并出晋地，生硬者不好，五色具者良。其青、黄、赤、白、黑，亦应随色与腑脏相会，如五芝、五石英、五石脂等辈。而《本经》不论，莫知所以。

臣禹锡等谨按药对云：龙角，平。**吴氏云**：龙骨，色青白者善。又云：齿，神农、季氏：大寒。**药性论云**：龙骨，君，忌鱼，有小毒。逐邪气，安心神，止冷痢及下脓血，女子崩中，带下，止梦泄精，夜梦鬼交，治尿血，虚而多梦纷纭，加而用之。又云：龙齿，君。镇心，安魂魄。齿，角俱主小儿大热。**日华子云**：龙骨，建脾，涩肠胃，止泻痢，渴疾，怀孕漏胎，肠风下血，崩中，带下，鼻洪，吐血，止汗。又云：龙齿，涩，凉。治烦闷，癫痫，热狂，辟鬼魅。

591. **牛黄** 味苦，平，有小毒。**主惊痫寒热，热盛狂痓，除邪逐鬼。**疗小儿百病，诸痫热，口不开，大人狂癫，又堕胎。久服轻身，增年，令人不忘。生晋地平泽，生于牛，得之即阴干百日，使时燥，无令见日月光。人参为之使，得牡丹、昌蒲利耳目，恶龙骨、地黄、龙胆、蜚蠊，畏牛膝。

陶隐居云：旧云神牛出入鸣吼者有之，伺其出角上，以盆水承而吐之，即堕落水中。今人多皆就胆中得之耳。多出梁、益，一子如鸡子黄大相重叠，药中之贵，莫复过此。一子起二三分，好者直五六千至一万也。俗人多假作，甚相似，唯以磨爪甲舐拭不脱者，是真之。**唐本注云**：牛黄，今出莱州、密州、淄州、青州、巂州、戎州。牛有黄者，必多吼唤喝，拍而得之，谓之生黄，最佳。黄有三种：散黄粒如麻豆；慢黄若鸡卵中黄糊，在肝胆间；圆黄为块形，有大小，并在肝胆中，多生于犊特牛，其吴牛未闻有黄也。

臣禹锡等谨按药性论云：牛黄，君，恶常山，畏干漆，味甘。能辟邪魅，安魂定魄，小儿夜啼，主卒中恶。**吴氏云**：牛黄，无毒。牛出入呻者有之，夜光走角中，牛死入胆中，如鸡子黄。**日华子云**：牛黄，凉。疗中风失音，口噤，妇人血噤，惊悸，天行时疾，健忘，虚乏。

592. 败鼓皮 平。主中蛊毒。

陶隐居云：此用穿败者，烧作屑水和服之。病人即唤蛊主姓名，仍往令其呼取蛊便差。白蘘荷亦然。今注：自草部今移。

593. **麝香** 味辛，温，无毒。**主辟恶气，杀鬼精物，温疟，蛊毒，痫痓，去三虫。**疗诸凶邪鬼气，中恶，心腹暴痛胀急，痞满，风毒，妇人产难，堕胎，去面䵟，目中肤翳。**久服除邪，不梦寤厌寐，**通神仙。生中台川谷及益州、雍州山中。春分取之，生者益良。

陶隐居云：麝形似獐，恒食柏叶，又啖蛇，五月得香往往有蛇皮骨，故麝香疗蛇毒。今以蛇蜕皮裹麝香弥香，则是相使也。其香正在麝阴茎前皮内，别有膜裹之。今出随郡、义阳、晋熙诸蛮中者亚之。今出其形貌直如粟。呋人又云是卵，不然也。香多被破杂蛮，犹差于益州。益州香形扁，仍以皮膜裹之，一子真者，分糅作三、四子，刮取其血膜，亦杂以余物。大都亦有精粗，破看一片，有毛在裹中者为胜，彼人以为志。若于诸羌夷中得者，多真好。烧当门沸起良久亦好。今唯得活者，自看取之。必当全真耳。生香人云是其精溺凝作之，殊不尔。麝夏月食蛇虫多，至寒香满，入春患急痛，自以脚剔出，著屎溺中覆之，皆有常处。人有遇得，乃至一斗五升也。用此香乃胜杀取者。带麝非但香，亦辟恶。以真者一子，置头间枕之，辟恶梦及尸疰鬼气。

臣禹锡等谨按抱朴子云：辟蛇法：入山以麝香丸著足爪中，皆有効。又麝香及野猪皆啖蛇，故以厌之。药性论云：麝香，臣，禁食大蒜，味苦、辛。除百邪魅鬼，疰心痛，小儿惊痫客忤，镇心安神，以当门子一粒，丹砂相似，细研，熟水灌下。止小便利，能蚀一切痈疮脓。入十香丸，令人百毛九窍皆香，疗鬼疰腹痛。段成式酉阳杂俎云：水麝脐中，惟水沥一滴于十水中，用洒衣，衣至败其香不歇。每取以针刺之，捻以真雄黄，则合香气倍于肉麝。天宝初，虞人获，诏养之。日华子云：辟邪气，杀鬼毒，蛊气，疟疾，催生堕胎，杀藏腑虫，制蛇、蚕咬，沙虱，溪瘴毒，吐风痰，内子宫，暖水藏，止冷带疾。

594. 人乳汁　主补五脏，令人肥白悦泽。

陶隐居云：张仓恒服人乳，故年百岁余，肥白如瓠。唐本注云：《别录》云：首生男乳，疗目赤痛多泪，解独肝牛肉毒，如合豉浓汁服之，神效。又取和雀屎，去目赤努肉。

臣禹锡等谨按蜀本云：人乳，味甘，平，无毒。日华子云：人乳，冷。益气，治瘦悴，悦皮肤，润毛发，点眼止泪，并疗赤目，使之明润也。

595. 发髲　味苦，温、小寒，无毒。主五癃关格不得小便，利水道，疗小儿痫、大人痓，仍自还神化。合鸡子黄煎之，消为水，疗小儿惊热，下痢。

陶隐居云：李云是童男发。神化之事，未见别方。今俗中妪母为小儿作鸡子煎，用发杂熬良久得汁，与儿服去痰热、疗百病。用发，皆用其父梳头乱者耳。不知此发髲审取是何物？且髲字书记所无，或作算音，人今呼斑发为算发。书家亦呼乱发为鬊，恐髲即是鬊音也。童男之理，未或全明。唐本注云：此发皮根也，年久者用之神效。即发字误矣，即有乱发及头垢，则阙发明矣。又头垢功劣于发皮，犹去病用陈久者梳及船茹、败天公、蒲席皆此例也。甄立言作鬆鬆，亦髲也，检字书无髲字，但有发鬈。鬈，发美貌。作丘权音，有声无质，则髲为真矣。

臣禹锡等谨按蜀本云：《本经》云：仍自还神化。李云：神化之事，未见别方。按《异苑》云：人发变为鳝鱼。神化之异，应此者也。日华子云：发，温。止血闷血运，金疮伤风，血痢，入药烧灰，勿令绝过。煎膏，长肉消瘀血也。

596. 乱发　微温。主咳嗽，五淋，大小便不通，小儿惊痫，止血，鼻衄，烧之吹内立已。

陶隐居云：此常人头发耳，术家用己乱发及爪烧，山人饮之相亲爱。此与发髲疗体相似。唐本注云：乱发灰，疗转胞，小便不通，赤白利，哽噎，鼻衄，痈肿，狐尿刺，尸疰，丁肿，骨疽，杂疮，古方用之。陶弘景但知字书无髲字，竟不悟髲误为发也。

臣禹锡等谨按药性论云：乱发，使，味苦。能消瘀血，关格不通，利水道。

597. 头垢　主淋闭不通。

陶隐居云：术云头垢浮针，以肥腻故耳。今当用悦泽人者。其垢可丸，亦主噎，又疗劳复也。

臣禹锡等谨按药性论云：头垢，治噎。酸浆水煎膏，用之立愈。日华子云：温。治中蛊毒及蕈毒，米饮或酒化下，并得以吐为度。

598. 人屎　寒。主疗时行大热狂走，解诸毒，宜用绝干者，捣末，沸汤沃服之。东向圊厕溺坑中青泥，疗喉痹，消痈肿，若已有脓即溃。

人溺　疗寒热，头痛，温气，童男者尤良。新分条

溺白垽　疗鼻衄，汤火灼疮。新分条

妇人月水　解毒箭并女劳复。新补　见陶隐居

浣裈汁　解毒箭并女劳复亦善。安南国旧有奇术，能令刀斫不入，惟以月水涂刀便死。皮是污秽坏神气也。人合药所以忌触之。此既一种物，故从屎溺之例。新补　见陶隐居

人精　和鹰屎亦灭瘢。新补　见陶隐居

怀妊妇人爪甲　取细末置目中，去翳障。新补　见陈藏器

陶隐居云：交广俚人用焦铜为箭镞，射人才伤皮便死，惟饮粪汁即差。而射猪狗不死，以其食粪故也。时行大热，饮粪汁亦愈。今近城寺，别塞空罂口，内粪仓中，积年得汁其甚黑而苦，名为黄龙汤，疗温病垂死饮皆差。若人初得头痛，直饮溺数升，亦多愈，合葱豉作汤弥佳。溺白垽及青泥为疗并如所说。又妇人月水亦解毒箭并女劳复，浣裈汁亦善。扶南国旧有奇术，能禁令刀斫为不入，惟以月水涂刀便死，此是污秽坏神气也；又人合药，所以忌触之。皮既一种物。故从屎溺之例，又人精和鹰屎。亦灭瘢。**唐本注云**：人屎，主诸毒、卒恶热黄闷欲死者。新者最效，须以水和服之。其干者，烧之烟绝，水渍饮汁，名破棺汤。主伤寒热毒、炙热，水渍饮弥善。破丁肿，开以新者封之一日，根烂。尿，主卒血攻心，被打内有瘀血，煎服之，一服一升；又主癥积满腹，诸药不差者服之，皆下血片肉块，二十日即出也。亦主久嗽上气失声。尿垽白，烧研末，主紧唇疮。尿坑中竹木，主小儿齿不生，正旦刮涂之即生。

今按陈藏器本草云：溺，寒。主明目，益声，润肌肤，利大肠，推陈致新，去欬嗽肺痿、鬼气、痓病。弥人停臭者佳。恐冷，当以热物和温服。久臭溺浸蜘蛛咬，于犬瓮中坐浸，仍取乌鸡屎炒。浸酒服，不尔恐毒入。口中涎及唾，取平明未语者，涂癣疥良。

又怀妊妇人爪甲，取细末置目中去瞖障。

臣禹锡等谨按日华子云粪：清，冷。腊月截淡竹，去青皮，浸渗取汁。治天行热狂，热疾，中毒，并恶疮，蕈毒，取汁服。浸皂荚、甘蔗，治天

行热疾。小便：凉。止劳渴嗽，润心肺，疗血闷热狂，扑损瘀血运绝及困乏，揩洒皮肤治皲裂，能润泽人。蛇犬等咬，以热尿淋患处。难产及胞衣不下，即取一升，用姜、葱各一分，煎三、两沸，乘热饮便下。吐血、鼻洪，和生姜一分绞汁，并壮健丈夫小便一升，乘热顿饮，差。人中白，凉。治传尸热劳，肺痿，心膈热，鼻洪，吐血，羸瘦渴疾。是积尿垽入药。又云手爪甲，平，催生。

599. 天灵盖　味咸，平，无毒。主传尸尸疰，鬼气伏连，久瘴劳疟，寒热无时者。此死人顶骨十字解者，烧令黑，细研，日饮和服。亦合诸药为散用之。方家婉其名尔。今附

人牙齿　平。除劳，治疟、蛊毒气。入药烧用。新分条　见日华子

耳塞　温。治癫狂鬼神及嗜酒。又名脑膏泥丸脂。新分条　见日华子

臣禹锡等谨按日华子云：天灵盖，治肺痿，乏力羸瘦，骨蒸劳及盗汗等，入药酥炙用。人牙齿，平。除劳，治疟蛊毒气。入药烧用。齿垽，温。和黑虫研涂，出箭头、并恶刺破痈肿。耳塞，温。治癫狂，鬼神及嗜酒。又名脑膏泥丸脂。

600. 马乳　止渴。

陶隐居云：今人不甚服，当缘难得也。唐本注云：马乳与驴乳性同冷利，止渴疗热。马乳作酪，弥应酷冷，江南无马乳，故陶不委言之。驴乳，疗微热黄，小儿热惊、邪气，服之亦利。胡言马酪性温，饮之消肉。当以物类自相制伏，不拘冷热也。

臣禹锡等谨按蜀本云：马乳，味甘。又消渴通用药云：马乳，冷。药性论云：马乳，无毒。

601. 牛乳　微寒。补虚羸，止渴，下气。

陶隐居云：犊牛为佳，不用新被饮竟者，唐本注云：水牛乳，云造石

蜜须之，言作酪浓厚，味胜犊牛，犊牛乳，性平，生饮令人痢，熟饮令人口干，微似温也。

臣禹锡等谨按蜀本云：牛乳，味甘，无毒。孟诜云：牛乳，寒。患热风人宜服之。日华子云：黄牛乳、髓，冷。润皮肤，养心肺，解热毒。

602. 羊乳　温。补寒冷虚乏。

陶隐居云：牛乳、羊乳实为补润，故北人皆多肥健。唐本注云：北人肥健，不啖咸腥，方土使然，何关饮乳。陶以未达，故屡有此言。

臣禹锡等谨按药性论云：羊乳，臣，味甘，无毒。润心肺，治消渴。孟诜云：羊乳，治卒心痛，可温服之。日华子云：羊乳，利大肠。含，疗口疮，小儿惊痫疾。

603. 酥　微寒。补五脏，利大肠，主口疮。

陶隐居云：酥出外国，亦从益州来，本是牛羊乳所为，作之自有法。佛经称乳成酪，酪成酥，酥成醍醐。醍醐色黄白，作饼甚甘肥，亦时至江南。唐本注云：酥掐酪作之，其性犹与酪异，今通言功，恐是陶之未达。然酥有牛酥羊酥，而牛酥胜于羊酥。其犛牛复优于家牛也。

臣禹锡等谨按蜀本云：酥，味甘。孟诜云：寒。主胸中热，补五藏，利肠胃。日华子云：牛酥，凉。益心肺，止渴嗽，润毛发，除肺痿，心热并吐血。

604. 熊脂　味甘，微寒、微温，无毒。**主风痹不仁，筋急，五脏腹中积聚，寒热，羸瘦，头疡白秃，面皯疱。**食饮呕吐。**久服强志，不饥，轻身，长年。**生雍州山谷，十一月取。

陶隐居云：此脂即是熊白，是背上膏，寒月则有，夏月则无。其腹中肪及身中膏，煎取可作药，而不中啖。今东西诸山林皆有之，自是非易得物耳。痼病人不可食熊肉，令终身不除愈也。唐本注云：熊胆，味苦，寒，无毒。疗时气热盛变为黄疸、暑月久痢，疳䘌，心痛，住忤。脑，疗诸聋。血，疗小儿客忤。脂，长发令黑，悦泽人面；酒炼服之，差风痹。凡言膏者，皆脂消已后之名，背上不得言膏。左传义云膏肓者，乃是鬲肓文误有此名，陶云背膏，同于旧说也。

臣禹锡等谨按药性论云：熊胆，臣，恶防己、地黄。主小儿五疳，杀虫，治恶疥。又云：熊脂，君。能治面土䵟黯及治疮。日华子云：熊白，凉，无毒。治风，补虚损，杀劳虫。脂，强心。脑髓，去白秃风屑，疗头旋并发落。掌，食可御风寒，此是八珍之数。胆，治疳疮，耳鼻疮及诸疳疾。

605. **白胶** 味甘，平、温，无毒。**主伤中，劳绝，腰痛，羸瘦，补中益气，妇人血闭无子，止痛，安胎。**疗吐血，下血，崩中不止，四肢酸疼，多汗，淋露，折跌伤损。**久服轻身延年。一名鹿角胶。**生云中，煮鹿角作之。得火良，畏大黄。

陶隐居云：今人少复煮作，惟合角方，犹言用此胶尔。方药用亦希，道家时又须之。作白胶法，先以米潘汁，渍七日令软，然后煮煎之，如作阿胶法耳。又一法即细剉角，与一片干牛皮，角即消烂矣。不尔相厌，百年无一熟也。唐本注云：麋鹿角胶，但煮取浓汁重煎，即为胶矣，何至使烂也。求烂亦不难，当是未见煮胶，谬为此说耳。

臣禹锡等谨按药性论云：白胶，又名黄明胶，能主男子肾藏气，气衰虚劳损。妇人服之令有子，能安胎，去冷，治漏下赤白，主吐血。

606. **阿胶** 味甘，平、微温，无毒。**主心腹内崩，劳极洒洒如疟状，腰腹痛，四肢酸疼，女子下血，安胎。**丈夫少腹痛，虚劳羸瘦，阴气不足，脚酸不能久立，养肝气。**久服轻身益气。一名傅致胶。**生东平郡，煮牛皮作之。出东阿。畏大黄，得火良。

陶隐居云：出东阿，故名阿胶。今都下能作之，用皮亦有老少，胶则有清浊。凡三种：清薄者，书画用；厚而清者，名为盆覆胶，作药用之，用之皆火炙，丸散须极燥，入汤微炙尔；浊黑者，可胶物也，不入药也。用一片鹿角即成胶，不尔不成也。今按陈藏器本草云：阿井水煎成胶，人间用者，多非真也。凡胶俱能疗风，止泄，补虚。驴皮胶主风为最。

臣禹锡等谨按药性论云：阿胶，君。主坚筋骨，益气止痢。署预为之使。

607. 醍醐　味甘，平，无毒。主风邪痹气，通润骨髓。可为摩药，性冷利，功优于酥，生酥中。

唐本注云：此酥之精液也，好酥一石有三、四升醍醐，熟杵炼，贮器中，待凝，穿中至底便津出得之。陶云：黄白为饼，此乃未达之言。唐本先附

臣禹锡等按蜀本云：一说：在酥中，盛冬不凝，盛夏不融者，是也。日华子云：醍醐，止惊悸，心热头疼，明目，傅脑顶心。

608. 底野迦　味辛、苦，平，无毒。主百病，中恶，客忤邪气，心腹积聚。出西戎。

唐本注云：云用诸胆作之。状似久坏丸药，赤黑色。胡人时将至此，亦甚珍贵，试用有效。唐本先附

609. 酪　味甘、酸，寒，无毒。主热毒，止渴，解散发利，除胸中虚热，身面上热疮、肌疮。

唐本注云：案牛、羊、马、水牛乳，并可作酪，水牛乳作者浓厚，味胜犊牛。马乳作酪性冷，驴乳尤冷，不堪作酪。唐本先附

臣禹锡等谨按日华子云：牛酪，冷。止烦渴热闷，心膈热痛。

610. 象牙　无毒。主诸铁及杂物入肉，刮取屑，细研，和水傅疮上及杂物刺等，立出。

齿　主痫病，屑为末，炙令黄，饮下。

肉　味淡，不堪啖，多食令人体重。主秃疮，作灰，和油涂之。

胆[1]　主目疾，和乳滴目中。

---

〔1〕 胆：《证类本草》卷十六象牙条作“睛”。按陈藏器本草云：“象胆主目疾，和乳滴目中。序云象胆挥粘。”据此可知，《证类本草》作“睛”，实为“胆”字之误。

胸前小横骨　令人能浮水，作灰，酒服之。身有百兽肉，皆自有分段；惟鼻是其本肉，余并杂肉。今附

臣禹锡等谨按日华子云：象牙，平。治小便不通，生煎服之。小便多，烧灰饮下。胆，明目及治疳。蹄底似犀可作带。

南海药谱云：象胆，以清水和涂疮肿上，并差。又口臭，每夜和水研少许，绵裹贴齿根上。每夜含之，平明暖水洗口，如三此、五度，差。续注

611. 乳腐　微寒。润五藏，利大小便，益十二经脉。微动气。细切如豆，面拌，醋浆水煮二十余沸，治赤白痢，小儿患，服之弥佳。新补　见孟诜及萧炳

[兽中]

612. **犀角**　味苦、咸、酸，寒、微寒，无毒。**主百毒蛊疰，邪鬼，瘴气，杀钩吻、鸩羽、蛇毒，除邪，不迷惑魇寐**。疗伤寒，温疫，头痛，寒热，诸毒气。**久服轻身**骏健。生永昌山谷及益州。松脂为之使，恶雚菌、雷丸。

陶隐居云：今出武陵、交州、宁州诸远山。犀有二角，以额上者为胜，又有通天犀，角上有一白缕，直上至端，此至神验。或云是水犀，角出水中。《汉书》所云：骇鸡犀者，以置米边，鸡皆惊骇不敢啄。又置屋中，乌鸟不敢集屋上。昔者有人以犀为纛，死于野中，有行人见有鸢飞翔其上，不敢下往者，疑犀为异，抽取便群鸟竞急。又云通天犀，夜露不濡，以此知之。凡犀见成物皆被蒸煮，不堪入药，惟生者为佳。虽曰屑片，亦是已煮炙，况用屑乎！又有光犀，其角甚长，文理亦似犀，不堪药用耳。唐本注云：犀有两角，鼻上者为良，通天犀者，即水犀，云夜露不濡，尤是前说。有人以犀为纛，死于野中，飞鸟翔而不集，谬矣。此心为剑簪耳，此人冠纛，则是贵人，当有左右，何得野死？从今喻说，足为难信。光是雌犀，文理细腻，斑白分明，俗谓斑犀，服用为上，然充药不如雄犀也。今

按陈藏器本草云：犀肉，主诸蛊、蛇、兽咬毒，功用劣于角。《本经》有通天犀。且犀无水陆二种，并以精粗言之。通天者，脑上角千岁者，长且锐，白星彻端，能出气通天，则能通神，可破水，骇鸡，故曰通天。《抱朴子》曰：通天犀，有白理如线者，以盛米，鸡即骇矣。其真者，刻为鱼，衔之入水。水开三尺。其鼻角，一名奴角，一名食用。

臣禹锡等谨按陈藏器云：《尔雅》云：兕似牛，一角。犀似豕，三角。复云多似象，复如豕三角。陶据《尔雅》而言，不知三角之误也。又曰雌者是兕而形不同，未知的实。药性论云：牯犀角，君，味甘，有小毒，能辟邪精鬼魅，中恶毒气，锁心神，解大热，散风毒，能治发背痈疽疮肿，化脓作水，主疗时疾热如火，烦闷，毒入心中，狂言妄语。日华子云：犀角，味甘、辛。治心烦，止惊，安五藏，补虚劳，退热，消痰，解山瘴溪毒，镇肝明目，治中风失音，热毒风，时气发狂。

613. **羚羊角　味咸、苦，寒、微寒，无毒。主明目，益气，起阴，去恶血注下，辟蛊毒恶鬼不祥，安心气，常不魇寐。**疗伤寒，时气寒热，热在肌肤，温风注毒伏在骨间，除郁，惊梦，狂越，僻谬，及食噎不通。久服强筋骨，轻身，起阴，益气，利丈夫。生石城山川谷及华阴山，采无时。

陶隐居云：今出建平宜都诸蛮中及西域，多两角者，一角者为胜。角甚多节，蹙蹙圆绕。别有山羊角极长，惟一边有节，节亦疏大，不入方用。而《尔雅》云名羱羊，而羌夷云只此即名零羊，甚能陡峻坂；短角者，乃是山羊耳，亦未详其正。唐本注云：《尔雅》云：羚，大羊，羊如牛大，其角堪为鞍桥，一名羱羊，俗名山羊，或名野羊，善斗至死。又有山驴，大如鹿。皮堪靴用，有两角，角大小如山羊角，前言其一边有蹙文，又疏慢者是此也，陶不识谓之山羊误矣。二种并不入药，而俗人亦用山驴角者，今用细如人指，长四、五寸，蹙文细者，南山商浙间大有，梁州、龙州、直州、洋州亦贡之，古来相承用此，不用羚羊角，未知孰是也。

今按陈藏器本草云：羚羊角，主溪毒，及惊悸烦闷，卧不安，心胸间恶气，毒瘰疬。肉：主蛇咬恶疮。山羊、山驴、羚羊，三种相似，医工所用，但信市人，遂令汤丸或致乖舛。且羚羊角有神，夜宿以角挂树不著地。但取角弯中深锐紧小，犹有挂痕者，即是真，慢无痕者非。作此分别，余无他异。真角耳边听之，集集鸣者良。陶云一角者谬也。

臣禹锡等谨按药性论云：羚羊角，臣，味甘。能治一切热毒风攻注，中恶毒风，卒死昏乱不识人，散产后血动心烦闷，烧末酒服之。主小儿惊痫，冷山瘴，能散恶血。烧灰治噎塞不通。孟诜云：麢羊，北人多食，南人食之，免为蛇虫所伤。和五味子炒之，投酒中经宿，饮之治筋骨急强，中风。又角，主中风筋挛，附骨疼痛，生摩和水涂肿上及恶疮，良。又卒热闷，屑作末，研和少蜜服。亦治热毒痢及血痢。

614. **羖羊角** 味咸、苦，温、微寒，无毒。**主青盲，明目，杀疥虫，止寒泄，辟恶鬼、虎狼，止惊悸，**疗百节中结气，风头痛及蛊毒，吐血，妇人产后余痛。烧之杀鬼魅，辟虎狼。**久服安心益气轻身**。生河西川谷。取无时，勿使中湿，湿即有毒。菟丝为之使。

唐本注云：此羊角，以青羝为佳，余不入药用也。

臣禹锡等谨按药性论云：羖羊角，使。治产后恶血烦闷，烧灰酒服之。又主轻身，治小儿惊痫。又曰青羊角，亦大寒。

日华子云：牯羊角，退热，治山瘴，溪毒，烧之去蛇。

羊髓 味甘，温，无毒。主男女伤中，阴气不足，利血脉，益经气。以酒服之。青羊胆主青盲，明目。

唐本注云：羊胆，疗疳湿，时行热熛疮，和醋服之良。

臣禹锡等谨按目瞖通用药云：青羊胆，平。药性论云：青羊肝，服之明目。胆点眼中，主赤障，白膜，风泪，主解蛊毒。

羊肺 补肺，主欬嗽。

唐本注云：羊肺疗渴，止小便数。并小豆叶煮食之，良。

羊心 止忧恚，膈气。

臣禹锡等谨按日华子云：心有孔者杀人。

羊肾　补肾气，益精髓。

唐本注云：羊肾合脂为羹，疗劳痢极效。蒜韭食之一升，疗癥瘕。

臣禹锡等谨按日华子云：肾，补虚，耳聋，阴弱，壮阳，益胃，止小便，治虚损盗汗。

羊齿　主小儿羊痫寒热。三月三日取。羊肉味甘，大热，无毒。主缓中，字乳余疾，及头脑大风汗出，虚劳寒冷，补中益气，安心止惊。

唐本注云：羊肉，热病差后食之，发热杀人。

臣禹锡等谨按孟诜云：羊肉，温。主风眩，瘦病，小儿惊痫，丈夫五劳七伤，藏气虚寒。河西羊最佳，河东羊亦好。纵驱至南方，筋力自劳损，安能补益人。肚，主补胃，小便数，以肥肚作羹，食三、五度差。又云：羊肉，患天行及疟人食，令发热困重致死。日华子云：羊肉治脑风并大风，开胃，肥健。头，凉。治骨蒸，脑热头眩，明目，小儿惊痫。脂，治遊风并黑鼾。

羊骨　热。主虚劳，寒中，羸瘦。羊屎燔之，主小儿泄痢，肠鸣，惊痫。

陶隐居云：羖羊角，方药不甚用，其余皆入汤煎。羊有三、四种：最以青色者为胜；次则乌羊耳；其羪羺羊及虜中无角羊，正可啖食之。为药不及都下者。其乳、髓皆肥好也。羊肝，不可合猪肉及梅子、小豆食之，伤人心、大病人。唐本注云：羊屎，煮汤下灌，疗大人、小儿腹中诸疾，疳湿，大小便不通。烧之熏鼻，主中恶，心腹刺痛，熏疮，疗诸疮，中毒，痔瘘等。骨蒸弥良。羊肝，性冷。肝风虚热，目赤暗无所见，生食子肝七枚，神效。羊头，疗风眩，瘦疾，小儿惊痫。骨疗同。羊血，主女人中风，血虚闷，产后血连闷欲绝者，生饮一升，即活。今按陈藏器本草云：羊乳，补虚，与小儿含之，主口疮，不堪充药，为其膻故。羊五藏，补人五藏。肝，主明目，薄切，日干为末，和决明子、蓼子并炒香，捣筛为丸。每日服之，去盲暗。皮作臛，食之去风。屎烧灰沐发长黑，和雁肪涂头生发。

臣禹锡等谨按孟诜云：羊毛，醋煮裹脚，治转筋。角灰主鬼气，下血。日华子云：牯羊粪烧灰，理聤耳并罯刺。

615. **牛角䚡　下闭血，瘀血疼痛，女人带下血。**燔之。味苦，无毒。

臣禹锡等谨按蜀本云：沙牛角䚡，味苦，温，无毒。主下闭瘀血，女子带下下血。烧以为灰，暖酒服之。药性论云：黄牛角䚡灰，臣，味苦、甘，无毒。性涩。能止妇人血崩不止，赤白带下，止冷痢泻血。

水牛角　疗时气，寒热头痛。

臣禹锡等谨按药对云：水牛角，平。药决云：水牛角，味苦，冷，无毒。

髓　补中，填骨髓。久服增年。髓味甘，温，无毒。主安五藏，平三焦，温骨髓，补中，续绝益气，止泄痢，消渴。以酒服之。

臣禹锡等谨按孟诜云：黑牛髓和地黄汁、白蜜等分作煎服，治瘦病。

胆　可丸药。胆味苦，大寒。除心腹热渴，利口焦燥，益目精。

陶隐居云：此朱书牛角䚡、髓，其胆《本经》附出牛黄条中，此以类相从耳，非上品之药，今拔出随例在此，不关件数，犹是墨书别品之限也。

臣禹锡等谨按药性论云：青牛胆，君，无毒。主消渴，利大小肠。腊月牯牛胆，中盛黑豆一百粒，后一百日开取，食后、夜间吞二七枚，镇肝明目。黑豆盛浸不计多少。

心　主虚忘。

肝　主明目。

肾　主补肾气，益精。

齿　主小儿牛痫。

肉　味甘，平，无毒。主消渴，止啘泄，安中益气，养脾胃，自死者不良。

屎　寒。主水肿，恶气。用涂门户，著壁者。燔之，主鼠瘘，恶疮。

臣禹锡等谨按孟诜云：乌牛粪为上。又小儿夜啼，取干牛粪如手大，安卧席下，勿令母知，子母俱吉。

黄犍牛、乌牯牛溺　主水肿，腹胀脚满，利小便。

陶隐居云：此牛，亦犊牛为胜，青牛最良，水牛为可充食尔。自死谓疫死，肉多毒。青牛肠不可共犬肉、犬血食之，令人成病也。唐本注云：《别录》云：牛鼻中木卷，疗小儿痫。草卷烧之为屑，主小儿鼻下疮。耳中垢，主蛇伤，恶蛓毒。脐中毛，主小儿久不行。白牛悬蹄，主妇人崩中，漏赤白。屎，主霍乱，屎中大豆，主小儿痫，妇人产难。特牛茎，主妇人漏下赤白，无子。乌牛胆，主明目及疳湿，以酿槐子服之弥佳。脑，主消渴，风眩。齿，主小儿惊痫。尿，主消渴，黄疸，水肿，脚气，小便不通也。今按陈藏器本草云：牛肉，平。消水肿，除湿气，补虚，令人强筋骨，壮健。鼻和石燕煮汁服，主消渴。肝和腹内百叶，作生姜、醋食之，主热气，水气，丹毒，压丹石发热，解酒劳。五藏，主人五藏。黄牛肉，小温。补益腰脚。独肝者有大毒，食之，痢血至死。北人牛瘦，多以蛇从鼻灌之，则为独肝也。水牛则无之。已前二色牛肉，自死者发痼疾痃癖，令人成疰病。落崖死者良。黄牛乳，生服利人，下热气，冷补，润肌，止渴。和蒜煎三、五沸食之，主冷气痃癖，羸瘦。凡服乳，必煮一、二沸，停冷啜之，热食则壅。不欲顿服，欲得渐消。与酸物相反，令人腹中结癥。凡以乳及溺、屎去病者，黑牛强于黄牛。酥堪合诸膏，摩风肿踠跌，血瘀。醍醐更佳，性滑，以物盛之皆透，惟鸡子壳及胡芦盛之不出。屎热灰傅灸疮不差者。水牛、黄牛角䚡及在粪土中烂白者，烧为黑灰末服，主赤白痢。口中涎，主反胃。又取老牛涎沫如枣核大，置水中服之，终身不噎。口中齝（丑之反）草，绞取汁服，止哕。《本经》不言黄牛、乌牛、水牛，但言牛。牛有数种，南人以水牛为牛，北人以黄牛、乌牛为牛。牛种既殊，入用亦别也。

臣禹锡等谨按大腹水肿通用药云：黄牛溺，寒。蜀本云：黄犍牛溺，味苦、辛，微温，无毒。孟诜云：牛者，稼穑之资，不多屠杀，自死者，血脉已绝，骨髓已竭，不堪食。黄牛发药动病，黑牛尤不可食。黑牛尿及屎只入药。又头、蹄，下热风，患冷人不可食。其肝，醋煮食之治瘦。日华子云：水牛肉，冷，微毒。角，煎治热毒风并壮热。角䚡，烧焦治肠风泻血痢，崩中带下，水泻。涎，止反胃呕吐。治噎，要取即以水洗口后，盐涂之，则重吐出。黄牛肉，温，微毒，益腰脚。大都食之发药毒动病，不如水牛也。惟酥乳佳。骨髓，温，无毒。治吐血，鼻洪，崩中带下，肠风泻血并水泻。烧灰用。

616. **白马茎** **味咸、甘，平，无毒。主伤中，脉绝阴不起，强志益气，长肌肉肥健，生子，**小儿惊痫。阴干百日。

臣禹锡等谨按药性论云：白马茎，使，味咸。能主男子阴痿坚长，房中术偏要。孟诜云：白茎益丈夫阴气，阴干者末，和苁蓉蜜丸。空心酒下四十丸，日再，百日见效。

眼 **主惊痫，腹满，疟疾。**当杀用之。

臣禹锡等谨按惊痫通用药云：马眼，平。

悬蹄 **主惊邪瘈疭，乳难，辟恶气，鬼毒，蛊疰，不祥，**止衄血，内漏，龋齿。生云中平泽。

臣禹锡等谨按药对及齿痛通用药云：马悬蹄，平。孟诜云：悬蹄，主惊痫。

白马蹄　疗妇人瘘下白崩。

赤马蹄　疗妇人赤崩。

臣禹锡等谨按崩中通用药云：马蹄甲，平。药决云：马蹄，味甘，热，无毒。孟诜云：赤马蹄，主辟温疟。

齿　主小儿惊痫。

臣禹锡等谨按日华子云：马齿，水摩治惊痫。

鬐头膏　主生发。

臣禹锡等谨按发秀落通用药云：马鬐膏，平。

鬐毛　主女子崩中赤白。

心　主喜忘。

臣禹锡等谨按孟诜云：患痢人不得食。

肺　主寒热，小儿茎痿。

臣禹锡等今详茎痿，非小儿之疾，二字必误。

肉　味辛、苦，冷。主热下气，长筋长腰脊，壮健，强志，轻身，不饥。

臣禹锡等谨按孟诜云：肉有小毒。不与仓米同食，必卒得恶，十有九死；不与姜同食，生气嗽。其肉多着浸洗，方煮得烂熟，兼去血尽，始可煮炙。肥者亦然，不尔，毒不出。陈士良云：马肉有犬毒。日华子云：此肉只堪煮，余食难消。不可多食，食后以酒投之，皆须好清水搦洗三、五徧，即可煮食之。怀妊人及患痢人并不可食。忌苍耳、生姜。又鬃烧灰，止血并傅恶疮。

脯　疗寒热痿痹。

屎　名马通，微温。主妇人崩中，止渴及吐、下血，鼻衄，金创止血。

臣禹锡等谨按孟诜云：患丁肿，中风疼痛者。灼驴马粪，熨疮满五十徧，极效。男子患，未可及，新差后，合阴阳，垂至死。取白马粪五升，绞取汁，好器中盛，停一宿，一服三合，日夜二服。

头骨　主喜眠，令人不睡。

臣禹锡等谨按好眠通用药云：马头骨，微寒。日华子云：头骨治多睡，作枕枕之，烧灰傅头、耳疮佳。

溺　味辛，微寒。主消渴，破癥坚积聚，男子伏梁积疝，妇人瘕疾，铜器承饮之。

陶隐居云：东行白马蹄下土作方术，为良。其口、眼、蹄皆白，俗中时有两三尔，小小用不必尔。马肝及鞍下肉，旧言杀人，食骏马肉，不饮酒亦杀人。白马青蹄亦不可食。《礼》云：马黑脊而班臂亦不可食。马骨伤人，有毒。人体有疮，马汗、马气、马毛亦并能为害。唐本注云：《别录》云：马毛，主小儿惊痫。白马眼，主小儿魅，母带之。屎中粟，主金创，小儿客忤，寒热不能食。绊绳，主小儿痫，并洗之。今按陈藏器本草云：马肉及血，有小毒。食之当饮美酒即解，妇人怀妊不得食马，驴骡为其十二月胎，骡又不产。马头骨于水上流浸之，则无水碁（音其）。又埋安午地，令宜蚕。凡收白马茎，当以遊牝时，力势正强者，生取得为良。马牙烧作灰，唾和，绯帛贴丁肿上根出。屎绞取汁，主伤寒时疾，服之当吐下，亦主产后诸血气及时行病起合阴阳垂死者，并温服之。用马屎及溺，当以白者最良。

臣禹锡等谨按蜀本注云：诸筋肉，非十二月采者，并宜火干之。孟诜云：恶刺疮。取黑马尿热渍当愈，数数洗之。日华子云：尿洗头疮白秃。

617. **牡狗阴茎　味咸，平，无毒。主伤中，阴痿不起，令强热大，生子，除女子带下十二疾。一名狗精。**六月上伏取，阴干百日。

臣禹锡等谨按日华子云：犬阴治绝阳，及妇人阴痿。

胆　主明目，痂疡，恶疮。

臣禹锡等谨按鼻衄血通用药云：狗胆，平。药性论云：狗胆，亦可单用。味苦，有小毒。主鼻齆，鼻中息肉。孟诜云：胆去眼中脓水。又白犬胆，和通草、桂为丸服，令人隐形，青犬尤妙。日华子云：胆，主扑损瘀血，刀箭疮。

心　主忧恚气，除邪。

臣禹锡等谨按日华子云：心治狂犬咬，除邪气，风痹，疗鼻衄及下部疮。

脑　主头风痹，下部䘌疮，鼻中息肉。

齿　主癫痫寒热，卒风痱，伏日取之。

臣禹锡等谨按癫痫通用药云：狗齿，平。日华子云：齿，理小儿客忤，烧入用。

头骨　主金疮止血。

臣禹锡等谨按金疮通用药云：狗头骨，平。蜀本云：余骨主补虚，小儿惊痫，止下痢。药性论云：狗头骨，使。烧灰为末，治久痢，劳痢。和干姜、莨菪焦炒见烟，为丸。白饮空心下十丸，极效。日华子云：头骨烧灰用亦壮阳，黄者佳。

四脚蹄　煮饮之，下乳汁。

臣禹锡谨按下乳汁通用药云：狗四足，平。

白狗血　味咸，无毒，主癫疾发作。

臣禹锡等谨按癫疾通用药及药对云：白狗血，温。日华子云：血，补安五藏。

肉　味咸、酸，温。主安五藏，补绝伤，轻身益气。

臣禹锡等谨按孟诜云：犬肉，益阳事，补血脉，厚肠胃，实下焦，填精髓。不可炙食，恐成消渴，但和五味煮，空腹食之。不与蒜同食，必顿损人，若去血，则力少不益人。瘦者多是病，不堪食。日华子云：犬肉，暖，无毒。补胃气，壮阳，暖腰膝，补虚劳，益气力。

屎中骨　主寒热，小儿惊痫。

陶隐居云：白狗、乌狗入药用。白狗骨烧屑疗诸疮瘘及妬乳痈肿，黄狗肉大补虚不及牡者。牡者，父也。又呼为犬，言脚上别有一悬蹄者是也。

白狗血合白鸡肉、白鹅肝、白羊肉、乌鸡肉、蒲子羹等，皆病人不可食。大，春月，目赤鼻燥。欲狂猘者不宜食。**唐本注**云：《别录》云：狗骨灰，主下痢，生肌，傅马疮。乌狗血，主产难横生，血上抢心者。下颌骨，主小儿诸痫。阴卵，主妇人十二疾，为灰服之。毛主产难。白狗屎，主丁疮。水绞汁服，主诸毒不可入口者。**今按**陈藏器本草云：狗正黄色者，肉温补，宜腰肾，起阳道。骨煎为粥热补，令妇人有子。乳汁，主青盲。取白犬生子目未开时乳汁，注目中，疗十年盲，狗子目开即差。胆，涂恶疮。肾，主妇人产后肾劳如疟者。妇人体热用猪肾，体冷即用犬肾。肝、心，主狂犬咬，以傅疮上。屎，主瘭疽徹骨痒者，当烧作灰涂疮，勿令病者知。又屎和腊月猪脂傅瘘疮。又附溪毒，丁肿出根。颈下毛，主小儿夜啼。绛袋盛，系着儿两手。狗肝，主脚气攻心，作生姜、醋进之，当泄，先泄勿服之。

臣禹锡等谨按药对云：屎中骨，平。日华子云：犬黄者大补益，余色微补。古言署预凉而能补，犬肉暖而不补，虽有此言，服终有益，然奈秽甚，不食者众。

618. **鹿茸** 味甘、酸，温、微温，无毒。**主漏下恶血，寒热惊痫，益气强志，生齿不老，**疗虚劳，洒洒如疟，羸瘦，四肢酸疼，腰脊痛，小便利，泄精溺血，破留血在腹，散石淋，痈肿，骨中热，疽痒。骨安胎，下气，杀鬼精物，不可近。阴，令痿。久服耐老。四月、五月解角时取，阴干使时燥。麻勃为之使。

唐本注云：鹿茸，夏收，阴干，百不收一，纵得一干，臭不任用。破之火干，大好。

臣禹锡等谨按药性论鹿茸，君，味苦、辛。主补男子腰肾虚冷，脚膝无力，夜梦鬼交，精溢自出，女人崩中，漏血。炙末，空心温酒服方寸匕。又主赤白带下，入散用。又云：鹿骨，味甘，微热，无毒。孟诜云：鹿茸，主益气。不可鼻嗅，其茸中有小白虫，视之不尽，人人鼻心为虫颡，药不及也。日华子云：鹿茸，补虚羸，壮筋骨，破瘀血，杀鬼精，安胎，下气。酥炙入用。

角　味咸，无毒。主恶疮痈肿，逐邪恶气，留血在阴中，除小腹血急痛，腰脊痛，折伤恶血，益气。七月采。杜仲为之使。

臣禹锡等谨按痈疽通用药云：鹿角，温、微温。孟诜云：角错为屑，白蜜五升，淹之，微火熬令小变，暴干，更捣筛服之，令人轻身益气，强骨髓，补绝伤。又，妇人梦与鬼交者。鹿角末三指一撮和清酒服，即出鬼精，又女子胞中余血不尽欲死者，以清酒和鹿角灰，服方寸匕，日三夜一，甚效。又，小儿以煮小豆汁，和鹿角灰，安重舌下，日三度。日华子云：角，疗患疮痈肿热毒等，醋摩傅。脱精尿血，夜梦鬼交，并治之，水摩服。小儿重舌，鹅口疮，炙熨之。

髓　味甘，温。主丈夫、女子伤中，绝脉，筋急痛，欬逆。以酒和服之，良。

臣禹锡等谨按药性论云：鹿髓，无毒。日华子云：髓，治筋骨弱，呕吐。地黄汁煎作膏，填骨髓。蜜煮，壮阳，令有子。

肾　平。主补肾气。

臣禹锡等谨按日华子云：肾，补中，安五藏，壮阳气。作酒及煮粥服。

肉　温，补中，强五藏，益气力。生者疗口僻，割薄之。

陶隐居云：野肉之中，獐鹿可食，生则不羶腥，又非辰属，八卦无主而兼能温补，于人即生死无尤，故道家许听为脯。过其余肉，虽牛、羊、鸡、犬补益，充肌肤，于亡魂皆为衍责，并不足啖。凡肉脯炙之不动，及见水而动，及暴之不燥，并杀人。又茅屋漏脯，藏脯密器中，名为郁脯，并不可食。唐本注云：头，主消渴。煎之可作胶，服之弥善。筋，主劳损续绝。骨，主虚劳。可为酒，主风补虚。髓脂，主痈肿死肌，温中，四肢不随，风头，通腠理。一云不可近阴。角，主猫鬼中恶，心腹疰痛。血，主狂犬伤，鼻衄，折伤，阴痿，补虚，止腰痛。齿，主留血气，鼠瘘，心腹痛，不可近丈夫阴。

臣禹锡等谨按孟诜云：鹿头肉，主消渴，夜梦见物。又蹄肉，主脚膝疼痛。肉，主补中益气力。又生肉，主中风，口偏不正，以生椒同捣傅之，专看正即速除之。九月已后，正月已前，堪食之也。日华子云：肉，无毒。补益气，助五藏。生肉贴偏风，左患右贴。头肉治烦懑，多梦，蹄治脚膝酸。又血治肺痿吐血及崩中，带下。和酒服之，良。

619. 獐骨　微温，主虚损泄精。

臣禹锡等谨按药性论云：獐骨，味甘，无毒。

肉　温。补益五藏。

臣禹锡等谨按蜀本云：獐肉，味甘。孟诜云：肉亦同麋，酿酒，道家名为白脯，惟獐鹿是也。余者不入。又其中往往得香，栗子大，不能全香。亦治恶病。其肉八月止十一月食之，胜羊肉；自十二月止七月食，动气也。又若瘦恶者食，发痼疾也。日华子云：獐肉，无毒。

髓　益气力，悦泽人面。

陶隐居云：俗云白肉是獐。言白胆易惊怖也。又呼为麇（居筠切）。麇肉不可合鹄肉食，成癥痼也。今按陈藏器本草云：麇，主人心粗豪，取心、肝暴干为末，酒下一具，使即小胆；若小心食之，则转怯不知所为。道家名白脯者，麇鹿是也。

臣禹锡等谨按日华子云：骨，补虚损，益精髓，悦颜色，脐下有香，治一切虚损。

620. 虎骨　主除邪恶气，杀鬼疰毒，止惊悸，主恶疮鼠瘘。头骨尤良。

臣禹锡等谨按鬼疰尸疰及恶疮通用药并药对云：虎骨，平。药性论云：虎骨，臣。杀犬咬毒。味辛，微热，无毒。治筋骨毒风挛急，屈伸不得，走疰疼痛，主尸疰、腹痛，治温疟，疗伤寒温气。

膏　主狗啮疮。

爪　辟恶魅。

肉　主恶心欲呕，益气力。

陶隐居云：俗方热食虎肉，坏人齿，信自如此。虎头作枕，辟恶魇；以置户上，辟鬼。鼻悬户上令生男。骨杂朱书符疗邪。须疗齿痛。爪以悬小儿臂辟恶鬼。**唐本注**云：《别录》云：屎，主恶疮。其眼睛主癫。其屎中骨为屑，主火疮。牙，主丈夫阴疮及疽瘘。鼻，主癫疾，小儿惊痫。**今按陈藏器本草**云：虎威，令人有威，带之临官佳，无官为人所憎。威，有骨如乙字，长一寸，在胁两傍，破肉取之。尾端亦有，不如胁者。胆，主小儿惊痫，肉及皮主疟。骨煮汁浴小儿，去疮疥，鬼疰，惊痫。屎主鬼气。眼光主惊邪辟恶镇心，凡虎夜视，以一目放光，一目看物。猎人候而射之，弩箭才及，目光随堕地，得之者如白石是也。

臣禹锡等谨按孟诜云：肉，食之入山，虎见有畏，辟三十六种精魅。又，眼睛主疟病，辟恶，小儿热，惊悸。胆，主小儿疳痢，惊神不安，研水服之。骨煮汤浴，去骨节风毒。膏内下部，治五痔下血。**日华子**云：肉，味酸，平，无毒。治疟。又睛镇心及小儿惊啼，疳气，客忤。

621. 豹肉　味酸，平，无毒，主安五脏，补绝伤，轻身益气，久服利人。

陶隐居云：豹至稀有，为用亦鲜，唯尾可贵。**唐本注**云：阴阳神豹尾，及车驾卤簿豹尾，名可尊敬。真豹尾有何可贵，未识陶据奚理也。**今按陈藏器本草**云：豹，主鬼魅神邪，取鼻和狐鼻煮服之，主狐魅也。

臣禹锡等谨按孟诜云：肉，食之令人志性粗，多时消即定。久食令人耐寒暑。脂，可合生发膏，朝涂暮生。头骨，烧灰淋汁，去白屑。**日华子**云：肉，微毒。壮筋骨，强志气，令人猛健。

622. 狸骨　味甘，温，无毒。主风疰、尸疰、鬼疰，毒气在皮中淫跃如针刺者，心腹痛，走无常处，及鼠瘘恶疮。头骨尤良。

臣禹锡等谨按药性论云：狸骨，臣。亦可单用。头骨炒末，治噎病，不通食饮。**孟诜**云：骨，主痔病，作羹臛食之，不与酒同食。其头烧作灰，和酒服二钱匕，主痔。又食野鸟肉中毒，烧骨灰服之差。炙骨和麝香、雄黄为丸服，治痔及瘘疮。粪烧灰，主鬼疟。日华子云：骨，治遊风恶疮，头骨最妙。粪烧灰，主寒热疟疾。

肉　疗诸疰。

臣禹锡等谨按蜀本云：肉，疗鼠瘘。日华子云：狸肉，治遊风等病。又狸头烧灰酒服，治一切风。

阴茎　主月水不通，男子阴㿗。烧之，以东流水服之。

陶隐居云：狸类甚多，今此用虎狸，无用猫者，猫狸亦好。其骨至难别，自取乃可信。又有狸，色黄而臭，肉亦主鼠瘘及狸肉作羹如常食法并佳。唐本注云：狸屎灰，主寒热鬼疟，发无期度者，极验。家狸亦好，一名猫也。今按陈藏器本草云：风狸溺，主诸色风，人取养之，食果子以笼之。溺如乳，甚难得，似兔而短，在高树候风而吹至彼树，出邕州已南。

623. 兔头骨　平，无毒。主头眩痛，癫疾。

臣禹锡等谨按日华子云：头骨和毛、髓烧为丸，催生落胎并产后余血不下。

骨　主热中消渴。

臣禹锡等谨按药性论云：兔骨，味甘。日华子云：兔骨，治疮疥刺风，鬼疰。

脑　主冻疮。肝主目暗。

臣禹锡等谨按孟诜云：肝，主明目，和决明子作丸服之。又主丹石人上动，眼暗不见物，可生食之，一如服羊子肝法。日华子云：肝，明目，补劳，治头旋眼疼。

肉　味辛，平，无毒。主补中益气。

陶隐居云：兔肉为羹，亦益妊娠不可食，令子唇缺。其肉不合白鸡肉食之，面发黄。合獭肉食之，令人病遁尸。唐本注云：兔皮、毛，合烧为灰酒服，主产难后衣不出，及余血抢心，胀欲死者，极验。头皮，主鬼疰，毒气在皮中针刺者。又云：主鼠瘘。膏，主耳聋。今按陈藏器本草云：兔，寒、平。主热气湿痹。毛烧灰，主灸疮不差。骨，主久疥，醋摩傅之。肉，久食弱阳，令人色痿。与姜同食，令人心痛。头，主难产烧灰末酒下。兔窍有五、六穴，子从中出，今怀妊忌食其肉者，非为缺唇，亦缘口出。

臣禹锡等谨按药性论云：腊月肉作酱食，去小儿豌豆疮。腊毛煎汤洗豌豆疮及毛傅，良。孟诜云：八月止十一月可食，服丹石人相宜，大都损阳事，绝血脉。日华子云：肉，治渴，建脾。生吃压丹毒。

624. 笔头灰　年久者，主小便不通，小便数难，阴肿，中恶，脱肛，淋沥。烧灰水服之。唐本注先附，自草部今移

臣禹锡等谨按药性论云：笔头灰，微寒。亦可单用，烧灰治男子交婚之夕茎痿。取灰酒服之良，其笔是使乏者。

［兽下］

625. 六畜毛蹄甲　味咸，平，有毒。主鬼疰，蛊毒，寒热，惊痫痓，癫疾，狂走，骆驼毛尤良。

陶隐居云：六畜，谓马、牛、羊、猪、狗、鸡也，骡、驴亦其类。骆驼出外国，方家并不复用，且马、牛、羊、鸡、猪、狗毛蹄，亦已各出其身之品类中，所主疗不必皆同此矣。唐本注云：骆驼毛蹄甲，主妇人赤白带下，最善。

626. 鼺鼠　主堕胎，生乳易。生山都平谷。

陶隐居云：鼺鼠鼯鼠，一名飞生，状如蝙蝠，大如鵄鸢，毛紫色暗，夜行飞行。生人取其皮毛，以与产妇持之，令儿易出。又有水马，生海中，是鱼虾类，状如马形，亦主易产。此鼺鼠别类而同一条中，当以其是皮毛之物也。今亦在副品限也。今按陈藏器本草云：陶云有水马，生海中，主

产。按水马，妇人临产带之，不尔临时烧末饮服，亦可手持之。出南海，形如马，长五、六寸，虾类也。《南州异物志》云：妇人难产，割裂而出者，手握此虫，如羊之产也。生物中，羊产最易。

臣禹锡等谨按难产通用药云：鼺鼠，微温。

627. **麋脂** 味辛，温，无毒。**主痈肿，恶疮，死肌，寒风湿痹，四肢拘缓不收，风头肿气，通腠理，**柔皮肤，不可近阴，令痿。**一名宫脂。**畏大黄

臣禹锡等谨按孟诜云：麋肉，益气补中，治腰脚，不与雉肉同食。谨按：肉多无功用。所食亦微补五藏，不足气，多食令人弱房，发脚气。骨，除虚劳至良。可煮骨作汁，酿酒饮之，令人肥白，美颜色。续注

角 味甘，无毒。主痹，止血，益气力。生南山山谷，及淮海边，十月取。

陶隐居云：今海陵间最多，千百为群，多牝少牡。人言一牡辄交十余牝，交毕即死。其脂堕土中，经年人得之方好，名曰遁脂，酒服至良。寻麋性乃尔婬快，不应萎人阴。一方言不可近阴，令阴萎。此乃有理。麋肉不可合虾及生菜、梅、李、果实食之，皆病人。其角刮取屑，熬香，酒服之，大益人。事出彭祖传中。**唐本注**云：麋茸，服之功力胜鹿茸。角，煮为胶，亦胜白胶，言游牝毕即死者，此亦虚传。遍问山泽人，不闻游牝因致死者。续注

臣禹锡等谨按孟诜云：其角，补虚劳，填髓，理角法，可五寸截之，中破，炙令黄香后末。和酒空腹服三钱匕。若卒心痛，一服立差。常服之令人赤白如花，益阳道，不知何因与肉功不同尔。亦可煎作胶，与鹿角同功。茸，甚胜鹿茸，《仙方》甚重。又丈夫冷气及风，筋骨疼痛。作粉长服。又子桨水中研为泥，涂面令人皱，光华可爱。又常俗人以皮作靴熏脚气。**陈士良**云：麋，大热。**日华子**云：角，添精补髓，益血脉，暖腰膝，悦色，壮阳，疗风气，偏治丈夫胜鹿角。按《月令》：麋角属阴，夏至角解，盖一阴生也。治腰膝不仁，补一切血病也。

628. **豚卵** 味甘，温，无毒。**主惊痫癫疾，鬼疰蛊**

毒，除寒热，贲豚五癃，邪气挛缩，一名豚颠。阴干藏之，勿令败。悬蹄主五痔，伏热在肠，肠痈内蚀。

臣禹锡等谨按五痔通用药云：猪悬蹄，平。药对云：微寒。

猪四足　小寒。主伤挞诸败疮，下乳汁。

心　主惊邪，忧恚。

臣禹锡等谨按日华子云：心，治惊痫血癖，邪气。

肾　冷。和理肾气，通利膀胱。

臣禹锡等谨按孟诜云：肾，主人肾虚，不可久食。日华子云：肾，补水藏，暖腰膝，补膀胱，治耳聋。虽补肾，又令人少子。

胆　主伤寒热渴。

臣禹锡等谨按大便不通通用药云：猪胆，微寒。

肚　主补中益气，止渴利。

臣禹锡等谨按恶疮通用药云：猪肚，微温。孟诜云：肚，主暴痢虚弱。日华子云：肚，补虚损，杀劳虫，止痢。酿黄糯米蒸捣为丸，甚治劳气并小儿疳蛔黄瘦病。

齿　主小儿惊痫。五月五日取。

臣禹锡等谨按惊痫通用药云：猪齿，平。日华子云：齿，治小儿惊痫，烧灰服，并治蛇咬。

鬐膏　生发。

臣禹锡等谨按发秃落通用药云：猪鬐膏，微寒。

肪膏　主煎诸药，解斑猫、芫青毒。

猳猪肉　味酸，冷。疗狂病。

凡猪肉　味苦。主闭血脉，弱筋骨，虚人肌。不可久食，病人、金疮者尤甚。

猪屎。**臣禹锡等谨按黄疸通用药**云：猪屎，寒。主寒热，黄疸，湿痹。

陶隐居云：猪为用最多，惟肉不宜人，人有多食，皆能暴肥，此盖虚肌故也。其脂能悦泽皮肤，作手膏不皲裂，肪膏煎药，无不用之。勿令中水，腊月者历年不坏，颈下膏，谓之负革脂，入道家用。其屎汁，极疗温毒。食其肉饮酒，不可卧秫稻穰中。又白猪蹄白杂青者不可食，食猪膏，又忌乌梅也。**唐本注**云：《别录》云：猪耳中垢，疗蛇伤。猪脑，主风眩，脑鸣及冻疮。血，主奔豚暴气，中风，头眩，淋沥。乳汁，疗小儿惊痫，病乳。头，亦主小儿惊痫，及鬼毒去来，塞热五癃。五脏，主小儿惊痫汗发。十二月上亥日取肪，内新瓦器中，埋亥地百日，主痈疽，名膒脂。方家用之。又云一升脂，著鸡子白十四枚，更良。今按陈藏器本草云：猪肉，寒，主压丹石，解热宜肥，热人食之，杀药动风。肝，主脚气，空心切作生以姜醋进之，当微泄，若先痢，即勿服。胆，主湿䘌病，下脓血不止，干呕，羸瘦多睡面黄者；取胆和生姜汁、酽醋半合，灌下部，手急捻，令醋气上至咽喉，乃放手，当下五色恶物及虫子。又主瘦病咳嗽，取胆和小便、生姜、橘皮、诃梨勒、桃皮煮服。又主大便不通，取猪羊胆，以苇筒著胆。缚一头。内下部，入三寸灌之，入腹立下。又主小儿头疮，取胆汁傅之。猪胰，主肺痿咳嗽，和枣肉浸酒服之。亦能主痃癖羸瘦。又堪合膏，练缯帛。腊月猪脂，杀虫。久留不败。猪黄，主金疮、血痢。野猪脂，酒服，下乳汁，可乳五儿。齿灰，主蛇咬。

臣禹锡等谨按孟诜云：大猪头，主补虚乏气力，去惊痫，五痔，下丹石。又，肠主虚渴，小便数，补下焦虚竭。又云：东行母猪粪一升，宿浸去滓，顿服。治毒黄热病。**日华子**云：猪，凉，微毒。肉疗水银风并掘土土坑内恶气，久食令人虚肥，动风气。又，不可同牛肉煮食，令人生寸白虫。又，脂治皮肤风，杀虫，傅恶疮，又，肠止小便，补下焦，生血，疗贲豚气及海外瘴气。又，乳治小儿惊痫，天吊，大人猪、鸡痫病。粪治天行热病，黄疸，蛊毒。东行牝猪者为良。窠内有草，治小儿夜啼，安席下勿令母知。大凡野猪肉食胜圈养者。

629. 鼹鼠　味咸，无毒。主痈疽，诸瘘蚀恶疮，阴䘌烂疮。在土中行。五月取令干燔之。

陶隐居云：俗中一名隐鼠，一名鼢鼠，形如鼠，大而无尾，黑色，长鼻甚强，恒穿耕地中行，讨掘即得。今诸山林中，又有一兽，大如水牛，形似猪，灰赤色，下脚似象，胸前尾上皆白，有力而钝，亦名鼹鼠。人张网取食之，肉亦似牛肉，多以作脯。其膏亦云主瘘，乃云此是鼠王，其精溺一滴落地辄成一鼠。谷有鼠灾年，则多出，恐非虚耳。谷字一作投。此鼠蹄烧末酒服，又以骨捣碎酿酒将服之，并治瘘良验也。今按陈藏器本草云：鼹鼠肉，主风。久食，主疮疥痔瘘。膏堪摩诸恶疮。《本经》所说，即是小于鼠，在地中行者。陶亦云：形如鼠，尾黑，常穿耕地中，讨掘即得，如《经》所言，乃是今之鼢鼠小口尖者。其鼹鼠是兽，非鼠之俦，大如牛，前脚短，皮入鞦辔用。庄子云饮河满腹者。又隐鼠阴穿地而行，见日月光则死。于深山林木下土中有之，主大瘘疮。陶又云此是鼠王，其溺精一滴成一鼠，灾年则多，是处皆有，又能土中行。今博访山人，无精溺成鼠事，亦不能土中行，此是人妄说，陶闻而记尔。既小鼢鼠，亦是鼹鼠，即是有二鼹，物异名同尔。

臣禹锡等谨按蜀本云：行土中。又五、六月取，燔之，必是鼢鼠，非鼹鼠也。又其皮作腰带鞓。其形既大，岂可行于土中，并得而燔也。盖一名隐鼠。隐，鼹相近而误之耳。陈士良云：鼹鼠，寒。

630. 獭肝　味甘，有毒。主鬼疰蛊毒，却鱼鲠，止久嗽，烧服之。

臣禹锡等谨按药性论云：獭肝，君，味咸，微热，无毒。能治上气咳嗽，劳损疾，尸疰，瘦病。其骨治呕哕不止。药对云：獭肝，平。孟诜云：獭肝，主疰病。相染一门悉患者，以肝一具火炙末，以水和方寸匕服之，日再服。谨按，服之下水胀，但热毒风虚胀，服之即差。若是冷气虚胀，食益虚肿甚也。只治热不治冷，不可一概尔。日华子云：獭肝，治虚劳并傳尸劳疾。

肉　疗疫气温病，及牛马时行病。煮屎灌之亦良。

陶隐居云：獭有两种：有猵獭，形大，头如马，身似蝙蝠，不入药用。此当取常所见者，其骨疗食鱼骨鲠。有牛马家，可取屎收之。多出溪岸边。其肉不可与兔肉杂实也。唐本注云：《别录》云：獭四足，主手足皮皲裂。

今按陈藏器本草云：獭，主鱼骨鲠不可出者，取足于项下爬之，亦煮汁食。皮毛，主水痢病者，作褥及履屧著之，并煮汁服。屎，主鱼脐疮，研傅之。亦主驴马虫颡，细研灌鼻中。

臣禹锡等谨按日华子云：獭肉，平，无毒。治水气胀满，热毒风。

631. 狐阴茎　味甘，有毒。主女子绝产，阴痒，小儿阴㿗卵肿。五脏及肠，味苦，微寒，有毒。主蛊毒寒热，小儿惊痫。雄狐屎，烧之辟恶。在木石上者是。

陶隐居云：江东无狐，皆出北方及益州间，形似狸而黄，亦善能为魅也。唐本注云：狐肉及肠，作臛食之，主疥疮久不差者。肠，主牛疫，烧灰和水灌之，乃胜獭。狐鼻尖似小狗，唯尾大，全不似狸。

臣禹锡等谨按阴㿗通用药云：狐阴茎，微寒。孟诜云：狐，补虚，煮炙食之。又主五藏邪气，患蛊毒寒热，宜多服之。日华子云：狐，暖，无毒。补虚劳，治恶疮疥，随藏而补。头、尾灰治牛疫。以水饮。心、肝生服治狐魅。雄狐尾烧辟恶。

632. 猯膏、肉、胞。膏　味甘，平，无毒。主上气，乏气，咳逆，酒和三合服之，日二。又主马肺病、虫颡等疾。肉　主久水胀不差垂死者，作羹臛食之，下水大效。胞　干之，汤磨如鸡卵许，空腹服，吐诸蛊毒。

今按陈藏器本草云：猯脂，主传尸鬼气疰忤，销于酒中服之，亦杀马漏脊虫疮。服丹石人食之良。一名獾豚，极肥也。唐本先附

臣禹锡等谨按孟诜云：猯主服丹石，劳热，患赤白痢多时不差者，可煮肉，经宿露中，明日空腹和酱食之，一顿即差。又，瘦人可和五味煮食，令人长脂肉肥白。曾服丹石，可时时服之。丹石恶发热，服之妙。

633. 野猪黄　味辛、甘，平，无毒。主金疮，止血，生肉，疗癫痫，水研如枣核，日二服，效。唐本先附

臣禹锡等谨按孟诜云：野猪，主补肌肤，令人虚肥。胆中有黄，研如

水服之，治疰病。其肉尚胜诸猪，雌者肉美。其冬月石林中食橡子，肉色赤，补五藏风气。其膏，练令精细，以二匙和一盏酒服，日三服，令妇人多乳。服十日，可供三、四孩子。齿，作灰服，主蛇毒。胆，治恶热气。日华子云：野猪，主肠风泻血，炙食，不过十顿。胆中黄，治鬼疰，癫疾及恶毒风，小儿疳气，客忤天吊。脂，悦色，并除风肿毒疮疥癣。腊月陈者佳。外肾和皮，烧作灰，不用绝过为末，饮下，治崩中带下，并肠风泻血及血痢。

634. 驴屎　熬之，主熨风肿瘘疮。屎汁，主心腹卒痛诸疰忤。

尿　主癥癖，胃反，吐不止，牙齿痛，水毒。

草驴尿　主燥水。

驳驴尿　主水湿，一服五合良。燥水者画体成字，湿水者，不成字。

乳　主小儿热惊、急黄等，多服使痢，热毒。

臣禹锡等谨按蜀本云：味甘，性冷利，疗消渴。驴色类多，以乌者为胜。萧炳云：驴乳，主热黄，小儿热，惊邪，赤痢。日华子云：乳治小儿痫，客忤，天吊，风疾。

尾下轴垢　主疟，水洗取汁和面如弹丸二枚，作烧饼，疟未发前食一枚，至发时啖一枚。疗疟无久新发无期者。

今按陈藏器本草云：驴黑者，溺及乳，并主蜘蛛咬，以物盛浸之，疮亦取驴溺处臭泥傅之亦佳。蚰蜒入耳，取驴乳灌耳中，当消成水。唐本先附

臣禹锡等谨按孟诜云：肉，主风狂，忧愁不乐，能安心气。又，头焊去毛，煮汁以渍麹酝酒，去大风。又，生脂和生椒熟捣，绵裹塞耳中，治积年耳聋。狂癫不能语，不识人者，和酒服三升良。皮覆患疟人良。又，和毛煎令作胶，治一切风毒，骨节痛呻吟不止者，消和酒服良。又，骨煮作汤浴渍身，治历节风。又，煮头汁，令服三、二升，治多年消渴，无不差者。又，脂和乌梅为丸，治多年疟，未发时服三十丸。又，头中一切风，

以毛一斤炒令黄，投一斗酒中，渍三日。空心细细饮，使醉，衣覆卧取汗。明日更依前服。忌陈仓米、麦面等。

日华子云：驴肉，凉，无毒，解心烦，止风狂。酿酒，治一切风。脂傅恶疮疥及风肿。头汁洗头风，风屑。皮煎胶食，治一切风并鼻洪，吐血，肠风血痢崩中带下。续注

635. 豺皮　性热。主冷痹脚气，熟之，以缠病上，即差。唐本先附

臣禹锡等谨按孟诜云：主疳痢，腹中诸疮，煮汁饮之，或烧灰和酒服之。其灰傅䘌齿疮。肉，酸，不可食，消人脂肉，损人神情。**日华子云**：有毒。炙裹软脚，骨食之，能瘦人。

636. 腽肭脐　味咸，无毒。主鬼气尸疰，梦与鬼交，鬼魅狐魅，心腹痛，中恶邪气，宿血结块，痃癖羸瘦。骨讷兽似狐而大，长尾，生西戎。今附

臣禹锡等谨按药性论云：腽肭脐，君，大热。此是新罗国海内狗外肾也。连而取之。主治男子宿癥气块，积冷劳气，羸瘦，肾精衰损多色。成肾劳，瘦悴。

日华子云：腽肭兽，热。补中益气，肾暖腰膝，助阳气，破癥结，疗惊狂痫疾及心腹疼，破宿血。续注

637. 麂（音纪）　味甘，平，无毒。主五痔病。炸出以姜、醋进之，大有效，又云：多食能动人痼疾。

臣禹锡等谨按日华子云：麂，凉，有毒。能堕胎及发疮疖疥。

头骨　为灰饮下，主飞尸。生东南山谷。今附

638. 野驼脂　无毒，主顽痹风瘙，恶疮毒肿死肌，筋皮挛缩，踠损筋骨。火炙摩之，取热气入肉，又以和米粉，作煎饼食之，疗痔，勿令病人知。脂在两峰内。

生塞北河西。家驼为用亦可。今附

臣禹锡等谨按日华子云：骆驼，温。治风下气，壮筋力，润皮肤。脂，疗一切风疾，顽痹，皮肤急及恶疮肿毒、漏烂，并和药傅之。野者弥良。

［禽上］

639. **丹雄鸡** 味甘，微温，微寒，无毒。**主女人崩中漏下赤白沃，补虚温中止血，**久伤乏疮，**通神，杀毒，辟不详。**

臣禹锡等谨按孟诜云：主患白虎，可铺饭于患处，使鸡食之，良。又取热粪封之，取热使，伏于患人床下。其肝入补肾方中用。冠血和天雄四分，桂心二分，太阳粉四分，丸服之。益阳气。日华子云：朱雄鸡冠血，疗白癜风。粪，治白虎风并傅风痛。

头 主杀鬼。东门上者尤良。

白雄鸡肉 味酸，微温。主下气，疗狂邪，安五藏，伤中消渴。

臣禹锡等谨按日华子云：白雄鸡调中，除邪，利小便，去丹毒。

乌雄鸡肉 微温。主补中止痛。胆微寒。主疗目不明，肌疮。

臣禹锡等谨按孟诜云：乌雄鸡，主心痛，除心腹恶气。又虚弱取一只，治如食法，五味汁和肉，一器中封口，重汤中煮之，使骨肉相去，即食之。甚补益。仍须空腹饱食之。肉须烂，生即反损。亦可五味腌经宿，炙食之，分作两顿。又刺在肉中不出者，取尾二七枚烧作灰，以男子乳汁和封疮，刺当出。又目泪出不止者，以三年冠血傅目睛上，日三度。日华子云：温，无毒。止肚痛，除风湿麻痹，补虚羸，安胎，治折伤并痈疽。生署竹木刺不出者。

心　主五邪。

血　主踒折骨痛及痿痹。

臣禹锡等谨按踒折通用药云：乌雄鸡血，平。

肪　主耳聋。

臣禹锡等谨按药对云：鸡肪，寒。

肠　主遗溺，小便数不禁。

肝及左翅毛　主起阴。

冠血　主乳难。

肶胵里黄皮　微寒。**主泄痢，**小便利，遗溺，除热止烦。

臣禹锡等谨按日华子云：诸鸡肶胵，平，无毒。止泄精并尿血，崩中，带下，肠风，泻痢，此即是肫内黄皮。

屎白　微寒。**主消渴，伤寒，寒热，**破石淋及转筋，利小便，止遗溺，减瘢痕。

黑雌鸡　主风寒湿痹，五缓六急，安胎。血无毒。主中恶腹痛及踒折骨痛，乳难。

臣禹锡等谨按药性论云：黑雌鸡，味甘。安胎通用药云：乌雌鸡，温。中恶通用药云：乌雌鸡血，平。孟诜云：产后血不止，以鸡子三枚，醋半升，好酒二升，煎取一升，分为四服。如人行三、二里，微暖进之。又新产妇，可取一只，理如食法，和五味炒熟香，即投二升酒中封口，经宿取饮之，令人肥白。又和乌油麻二升，熬令黄香末之，入酒，酒尽，极效。日华子云：乌雌鸡，温，无毒。安心定志，除邪辟恶气，治血邪，破心中宿血，及治痈疽，排脓补新血，补产后虚羸，益色助气。胆，治疣目、耳㾭疮，日三傅。肠，治遗尿并小便多。粪，治中风失音，痰逆，消渴，破石淋，利小肠，余沥，傅疮痍，灭瘢痕。炒服，治小儿客忤，蛊毒。翼，治小儿夜啼，安席下，勿令母知。窠中草，治头疮白秃，和白头翁草烧灰，猪脂傅。

翮羽　主下血闭。

黄雌鸡　味酸、甘，平。主伤中消渴，小便数不禁，肠澼泄利，补益五藏，续绝伤，疗劳益气。

臣禹锡等谨按日华子云：黄雌鸡，温，无毒。

肋骨　主小儿羸瘦，食不生肌。

臣禹锡等谨按孟诜云：黄雌鸡，主腹中水癖水肿。以一只理如食法，和赤小豆一升同煮，候豆烂，即出食之。其汁，日二夜一，每服四合。补丈夫阳气，治冷气。瘦着床者，渐渐食之良。又，先患骨热者，不可食之。鸡子动风气，不可多食。又，光粉诸石为末，和饭与鸡食之，后取鸡食之，甚补益。又，云醋煮熟，空腹食之，治久赤白痢。又，人热毒发，可取三颗鸡子白和蜜一合服之差。日华子云：黄雌鸡止劳劣，添髓补精，助阳气，暖小肠，止泄精，补水气。

鸡子　主除热火疮，疗痫痓，可作虎魄神物。卵白微寒，疗目热赤痛，除心下伏热，止烦满，咳逆，小儿下泄，妇人难产，胞衣不出。醯浸之一宿，疗黄疸，破大烦热。卵中白皮，主久咳结气，得麻黄、紫菀和服之立已。**鸡白蠹能肥脂**　生朝鲜平泽。

陶隐居云：鸡此例又甚多，云鸡子作虎魄者，用欲毈卵黄白，混杂煮作之，亦极相似，惟不拾芥耳。又煮白合银，口含须臾，色如金。鸡子不可合葫、蒜及李子食之。乌鸡肉，不可合犬肝、肾食之。小儿食鸡肉，好生蛔虫。又鸡不可合芥叶蒸食之。朝鲜乃在玄兔乐浪，不应总是鸡所出。今云白蠹，不知是何物，恐此别一种耳。唐本注云：白鸡距及脑主产难，烧灰酒服之。脑，主小儿惊痫。今注：鸡入药用，盖取朝鲜者良。又按陈藏器本草云：鸡，主马咬疮及剥驴马伤手，热鸡血及热浸之。黄雌鸡，温补益阳。白鸡，寒，利小便，去丹毒风。屎白，雄鸡三年者，能为鬼神所使。乌雌鸡，杀鬼物。卵白，解热烦。屎，炒服之，主虫咬毒。黄脚鸡，主白虎病，布饭病处，将鸡来食饭，亦可抱鸡来压之。雄鸡胁血，涂白癜风、疬疡风。鸡子，益气，多食令人有声；一枚以浊水搅，煮两沸，合水服之，主产后痢；和蜡作煎饼，与小儿食之，止痢；取二枚，破，著器中，以白粉和如稀粥，顿服之，主妇人胎动腰脐，下血；又取一枚打开，取白，酽醋如白之半，搅调吞之，主产后血闭不下；又取卵三枚，醋半升，酒二升，搅和，煮取二升，分四服，主产后血下不止；又白虎病，取鸡子揩病处，咒愿送粪堆头，不过三度瘥。白虎是粪神，爱吃鸡子、鸡屎；和黑豆炒浸酒，主贼风风痹破血。

臣禹锡等谨按蜀本注云：凡鸡子及卵白等，以黄鸡产者良。鸡胆、心、肝、肠、肪、肶胵及粪等，以乌鸡为良。头，以丹雄为良。翮，以乌雄为良。**药性论**云：鸡子，使，味甘，微寒，无毒。能治目赤痛。黄，和常山末为丸，竹叶煎汤下，治久疟不差。治漆疮，涂之。醋煮，治产后虚及痢，主小儿发热。煎服，主痢，除烦热。炼之，主呕逆。屎，能破石淋，利小便。**日华子**云：鸡子镇心，安五藏，止惊，安胎，治怀妊天行热疾狂走，男子阴囊湿痒及开声喉。卵，醋煮治久痢。和光粉炒干，止小儿疳痢及妇人阴疮。和豆淋酒服，治贼风麻痹。醋浸令坏，傅疵奸。作酒，止产后血运，并暖水藏，缩小便，止耳鸣。和蜡炒，治疳痢，耳鸣及耳聋。黄，炒取油和粉，傅头疮。壳，研摩障瞖。

640. 白鹅膏　主耳卒聋，以灌之。毛　主射工，水毒。肉　平，利五脏。

陶隐居云：东川多溪毒，养鹅以辟之，毛羽亦佳，中射工毒者，饮血又以涂身。鹅未必食射工，盖以威相制耳，乃言鹅不食生虫，今鹅子亦啖蚯蚓辈。**唐本注**云：鹅毛，主小儿惊痫，痫者。毛灰。主噎。**今按陈藏器**本草云：鹅，主消渴，煮鹅汁饮之。

臣禹锡等谨按陈藏器云：苍鹅食虫，白鹅不食虫。主射工当以苍者良。主渴以白者胜。**孟诜**云：脂，可合面脂，肉性冷，不可多食，令人易霍乱，与服丹石人相宜，亦发痼疾。**日华子**云：苍鹅，冷，有毒。发疮脓。粪可傅蛇虫咬毒。舍中养能辟虫蛇。白鹅，凉，无毒。解五藏热，止渴。脂润皮肤，尾治聤耳及聋，内之，亦疗手足皴。子补中益气，不可多食。尾烧

灰，酒服下，治噎。续注

641. 鹜肪　味甘，无毒。主风虚，寒热。白鸭屎名鸭通。主杀石药毒，解结缚，散蓄热。肉　补虚，除热，和脏腑，利水道。

陶隐居云：鹜即是鸭，鸭有家、有野，又《本经》云雁肪，一名鹜肪，其疗小异，此说则专是家鸭耳。黄雌鸭为补最胜。鸭卵不可合鳖肉食之。凡鸟自死口不闭者，皆不可食之，食之杀人。唐本注云：《别录》云：鸭肪，主水肿。血，解诸毒。肉，主小儿惊痫。头，主水肿，通利小便，古方疗水，用鸭头丸也。今按陈藏器本草云：尸子云：野鸭为凫，家鸭为鹜，不能飞翔。如庶人守耕稼而已。

臣禹锡等谨按蜀本注云：《尔雅》云：野凫，鹜。注云，鸭也。《本经》用鹜肪，即家鸭也。野鸭与家鸭有相似者，有全别者，甚小，小者名刀鸭，味最重，食之补虚。孟诜云：野鸭，主补中益气，消食。九月已后即中食，全胜家者，虽寒不动气，消十二种虫，平胃气，调中经身。又身上诸小热疮，多年不可者，但多食之，即差。又云：白鸭肉，补虚，消毒热，利水道，及小儿热惊痫，头生疮肿，又和葱豉作汁饮之，去卒烦热。又，粪主热毒，毒痢。又取和鸡子白，封热肿毒上消。又黑鸭，滑中发冷痢，下脚气，不可食之。子微寒，少食之，亦发气，令背膊闷。日华子云：野鸭，凉，无毒。补虚助力，和胃气，消食，治热毒风及恶疮疖，杀腹藏一切虫。九月后，立春前采。大补益病人，不可与木耳、胡桃、豉同食。家鸭，冷，微毒。补虚，消热毒，利小肠，止惊痫，解丹毒，止痢，绿头者佳。头治水肿，煮服。粪治热毒疮并肿毒，以鸡子调傅内消。卵治心腹胸膈热，多食发冷疾。

642. **雁肪　味甘，平，无毒。主风挛，拘急，偏枯，气不通利。久服长毛发须眉，益气，不饥，轻身，耐老。一名鹜肪。生江南池泽，取无时。**

陶隐居云：诗云：大曰鸿，小曰雁。今雁类亦有大小，皆同一形。又别有野鹅大于雁，犹似家仓鹅，谓之驾鹅。雁肪自不多食，其肉应亦好。

鹜作木音，云是野鸭。今此一名鹜肪，则雁、鹜皆相类尔。此前又有鸭事注在前。夫雁乃住江湖，而夏应产伏皆住北，恐雁门北人不食此鸟故也，中原亦重之尔。虽采无时，以冬月为好，**唐本注云**：《别录》云：雁喉下白毛，疗小儿痫有效。夫雁为阳鸟，冬则南翔，而夏则北徂，时当春下，则孳育于北，岂谓北人不食之乎！然雁与燕相反，燕来则雁往，燕往则雁来，故《礼》云：秋侯雁来，春来鸟至矣。

臣禹锡等谨按吴氏云：雁肪，神农、歧伯、雷公：甘，无毒。杀诸石药毒。**孟诜云**：雁膏可合生发膏，仍治耳聋。骨灰和泪洗头长发。**日华子云**：凉，无毒。治风、麻痹。久服助气，壮筋骨。脂和豆黄作丸补劳瘦。肥白人。其毛自落者，小儿带之疗惊痫。

643. 鹧鸪鸟　味甘，温，无毒。主岭南野葛菌毒、生金毒及温瘴久欲死不可差者，合毛熬酒渍服之。生捣取汁服，最良。生江南，形似母鸡，鸣云钩辀格磔者是也。

唐本注云：有鸟相似，不为此鸣者，则非也。唐本先附

臣禹锡等谨按孟诜云：鹧鸪能补五藏，益心力，聪明。此鸟出南方。不可与竹笋同食，令人小腹胀，自死者不可食。一言此鸟天地之神。每月取一只飨至尊，所以自死者不可食也。**日华子云**：微毒。疗蛊气瘴疾欲死者。酒服之。

［禽中］

644. 雉肉　味酸，微寒，无毒。主补中，益气力，止泄痢，除蚁瘘。

陶隐居云：雉虽非辰属，而正是离禽。丙午日不可食者，明其王于火也。**唐本注云**：雉，味甘，主诸瘘疮也。

臣禹锡等谨按孟诜云：山鸡，主五藏气，喘不得息者，食之发五痔。和荞麦面食之生肥虫。卵不与葱同食，生寸白虫。又野鸡，久食令人瘦。

又九月至十二月食之，稍有补。佗月即发五痔及诸疮疥。不与胡桃同食，菌子、木耳同食发五痔，立下血。**日华子云**：雉鸡，平，微毒。有痼疾人不宜食。秋冬益，春夏毒。

645. 鹰屎白　主伤挞，灭瘢。

陶隐居云：止单用白，亦不能灭瘢。复应合诸药，僵蚕、衣鱼之属以为膏也。**唐本注云**：鹰屎灰之，酒服方寸匕，主恶酒，勿使饮人知之。**今按陈藏器本草云**：鹰肉，食之，主邪魅、野狐魅。嘴及爪，主五痔狐魅，烧为末服之。

臣禹锡等谨按灭瘢通用药云：鹰屎白，平。**药性论云**：鹰屎，臣，微寒，有小毒。主中恶。又，头烧灰，和米饮服之，治五痔。又，眼睛和乳汁研之，夜三注眼中，三日见碧霄中物。忌烟熏。

646. 雀卵　味酸，温，无毒。主下气，男子阴痿不起，强之令热，多精有子。脑主耳聋。

臣禹锡等谨按耳聋通用药云：雀脑，平。

头血　主雀盲。

雄雀屎。**臣禹锡等谨按齿痛通用药云**：雄雀屎，温。疗目痛，决痈疖，女子带下，溺不利，除疝瘕。五月取之良。

陶隐居云：雀性利阴肠，故卵亦然。《术》云：雀卵和天雄丸服之，令茎大不衰。人患黄昏间目无所见，为之雀盲。其头血疗之。雄雀屎两头尖者是也。亦疗龋齿。雀肉不可合李子食之。亦忌合酱食之，妊身人尤禁之。**唐本注云**：《别录》云：雀屎，和男首子乳如薄泥，点目中，弩肉、赤脉贯瞳子上者即消，神效。以蜜和为丸饮服，主癥癖久痼冷病。或和少干姜服之，大肥悦人。**今按陈藏器本草云**：雀肉起阳道，食之令人有子。冷月者良。腊月收雀屎，俗呼为青丹。主痃癖诸块，伏梁。和干姜、桂心、艾等为丸，入腹能烂痃癖。患痈苦不溃，以一枚傅之，立决。又急黄欲死。以两枚细研，水温服之。

臣禹锡等谨按孟诜云：其肉十月已后、正月已前食之。续五藏不足气，助阴道，益精髓，不可停息。粪和天雄、干姜为丸，令阴强。脑涂冻疮。

日华子云：雀，暖，无毒。壮阳，益气，暖腰膝，缩小便，治血崩，带下。粪，头尖及成挺者雄，右掩左者亦是。

647. 鹳骨　味甘，无毒。主鬼蛊诸疰毒。五尸，心腹疾。

陶隐居云：鹳亦有两种，似鹄而巢树者为白鹳，黑色曲颈者为阳乌鹳。今宜用白者。**今按陈藏器本草云**：鹳脚骨及嘴，主喉痹飞尸蛇虺咬，及小儿闪癖，大腹痞满，并煮汁服之，亦烧为黑灰饮服。有小毒，杀树木，秃人毛发，沐汤中下少许，发尽脱，亦更不生。人探巢取鹳子，六十里旱，能群飞激云，云散雨歇，其巢中以泥为池，含水满池中，养鱼及蛇，以哺其子。

臣禹锡等谨按药性论云：鹳骨，大寒。亦可单用，治尸疰，鬼疰，腹痛，炙令黄末，空心暖酒服方寸匕。

648. 雄鹊肉　味甘，寒，无毒。主石淋，消结热。可烧作灰，以石投中散解者，是雄也。

陶隐居云：五月五日鹊脑入术家用，一名飞驳乌。乌之雌、雄难别，旧言其翼左覆右是雄，右覆左是雌。又烧毛作屑，内水中，沉者是雄，浮者是雌。今云投石，恐止是鹊耳，余鸟未必尔，并未识之。**今按陈藏器本草云**：雄鹊子，下石淋，烧作灰，淋取汁饮之，石即下。

臣禹锡等谨按日华子云：雄鹊，凉。主消渴疾。巢，多年者，疗癫狂鬼魅及蛊毒等，烧之，仍呼祟物名号。亦傅瘘疮良。

649. 鸲鹆肉　味甘，平，无毒。主五痔，止血。炙食，或为散饮服之。

唐本注云：鸟似䳭而有帻者是。**今按陈藏器本草云**：主吃噫，炙食之，小儿不过一枚瘥也。腊月得者，主老嗽。唐本先附

臣禹锡等谨按日华子云：治嗽及吃噫下气，炙食之，作妖可通灵。眼睛和乳点眼，甚明。

［禽下］

650. 燕屎　味辛，平，有毒。主蛊毒鬼疰，逐不祥邪气，破五癃，利小便。生高山平谷。

陶隐居云：燕有两种，有胡、有越。紫胸轻小者是越燕，不入药用；胸斑黑声大者是胡燕。俗呼胡燕为夏候，其作窠喜长，人言有容一匹绢者，令家富。窠亦入药用，与屎同，多以作汤洗浴，疗小儿惊邪也。窠户有北向及尾屈色白者，皆是数百岁燕，食之延年。凡燕肉不可食，令人入水为蛟龙所吞，亦不宜杀之。**唐本注云：**《别录》云：胡燕卵，主水浮肿。肉，出痔虫。越燕屎，亦疗痔，杀虫，去目翳也。**今按陈藏器本草云：**燕屎，有毒，主疟，取方寸匕，令患者发日，平旦和酒一升，搅调，病人两手捧碗，当鼻下承取气，慎勿入口毒人。又主蛊毒，取屎三合，熬令香，独头蒜十枚，去皮，和捣为丸，服三丸如梧桐子，蛊当随痢下而出。

臣禹锡等谨按孟诜石鷵，在乳穴石洞中者。冬月采之，堪食。余者不中，只可治病，食如常法，都二十枚，投酒一斗中，渍之，三日后取饮。每服一、二盏，随性多少，甚益气力。**日华子云：**石鷵，暖，无毒。壮阳，暖腰膝，添精补髓，益气，润皮肤，缩小便，御风寒，岚瘴，温疫气。

651. 孔雀屎　微寒。主女子带下，小便不利。

陶隐居云：出广益诸州，都下亦养之。方家不见用其屎也。**唐本注云：**孔雀屎，交广有，剑南原无。

臣禹锡等谨按陈藏器云：孔雀，味咸，无毒。**日华子云：**孔雀，凉，微毒。解药毒，蛊毒。血，治毒药，生饮良。粪，治崩中带下及可傅恶疮。

652. 鸬鹚屎　一名蜀水花。去面黑皯黡志。头，微寒。主鲠及噎，烧服之。

陶隐居云：溪谷间甚多见之，当自取其屎，择用白处，市卖不可信。骨，亦主鱼鲠。此鸟不卵生，口吐其雏，独为一异也。

臣禹锡等谨按陈藏器云：鸬鹚，本功外，主易产，临时令产妇执之。此鸟胎生，仍从口出，如兔吐儿，二物产同，其疗亦一。又其类有二种，头细身长顶上白者名鱼蚊。杜台卿《淮赋》云：鸬鹚吐雏于八九，鸡鹊衔翼而低昂。**药性论**云：蜀水花亦可单用，鸬鹚鸟粪是。有毒，能去面上皯䵟。**日华子**云：冷，微毒。疗面瘢疵，及汤火疮痕。和脂油调傅丁疮。

653. 鸱头　味咸，平，无毒。主头风眩，颠倒痫疾。

陶隐居云：即俗人呼为老鸱者，一名鸢，鸢作绿音。又有雕鹗，并相似而大。虽不限雌雄，恐雄者当胜。今合鸱头酒，用之当微炙，不用蠹虫者。

654. **伏翼**　**味咸，平，**无毒。**主目瞑痒痛，**疗淋，利水道，**明目，夜视有精光。久服令人喜乐，媚好，无忧。一名蝙蝠。**生太山川谷，及人家屋间。立夏后采，阴干。苋实、云实为之使。

陶隐居云：伏翼目及胆，术家用为洞视法，自非白色倒悬者，亦不可服之也。**唐本注**云：伏翼，以其昼伏有翼尔。《李氏本草》云：即天鼠也；又云西平山中，别有天鼠，十一月、十二月取，主女人生子余疾，带下病，无子。方言一名仙鼠，在山孔中，食诸乳石精汁，皆千岁，头上有冠，淳白大如鸠鹊，食之令人肥健，长年。其大如鹑，未白者，皆已百岁，而并倒悬。其石孔中屎，皆白如大鼠屎。下条天鼠屎，当用此也。其屎灰酒服方寸匕，主子死腹中。其脑，主女子面疱，服之令人不忘也。**今按陈藏器本草**云：伏翼，主蚊子。五月五日取倒悬者，晒干，和桂、薰陆香为末，烧之，蚊子去。取其血滴目中令人不睡，夜中见物。自虫鱼部今移。

臣禹锡等谨按药性论云：伏翼，微热，有毒。服用治五淋。**日华子**云：蝙蝠，久服解愁。粪名夜明砂，炒服治瘰疬。

655. **天鼠屎**　**味辛，寒，**有毒。**主面痈肿，皮肤说说，时痛，腹中益气，破寒热积聚，除惊悸，**去面黑皯。**一名鼠沽，一名石肝。**生令浦山谷。十月、十二月取。恶白敛、白薇。

陶隐居云：方家不复用，俗不识也。唐本注云：《李氏本草》云：即伏翼屎也，伏翼条中不用屎，是此明矣。方言名仙鼠，伏翼条已论也。今注：一名夜明砂。

656. 鸳鸯　味咸，平，小毒。肉主诸瘘疥癣病，以酒浸，炙令热，傅疮上，冷更易。食其肉，令人患大风。新补

657. 鸂鶒　味甘，平，无毒。治惊邪。食之，主短狐。可养，亦辟之。今短狐处多有鸂鶒，五色，尾有毛如船舵，小于鸭。《临海异物志》曰：鸂鶒，水鸟，食短狐。在山泽中无复毒气也。又杜台卿《淮赋》：鸂鶒寻邪而逐害是也。新补

658. 白鹤　味咸，平，无毒。血主益气力，补劳乏，去风益肺。肫中砂石子，摩服治蛊毒邪。今鹤有玄有黄，有白有苍。取其白者为良。佗者次之。《穆天子传》云：天子至巨蒐二氏献白鹤之血，以饮天子。注云：血益人气力。新补

659. 白鸽　味咸，平，无毒。肉主解诸药毒，及人、马久患疥。屎主马疥一云犬疥。鸠类也。鸽、鸠类翔集屋间，人患疥食之，立愈。马患疥入鬃尾者，取屎炒令黄，捣为末，和草饲之。又云：鹁鸽，暖，无毒。调精益气，治恶疮疥并风瘙，解一切药毒。病者食之虽益人，缘恐食多减药力。白癜疬疡风，炒，酒服。傅驴、马疥疮亦可。新补

660. 乌鸦　平，无毒。治瘦，欬嗽，骨蒸劳。腊月瓦缸泥煨烧为灰，饮下。治小儿痫及鬼魅。目睛注目中，通治目。新补

661. 慈鸦　味酸、咸，平，无毒。补劳治瘦，助气止欬嗽。骨蒸羸弱者，和五味淹炙食之，良。慈鸦似乌而小，多群飞作鸦鸦声者是。北土极多，不作膻臭也。今谓之寒鸦。新补

662. 练鹊　味甘，温、平，无毒。益气，治风疾。冬春间取，细剉，炒令香，袋盛于酒中浸。每朝取酒温服之。似鸜鹆小，黑褐色，食槐子者佳。新补

663. 百劳　平，有毒。毛主小儿继病。继病，母有娠乳儿，儿有病如疟疾，他日亦相继腹大，或差或发。他日相近，亦能相继。北人未识此病。怀妊者取毛带之。又取其蹋枝鞭小儿，令速语。郑礼注云：鵙，博劳也。新补

664. 斑鹤　味甘，平，无毒。主明目。多食其肉，益气，助阴阳。一名斑鸠。范方有斑鹤丸。是处有之。春分则化为黄褐侯，秋分则化为斑鹤。又有青鹤，平，无毒。安五藏，助气虚损，排脓，治血，并一切疮疖痈瘘。又名黄褐侯鸟。新补

665. 鹈鹕嘴　咸，平，无毒。主赤白久痢成疳者，烧为黑末，服一方寸匕。鸟大如苍鹅。颐下有皮袋，容

二升物，展缩由袋，中盛水以养鱼。一名逃河。身是水沫，惟胸前有两块肉，如拳。云昔为人窃肉入河，化为此鸟。今犹有肉，因名逃河。《诗》云：维鹈在梁，不濡其味。郑云：鹈鹕味，喙也。言爱其嘴。新补

666. 鹘嘲　味咸，平，无毒。助气益脾胃，主头风目眩。煮炙食之，顿尽一枚，至验。今江东俚人呼头风为瘇头。先从两项边筋起，直上入头目眩头闷者是。大都此疾是下俚所患。其鸟南北总有，似鹊，尾短，黄色。在深林间，飞翔不远。北人名鸛鹖。《尔雅》云：鸣鸠似鹊，鹘鸼似鹊，尾短多声。《东京赋》云：鹘嘲春鸣，或呼为骨鵰。新补

667. 啄木鸟　平，无毒。主痔瘘，及牙齿疳䘌蚛牙。烧为末，内牙齿孔中，不过三数。此鸟有大有小，有褐有斑，褐者是雌，斑者是雄，穿木食蠹。《尔雅》云：䴕，断木。《荆楚岁时记》云：野人以五月五日得啄木货之，主齿痛。《古今异传》云：本雷公采药吏，化为此鸟。《淮南子》云：断木愈龋信哉。又有青黑者，黑者头上有红毛，生山中，土人呼为山啄木，大如鹊。新补

668. 鹑　补五藏，益中续气，实筋骨，耐寒温，消结热。小豆和生姜煮食之，止泄痢。酥煎，偏令人下焦肥。与猪肉同食之，令人生小黑子。又不可和菌子食之，令人发痔。四月已前未堪食，是虾蟆化为也。新补

《嘉祐本草》虫鱼部卷第十六

太常少卿直集贤院校正医书官臣掌禹锡等奉敕修

[虫鱼上]

669. **石蜜**本经
670. **蜜蜡**本经，白蜡续注
671. **蜂子**本经，大黄蜂、土蜂续注
672. **牡蛎**本经
673. **桑螵蛸**本经
674. **海蛤**本经
675. **文蛤**本经
676. 魁蛤别录
677. 石决明别录
678. 真珠今附
679. 秦龟别录，蠵蠵续注
680. **龟甲**本经
681. 瑇瑁今附
682. 鲤鱼胆本经,肉、骨、齿附
683. **蠡鱼**本经
684. 鲍鱼别录
685. 鮧鱼别录
686. 鱓鱼别录
687. 鲫鱼唐本先附

[虫鱼中]

688. **蝟皮**本经
689. **露蜂房**本经，土蜂房续注
690. **樗鸡**本经
691. **蚱蝉**本经，蝉蜕续注
692. **白僵蚕**本经，蚕蛹子续注
693. **石龙子**本经
694. **木虻**本经
695. **蜚虻**本经
696. **蜚蠊**本经
697. **䗪虫**本经
698. **蛴螬**本经
799. **蛞蝓**本经
700. 蜗牛别录
701. **水蛭**本经
702. **鳖甲**本经，肉附
703. **鮀鱼甲**本经
704. **乌贼鱼骨**本经，肉附
705. **蟹**本经，爪附，蝤蛑、彭蜞续注
706. 原蚕蛾别录，屎附
707. 蚕退新定

708. 鳗鲡鱼别录，海鳗、鲻鱼续注
709. 鲛鱼皮唐本先附
710. 白鱼今附
711. 鳜鱼今附
712. 青鱼今附，眼、头、胆附
713. 河豚今附
714. 石首鱼今附
715. 嘉鱼今附
716. 鲻鱼今附
717. 紫贝唐本先附
718. 鲈鱼新补
719. 鲎新补

[虫鱼下]

720. **虾蟆**本经
721. 蛙别录
722. 牡鼠别录，肉、粪附
723. 蚺蛇胆别录，膏附
724. 蝮蛇胆别录，肉附
725. 蛤蚧今附
726. 鲮鲤甲别录
727. 蜘蛛别录
728. 蜻蛉别录
729. 石蚕本经
730. 蛇蜕本经
731. 蛇黄唐本先附
732. 白花蛇今附
733. 乌蛇今附
734. 金蛇今附，银蛇续注
735. **蜈蚣**本经
736. **马陆**本经
737. **蠮螉**本经
738. **雀瓮**本经
739. **鼠妇**本经
740. **萤火**本经
741. **衣鱼**本经
742. **白颈蚯蚓**本经
743. **蝼蛄**本经
744. **蜣螂**本经
745. **斑猫**本经
746. 芫青别录
747. 葛上亭长别录
748. **地胆**本经
749. **马刀**本经
750. **贝子**本经
751. 田中螺汁别录
752. 甲香唐本先附
753. 珂唐本先附
754. 蝎今附
755. 五灵脂今附，自兽禽部今移

右虫鱼部八十七种　四十四种神农本经，十九种名医别录，六种唐本先附，十五种今附，二种新补，一种新定。

[虫鱼上]

669. **石蜜　味甘，平，无毒。**微温。**主心腹邪气，诸惊痫痓，安五脏诸不足，益气补中，止痛解毒。除众病，和百药。**养脾气，除心烦，食饮不下，止肠澼，肌中疼痛，口疮，明耳目。**久服强志，轻身，不饥，不老，**延年神仙。**一名石饴。**生武都山谷，河源山谷及诸山石中，色白如膏者良。

陶隐居云：石蜜即崖蜜也。高山岩石间作之，色青、赤，味小碱，食之心烦。基蜂黑色似虻。又木蜜，呼为食蜜，悬树枝作之，色青白，树空及人家养作之者，亦白而浓厚，味美。凡蜂作蜜，皆须人小便以酿诸花，乃得和熟，状似作饴须蘖也。又有土蜜，于土中作之，色青白，味碱。今出晋安檀崖者，多土蜜，云最胜。出东阳临海诸处多木蜜；出于潜、怀安诸县多崖蜜，亦有杂木蜜及人家养者，例皆被添，殆无淳者，必须亲自看取之，乃无杂耳，且又多被煎煮。其江南向西诸蜜，皆是木蜜，添杂最多，不可为药用。道家丸饵，莫不须之。《仙方》亦单炼服之，致长生不老也。**唐本注云：**土蜜，出氐羌中，并胜前说者，陶以未见，故以南土为证尔。今京下白蜜，如凝酥，甘美耐久，全不用江南者。说者，今自有以水牛乳煎沙糖作者，亦名石蜜。此既蜂作，宜去石字，后条蜜蜡，宜单称尔。**今按陈藏器本草云：**蜜，主牙齿疳䘌，唇口疮，目肤赤障，杀虫。

臣禹锡等谨按陈藏器云：按寻常蜜，亦有木中作者。北方地燥，多在土中；南方地湿，多在木中。各随土地所宜而生，其蜜一也。崖蜜别是一蜂，如陶所说出南方崖岭间，生悬崖上，蜂大如虻，房着崖窟，以长竿刺令蜜出，承取之，多者至三、四石，味酸色绿，入药用胜于凡蜜。苏恭是荆襄间人，地无崖险，不知之者，应未博闻。今出石蜜，正是岩蜜也，宜改为岩字。甘蔗石蜜，别出《本经》。张司空云：远方山郡幽僻处出蜜，所着巉崖石壁，非攀缘所及。惟于山顶，篮轝自悬挂下，遂得采取。蜂去余蜡着石，鸟雀群飞来啄之尽。至春蜂归如故，人亦占护其处。宣州有黄连蜜，色黄，味苦。主目热。蜂衔黄连花作之。西京有梨花蜜，色白如凝脂，亦梨花作之，各逐所出。药性论云：白蜜，君。治卒心痛及赤白痢，水作蜜浆，顿服一椀止；又生姜汁、蜜各一合，水和顿服之。又常服，面如花红。神《仙方》中甚贵，治口疮，浸大青叶含之。

670. 蜜蜡　味甘，微温，无毒。主下痢脓血，补中，续绝伤，金疮，益气，不饥，耐老。白蜡，疗久泄澼，后重，见白脓，补绝伤，利小儿。久服轻身，不饥。生武都山谷。生于蜜房木石间。恶芫花、齐蛤。

陶隐居云：此蜜蜡尔，生于蜜中，故谓蜜蜡。蜂皆先以此为蜜蹠，煎蜜亦得之。初时极香软，人更煮炼，或加少醋酒，便黄赤，以作烛色为好。今药家皆应用白蜡，但取削之，于夏月曝百日许自然白；卒用之，亦可烊内水中十余过亦白。俗方惟以合疗下丸，而《仙经》断谷最为要用，今人但嚼食方寸者，亦一日不饥也。唐本注云：除"蜜"字为佳，蜜已见石蜜条中。

臣禹锡等谨按药性论云：白蜡，使，味甘，平，无毒。主妊孕妇人胎动漏下血不绝，欲死。以蜡和鸡子大，煎消三、五沸，美酒半升投之，服之差。主白发，镊去，消蜡点孔中，即生黑者。和松脂、杏人、枣肉、茯苓等分合成，食后服五十丸，便不饥，功用甚多。又云：主下痢脓血。续注

671. 蜂子　味甘，平，微寒，无毒。**主风头，除蛊毒，补虚羸，伤中。**疗心腹痛，大人、小儿腹中五虫口吐出者，面目黄。**久服令人光泽，好颜色，不老。**轻身益气。**大黄蜂子，主心腹胀满痛，**干呕，**轻身益气。土蜂子，主痈肿，**嗌痛。**一名蜚零。**生武都山谷。畏黄芩、芍药、牡蛎。

陶隐居云：前直云蜂子，即应是蜜蜂子也，取其未成头足时炒食之；又酒渍以敷面，令面悦白。黄蜂则人家屋上者及瓠瓠蜂也。今按陈藏器本草云：蜂子，主丹毒风疹，腹内留热，大小便涩，去浮血，妇人带下，下

乳汁。此即蜜房中白如蛹者。其穴居者名土蜂。最大螫人至死，其子亦大白，功用同蜜蜂子也。

臣禹锡等谨按陈藏器云：按土蜂赤黑色，烧末油和傅蜘蛛咬疮。此物能食蜘蛛，亦取其相伏也。**日华子**云：树峰、土蜂、蜜蜂。凉，有毒。利大小便，治妇人带下病等。又有食之者，须以冬瓜及苦荬、生姜、紫苏，以制其毒也。续注

672. **牡蛎** 味咸，**平**、微寒，无毒。**主伤寒，寒热，温疟洒洒，惊恚怒气，除拘缓，鼠瘘，女子带下赤白**。除留热在关节、荣卫虚热去来不定，烦满，止汗，心痛气结，止渴。除老血，涩大小肠，止大小便，疗泄精，喉痹，咳嗽，心胁下痞热。**久服强骨节，杀邪鬼，延年。一名蛎蛤**，一名牡蛤。生东海池泽，采无时。贝母为之使，得甘草、牛膝、远志、蛇床良，恶麻黄、吴茱萸、辛夷。

陶隐居云：是百岁雕所化，以十一月采为好，去肉，二百日成。今出东海，永嘉、晋安皆好。道家方以左顾者是雄，故名牡蛎；右顾则牝蛎尔。生著石，皆以口在上，举以腹向南视之，口邪向东则是。或云以尖头为左顾者，未详孰是？例以大者为好。又出广州，南海亦如此，但多右顾不用尔。丹方以泥釜，皆除其甲口，止取朏朏如粉处尔。俗用亦如之，彼海人皆以泥煮盐釜，耐水火而不破漏。**今按陈藏器本草**云：牡蛎，捣为粉粉身，主大人小儿盗汗，和麻黄根、蛇床子、干姜为粉，去阴汗。肉，煮食，主虚损，妇人血气，调中，解丹毒。肉于姜醋中生食之，主丹毒。酒后烦热止渴。天生万物，皆有牝牡，惟蛎是咸水结成块，然不动阴阳之道，何从而生。《经》言牡者，应是雄者。

臣禹锡等谨按蜀本云：又有蛎（音楞）蛎，形短，不入药用。《**图经**》云：海中蚌属，以牡者良。今莱州昌阳县海中多有，二月、三月采之。**药性论**云：牡蛎，君。主治女子崩中，止盗汗，除风热，止痛，治温疟。又和杜仲服止盗汗。末蜜丸服三十丸，令人面光白，永不值时气。主鬼交精出，病人虚而多热，加用之，并地黄、小草。**孟诜**云：牡蛎火上炙令沸，去壳食之甚美，令人细肌肤，美颜色。又药家比来取左顾者，若食之即不

拣左右也，可长服之，海族之中惟此物最贵，北人不识，不能表其味尔。段成式酉阳杂俎云：牡蛎言牡，非谓雄也。

673. **桑螵蛸** 味咸、甘，平，无毒。**主伤中，疝瘕，阴痿，益精，生子，疗女子血闭，腰痛，通五淋，利小便水道。**又疗男子虚损，五脏气微，梦寐失精，遗溺。久服益气，养神。**一名蚀疣。生桑枝上，**螳螂子也，二月、三月**采蒸之，**当火炙，不尔令人泄。得龙骨，疗泄精，畏旋覆华。

陶隐居云：俗呼螳螂为蚚螂，逢树便产，以桑上者为好，是兼得桑皮之津气。市人恐非真，皆令合枝断取之尔，伪者亦以胶著桑枝之上也。

臣禹锡等谨按蜀本图经云：此物多在小桑树上，丛荆棘间，并螳螂卵也。三月、四月中，一枝出小螳螂数百枚。以热浆水浸之一伏时，焙干，于柳木灰中炮令黄色用之。药性论云：桑螵蛸，臣，畏戴椹。主男子肾衰，漏精，精自出，患虚冷者能止之，止小便利。火炮令热，空心食之。虚而小便利，加而用之。

674. **海蛤** 味苦、咸，平，无毒。**主咳逆上气，喘息烦满，胸痛寒热，**疗阴痿。**一名魁蛤，**生东海。蜀漆为之使，畏狗胆、甘遂、芫花。

陶隐居云：此物以细如巨胜、润泽光净者，好；唐本注云：有粗如半杏仁者，不入药用。粗者亦谓为豚耳蛤，粗恶不堪也。今按别本注云：雁腹中出者极光润。主十二水满急痛，利膀胱大小肠。粗者如半片郁李仁，不任用，亦名豘耳。

臣禹锡等谨按蜀本图经云：今莱州即墨县南海沙湍中。四月、五月采，淘沙取之。当以半天河煮五十刻，然后以枸杞子和，篁竹筒盛，蒸一伏时；勿用游波虫骨，似海蛤而面上无光，误食之令人狂眩，用醋蜜解之即愈。吴氏云：海蛤，神农：苦；岐伯：甘；扁鹊：咸。大节头有文，文如磨齿。采无时。萧氏云：止消渴，润五藏，治服丹石人有疮。药性论云：海蚧亦曰海蛤，臣。亦名紫薇。味咸，有小毒。能治水气浮肿，下小便，治嗽逆上气。主治项下瘤瘿。**日华子**云：治呕逆，阴痿，胸胁胀急，腰痛，五痔，妇人崩中带下病。此即鲜蛤子。雁食后粪中出，有文彩者为文蛤，无文彩者为海蛤。乡人又多将海岸边烂蛤壳，被风涛打磨莹滑者，伪作之。

675. **文蛤**　味咸，平，无毒。**主恶疮，蚀五痔**。咳逆胸痹，腰痛胁急，鼠瘘，大孔出血，崩中漏下。生东海，表有文，取无时。

陶隐居云：海蛤至滑泽，云从雁屎中得之，二三十过方为良，今人多取相摝令磨荡似之尔；文蛤小、大而有紫斑，此即异类而同条，若别之，则数多，今以为附见，而在副品限也。凡有四物如此。**唐本注**云：文蛤，大者圆三寸，小者圆五六分。若今妇人以置燕脂者，殊非海蛤之类也。夫天地间物，无非天地间用，岂限其数为正副耶！**今按**陈藏器本草云：海蛤，主水痫，取二两先研三日，汉防己、枣肉、杏仁二两，葶苈子六两，熬，研成脂为丸，一服十丸，利下水。

臣禹锡等谨按蜀本图经云：背上有斑文者，今出莱州掖县南海中，三月中旬采。**萧炳**云：出密州。**陈藏器**云：按海蛤，是海中烂壳，久在泥沙，风波淘洒，自然圆净，有大有小，以小者久远为佳。亦非一一从雁腹中出也。文蛤中未烂时壳，犹有文者。此乃新旧为名，二物元同一类。假如雁食蛤壳，岂择文与不文。苏恭此言殊为未达，至如烂蚬蚌壳，亦有所主，与生不同。陶云副品，正其宜矣。《说文》曰：千岁燕化为海蛤，一名伏老，伏翼化为，今亦生子滋长也。

676. 魁蛤　味甘，平，无毒。主痿痹，泄痢，便脓血。一名魁陆，一名活东。生东海，正圆两头空，表有文，取无时。

陶隐居云：形似纺軖，小狭长，外有纵横文理，云是老蝙蝠化为，用之至少。而《本经》海蛤，一名魁蛤，与此为异也。

臣禹锡等谨按蜀本图经云：形大圆长，似大腹槟榔两头有孔，今出莱州。

677. 石决明　味咸，平，无毒。主目障翳痛，青盲。久服益精，轻身。生南海。

陶隐居云：俗云是紫贝，定小异，亦难得。又云是鳆鱼甲，附石生，大者如手，明耀五色，内亦含珠。人今皆水渍紫贝，以熨眼，颇能明。此一种，本亦附见在决明条，甲既是异类，今为副品也。唐本注云：此物，是鳆鱼甲也，附石生，状如蛤，惟一片无对、七孔者良。今俗用紫贝者全别，非此类也。今注：石决明生广州海畔，壳大者如手，小者如三两指。其肉，南人皆啖之，亦取其壳以水渍洗眼。七孔、九孔者良，十孔已上者不佳。谓是紫贝及鳆鱼甲并误矣。

臣禹锡等谨按蜀本云：石决明，寒。又注云：鳆鱼，主欬嗽，啖之明目。又《图经》云：今出莱州，即墨县南海内。三月、四月采之。日华子云：石决明，凉，明目。壳摩障瞖。亦名九孔螺也。

678. 真珠　寒，无毒。主手足皮肤逆胪，镇心，绵裹塞耳，主聋。傅面，令人润泽好颜色。粉点目中，主肤翳障膜。今附

臣禹锡等谨按药性论云：真珠，君。治眼中瞖障白膜。七宝散用磨瞖障，亦能坠痰。日华子云：真珠子，安心明目，驻颜色也。

679. 秦龟　味苦，无毒。主除湿痹气，身重，四肢关节不可动摇。生山之阴土中，二月、八月取。

陶隐居云：此即山中龟，不人水者，形大小无定，方药不甚用。龟类虽多，入药止有两种尔，又有鼋龟，小狭长尾，乃言疗蛇毒，以其食蛇故也，用以卜则吉凶正反，带秦龟前臑骨，令人入山不迷。广州有蠵蠵，其血甚疗俚人毒箭伤。唐本注云：鼋龟腹折，见蛇则呷而食之，荆楚之间，谓之呷蛇龟也。秦龟，即蠵蠵是，更无别也。今按陈藏器本草云：龟溺，主耳聋，滴耳中瘥。

臣禹锡等谨按蜀本图经云：今江南、岭南并有。冬月藏土中，春夏秋即游溪谷。今据《尔雅》摄龟，即小龟也。腹下曲折，能目开闭，好食蛇，江东呼为陵龟，即夹蛇龟也。又灵龟出涪陵郡，大甲可以卜，似玳瑁，

即蟕蠵龟也。一名灵蠵。能鸣，今苏言秦龟即蟕蠵，非为通论。且陶注：蟕蠵但疗箭毒，则与《本经》主治不同。又陶注：秦龟即山中龟不入水者，而云秦龟应以地名为别故也。**陈藏器**云：苏云秦龟即是蟕蠵。按蟕蠵生海水中，生山阴者非蟕蠵矣。今秦龟是山中大龟，如碑下者。食草根竹笋，深山谷有之，卜人取以占山泽。汉书十朋有山龟，即是此也。揭取甲，亦如蟕蠵，堪饰器物。**陈士良**云：鼋龟腹下横折，秦人呼蟕蠵，山龟是也。肉寒，有毒。主筋脉。凡扑损，便取血作酒食。肉生研厚涂，立效。**日华子**云：蟕蠵，平，微毒。治中刀箭闷绝，刺血饮便差。皮甲名鼊皮，治血疾，若无生血，煎汁代之，亦可宝装饰物。续注

又云：夹蛇龟，小，黑，中心折者无用，不可食。肉可生捣罯傅蛇毒。

680. **龟甲** 味咸、甘，平，有毒。**主漏下赤白，破癥瘕痎疟，五痔，阴蚀，湿痹，四肢重弱，小儿囟不合。**疗头疮难燥，女子阴疮及惊恚气，心腹痛不可久立，骨中寒热，伤寒劳复，或肌体寒热欲死，以作汤良。**久服轻身不饥，**益气资智，亦使人能食。**一名神屋。**生南海池泽及湖水中，采无时，勿令中湿，中湿即有毒。恶沙参、蜚蠊。

陶隐居云：此用水中神龟，长一尺二寸者为善，厌可供卜，壳可以充药，亦入《仙方》，用之当炙。生龟溺，甚疗久嗽，亦断疟。肉，作羹臛，大补而多神灵，不可轻杀。书家载之甚多，此不具说也。**唐本注**云：龟取以酿酒，主大风缓急，四肢拘挛，或久瘫缓不收摄，皆差。

臣禹锡谨按蜀本注《图经》云：江、河、湖水龟也。湖州、江州、交州者，皆骨白而厚，色分明，并堪卜，其入药者得便堪用。今所在皆有，肉亦堪酿酒也。**萧炳**云：壳主风脚弱，炙之，末酒服。**药性论**云：龟甲，畏狗胆，无毒。烧灰治小儿头疮不燥。骨带入山令人不迷。血治脱肛。灰亦治脱肛。**日华子**云：卜龟小者，腹下可卜，钻遍者，名败龟。治血麻痹。入药酥炙用，又名败将。

681. 玳瑁 寒，无毒。主解岭南百药毒。俚人刺其

血饮，以解诸药毒。大如帽，似龟，甲中有文。生岭南海畔山水间。今附

臣禹锡等谨按陈士良云：玳瑁，身似龟，首嘴如鹦鹉。肉，平。主诸风毒，行气血，去胸膈中风痰，镇心脾，逐邪热，利大小肠，通妇人经脉。甲壳亦似肉，同疗心风邪，解烦热。日华子云：破癥结，消痈毒，止惊痫等疾。

682. **鲤鱼胆** 味苦，**寒**，无毒。**主目热赤痛，青盲，明目。久服强悍，益志气。**

肉 味甘，主咳逆上气，黄疸，止渴。生者，主水肿脚满，下气。

骨 主女子带下赤白。

齿 主石淋。生九江池泽，取无时。

陶隐居云：鲤鱼，最为鱼之主，形既可爱，又能神变，乃至飞越山湖，所以琴高乘之。山上水中有鲤不可食。又鲤鲊不可合小豆藿食之。其子合猪肝食之。亦能害人尔。**唐本注**云：鲤鱼骨，主阴蚀，鲠不出。血，主小儿丹肿及疮。皮，主瘾疹。脑，主诸痫。肠，主小儿肌疮。**今按陈藏器本草**云：鲤鱼肉，主安胎。胎动，怀妊身肿，煮为汤食之。破冷气痃癖气块，横关伏梁，作鲙，以浓蒜虀食之。胆，主耳聋，滴耳中。目为灰，研傅刺疮中，风水疼肿汁出即愈，诸鱼目并得。

臣禹锡等谨按药性论云：鲤鱼胆亦可单用，味大苦，点眼治赤肿瞖痛。小儿热肿涂之。蜀漆为使。鱼烧灰末，治欬嗽，糯米煮粥。**孟诜**云：鲤鱼白煮食之，疗水肿脚满，下气，腹有宿瘕不可食。又修理，可去脊上两筋及黑血，毒故也。又天行病后不可食，再发即死。其在沙石中者，毒多在脑中，不得食头。**日华子**云：鲤鱼，凉，有毒。肉治欬嗽，疗脚气，破冷气，痃癖，怀妊人胎不安。用绢裹鳞和鱼煮羹，熟后去鳞，食之验。脂治小儿痫疾惊忤。胆治障瞖等。脑髓治暴聋，煮粥服良。诸溪涧中者，头内有毒。不计大小，并三十六鳞也。

683. **蠡鱼** 味甘，**寒**，无毒。**主湿痹，面目浮肿，**

下大水，疗五痔。有疮者，不可食，令人瘢白。**一名鲖鱼**。生九江池泽，取无时。

陶隐居云：今皆作鳢字，旧言是公蛎蛇所变，然亦有相生者。至难死，犹有蛇性。合小豆白煮，以疗肿满甚效。**唐本注**云：《别录》云：肠及肝，主久败疮中虫。诸鱼灰，并主哽噎也。

臣禹锡等谨按孟诜云：鳢鱼，下大小便，拥塞气。又作鲙，与脚气、风气人食之，效。又以大者洗去泥开肚，以胡椒末半两，切大蒜三、两颗，内鱼腹中缝合，并和小豆一升煮之。临熟下萝卜三、五颗，如指大，切葱一握煮熟。空腹服之，并豆等强饱，尽食之，至夜即泄气无限，三、五日更一顿。下一切恶气。又十二月作酱良也。**日华子**云：鳢鱼肠，以五味炙贴痔瘘及蚛骭，良久虫出，即去之。诸鱼中，惟此胆甘，可食。

684. 鲍鱼　味辛、臭，温，无毒。主坠堕，腿蹶，踠折，瘀血，血痹在四肢不散者，女子崩中血不止。勿令中咸。

陶隐居云：所谓鲍鱼之肆，言其臭也。俗人呼为鲍鱼，字似鲍，又言盐鲍之以成故也。作药当用少盐臭者，不知正何种鱼尔？乃言穿贯者亦入药，方家自少用之。今此鲍鱼乃是鳙鱼，长尺许，合完淡干之，而都无臭气，要自疗漏血，不知何者是真？**唐本注**云：此说云味辛，又言勿令中咸，此是鳇鱼，非鲍鱼也。鱼去肠肚，绳穿，淡曝使干，故辛而不咸。李当之本草，亦言胸中湿者良，鲍鱼肥者，胸中便湿。又云穿贯绳者，弥更不惑。鲍鱼破开，盐裛不曝，味咸不辛，又完淹令湿，非独胸中。且鳇鱼亦臭，臭与鲍别。鲍鳇二鱼，杂鱼并用。鲍似尸臭，以无盐也；鳇鱼差，微有盐故也。鳇鱼沔州、复州作之，余处皆不识尔。**今注**：今考其实，止血须淡干，勿令中咸。入别方药用，则以盐裛之尔。

臣禹锡等谨按蜀本图经注云：十月后，取鱼去肠，绳穿淡干之，凡鱼皆堪食，不的取一色也。据陶注：作药当用少盐，不知正何种鱼尔？又据《本经》云：勿令中咸，是知入药，当少以盐鲍成之，有盐别中咸而不臭，盐少则味辛而臭矣，古人云：与不善人居，如入鲍鱼之肆；谓恶人之行，如鲍鱼之臭也。考其实，则今荆楚淡鱼，颇臭而微辛，方家亦少用。旧云沔州、复州作之，余皆不出。审《陶注》及《图经》与《本经》，即所在皆可作之也。又据鳀鱼有口小，背黄腹白者为鲍鱼。而疗治与鳀鱼同。补益，主百病。今《图经》既不的取一色，可淡干，此之为是也。

685. 鳀鱼　味甘，无毒。主百病。

陶隐居云：此是鳀也，今人皆呼慈音，即是鲇鱼，作臛食之云补；又有鳠鱼相似而大；又有鮠鱼亦相似，黄而美，益人，其合鹿肉及赤目赤须无鳃者，食之并杀人；又有人鱼，似鳀而有四足，声如小儿，食之疗瘕疾，其膏燃之不消耗，始皇骊山冢中用之，谓之人膏也。荆州、临沮、青溪至多此鱼。唐本注云：鳀鱼，一名鲇鱼，一名鳀鱼。主水浮肿，利小便也。

臣禹锡等谨按蜀本图经云：有三种。口腹俱大者名鳠（音护），背青而口小者多鲇，口小背黄腹白者名鮠，一名河豘。三鱼并堪为臛。美而且补。陈士良云：鳀鱼，暖。

686. 鳝鱼　味甘，大温，无毒。主补中，益血，疗沈唇。五月五日取头骨烧之，止痢。

陶隐居云：鳝是荇芩根化作之，又云是人发所化。今其腹中自有子，不必尽是变化也。性热，作臛食之亦补。而时行病起，食之多复，又喜令人霍乱。凡此水族鱼虾之类甚多，其有名者，已注在前条，虽皆可食，而甚损人，故不入药用。又有食之反能致病者，今条注如后说：凡鱼头有白色如连珠至脊上者，腹中无胆者，头中无鳃者，并杀人。鱼汁不可合鸬鹚肉食之。鲫鱼不可合猴、雉肉食之，鳅鳝不可合白犬血食之。鲤鱼子不可合猪肝食之，鲫鱼亦尔。青鱼鲊不可合生胡荽及生葵并麦酱食之，虾无须及腹下通黑，及煮之反白，皆不可食。生虾鲙不可合鸡肉食之，亦损人。又有鯆魮亦益人，尾有毒，疗齿痛，又有鳡鮂鱼，至能醒酒，鯸鳀鱼有毒，不可食。唐本注云：《别录》云：干鳝头，主消渴，食不消，去冷气，除痞症。其穿鱼绳，主竹水屑入目不出；穿鲍鱼绳，亦主眯目、去刺，煮汁洗之大良也。今按陈藏器本草云：鳝鱼，主湿痹气，补虚损，妇人产后淋沥，血气不调，羸瘦，止血，除腹中冷气肠鸣也。

臣禹锡等谨按蜀本图经云：似鳗鲡鱼而细长，亦似蛇而无鳞，有青黄二色，生水岸泥窟中，所在皆有之。孟诜云：鳝鱼，补五藏，逐十二风邪。患恶气人，常作臛，空腹饱食，便以衣盖卧少顷，当汗出如白胶，汗从腰脚中出，候汗尽，暖五木汤浴，须慎风一日，更三、五日一服。并治湿风。

687. 鲫鱼　主诸疮，烧以酱汁和涂之，或取猪脂煎用，又主肠痈。头灰，主小儿头疮，口疮，重舌，目翳。一名鲋鱼。合莼作羹，主胃弱，不下食。作鲙，主久赤白痢。唐本先附

臣禹锡等谨按蜀本云：鲫鱼，味甘，温。止下痢，多食亦不宜人。又注云：形亦似鲤，色黑而体促，肚大而脊隆，所在池泽皆有之。孟诜云：鲫鱼，平胃气，调中，益五藏，和莼作羹食，良。又鲫鱼与鰤，其状颇同，味则有殊。鰤是节化，鲫是稷米化之，其鱼腹上尚有米色。宽大者是鲫，背高腹狭小者是鰤，其功不及鲫。鱼子调中，益肝气尔。日华子云：鲫鱼，平，无毒。温中下气，补不足。作鲙，疗肠澼，水谷不调及赤白痢。烧灰以傅恶疮良。又酿白礬烧灰，治肠风血痢。头烧灰疗嗽。又云：子不宜与猪肉同食。

[虫鱼中]

688. **猬皮　味苦，平，无毒。主五痔，阴蚀，下血赤白五色，血汁不止，阴肿痛引腰背，酒煮杀之。**又疗腹痛，疝积，亦烧为灰，酒服之。生楚山川谷田野。取无时，勿使中湿。得酒良，畏桔梗、麦门冬。

陶隐居云：田野中时有此兽，人犯近，便藏头足，毛刺人，不可得捉，能跳入虎耳中。而见鹊便自仰腹受啄，物有相制，不可思议尔。其脂烊铁注中，内少水银，则柔如铅锡矣。唐本注云：猬极狞钝，大者如小豚，小者犹爪大，或恶鹊声，故反腹令啄，欲掩取之，犹蚌鹬尔。虎耳不受鸡卵，且去地三尺，猬何能跳之而入？野俗鄙说，遂为雅记，深可怪也。今按陈藏器本草云：蝟脂，主耳聋，可注耳中。皮及肉，主反胃，炙黄食之。骨，食之令人瘦，诸节渐缩小。肉，食之主瘘。

臣禹锡等谨按蜀本注云：勿用山枳鼠皮，正相似，但山枳毛端有两歧

为别。又有虎鼠皮亦相类，但以味酸为别，又有山犭皮类兔皮，颇相似，其色褐，其味甚苦，亦不堪用。《图经》云：状如猯、豚。脚短刺，尾长寸余。苍白色，取去肉火干良也。**药性论云**：猬皮，臣，味甘，有小毒。主肠风泻血，痔病有头，多年不差者，炙末，白饮下方寸匕。烧末，吹，主鼻衄。甚解一切药力。**孟诜云**：猬，食之肥下焦，理胃气。其脂可煮五金八石，皮烧灰酒服治胃逆。又煮汁服止反胃。又可五味淹、炙食之。不得食骨，令人瘦小。**日华子云**：开胃气，止血、汗，肚胀痛，疝气。脂治肠风泻血。作猪蹄者妙，鼠脚者次。

689. **露蜂房** 味苦、咸、平，有毒。**主惊痫瘈疭，寒热邪气，癫疾，鬼精蛊毒。肠痔，火熬之良。**又疗蜂毒，毒肿。**一名蜂肠**，一名百穿，一名蜂窠。生牂牁山谷。七月七日采，阴干。恶干姜、丹参、黄芩、芍药、牡蛎。

陶隐居云：此蜂房多在树腹中及地中，今此曰露蜂，当用人家屋间及树枝间苞裹者。乃远举牂牁，未解所以。**唐本注云**：此蜂房，用树上悬得风露者。其蜂黄黑色，长寸许，蛪马、牛、人，乃至欲死者，用此皆有效，非人家屋下小小蜂房也。《别录》：乱发、蛇皮三味，合烧灰，酒服方寸匕，日二，主诸恶疽，附骨痈，根在脏腑，历节肿出丁肿，恶脉诸毒皆差。又水煮露蜂房，一服五合汁，下乳石；热毒壅闷服之，小便中即下石末，大效。灰之酒服，主阴痿。水煮洗狐尿刺疮。服之，疗上气赤白痢，遗尿失禁也。

臣禹锡等谨按蜀本图经云：树上大黄蜂窠也。大者如瓮，小者如桶。今所在有，十一月、十二月采。

药性论云：土蜂房亦可单用，不入服食，能治痈肿不消，用醋、水调涂干即便易。续注

日华子云：露蜂房，微毒。治邪齿疼，痢疾，乳痈，蜂叮，恶疮，即煎洗，入药并炙用。

690. **樗鸡** 味苦，平，有小毒。**主心腹邪气阴痿，益精强志，生子，好色，补中轻身。**又疗腰痛，下气，

强阴多精，不可近目。生河内川谷樗树上，七月采，曝干。

陶隐居云：形似寒螿而小，今出梁州，方用至希，惟合大麝香丸用之。樗树似漆而臭，今以此树上为好，亦如芫青、亭长，必以芫、葛上为良矣。**唐本注云**：此物有二种：以五色具者为雄，良；青黑质白斑者是雌，不入药用。今出歧州，河内无此物也。

691. **蚱蝉** 味咸、甘，**寒**，无毒。**主小儿惊痫，夜啼，癫病，寒热**，惊悸，妇人乳难，胞衣不出，又堕胎。**生杨柳上**。五月采，蒸干之，勿令蠹。

陶隐居云：蚱字音作榨，即是哑蝉。哑，雌蝉也，不能鸣者。蝉类甚多。庄子云：蟪蛄不知春秋，则是今四月、五月小紫青色者。而《离骚》云：蟪蛄鸣兮啾啾，岁暮兮不自聊，此乃寒螿尔，九月、十月中鸣甚悽急；又二月中便鸣者名蜉母，似寒螿而小；七月、八月鸣者名蛁蟟，色青。今此云生杨柳树上是。《诗》云：鸣蜩嘒嘒者，形大而黑，伛偻丈夫，止是掇此，昔人啖之。故《礼》有雀鷃蜩范，范有冠，蝉有緌，亦谓此蜩。此蜩复五月便鸣。俗云五月不鸣，婴儿多灾，今其疗亦专主小儿也。**唐本注云**：《别录》云：壳名枯蝉，一名伏蜟，主小儿痫，女人生子不出。灰服之，主久痢。又云蚱者，鸣蝉也，主小儿痫，绝不能言。今云哑蝉，哑蝉则雌蝉也，极乖体用，按诸虫兽，以雄者为良也。

臣禹锡等谨按蜀本图经云：此鸣蝉也，六月、七月收，蒸干之。陶云是哑蝉，不能鸣者，雌蝉也。二说既相矛盾。今据《玉篇》云：蚱者，蝉声也。如此则非哑蝉明矣。且蝉类甚多，有蟪蛄、寒螿之名。又《尔雅》云：蝒，马蜩。蜺，寒蜩。皆蝉也。按《礼记》云：仲夏之月，蝉始鸣。《本经》云：五月采，即是此也，其余不入药用。**药性论云**：蚱蝉，使，味酸。主治小儿惊哭不止，杀疳虫，去壮热。治肠中幽幽作声。又云：蝉蜕，使，主治小儿浑身壮热，惊痫，兼能止渴。续注

692. **白僵蚕** 味咸、辛，平，无毒。**主小儿惊痫，夜啼，去三虫，灭黑皯，令人面色好，疗男子阴疡病**。

女子崩中赤白，产后余痛，灭诸疮瘢痕。生颖川平泽。四月取自死者，勿令中湿，湿有毒，不可用。

陶隐居云：人家养蚕时，有合箔皆僵者，即曝燥都不坏。今见小白色，似有盐度者为好。末以涂马齿，即不能食草，以桑叶拭去乃还食，此明蚕即马类也。唐本注云：《别录》云：末之，封丁肿，根当自出，极效。此白僵死蚕，皆白色，陶云似盐度，此误矣。

臣禹锡等谨按蜀本图经云：用僵死白色者，再生一生俱用，今所在有之。药性论云：白僵蚕，恶桑螵蛸、桔梗、茯苓、茯神、萆薢，有小毒。治口噤发汗，主妇人崩中，下血不止。与衣中白鱼、鹰屎白等分，治疮灭瘢。日华子云：僵蚕，治中风失音，并一切风疾，小儿客忤，男子阴痒痛，女子带下。入药除绵丝并子尽，匀炒用。又云：蚕蛹子，食治风及劳瘦。又研傅蚕病，恶疮等。续注

693. 石龙子　味咸，寒，有小毒。主五癃邪结气，破石淋，下血，利小便水道。一名蜥蜴，一名山龙子，一名守宫，一名石蜴。生平阳川谷，及荆山石间。五月取。着石上令干。恶硫黄、斑猫、芜荑。

陶隐居云：其类有四种：一大形，纯黄色，为蛇医母，亦名蛇舅母，不入药；次似蛇医，小形长尾，见人不动，名龙子；次有小形而五色，尾青碧可爱，名断蜴，并不螫人；一种喜缘篱壁，名蝘蜓，形小而黑，乃言螫人必死，而未常闻中人。案东方朔云：若非守宫，则蜥蜴是，如此蝘蜓名守宫矣。以朱饲之。满三斤，杀，干末以涂女子身，有交接事便脱，不尔如赤志，故谓守宫。今此一名守宫，犹如野葛、鬼臼之义也，殊难分别。唐本注云：此言四种者：蛇师，生山谷，头大尾短小，青黄或白斑者是。蝘蜓，似蛇师，不生山谷，在人家屋壁间，荆楚及江淮人名蝘蜓，河济之间名守宫，亦名荣螈，又名蝎虎，以其常在屋壁，故名守宫，亦名壁宫，未必如术饲朱点妇人也，此皆假释尔。其名龙子及五色者，并名蜥蜴，以五色者为雄而良，色不备者为雌，劣尔，形皆细长，尾与身相类，似蛇，著四足，去足便直蛇形也。蛇医则不然。案《尔雅》亦互言之，并非真说。又云朱饲满三斤，殊为谬矣。

臣禹锡等谨按蜀本图经云：长者一尺，今出山南襄州、安州、申州。以三月、四月、八月、九月采，去腹中物，火干之。

694. **木虻** 味苦，平，有毒。**主目赤痛，眦伤泪出，瘀血，血闭，寒热，酸惭，无子。一名魂常。**生汉中川泽，五月取。

陶隐居云：此虻不啖血，状似虻而小，近道草中不见有，市人亦少有卖者，方家所用，惟是蜚虻也。唐本注云：虻有数种，并能啖血，商淅以南，江岭间大有。木虻长大绿色。殆如次蝉，咂牛马，或至顿仆。蜚虻状如蜜蜂，黄黑色，今俗用多以此也。又一种小虻，名鹿虻，大如蝇，啮牛马亦猛，市人采卖之。三种同体，以疗血为本，余疗虽小有异同，用之不为嫌。何有木虻，而不啖血。木虻倍大蜚虻。陶云似虻而小者，未识之矣。

臣禹锡等谨按陈藏器云：木虻，陶云此虻不啖血，似虻而小。苏云：江、岭已南有木虻，长大绿（一作艳）色者，何有虻而不啖血，陶误耳。按木虻从木叶中出，卷叶如子，形圆著叶上，破中初出如白蛆，渐大羽化，坼破便飞，即能啮物。塞北亦有，岭南极多，如古度花成蚁耳。《本经》既出木虻，又出蜚虻，明知木虻是叶内之虻，飞虻是已飞之虫，飞是羽化，亦犹在蛹，如蚕之与蛾尔，既是一物，不合二出，应功用不同，后人异注尔。

695. **蜚虻** 味苦，微寒，有毒。**主逐瘀血，破下血积，坚痞，癥瘕，寒热，通利血脉及九窍，**女子月水不通，积聚，除贼血在心腹五脏者，乃喉痹结塞。生江夏川谷，五月取。腹有血者良。

陶隐居云：此即今啖牛马血者，伺其腹满掩取干之，方家皆呼为虻虫矣。唐本注云：三虻俱食牛马，非独此也，但得即堪用，何暇血充，然始掩取。如以义求，应如养鹰，饥则为用，若伺其饱，何能除疾尔。

臣禹锡等谨按药性论云：虻虫，使，一名蜚虻，恶麻黄。日华子云：破癥结，消积脓，堕胎。入丸散，除去翅足，炒用。

696. **蜚蠊** 味咸，寒，有毒。**主血瘀，癥坚，寒热，破积聚，喉咽闭，内塞无子，**通利血脉。生晋阳川泽及人家屋间，立秋采。

陶隐居云：形亦似䗪虫而轻小能飞，本在草中。八月、九月知寒，多入人家屋里逃尔。有两三种，以作廉姜气者为真，南人亦啖之。唐本注云：此虫，味辛辣而臭，汉中人食之，言下气，名曰石姜，一名卢蜰，一名负盘。《别录》云：形似蚕蛾，腹下赤，二月、八月采此，即南人谓之滑虫者是也。

臣禹锡等谨按蜀本图经云：金州、房州等山人啖之，谓之石姜，多在林树间百十为聚。尔雅云：蜚，蠦蜰。注云：蜰即负盘臭虫。

697. **䗪虫** 味咸，寒，有毒。**主心腹寒热洗洗，血积癥瘕，破积，下血闭，生子大良。一名地鳖，**一名土鳖。生河东川泽及沙中，人家墙壁下土中湿处。十月取，曝干。畏皂荚、昌蒲。

陶隐居云：形扁扁如鳖，故名土鳖，而有甲，不能飞，小有臭气，今人家亦有之。唐本注云：此物好生鼠壤土中及屋壁下，状似鼠妇，而大者寸余，形小似鳖，无甲，但有鳞也。

臣禹锡等谨按药性论云：䗪虫，使，畏屋遊，味苦、咸。治月水不通，破留血积聚。

698. **蛴螬** 味咸，**微温**、微寒，有毒。**主恶血，血瘀痹气，破折血在胁下坚满痛，月闭，目中淫肤，青翳白膜。**疗吐血在胸腹不去，及破骨踒折，血结，金疮内塞，产后中寒，下乳汁。**一名蟦蛴，**一名肥齐，一名勃齐。生河内平泽及人家积粪草中。取无时，反行者良。蜚蠊为之使，恶附子。

陶隐居云：大者如足大指，以背滚行，乃驶于脚，杂猪蹄作羹与乳母，不能别之。诗云：领如蝤蛴，今此别之。名以蛴字在下，恐此云蛴螬倒尔。

唐本注云：此虫，有在粪聚，或在腐木中。其在腐柳树中者，内外洁白；土粪中者，皮黄内黑黯。形色既异，土木又殊，当以木中者为胜。采虽无时，亦宜取冬月为佳。案《尔雅》一名蝎，一名蛣蝠，一名蛴蛴。**今按**陈藏器本草云：蛴螬，主赤白游疹。以物发疹，破碎蛴螬，取汁涂之。

臣禹锡等谨按蜀本注云：今据《尔雅》蟦，蛴螬。注云：在粪土中。《本经》亦云：一名蟦蛴。又云：生积粪草中，则此木恐非也，今诸朽树中蠹虫，俗通谓之蝎，莫知其主疗，惟桑树中者，近方用之，治眼得效。又《尔雅》蝎，蛣蝠。又蝎，桑蠹。注云：即蛣蝠也。又据有名未用、存用未识部虫类中，有桑蠹一条云：味甘，无毒。主心暴痛，金疮内生不足，即此是也。苏云：当以木中者为胜，今独谓其不然者，谓生出既殊，主疗亦别。虽有毒、无毒易见，而相使、相恶难知。又蝎不共号蛴螬，蟦不兼名蛣蝠，几以处疗，当自审之也。**药性论**云：蛴螬，臣。汁，主滴目中，去瞖障。主血止痛。**日华子**云：蛴螬虫，治胸下坚满，障翳瘀膜，治风疹。桑柳树内收者佳，余处即不中。粪土中者，可傅恶疮。

699. **蛞蝓**　**味咸，寒，**无毒。**主贼风㖞僻，轶筋及脱肛，惊痫挛缩。一名陵蠡，**一名土蜗，一名附蜗。生太山池泽及阴地沙石垣下。八月取。

陶隐居云：蛞蝓无壳，不应有蜗名，其附蜗者，复名蜗牛。生池泽沙石，则应是今山蜗，或当言其头，形类犹似蜗牛虫者，俗名蜗牛者，作瓜字，则蜗字亦音瓜。庄子所云，战于蜗角也。蛞蝓入三十六禽限，又是四种角虫之类。荧室星之精矣，方家殆无复用乎。**唐本注**云：三十六禽。亥上有三豕，貐乃豪猪，亦名蒿猪，毛如猬簪，摇而射人，其肚合屎干烧为灰，主黄疸，猪之类也。陶谓为蝓，误极大矣。又《山海经》云：貐，彘身人面，音如婴儿，食人兽。《尔雅》云：猰貐类貙，迅走食人，并非蛞蝓也。蛞蝓乃无壳蜗蠡矣。

臣禹锡等谨按蜀本注云：此即蜗牛也。而新附自有蜗牛一条，虽数字不同，而主疗与此无别，是后人误剩出之。亦如《别录》草部已有鸡肠，而新附又有蘩蒌在菜部。按《尔雅》云：附蠃，螔蝓，注云：蜗牛也。而《玉篇》蝓字下注亦云：螔蝓，蜗牛也。此则一物明矣。形似小螺，白色，生池泽草树间，头有四角，行则出，惊之则缩，首尾俱能藏入壳中。而苏注云：无壳蜗牛，非也。今据《本经》一名陵蠡，又有土蜗之名。且蜗，蠡者。皆嬴壳之属也。陶云若无壳，则不合有蜗名是也。又据今下湿处有一种虫，大于蜗牛，无壳而有角，云是蜗牛之老者。

700. 蜗牛　味咸，寒。主贼风㖞僻，踠跌，大肠下脱肛，筋急及惊痫。

陶隐居云：蜗牛，字是力戈反，而俗呼为瓜牛。生山中及人家，头形如蛞蝓，但背负壳尔。前以注说之。海边又一种，正相似，火炙壳便走出，食之益颜色，名为寄居。方家既不复用，人无取者，未详何者的是也。今注：蜗牛，唐本编在田中螺之后。今详陶隐居云：形似蛞蝓，而背负壳。**唐本注云**：蛞蝓乃无壳蜗蠡。即二种，当近似一物，主疗颇同。今移蛞蝓之下。

臣禹锡等谨按药性论云：蜗牛亦可单用，一名蠡牛，有小毒，能治大肠脱肛，生研取服，止消渴。**日华子云**：冷，有毒。治惊痫等。入药炒用，此即负壳蜒蚰也。

701. 水蛭　味咸、苦，平、微寒，有毒。**主逐恶血，瘀血，月闭，破血瘕，积聚，无子，利水道，又堕胎。**一名蚑，一名至掌。生雷泽池泽。五月、六月采，曝干。

陶隐居云：蚑，今复有数种，此用马蜞，得啮人腹中有血者，仍干为佳。山蚑及诸小者，皆不用。楚王食寒菹，所得而吞之，果能去结积，虽曰阴佑，亦是物性兼然。**唐本注云**：此物，有草蛭、水蛭。大者长尺，名马蛭，一名马蜞，并能咂牛、马、人血，今俗多取水中小者用之，大效，不必要须食人血满腹者；其草蛭，在深山草上，人行即傅着胫股，不觉，遂于肉中产育，亦大为害，山人自有疗法也。

臣禹锡等谨按蜀本云：采得之，当用篁竹筒盛待干，又米泔浸一宿后，暴干。以冬猪脂煎令焦黄，然后用之。勿误采石蛭、泥蛭用。石泥二蛭，头尖，腰粗，色赤，不入药，误食之，则令人眼中如生烟，渐至枯损。今用水中小者耳。**陈藏器云**：水蛭，本功外，人患赤白游疹及痈肿毒肿，取十余枚令咱（一作嗡）病处，取皮皱肉白，无不差也。冬月无蛭虫，地中掘取，暖水中养之，令动，先洗去人皮咸，以竹筒盛蛭缀之，须臾便咬血满自脱，更用饥者。崔知悌令两京无处预养之，以防缓急，收干蛭，当展其身，令长腹中有子者去之。此物难死，虽加火炙，亦如鱼子，烟熏三年，得水犹活，以为楚王之病也。**药性论**云：水蛭，使。主破女子月候不通，欲成血劳癥块。能治血积聚。**日华子**云：畏石灰。破癥结。然极难修制，须细剉后，用微火炒，令色黄乃熟，不尔，入腹生子为害。

702. **鳖甲　味咸，平，无毒。主心腹癥瘕，坚积，寒热，去痞，息肉，阴蚀，痔，恶肉。**疗温疟，血瘕，腰痛，小儿胁下坚。肉，味甘，主伤中，益气，补不足。生丹阳池泽。取无时。恶矾石。

陶隐居云：生取甲，剔去肉为好，不用煮脱者。今看有连厣及干岩便好，若上有甲，两边骨出，已被煮也，用之当炙。夏月剉鳖，以赤苋包置湿地，则变化生鳖。人有裹鳖甲屑，经五月，皆能变成鳖子。此其肉亦不足食，多作癥瘕。其目陷者，及合鸡子食之，杀人。不可合苋菜食之。其厣下有如王字形者，亦不可食。**唐本注**云：鳖头烧为灰，主小儿诸疾，又主产后阴脱下坠，尸疰，心腹痛。**今按陈藏器本草**云：鳖，主热气湿痹，腹中激热，细擘，五味煮食之，当微泄。膏，脱有毛发，拔去涂孔中，即不生；若欲重生者，以白犬乳汁涂拔处，当出黑也。颔下有软骨如龟形。食之，令人患水病。

臣禹锡等谨按蜀本云：以绿色仍重七两已上者，置醋五升于中，缓火逼之令尽，然后去裙捣入。**药性论**云：鳖甲，使，恶理石。能主宿食，癥块痃癖气，冷瘕劳瘦，下气，除骨热，骨节间劳热，结实拥塞。治妇人漏下五色羸瘦者，但烧甲令黄色，末，清酒服之方寸匕，日二服。又方：诃梨勒皮、干姜末等分为丸，空心下三十丸，再服，治癥癖病。又治痃癖气，可醋炙黄，末，牛乳一合，散一匙，调可，朝朝服之。又和琥珀、大黄作散，酒服二钱匕，少时恶血即下。若妇人小肠中血下尽，即休服。又白头血涂脱肛。**孟诜**云：鳖主妇人漏下，羸瘦。中春食之美，夏月有少腥气。其甲，岳州昌江者为上。赤足不可食，杀人。**日华子**云：鳖，益气调中，妇人带下，治血瘕腰痛。鳖甲，去血气，破癥结恶血，堕胎，消疮肿，并扑损瘀血，疟疾，肠痛。头烧灰疗脱肛。

703. **鲍鱼甲** 味辛，微温，有毒。**主心腹癥瘕，伏坚，积聚，寒热，女子崩中，下血五色，小腹、阴中相引痛，疮疥死肌。**疗五邪涕泣时惊，腰中重痛，小儿气癃眦溃。肉，主少气吸吸，足不立地。生南海池泽，取无时。蜀漆为之使，畏狗胆、芫花、甘遂。

陶隐居云：鲍，即今鼍甲也，用之当炙。皮可以贯鼓，肉至补益。于物难死，沸汤沃口入腹良久乃剥尔。鼋肉亦补，食之如鼍法。此等老者，多能变化为邪魅，自非急勿食之。**今按陈藏器本草云**：主恶疮，腹内癥瘕。甲，更佳，炙，浸酒服之。口内涎有毒也。

臣禹锡等谨按蜀本图经云：生湖畔土窟中，形似守宫而大，长丈余，背尾俱有鳞甲，今江南诸州皆有之。**药性论云**：鼍甲，臣，味甘，平，有小毒。主百邪鬼魅，治妇人带下，除腹内血积聚伏坚相引结痛。**孟诜云**：鼍，疗惊恐及小腹气疼。**日华子云**：鼍，治齿，疳䘌，宣露。甲用同功，入药炙。又云：鼋甲，臣，平，无毒。主五藏邪气，杀百虫毒，消百药毒，续人筋骨。又脂涂铁烧之便明。淮南王方术内用之。**陈藏器云**：鼋甲功用同鳖甲，炙烧浸酒。主瘰疬，杀虫风、瘘疮、风顽疥瘙。肉，主湿气，邪气，诸蛊。**张鼎云**：膏，摩风及恶疮。

704. **乌贼鱼骨** 味咸，微温，无毒。**主女子漏下赤白经汁，血闭，阴蚀，肿痛，寒热。癥瘕，无子。**疗惊气入腹，腹痛环脐，阴中寒肿，令人有子，又止疮多脓汁不燥。肉，味酸，平，主益气强志。生东海池泽，取无时。恶白敛、白及、附子。

陶隐居云：此是䴈乌所化作，今其口脚具存，犹相似尔。用其骨亦炙之，其鱼腹中有墨，今作好墨有之。**唐本注云**：此鱼骨，疗牛马目中障翳，亦疗人目翳，用之良也。**今按陈藏器本草云**：乌贼鱼骨，主小儿痢下，细研为末，饮下之。亦主妇人血瘕，杀小虫并水中虫，投骨于井中虫死。腹中墨，主血刺心痛，醋摩服之。海人云：昔秦王东遊，弃筭袋于海，化为此鱼，其形一如筭袋，两带极长，墨犹在腹也。

臣禹锡等谨按蜀本图经云：鷃乌所化也，今目口尚在背上，骨厚三、四分，今出越州。苏恭引《音义》云：无鷃字，言是鹎字，乃以《尔雅》中鹎鶋。一名雅鸟，小而多群，腹下白者为之。《图经》又云：背上骨厚三、四分，则非水鸟也。今据《尔雅》中自有鸧、乌鷃，是水鸟似鸨，短颈腹翅紫白，背上绿色，名字既与《图经》相符，则鷃乌所化明矣。**药性论**云：乌贼鱼骨，使，有小毒。止妇人漏血，主耳聋。**孟诜**云：乌贼骨，主目中一切浮翳。细研和蜜点之。又，骨末治眼中热泪。**日华子**云：乌贼鱼，通月经。骨疗血崩，杀虫。心痛甚者，炒其墨，醋调服也。又名缆鱼，须脚悉在眼前，风波稍急，即以须粘石为缆。

705. **蟹** 味咸，寒，有毒。**主胸中邪气热结痛，㖞僻，面肿，败漆烧之致鼠。**解结散血，愈漆疮，养筋益气。爪，主破胞，堕胎。生伊洛池泽诸水中，取无时。杀莨菪毒、漆毒。

陶隐居云：蟹类甚多，蝤蝶、拥剑、彭蜎皆是，并不入药。惟蟹最多有用，《仙方》以化漆为水，服之长生。以黑犬血灌之，三日烧之，诸鼠毕至。未被霜甚有毒，云食水莨所为，人中之，不即疗多死。目相向者亦杀人，服冬瓜汁、紫苏汁及大黄丸皆得差。海边又有彭蜞、拥剑，似彭蜎而大，似蟹而小，不可食。蔡谟初渡江，不识而啖之，几死，叹曰：读《尔雅》不熟，为劝学者所误。**今按**陈藏器本草云：蟹脚中髓及脑并壳中黄，并能续断绝筋骨，取碎之微熬，内疮中，筋即连也。八月腹内有芒，食之无毒。其芒是稻芒，长寸许，向东输海神，开腹中犹有海水。《本经》云：伊洛水中者石蟹，形段不同。其黄傅久疽疮，无不瘥者。

臣禹锡等谨按陈藏器云：蝤蝶，主小儿闪癖，煮食之。大者长尺余，两螯至强，八月能与虎斗，虎不如也。随大潮退壳，一退一长。拥剑，一名桀步。一螯极小，以大者斗，小者食，别无功。彭蜞有小毒。膏主湿癣疽疮，不差者涂之，食其肉，能令人吐下至困。蔡谟渡江，误食者。彭蜎如小蟹，无毛，海人食之，别无功。续注

孟诜云：蟹，主散诸热。治胃气，理经脉，消食。八月输芒后食好，未输时为长未成。就醋食之，利肢节，去五藏中烦闷气。其物虽形状恶，

食甚宜人。日华子云：螃蟹，凉，微毒。治产后肚痛，血不下，并酒服。筋骨折伤，生捣，炒署，良。脚爪，破宿血，止产后血闭、肚痛，酒及醋汤煎服，良。

又云：蟾蜍，冷，无毒。解热气，治小儿痞气。续注

706. 原蚕蛾　雄者有小毒。主益精气，强阴道，交接不倦，亦止精。屎，温，无毒。主肠鸣，热中，消渴，风痹，瘾疹。

陶隐居云：原蚕是重养者，俗呼为魏蚕。道家用其蛾止精，其翁茧入术用。屎，名蚕沙，多入诸方用，不但熨风而已也。今按陈藏器本草云：原蚕屎，一名蚕沙，净收取晒干，炒令黄，袋盛浸酒，去风，缓诸节不随，皮肤顽痹，腹内宿冷，冷血瘀血，腰脚疼冷。炒令热袋盛，热熨之，主偏风，筋骨瘫缓，手足不随，及腰脚软，皮肤顽痹。

臣禹锡等谨按日华子云：晚蚕蛾，壮阳事，止泄精，尿血，暖水脏。又蚕蛾，平。治暴风，金疮，冻疮，汤火疮并灭疮瘢，入药炒用。

又云：蚕布纸，平。治吐血，鼻洪，肠风泻血，崩中带下，赤白痢，傅丁肿疮。入药烧用。续注

又云：蚕沙，治风痹顽疾不仁，肠鸣。

707. 蚕退　主血风病，益妇人。一名马鸣退。近世家医家多用蚕退纸，而东方诸医用蚕欲老眠起所蜕皮，虽二者之用各殊，然东人所用者为正。用之当微炒，和诸药可作丸、散服。新定

708. 鳗鲡鱼　味甘，有毒。主五痔，疮瘘，杀诸虫。

陶隐居云：能缘树食藤花，形似鳝，取作臛食之。炙以熏诸木竹，辟蛀虫。膏，疗诸瘘疮。又有蝤，亦相似而短也。唐本注云：此膏，又疗耳

中虫痛者，鲵鱼，有四脚，能缘树。陶云鳗鲡，便是谬证也。

臣禹锡等谨按孟诜云：杀诸虫毒。干末空腹食之，三、五度差。又，熏下部痔，虫尽死。患诸疮瘘及疬疡风，长食之甚验。腰肾间湿风痹，常如水洗者，可取五味、米煮，空腹食之，甚补益。湿脚气人服之良。又诸草石药毒，食之，诸毒不能为害。五色者其功最胜。兼女人带下百病，一切风，五色者出歙州。头似蝮虵，背有五色文者是也。陈士良云：鳗鲡鱼，寒。陈藏器云：鳅鱼，短小，常在泥中。主狗及牛瘦，取一、二枚以竹筒从口及鼻生灌之，立肥也。续注

日华子云：海鳗，平，有毒。治皮肤恶疮疥，疳𧏾，痔瘘。又名慈鳗、狼狗鱼。又云：鳗鱼，平，微毒。治劳补不足，杀傳尸疰气，杀虫毒，恶疮，暖腰膝，起阳，疗妇人产户疮虫痒。续注

709. 鲛鱼皮　主蛊气，蛊疰方用之。即装刀靶鲭鱼皮也。

唐本注云：出南海，形似鳖，无脚而有尾。今按陈藏器本草云：一名沙鱼，一名鳆鱼。皮，主食鱼中毒，烧末服之。唐本先附

臣禹锡等谨按蜀本图经云：圆广尺余，尾长尺许，惟无足，背皮粗错。日华子云：鲛鱼，平，微毒。

710. 白鱼　味甘，平，无毒。主胃气，开胃下食，去水气，令人肥健。大者六、七尺，色白头昂。生江湖中。今附

臣禹锡等谨按孟诜云：白鱼，主肝家不足气，不堪多食，泥人心。虽不发病，终养𧏾所食。新者好，久食令人心腹诸病。可煮炙，于葱、醋中一、两沸食。犹少调五藏气，理经脉。日华子云：助血脉，补肝明目，患疮疖人不可食，甚发脓，炙疮不发，作鲙食之良。

711. 鳜鱼　味甘，平，无毒。主腹内恶血，益气力，令人肥健，去腹内小虫，背有黑点，味尤重。昔仙人刘凴常食石挂鱼，今此鱼犹有桂名，恐是此也。生江

溪间。今附

臣禹锡等谨按日华子云：微毒。益气，治肠风泻血。又名鱖豚、水豚。

712. 青鱼　味甘，平，无毒。肉，主脚气湿痹，作鲊，与服石人相反。眼睛，主能夜视。头中枕，蒸取干，代琥珀用之，摩服，主心腹痛。胆，主目暗，滴汁目中，并涂恶疮。生于江湖之间。今附

臣禹锡等谨按萧炳云：疗卒气。研服，止腹痛。可白煮吃，治脚气脚弱。日华子云：作鲭字，平，微毒。治脚软，烦懑，益气力。枕用醋摩，治水气，血气心痛。不可同葵、蒜食之。服术人亦勿啖也。

713. 河豚　味甘，温，无毒。主补虚，去湿气，理腰脚，去痔疾，杀虫。江河淮皆有。今附

臣禹锡等谨按日华子云：河豚，有毒。又云：胡夷鱼，凉，有毒。煮和秃菜食，良。毒以芦根及橄榄等解之。肝有大毒。又名鲄鱼、规鱼、吹肚鱼也。

714. 石首鱼　味甘，无毒。头中有石如碁子。主下石淋，磨石服之。亦烧为灰，末服。和莼菜作羹，开胃益气。候干食之，名为鲞（音想）。炙食之，主消瓜成水，亦主卒腹胀，食不消，暴下痢。初出水能鸣，夜视有光。又野鸭头中有石，云是此鱼所化。生东海。今附

臣禹锡等谨按陈士良云：石首鱼，平。日华子云：取脑中枕，烧为末，饮下治淋也。

715. 嘉鱼　味甘，温，无毒。食之，令人肥健悦泽。此乳穴中小鱼，常食乳水，所以益人，能久食之。力强于乳，有似英鸡。功用同乳。今附

716. 鲻鱼　味甘，平，无毒。主开胃，通利五脏。久食令人肥健。此鱼食泥，与百药无忌。似鲤身圆，头扁骨软。生江海浅水中。今附

717. 紫贝　明目，去热毒。

唐本注云：形似贝，圆，大二、三寸。出东海及南海上，紫斑而骨白。唐本先附

臣禹锡等谨按陈士良云：紫贝，平，无毒。

718. 鲈鱼　平。补五藏，益筋骨，和肠胃，治水气。多食宜人，作鲊犹良。又暴干，甚香美。虽有小毒，不至发病。一云：多食发痃癖及疮肿，不可与乳酪同食。

719. 鲎　平，微毒。治痔，杀虫，多食发嗽并疮癣。壳入香，发众香气。尾，烧焦，治肠风泻血崩中带下，及产后痢。脂，烧，集鼠。已上二种新补　见孟诜、日华子

［虫鱼下］

720. **虾蟆**　味辛、**寒**，有毒。**主邪气，破癥坚血，痈肿，阴疮，服之不患热病。**疗阴蚀疽疠恶疮，猘犬伤疮，能合玉石。一名蟾蜍，一名䵷，一名去甫，一名苦蠪。生江湖池泽。五月五日取，阴干，东行者良。

陶隐居云：此是腹大，皮上多痱磊者，其皮汁甚有毒。犬啮之，口皆肿。人得温病斑出困者，生食一两枚，无不差者。五月五日取东行者五枚，反缚着密室中闭之，明旦视自解者，取为术用，能使人缚亦自解。烧灰敷

疮立验。其肪涂玉则刻之如蜡，故云能合玉石，但肪不可多得。取肥者，剉，煎膏，以涂玉，亦软滑易截。古玉器有奇特，非雕琢人功者，多是昆吾刀及虾蟆肪所刻也。唐本注云：《别录》云：脑，主明目，疗青盲也。

臣禹锡等谨按蜀本图经云：今所在池泽皆有。取日干及火干之。一法：刳去皮、爪，酒浸一宿，又用黄精自然汁浸一宿，涂酥炙干用之。萧炳云：腹下有丹书八字者，以足画地，真蟾蜍也。药性论云：虾蟆，亦可单用。主辟百邪鬼魅，涂痈肿及治热结肿。又云：蟾蜍，臣。能杀疳虫，治鼠漏恶疮。端午日取眉脂，以朱砂、麝香为丸，如麻子大，小孩子疳瘦者，空心一丸。如脑疳，以妳汁调，滴鼻中。烧灰，傅一切有虫恶痒滋胤疮。陈藏器云：虾蟆、蟾蜍，二物各别，陶将蟾蜍功状注虾蟆条中，遂使混然。采取无别。今药家所卖，亦以蟾蜍当虾蟆，且虾蟆背有黑点，身小，能跳接百虫，解作呷呷声，在陂泽间，举动极急。《本经》书功，即是此也。蟾蜍身大，背黑无点，多痱磊，不能跳，不解作声，行动迟缓，在人家湿处。本功外，主温病身斑者，取一枚生捣，绞取汁服之。亦烧末服，主狂犬咬发狂欲死。作鲙食之，频食数顿。矢主恶疮，谓之土槟榔，出下湿地处，往往有之。术家以肪软玉及五月五日收取，即是此也。又有青蛙、蛙蛤、蝼蝈、长肱、石榜、蠼子之类，或在水田中，或在沟渠侧，未见别功，故不具载。《周礼·掌蝈氏》去蛙黾，焚牡菊灰洒之则死。牡菊，无花菊也。《本经》云：虾蟆一名蟾蜍，误矣。日华子云：虾蟆，冷，无毒。治犬咬及热狂，贴恶疮，解烦热，色斑者是。又云：蟾，凉，微毒。破癥结，治疳气，小儿面黄，癖气，烧灰油调傅恶疮，入药并炙用。又名蟾蜍。眉酥治蚛牙，和牛酥摩，傅腰眼并阴囊，治腰肾冷并助阳气。以吴茱萸苗汁调妙。粪傅恶疮、丁肿，杂虫咬。油调傅瘰疬、痔瘘疮。

721. 蛙　味甘，寒，无毒。主小儿赤气，肌疮，脐伤，止痛，气不足。一名长股。生水中，取无时。

陶隐居云：凡蜂、蚁、蛙、蝉，其类甚多。大而青脊者，俗名土鸭，其鸣甚壮。又一种黑色，南人名为蛤子，食之至美。又一种小形善鸣唤，名蛙子，此则是也。

臣禹锡等谨按蜀本注云：虾蟆属也，居陆地，青脊善鸣，声作蛙者是。日华子云：青蛙，性冷。治小儿热疮。背有黄路者，名金线。杀尸疰，病虫，去劳劣，解热毒，身青绿者是。

722. 牡鼠　微温，无毒。疗踒折，续筋骨，捣敷之，三日一易。四足及尾，主妇人堕胎，易出。肉，热，无毒。主小儿哺露大腹，炙食之。粪，微寒，无毒。主小儿痫疾，大腹，时行劳复。

陶隐居云：牡鼠，父鼠也。其屎两头尖，专疗劳复。鼠目，主明目，夜见书，术家用之。腊月鼠，烧之辟恶气；膏煎之，亦疗诸疮。胆，主目暗，但才死胆便消，故不可得之。

臣禹锡等谨按孟诜云：牡鼠，主小儿痫疾。腹大贪食者，可以黄泥裹烧之。细拣去骨，取肉和五味汁作羹，与食之。勿令食著骨，甚瘦人。又，取腊月新死者一枚，油一大升，煎之使烂，绞去滓，重煎成膏。涂冻疮及折破疮。**日华子云**：鼠，凉，无毒。治小儿惊痫疾，以油煎令消，入蜡傅汤火疮。生捣署折伤筋骨。雄鼠粪，头尖硬者是。治痫疾，明目。葱、豉煎服，治劳复。足，烧食，催生。

723. 蚺蛇胆　味甘、苦，寒，有小毒。主心腹䘌痛，下部䘌疮，目肿痛。膏，平，有小毒。主皮肤风毒，妇人产后腹痛余疾。

陶隐居云：此蛇出晋安，大者三、二围。在地行往不举头者，是真；举头者，非真。形多相似，彼土人以此别之。膏、胆又相乱也。真膏累累如梨豆子相着，他蛇膏皆大如梅、李子。真胆狭长通黑，皮膜极薄，舐之甜苦，摩以注水即沉而不散；其伪者并不尔。此物最难得真，真膏多所入药用，亦云能疗伯牛疾。**唐本注云**：此胆，剔取如米粟，着净水中，浮游水上，廻旋行走者为真，多着亦即沉散。其少着径沉者，诸胆血并尔。陶所说真伪正反，今出桂、广已南，高、贺等州。大有将肉为脍，以为珍味。虽死似鼍，稍截食之。其形似鳢鱼，头若鼍头，尾圆无鳞，或言鳢鱼变为之也。

臣禹锡等谨按蜀本图经云：出交广二州，岭南诸州。大者径尺，长丈许，若蛇而粗短。**药性论云**：蚺蛇胆，臣。渡岭南，食此脍，瘴毒不侵，世人皆知之。胆，主下部虫，杀小儿五疳。**孟诜云**：蚺蛇膏，主皮肉间毒气。肉作脍食之，除疳疮，小儿脑热，水渍注鼻中。齿根宣露，和麝香末傅之。其胆难识，多将诸胆代之。可细切于水中，走者真也。又，猪及大虫胆亦走，迟于此胆。**陈藏器云**：蚺蛇，本功外，胆主破血，止血痢，蛊毒下血，小儿热丹，口疮疳痢。肉主飞尸，遊蛊。喉中有物，吞吐不得出者，作脍食之，其脍著醋，能卷人筋，以芒草为筋，不然终不可脱，至难死。开胁边取胆放之，犹能生三、五年平复也。**段成式酉阳杂俎云**：蚺蛇长十丈，尝吞鹿，鹿消尽，乃绕树出骨。养疮时肪腴甚美，或以妇人衣投之，则蟠而不起。其胆上旬近头，中旬在心，下旬近尾。

724. 蝮蛇胆　味苦，微寒，有毒。主䘌疮。肉，酿作酒，疗癞疾，诸瘘，心腹痛，下结气，除蛊毒。其腹中吞鼠，有小毒，疗鼠瘘。

陶隐居云：蝮蛇黄黑色，黄颔尖口，毒最烈，虺形短而扁，毒不异于蚖，中人不即疗，多死。蛇类甚众，惟此二种及青蝰为猛，疗之并别有方。蛇皆有足，五月五日取烧地令热，以酒沃之，置中，足出。术家所用赤练、黄颔，多在人家屋间，吞鼠子雀雏，见腹中大者，破取，干之。**唐本注云**：蛇屎，疗痔瘘，器中养取之。皮灰，疗丁肿、恶疮、骨疽。蜕皮，主身痒，瘑、疥、癣等。蝮蛇作地色，鼻反，口又长，身短，头尾相似，大毒，一名蚖蛇，无二种也。山南汉沔间足有之。

臣禹锡等谨按蜀本图经云：形粗短，黄黑如土色，白斑，鼻反者，山南金州、房州、均州皆有之。**陈藏器云**：蝮蛇，按蛇既众，多入用非一。《本经》虽载，未能分析，其蝮蛇形短，鼻反，锦文，亦有与地同色者。着足断足，着手断手，不尔合身糜溃。其蝮蛇七、八月毒盛时，啮树以泄其气，树便死，又吐口中涎沫于草木上，着人身肿成疮，卒难主疗，名曰蛇漠疮。蝮所主略与虺同。众蛇之中，此独胎产，本功外，宣城间山人，取一枚，活着器中，以醇酒一斗投之，埋于马溺处，周年已后开取，酒味犹存，蛇已消化，有患大风及诸恶风，恶疮瘰疬，皮肤顽痹，半身枯死，皮肤手足藏腑间重疾，并主之。不过服一升已来，当觉举身习习，服讫，服佗药不复得力。亦有小毒，不可顿服。腹中死鼠，主鼠瘘。脂磨着物皆透。又主癞。取一枚及佗蛇亦得，烧坐上，当有赤虫如马尾出，仍取蛇肉塞鼻中，亦主赤痢，取骨烧为黑末，饮下三钱匕，杂蛇亦得。**药性论**云：蝮蛇胆，君。治下部虫，杀虫良。蛇，主五治痔，肠风泻血。

725. 蛤蚧　味咸，平，有小毒。主久肺劳传尸，杀鬼物邪气，疗咳嗽，下淋沥，通水道。生岭南山谷，及城墙或大树间。身长四、五寸，尾与身等。形如大守宫，一雄一雌，常自呼其名曰蛤蚧。最护惜其尾，或见人欲取之，多自啮断其尾，人既不取之。凡采之者，须存其尾，则用之力全故也。《方言》曰：桂林之中，守宫能鸣者，谓蛤蚧。盖相似也。今附

臣禹锡等谨按岭表录异云：蛤蚧，首如虾蟆，背有细鳞如蚕子，土黄色，身短尾长。多巢于榕树中，端州子墙内，有巢于厅署城楼间者，旦暮则鸣，自呼蛤蚧。或云鸣一声是一年者。俚人采之，鬻于市为药，能治肺疾。医人云：药力在尾，尾不具者无功。**日华子**云：无毒。治肺气，止嗽，并通月经，下石淋及治血。又名蛤蚧。合药去头、足，洗去鳞鬣内不净，以酥炙用，良。

726. 鲮鲤甲　微寒。主五邪惊啼悲伤，烧之作灰，以酒或水和方寸匕，疗蚁瘘。

陶隐居云：其形似鼍而短小，又似鲤鱼，有四足，能陆能水。出岸开鳞甲，伏如死，令蚁入中，忽闭而入水，开甲，蚁皆浮出，于是食之。故主蚁瘘，方用亦稀，惟疗疮癞及诸疰疾尔。

臣禹锡等谨按蜀本图经云：生深大山谷中，金、房、均等州皆有之。**药性论**云：鲮鲤甲，使，有大毒。治山瘴疟，恶疮，烧傅之。**日华子**云：凉，有毒。治小儿惊邪。妇人鬼魅悲泣及痔漏，恶疮，疥癣。

727. 蜘蛛　微寒。主大人小儿㿉。七月七日取其网，疗喜忘。

陶隐居云：蜘蛛类数十种，《尔雅》止载七、八种尔，今此用悬网状

鱼罾者，亦名蚰蜒。蜂及蜈蚣螫人，取置肉上，则能吸毒。又以断疟及干呕霍乱。术家取其网着衣领中辟忘。有赤斑者，俗名络新妇，亦入方术用之。其余杂种，并不入药。《诗》云："蟏蛸在户"，正谓此也。唐本注云：《别录》云：疗小儿大腹，丁奚三年不能行者，又主蛇毒、温疟、霍乱，止呕逆。剑南、山东为此虫啮，疮中出丝，屡有死者。其网缠赘疣，七日消烂，有验矣。

臣禹锡等谨按日华子云：斑蜘蛛，冷，无毒。治疟疾，丁肿。网七夕朝取食，令人巧，去健忘。又云：壁钱虫，平，微毒。治小儿吐逆，止鼻洪并疮。滴汁，傅鼻中及疮上，并傅瘘疮，是壁上作茧蜘蛛也。

728. 蜻蛉　微寒。强阴，止精。

陶隐居云：此有五、六种，今用青色大眼者，一名诸乘，俗呼为胡蜊，道家用以止精。眼可化为青珠。其余黄细黑者，不入药用，一名蜻蜓。

臣禹锡等谨按蜀本注云：蜻蜓，六足四翼，好飞溪渠侧。日华子云：蜻蜓，凉，无毒。壮阳，暖水藏。入药去翼、足，炒用良。

729. **石蚕　味咸，寒，有毒。主五癃，破石淋，堕胎。肉，解结气，利水道，除热。一名沙虱。**生江汉池泽。

陶隐居云：李云江左无识此者，谓为草根，其实类虫，形如老蚕，生附石。伧人得而食之，味咸而微辛。李之所言有理，但江汉非伧地尔。大都应是生气物，犹如海中蛎蛤辈，附石生不动，亦皆活物也。今俗用草根黑色多角节，亦似蚕，恐未是实。方家不用沙虱，自是东间水中细虫。人入水浴，着人略不可见，痛如针刺，挑亦得之。今此名或同尔，非其所称也。唐本注云：石蚕，形似蚕，细小有角节，青黑色。生江汉侧石穴中，歧陇间亦有，北人不多用，采者遂绝尔。今陇州采送之。

臣禹锡等谨按蜀本注：李云江左无识此者，谓是草根，生附石间，其实如老蚕。如此则合在草部矣。今既在虫部，又一名沙虱，则是沙石间所生者一种虫也。陶云犹如蛎蛤辈，附石而生，近之矣。苏亦未识，而云似蚕，有节，青黑，生江汉石穴中。此则半似说虫半似草，更云不采遂绝，妄亦甚也。按此虫所在水石间有之，取以为钩饵者是也。今马湖石间出此最多。彼人如啖之，云咸、微辛。李、苏二说殆不足凭也。

730. **蛇蜕** **味咸**、甘，**平**，无毒。**主小儿百二十种惊痫，瘈疭，癫疾，寒热，肠痔，虫毒，蛇痫**，弄舌摇头，大人五邪，言语僻越，恶疮，呕咳，明目。**火熬之良。一名龙子衣，一名蛇符**，一名龙子皮，**一名龙子单衣，一名弓皮。**生荆州川谷及田野。五月五日、十五日取之，良。畏磁石及酒。

陶隐居云：草中不甚见虺、蝮蜕，惟有长者，多是赤练、黄颔辈，其皮不可复识，今往往得尔，皆须完全。石上者弥佳，烧之甚疗诸恶疮也。今按陈藏器本草云：蛇蜕，主疟，取正发日，以蛇蜕皮塞病人两耳，临发，又以手持少许，并服一合盐醋汁令吐也。

臣禹锡等谨按药性论云：蛇蜕皮，臣，有毒。能主百鬼魅，兼治喉痹。日华子云：治蛊毒，辟恶，止呕逆，治小儿惊悸，催生。疬疡，白癜风，煎汁傅。入药并炙用。

731. 蛇黄 主心痛，疰忤，石淋，产难，小儿惊痫，以水煮研服汁。出岭南，蛇腹中得之，圆重如锡，黄黑青杂色。

今注：蛇黄多赤色，有吐出者，野人或得之。唐本先附

臣禹锡等谨按日华子云：冷，无毒。镇心。如入药，烧赤三、四次，醋淬飞研用之。

732. 白花蛇 味甘、咸，温，有毒。主中风湿痹不仁，筋脉拘急，口面㖞斜，半身不遂，骨节疼痛，大风疥癞，及暴风瘙痒，脚弱不能久立。一名褰鼻蛇。白花者良。生南地，及蜀郡诸山中。九月、十月采捕之。火干。今附

臣禹锡等谨按药性论云：白花蛇，君。主治肺风鼻塞，身生白癜风，

疬疡斑点及浮风瘾疹。

733. 乌蛇　无毒。主诸风瘙瘾疹，疥癣，皮肤不仁，顽痹诸风。用之，炙，入丸、散、浸酒、合膏皆有。三稜色黑如漆，性善，不啮物。江东有黑梢蛇，能缠物至死，亦如其类。生商洛山。今附

臣禹锡等谨按药性论云：乌蛇，君，味甘，平，有小毒。能治热毒风，皮肌生疮，眉鬓脱落，㾦痒疥等。

734. 金蛇　无毒。解生金毒，人中金药毒者，取蛇四寸，炙令黄，煮汁饮，频服之，以瘥为度。大如中指，长尺许，常登木饮露，身作金色，照日有光。亦有银蛇，解银药毒。人中金毒。候之法：合瞑，取银口中含，至晓，银变为金色者，是也。令人肉作鸡脚裂。生宾、澄州。今附

臣禹锡等谨按陈藏器云：金蛇，味咸，平。

735. **蜈蚣**　**味辛，温，**有毒。**主鬼疰，蛊毒，啖诸蛇虫鱼毒。杀鬼物老精温疟，去三虫。**疗心腹寒热结聚，堕胎，去恶血。生大吴川谷江南。赤头足者良。

陶隐居云：今赤足者多出京口，长山、高丽山、茅山亦甚有，于腐烂积草处得之，勿令伤，曝干之。黄足者甚多，而不堪用，人多火炙令赤以当之，非真也。一名蝍蛆。庄周云：蝍蛆甘带。淮南子云：腾蛇游雾，而殆于蝍蛆。其性能制蛇，忽见大蛇，便缘而啖其脑。蜈蚣亦啮人，以桑汁白盐涂之即愈。唐本注云：山东人呼蜘蛛一名蝍蛆，亦能制蛇，而蜘蛛条无制蛇语。庄周云蝍蛆甘带，淮南云腾蛇殆于蝍蛆，并言蜈蚣矣。

臣禹锡等谨按蜀本图经云：生山南谷土石间，人家屋壁亦有。形似马陆，扁身，长黑，头、足赤者良。今出安、襄、邓、随、唐等州，七月、八月采。日华子云：蜈蚣，治癥癖，邪魅，蛇毒，入药炙用。

736. **马陆** 味辛，温，有毒。**主腹中大坚癥，破积聚，息肉，恶疮，白秃。**疗寒热痞结，胁下满。**一名百足，**一名马轴。生玄菟山谷。

陶隐居云：李云此虫形长五六寸，状如大蛩，夏月登树鸣，冬则蛰，今人呼为飞蛇虫也，恐不必是马陆尔。今有一细黄虫，状如蜈蚣而甚长，俗名土虫，鸡食之醉闷亦至死。书云百足之虫，至死不僵。此虫足甚多，寸寸断便寸行，或欲相似，方家既不复用，市人亦无取者，未详何者的是。**唐本注云：**此虫大如细笔管，长三、四寸，斑色亦如蚰蜒，襄阳人名为马蚿，亦呼为马轴，亦名刀环虫，以其死侧卧，状如刀环也。有人自毒服一枚，便死也。

737. **蠮螉** 味辛，平，无毒。**主久聋咳逆，毒气出刺，出汗。**疗鼻窒。其土房主痈肿，风头。一名土蜂，生熊耳川谷及牂牁，或人屋间。

陶隐居云：此类甚多，虽名土蜂，不就土中为窟，谓摙土作房尔。今一种黑色，腰甚细，衔泥于人室及器物边作房，如并竹管者是也。其生子如粟米大置中，乃捕取草上青蜘蛛十余枚满中，仍塞口，以拟其子大为粮也。其一种入芦竹管中者，亦取草上青虫，一名蜾蠃。诗云：螟蛉有子，蜾蠃负之。言细腰物无雌，皆取青虫，教祝便变成己子，斯为谬矣。造诗者乃可不详，未审夫子何为因其僻邪。圣人有阙，多皆类此。**唐本注云：**土蜂土中为窠，大如乌蜂，不伤人，非蠮螉，蠮螉不入土中为窠。虽一名土蜂，非蠮螉也。**今按**李含光《音义》云：咒变成子，近亦数有见者，非虚言也。

臣禹锡等谨按蜀本注云：按《尔雅》，果蠃，蒲卢。注云：即细腰峰也，俗呼为蠮螉。《诗》云：螟蛉之子，蜾蠃负之。注曰：螟蛉，桑虫也。蜾蠃，蒲卢也。言蒲卢负持桑虫，以成其子，乃知蠮螉即蒲卢也。蒲卢即细腰蜂也。据此，不独负持桑虫，以佗虫入穴，摙泥封之。数日则成蜂飞去。陶云是先生子如粟在穴，然捕佗虫以为之食。今人有候其封穴了，坏而看之，果见有卵如粟在死虫之上，则如陶说矣。而诗人以为喻者，盖知其大而不知其细也。陶又说此蜂黑色，腰甚细，能摙泥在屋壁间作房，如并竹管者是也。亦有入竹管中、器物间作穴者，但以泥封其穴口而已。《图经》云：揑泥用窠，或变成双，得处便作，不拘土石竹木间，今所在皆有之。日华子云：蠮螉，有毒。治呕逆。生研，罯竹木刺。入药炒用。

738. **雀瓮** 味甘，平，无毒。**主小儿惊痫，寒热结气，蛊毒，鬼疰。一名躁舍。**生汉中，采蒸之。生树枝间，蛅蟖房也。八月取。

陶隐居云：蛅蟖，蚝虫也。此虫多在石榴树上，俗呼为蚝虫，其背毛亦螫人。生卵，形如鸡子，大如巴豆，今方家亦不用此。蚝，一作载尔。唐本注云：此物紫白间斑，状似车渠文可爱，大者如雀卵，在树间似螵蛸虫也。

臣禹锡等谨按蜀本注云：雀好食之，俗谓之雀儿饭瓮。陈藏器云：雀痈，本功外，主小儿撮口病，先剺小儿口傍，令见血，以痈碎取汁涂之，亦生捣鼠妇并雀痈汁涂。小儿多患此病，渐渐以撮不得饮乳者是。凡产育时，开诸物口不令闭，相厌之也。打破绞取汁，与平常小儿饮之，令无疾。《本经》云：蛅蟖房。苏云蚝虫卵也。且蚝虫身扁，背上有刺，大小如蚕，安有卵如雀卵哉，苏为深误耳。雀痈一名雀甕，为其形似甕而名之。痈、甕声近耳，其虫好在果树上，背有五色裥毛，刺人有毒。欲老者，口中吐白汁，凝聚渐硬，正如雀卵，子在其中作蛹，以甕为茧，羽化而出，作蛾放子如蚕子，于叶间，岂有蚝虫卵如雀卵大也。日华子云：载毛虫窠，有毒。

739. **鼠妇** 味酸，温，微寒，无毒。**主气癃，不得小便，妇人月闭，血瘕，痫痓，寒热，利水道。一名负蟠，一名蛜蝛，**一名蟠蟠。生魏郡平谷人家地上，五月五日取。

陶隐居云：一名鼠负，言鼠多在坎中，背则负之，今作妇字，如似乖理，又一名鼠姑。

臣禹锡等谨按蜀本注云：《尔雅》云：蟠，鼠负是也。多在甕器底及土坎中，常惹着鼠背，故名之也。俗亦谓之鼠粘，犹如葈耳，名羊负来也。

日华子云：鼠妇虫，有毒。通小便，能堕胎。

740. **萤火** 味辛，微温，无毒。**主明目，小儿火疮，伤热气，蛊毒，鬼疰，通神精。一名夜光，**一名放光，一名熠燿，一名即炤。生阶地池泽。七月七日取，阴干。

陶隐居云：此是腐草及烂竹根所化，初犹未如虫，腹下已有光，数日便变而能飞。方术家捕取内酒中，令死乃干之，俗药用之亦稀。

臣禹锡等谨按蜀本注云：《尔雅》云，萤火，即炤。《注》曰，夜飞，腹下有火，按此虫是朽草所化也。《吕氏春秋》云：腐草化为萤是也。药性论云：萤火，亦可单用，治青盲。

741. **衣鱼** 味咸，温，无毒。**主妇人疝瘕。小便不利，小儿中风项强背起，摩之。**又疗淋，堕胎，涂疮灭瘢。**一名白鱼，**一名蟫。生咸阳平泽。

陶隐居云：衣中乃有，而不可常得，多在书中。亦可疗小儿淋闭，以摩脐及小腹，即溺通也。

臣禹锡等谨按药性论云：衣中白鱼，使，有毒，利小便。

742. **白颈蚯蚓** 味咸，寒、大寒，无毒。**主蛇瘕，去三虫，伏尸，鬼疰，蛊毒，杀长虫，仍自化作水。**疗伤寒伏热，狂谬，大腹，黄疸。一名土龙。生平土，三月取，阴干。

陶隐居云：白颈是其老者尔，取破去土，盐之，日曝，须臾成水，道术多用之。温病大热狂言，饮其汁皆差，与黄龙汤疗同也。其屎呼为蚓蝼，食细土无沙石，入合丹泥釜用。若服此干蚓，应熬作屑，去蛔虫甚有验也。唐本注云：《别录》云：盐霑为汁，疗耳聋。盐消蛔，功同蚯蚓。其屎，封狂犬伤毒，出犬毛，神效。

臣禹锡等谨按蜀本注又云：解射罔毒。药性论云：蚯蚓，亦可单用，有小毒。干者熬末用之，主蛇伤毒。一名地龙子。日华子云：蚯蚓，治中风并痫疾，去三虫，治傳屍，天行热疾，喉痹，蛇虫伤。又名千人踏，即是路行人踏杀者。入药烧用。其屎，治蛇、犬咬并热疮，并盐研傅。小儿阴囊忽虚热肿痛，以生甘草汁调，轻轻涂之。

743. **蝼蛄** 味咸，寒，无毒。**主产难，出肉中刺，溃痈肿，下哽噎，解毒，除恶疮。一名蟪蛄，一名天蝼，一名螜。**生东城平泽，**夜出者良，夏至取，**曝干。

陶隐居云：以自出者，其自腰以前甚涩，主止大小便。从腰以后甚利，主下大小便。若出拔刺，多用其脑。此物颇协神鬼，昔人狱中得其蟪力者。今人夜忽见出，多打杀之，言为鬼所使也。

臣禹锡等谨按蜀本注云：《尔雅》曰，螜，天蝼是也。《图经》云：夏至取，今所在有之。尔雅疏云：一名硕鼠。《夏小正·三月》云：螜则鸣是也。日华子云：冷，有毒。治恶疮水肿，头面肿，入药炒用。

744. **蜣螂** 味咸，寒，有毒。**主小儿惊痫，瘈疭，腹胀，寒热，大人癫疾狂易。**手足端寒，肢满贲豚。一名蛣蜣。火熬之良。生长沙池泽。五月五日取，蒸，藏之，临用当炙，勿置水中，令人吐。畏羊角、石膏。

陶隐居云：《庄子》云：蛣蜣之智，在于转丸。其喜入人粪中，取屎丸而却推之，俗名推丸。当取大者，其类有三四种，以鼻头扁者为真。唐本注云：《别录》云：捣为丸，塞下部，引痔虫出尽。永瘥。

臣禹锡等谨按蜀本图经云：此类多种，取鼻高目深者，名胡蜣螂，今所在皆有之。药性论云：蜣蜋，使，主治小儿疳虫蚀。日华子云：能堕胎，治疰忤。和干姜傅恶疮，出箭头，其粪窒痔瘘出虫。入药去足炒用。

745. **斑猫** 味辛，寒，有毒。**主寒热，鬼疰，蛊毒，鼠瘘，**疥癣，**恶疮，疽蚀，死肌，破石癃，**血积，伤人肌，堕胎。**一名龙尾。**生河东川谷。八月取，阴干。马刀为之使，畏巴豆、丹参、空青，恶肤青。

陶隐居云：豆花时取之，甲上黄黑斑色，如巴豆大者是也。

臣禹锡等谨按蜀本图经云：七月、八月，大豆叶上甲虫，长五、六分，黄斑文乌腹者，今所在有之。吴氏云：斑猫，一名斑蚝（音刺），一名龙蚝，一名斑菌，一名腿发，一名盤蛩，一名晏青。神农：辛。岐伯：咸。桐君：有毒。扁鹊：甘，有大毒。生河内川谷或生水石。药性论云：斑猫，使，一名龙苗，有大毒。能治瘰疬，通利水道。日华子云：恶豆花。疗淋疾，傅恶疮，瘘烂。入药除翼、足，熟炒用。生即吐泻人。

746. 芫青　味辛，微温，有毒。主蛊毒，风疰，鬼疰，堕胎。三月取，曝干。

陶隐居云：芫花时取之，青黑色，亦疗鼠瘘。

臣禹锡等谨按蜀本图经云：形大小如斑猫，纯青绿色，今出宁州也。

747. 葛上亭长　味辛，微温，有毒。主蛊毒，鬼疰，破淋结，积聚，堕胎。七月取，曝干。

陶隐居云：葛花时取之，身黑而头赤，喻如人着玄衣赤帻，故名亭长。此一虫五变，为疗皆相似，二月、三月在芫花上，即呼芫青；四月、五月在王不留行上，即呼王不留行虫；六月、七月在葛花上，即呼为葛上亭长；八月在豆花上，即呼斑猫；九月、十月欲还地蛰，即呼为地胆，此是伪地胆尔，为疗犹同。其类亭长，腹中有卵，白如米粒，主疗诸淋结也。唐本注云：今检本草及古今诸方，未见用王不留行虫者，若尔，则四虫专在一处。今地胆出豳州，芫青出宁州，亭长出雍州。斑猫所在皆有，四虫出四处，其虫可一岁周游四州乎？且芫青、斑猫，形段相似，亭长、地胆，貌状大殊。豳州地胆，三月至十月，草菜上采，非地中取。陶之所言，恐浪证之尔。

臣禹锡等谨按蜀本图经云：五月、六月葛叶上采取之，形似芫青而苍黑色。凡用斑猫、芫青、亭长之类，当以糯米同炒，看米色黄黑，即出，去头足及翅脚，以乳发裹，系屋栋上一宿，然后入药用。

748. 地胆　味辛，寒，有毒。主鬼疰，寒热，鼠瘘，恶疮，死肌，破癥瘕，堕胎。蚀疮中恶肉，鼻中息肉，散结气石淋。去子，服一刀圭即下。**一名蚖青，**一名青蛙。生汶山川谷，八月取。恶甘草。

陶隐居云：真者出梁州，状如大马蚁有翼；伪者即斑猫所化，状如大豆，大都疗体略同，必不能得真尔，此亦可用，故有蚖青之名。蚖字乃异，恐是相承误矣。**唐本注云**：形如大马蚁者，今见出邠州者是也。状如大豆者，未见也。

臣禹锡等谨按蜀本图经云：二月、三月、八月、九月，草菜上取之，形倍黑色，芫青所化也。**药性论云**：地胆，能宣出瘰疬根，从小便出，上亦吐之。治鼻齆。

749. **马刀　味辛，微寒，**有毒。**主漏下赤白，寒热，破石淋，杀禽兽贼鼠。**除五脏间热，肌中鼠鼷，止烦满，补中，去厥痹，利机关。用之当炼，得水烂人肠。又云得水良。一名马蛤。生江湖池泽及东海，取无时。

陶隐居云：李云生江汉中，长六、七寸，江汉间人名为单姥，亦食其肉，肉似蚌。今人多不识之，大都似今蝏蛢而非。方用至少。凡此类皆不可多食，而不正入药，惟蛤蜊煮之醒酒。蚬壳陈久者止痢。车螯、蚶蛎、蝛蜌之属，亦可为食，无损益，不见所主。雉入大水变为蜃，蜃云是大蛤，乃是蚌尔，煮食诸蜊蜗与菜，皆不利人也。**唐本注云**：蚬，冷，无毒。主时气开胃，压丹石药，及丁疮，下湿气，下乳，糟煮服良。生浸取汁，洗丁疮。多食发嗽，并冷气，消肾。陈壳，疗阴疮，止痢。蚬肉，寒，去暴热，明目，利小便，下热气，脚气，湿毒，解酒毒，目黄。浸取汁服，主消渴。烂壳，温，烧为白灰饮下，主反胃，吐食，除心胸痰水。壳陈久，疗胃反及失精。

臣禹锡等谨按蜀本图经云：生江湖中，细长，小蚌也。长三、四寸，阔五、六分。

蛤蜊音梨　冷，无毒。润五藏，止消渴，开胃，解酒毒，主老癖，能为寒热者及妇人血块，煮食之。此物性虽冷，乃与丹石相反，服丹石人食之，令腹结痛。新见陈藏器、日华子

蚬音显　冷，无毒。治时气，开胃，压丹石药及丁疮，下湿气，下乳，糟煮服，良。生浸取汁，洗丁疮。多食发嗽并冷气，消肾。陈壳，治阴疮，止痢。蚬肉，寒，去暴热，明目，利小便，下热气，脚气，湿毒，解酒毒，目黄。浸取汁服，主消渴。烂壳，温，烧为白灰饮下，主反胃吐食，除心胸痰水。壳陈久，疗胃反及失精。新见唐本注、陈藏器、日华子

蝛蜐壳　烧作末服之，主痔病。新见陈藏器

蚌　冷，无毒。明目，止消渴，除烦解热毒，补妇人虚劳，下血并痔瘘，血崩带下，压丹石药毒。以黄连末内之，取汁，点赤眼并暗，良。烂壳粉，饮下，治反胃，痰饮。此即是宝装大者。又云：蚌粉，冷，无毒。治疳，止痢并呕逆。痈肿，醋调傅，兼能制石亭脂。新见日华子

车螯　冷，无毒。治酒毒，消渴，酒渴并痈肿。壳，治疮疖肿毒。烧二度，各以醋锻，捣为末。又甘草等分，酒服，以醋调傅肿上，妙。车螯是大蛤，一名蜃。能吐气为楼台，海中春夏间依约岛溆，常有此气。新见陈藏器、日华子

蚶　温。主心腹冷气，腰脊冷风，利五藏，建胃，令人能食，每食了，以饭压之，不尔令人口干。又云：温中，消食，起阳，味最重，出海中。壳如瓦屋。又云：无毒，益血色。壳，烧以米醋三度淬后，埋令坏，

醋膏丸，治一切血气，冷气，癥癖。新见陈藏器、萧炳、孟诜、日华子

蛏　味甘，温，无毒。补虚，主冷利。煮食之，主妇人产后虚损。生海泥中，长二、三寸，大如指，两头开。主胸中邪热，烦闷气，与服丹石人相宜。天行病后不可食，切忌之。新见陈藏器、萧炳、孟诜

淡菜　温。补五藏，理腰脚气，益阳事，能消食，除腹中冷气，消痃癖气。亦可烧，令汁沸出食之。多食令头闷目暗，可微利即止。北人多不识，虽形状不典，而甚益人。又云：温，无毒。补虚劳损，产后血结，腹内冷痛，治癥瘕，腰痛，润毛发，崩中带下。烧一顿令饱，大効。又名壳菜，常时频烧食即苦，不宜人。与少米先煮熟后，除肉内两边鏁及毛了，再入萝卜，或紫苏、或冬瓜皮同煮，即更妙。新见孟诜、日华子

虾　无须及煮色白者，不可食。谨按：小者生水田及沟渠中，有小毒。小儿患赤白遊肿，捣碎傅之。鲊内者甚有毒尔。新见孟诜

750. **贝子**　**味咸**，**平**，有毒。**主目瞖**，**鬼疰**，**蛊毒**，**腹痛下血**，**五癃**，**利水道**。除寒热温疰，解肌，散结热。**烧用之良**。一名贝齿。生东海池泽。

陶隐居云：此是今小小贝子，人以饰军容服物者，乃出南海。烧作细屑末，以吹眼中，疗翳良。又真马珂捣末，亦疗盲翳。

臣禹锡等谨按蜀本图经云：蜗类也，形若鱼，齿洁者良。药性论云：

贝子，使。能破五淋，利小便，治伤寒狂热。**日华子**云：贝齿，凉。治瞖障并鬼毒，鬼气，下血，又名白贝。

751. 田中螺汁　大寒。主目热赤痛，止渴。

陶隐居云：生水田中及湖渎岸侧，形圆大如梨、橘者，人亦煮食之。煮汁，亦疗热，醒酒，止渴。患眼痛，取真珠并黄连内其中，良久汁出，取以注目中，多差。**唐本注**云：《别录》云：壳，疗尸疰，心腹痛；又主失精；水渍饮汁，止泻。**今按陈藏器本草**云：田中螺，煮食之，利大小便，去腹中结热，目下黄，脚气冲上，小腹急硬，小便赤涩，脚手浮肿。生浸取汁饮之，止消渴。碎其肉，傅热疮。烂壳烧为灰，末服，主反胃。

臣禹锡等谨按蜀本图经云：生水田中，大如桃、李状，类蜗牛而尖长，青黄色，夏秋采之。**药性论**云：田螺汁，亦可单用。主治肝热，目赤肿痛。取大者七枚，洗净，新汲水养去秽泥，重换水一作浸洗，仍旋取于干净器中，着少盐花于口上，承取自出者，用点目。逐个如此用了，却放之。**日华子**云：田螺，冷，无毒。治手足肿及热疮，生研汁傅之。

752. 甲香　味咸，平，无毒。主心腹满痛，气急，止痢，下淋。生南海。

蠡大如小拳，青黄色，长四、五寸，取厣烧灰用之。南人亦煮其肉啖，亦无损益也。唐本先附

753. 珂　味咸，平，无毒。主目中翳，断血，生肌。贝类也，大如鳆，皮黄黑而骨白，以为马饰。生南海，采无时。唐本先附

754. 蝎　味甘、辛，有毒。疗诸风瘾疹，及中风半身不遂，口眼㖞斜语涩，手足抽掣。形紧小者良。出青州者良。今附

臣禹锡等谨按蜀本云：蝎紧小者名蛜蝌。**段成式酉阳杂俎**云：鼠负虫巨者，多化为蝎。蝎子多负于背，尝见一蝎负十余子，子色犹白，才如稻

粒。陈州古仓有蝎，形如钱，螫人必死。江南旧无蝎，开元初尝有主簿，竹筒盛过江，至今江南往往有之，俗呼为主簿虫。蝎常为蜗所食，先以跡规之不复去。蝎前谓之螫，后谓之虿。日华子云：蝎，平。

755. 五灵脂　味甘，温，无毒。主疗心腹冷气，小儿五疳，辟疫，治肠风，通利气脉，女子月闭。出北地，此是寒号虫粪也。今附

臣禹锡等今据寒号虫四足，有肉翅不能远飞，所以不入禽部。

《嘉祐本草》果部卷第十七

太常少卿直集贤院校正医书官臣掌禹锡等奉敕修

[果上]

756. 豆蔻别录，豆蔻花附，山姜花、枸橼续注
757. **葡萄**本经
758. **蓬蘽**本经
759. 覆盆子别录
760. **大枣**本经，叶附，生枣续注
761. 仲思枣今附，苦枣续注
762. **藕实茎**本经，荷、鼻、花、叶、石莲子附
763. **鸡头实**本经
764. 芰实别录
765. 栗别录
766. 樱桃别录
767. **橘柚**本经，自木部今移，皮、核、筋、膜附
768. 乳柑子今附
769. 橙子皮今附

[果中]

770. **梅实**本经，叶、根、核、仁附
771. 枇杷叶别录，子附
772. 柿别录
773. 椑柿今附
774. 木瓜别录，榠楂续注
775. 甘蔗别录
776. 沙糖唐本先附
777. 石蜜唐本先附
778. 芋别录
779. 乌芋别录
780. 荔枝今附

[果下]

781. **杏核仁**本经，花、实附
782. **桃核仁**本经，花、枭、毛、蠹、皮叶、胶、实附
783. 李核仁别录，根、实附
784. 猕猴桃今附
785. 胡桃今附
786. 杨梅今附

787. 梨别录

788. 柰别录

789. 林檎今附

790. 菴萝果今附

791. 海松子今附

792. 安石榴别录，根、壳附

793. 橄榄今附，核中仁附

794. 榅桲今附

795. 榛子今附

右果部合四十种　九种神农本经，十五种名医别录，二种唐本先附，十四种今附。

[果上]

756. 豆蔻　味辛，温，无毒。主温中，心腹痛，呕吐，去口臭气。生南海。

陶隐居云：味辛烈者为好，甚香，可恒含之。其五和糁中物皆宜人：廉姜最温中，下气；益智，热；枸橼，温；甘焦、麂目并小冷耳。**唐本注**云：豆蔻，苗似山姜，花黄白，苗根及子亦似杜若。枸橼，性冷，陶景云温者，误矣。今注：此草豆蔻也，下气止霍乱。

臣禹锡等谨按蜀本图经云：苗似杜若。春花在穗端，如芙蓉，四房，生于茎下，白色，花开即黄。根似高良姜。实若龙眼，而无鳞甲，中如石榴子。茎、叶、子皆味辛而香。十月收，今苑中亦种之。**药性论**云：草豆蔻，可单用，能主一切冷气。**陈藏器**云：山姜，味辛，温。去恶气，温中，中恶霍乱，心腹冷痛，功用如姜。南人食之。根及苗并如姜，而大作樟木臭。又有獛子姜，黄色，紧，辛辣。破血气，殊强此姜。又云枸橼生岭南，大叶，甘橘属也。子大如盏。味辛、酸，性温。皮，去气，除心头痰水，无别功。续注　豆蔻花，热，无毒。下气止呕逆，除霍乱，调中补胃气，消酒毒。续注　山姜花，暖，无毒。调中下气，消食，杀酒毒。续注

757. 葡萄　味甘，平，无毒。主筋骨湿痹，益气倍力，强志，令人肥健，耐饥，忍风寒。久服轻身不老，延年。可作酒，逐水，利小便。生陇西五原敦煌山谷。

陶隐居云：魏国使人多赍来，状如五味子而甘美，可作酒，云用其藤汁殊美好。北国人多肥健耐寒，盖食斯乎？不植淮南，亦如橘之变于河北矣。人说即是此间蘡薁，恐如彼之枳类橘耶？**唐本注**云：蘡薁与葡萄亦同，然蘡薁是千岁蘽。葡萄作酒法，总收取子汁酿之自成酒。蘡薁，山葡萄，亦堪为酒。陶景言用藤汁为酒。谬矣。

臣禹锡等谨按蜀本图经云：蔓生，苗叶似蘡薁而大。子有紫、白二色，又有似马乳者，又有圆者，皆以其形为名。又有无核者。七月、八月热。

子酿为酒及浆，别有法。谨按：蘡薁，是山葡萄，亦堪为酒。孟诜云：葡萄，不问土地，但收之酿酒，皆得美好。或云子不堪多食，令人卒烦闷，眼暗。根浓煮汁，细细饮之，止呕秽及霍乱后恶心。妊孕人，子上动心，饮之即下，其胎安。药性论云：葡萄，君，味甘、酸。除肠间水气，调中，治淋，通小便。段成式酉阳杂俎云：葡萄，有黄、白、黑三种，成熟之时，子实通侧也。

758. **蓬蘽**　味酸，咸，平，无毒。**主安五脏，益精气，长阴令坚，强志倍力，有子。**又疗暴中风，身热大惊。**久服轻身不老。一名覆盆，**一名陵藁，一名阴藁。生荆山平泽及宛朐。

陶隐居云：李云即是人所食莓尔。今注：是覆盆苗茎也。陶言蓬藁是根名，乃昌容所服，以易颜者，盖根苗相近尔。李云莓也。按《切韵》：莓是覆盆草也。又藁者藤也。今据蓬藁之名，明其藤蔓也。唐本注云：蓬藁覆盆，一物异名，本谓实，而非根，此亦误矣。亦如蜀漆与常山异条，芎穷与蘼芜各用。今此附入果部者，盖其子是覆盆也。

臣禹锡等谨按陈士良云：诸家本草皆说是覆盆子根，今观采取之家，按草木类所说，自有蓬藁，似蚕莓子，红色。其叶似野蔷薇，有刺，食之酸、甘。恐诸家不识，误说是覆盆也。

759. 覆盆子　味甘，平，无毒。主益气轻身，令发不白。五月采实。

陶隐居云：蓬藁是根名，方家不用，乃昌容所服，以易颜色者也。覆盆是实名，李云是莓子，乃似覆盆之形，而以津汁为味，其核甚微细。药中所用覆盆子小异。此未详熟是？唐本注云：覆盆、蓬藁，一物异名，本谓实，非根也。李云莓子近之。其根不入药用，然生处不同，沃地则子大而甘，瘠地则子细而酸。此乃子有甘、酸，根无酸味。陶景以根酸子甘，将根入果，重出子条，殊为孟浪。今注：蓬藁乃覆盆之苗也，覆盆乃蓬藁之子也。陶注、唐注皆非。今用覆盆子补虚续绝，强阴建阳，悦泽肌肤，安和脏腑，温中益力。疗劳损风虚，补肝明目。

臣禹锡等谨按蜀本注：李云是蓬蘽子也。陶云蓬蘽子津味与覆盆子小异，而云未审，乃慎之至也。苏云覆盆、蓬蘽一物也，而云剩出此条者，亦非也。今据蓬蘽即莓也。按《切韵》莓，音茂，其子覆盆也。又按：蘽者，藤也。今此云覆盆子，则不言其蔓藤也，前云蓬蘽，则不言其子实也。犹如芎䓖与蘼芜异条，附子与乌头殊用。**药性论**云：覆盆子，臣，微热，味甘、辛。能主男子肾精虚竭，女子食之有子。主阴痿，能令坚长。**孟诜**云：覆盆子，味酸，五月于麦田中得之良。采得及烈日晒干，免烂不堪。江东亦有，名悬钩子。大小形异，气味、功力同。北土即无悬钩，南地无覆盆，是土地有前后生，非两种物耳。**陈藏器**云：笮取汁，合成膏，涂发不白。食其子，令人好颜色。叶挼绞取汁，滴目中，去肤赤，有虫出如丝线。**陈士良**云：蓬蘽似蚕莓大，覆盆小，其苗各别。**日华子**云：莓子，安五藏，益颜色，养精气，长发，强志，疗中风身热及惊。又有树莓，即是覆盆子。

760. **大枣**　味甘，平，无毒。**主心腹邪气，安中养脾，助十二经胃气，通九窍，补少气少津，身中不足，大惊，四肢重，和百药。**补中益气，强力，除烦闷，疗心下悬，肠澼。**久服轻身长季，**不饥神仙。一名干枣，一名美枣，一名良枣。八月采，曝干。三岁陈核中仁，燔之，味苦，主腹痛，邪气。生枣，味甘、辛，多食令人多寒热，羸瘦者，不可食。**叶覆麻黄，能出汗。**生河东平泽。

陶隐居云：大枣杀乌头毒。旧云河东猗氏县枣特异，今出青州、彭城，枣形小，核细，多膏，甚甜。郁州互市亦得之，而郁州者亦好，小不及尔。江东临沂金城枣，形大而虚少暗，好者亦可用。南枣大恶，殆不堪啖。道家方药以枣为佳饵，其皮利，肉补虚，所以合汤皆辟用之。**唐本注**云：《别录》云：枣叶散服使人瘦，久即呕吐；揩热痱疮至良。

臣禹锡等谨按孟诜云：干枣，温。主补津液，强志。三年陈者核中人，主恶气，卒疰忤。又，疗耳聋、鼻塞，不闻音声、香臭者，取大枣十五枚，去皮核，萆麻子三百颗去皮，二味和捣，绵裹塞耳鼻。日一度易，三十余日闻声用香臭。先治耳，后治鼻，不可并塞之。又方：巴豆十粒。去壳生用。松脂同捣，绵裹塞耳。又云：洗心腹邪气，和百药毒。通九窍，补不足气。生者食之过多，令人腹胀。蒸者食，补肠胃，肥中益气。第一青州，次蒲州者好。诸处不堪入药。小儿患秋痢，与虫枣食，良。日华子云：干枣，润心肺，止嗽，补五藏，治虚劳损，除肠胃癖气，和光粉烧，治疳痢。牙齿有病人切忌啖之。凡枣亦不宜合生葱食。又云：枣叶，温，无毒。治小儿壮热，煎汤浴，和葛粉裛痱子佳，及治热瘤也。

761. 仲思枣　味甘，温，无毒。主补虚益气，润五脏，去痰嗽冷气。久服令人肥健，好颜色，神仙不饥。形如大枣，长一、二寸，正紫色，细文小核，味甘，重。北齐时，有仙人仲思得此枣，因以为名。隋大业中，信都郡献数颗。又有千年枣，生波斯国，亦稍温补，非此之俦也。今附

臣禹锡等谨按尔雅云：枣，壶枣；边，要枣；櫅，白枣；　樲，酸枣；杨徹，齐枣；遵，羊枣；洗，大枣；煮，填枣；蹶泄，苦枣；皙，无实枣；还味，棯枣。释曰：壶枣者，枣形似壶也。郭云：今江东呼枣大而锐上者为壶。壶犹瓠也。边大而腰细者，名边要枣。郭云：子细腰，今谓之鹿卢枣。枣子白熟者名櫅。实小而味酢者，名樲枣。遵，一名羊枣。郭云：实小而员，紫黑色，今俗呼之为羊矢枣。洗，最大之枣名也。郭云：今河东猗氏县出大枣，子如鸡卵。蹶泄者，味苦之枣名也。皙者，无实之枣名也。还味者，短味也。徹煮，并未详。陈士良云：苦枣，大寒，无毒。枣中苦者是也。人多不食，主伤寒热伏在藏府，狂荡烦满，大小便秘涩，取肉煮研为蜜丸药佳。今处处有。续注

762. 藕实茎　味甘，平、寒，无毒。主补中养神，益气力，除百疾。久服轻身耐老，不饥，延年。一名水芝丹，一名莲。生汝南池泽，八月采。

陶隐居云：即今莲子，八月、九月取坚黑者，干捣破之。花及根并入神仙用。今云茎，恐即是根，不尔不应言甘也。宋帝时，太官作羊血蜭，

疱人削藕皮误落血中，遂皆散不凝。医仍用藕疗血多效也。**唐本注**云：《别录》云：藕，主热渴，散血，生肌。久服令人心欢。

臣禹锡等谨按蜀本图经云：此生水中。叶名荷，圆径尺余。《尔雅》云：荷，芙蕖，其茎叶茄，其叶蕸，其本蔤，其华菡萏，其实莲，其根藕，其中的，的中薏是也。《尔雅》释曰：芙蕖，其总名也，别名芙蓉，江东人呼荷。菡萏，莲叶也。的，莲实也。薏，中心也。郭云：蔤，茎下白蒻在泥中者。今江东人呼为荷华为芙蓉，北方人便以藕为荷，亦以莲为荷。蜀人以藕为茄，或用其母为华名，或用根子为母叶号。此皆名相错，习俗传误，失其正体也。陆机疏云：莲，青皮里白，子为的，的中有青为薏，味甚苦，故里语云苦如薏是也。**药性论**云：藕汁亦单用，味甘，能消瘀血不散。节捣汁，主吐血不止，口鼻并皆治之。**孟诜**云：藕，生食之，主霍乱后虚渴、烦闷、不能食。其产后忌生冷物，惟藕不同生冷，为能破血故也。又蒸食甚补五藏，实下焦。与蜜同食，令人腹藏肥，不生诸虫。亦可休粮。仙家有贮石莲子及干藕经千年者，食之至妙矣。**又云**：莲子，性寒，主五藏不足，伤中气绝，利益十二经脉血气。生食微动气，蒸食之良。又熟去心为末，蜡蜜和丸。日服三十丸，令人不饥。此方仙家用尔。又雁腹中者，空腹食十枚身轻，能登高涉远。雁食，粪于田野中，经年尚生。又或于山岩之中止息，不逢阴雨，经久不坏。又诸鸟、猿猴不食，藏之石室内，有得三百余年者，逢此食永不老矣。其房、荷叶，皆破血。**陈藏器**云：藕实，莲也。本功外，食之宜蒸，生则胀人腹。中薏，令人吐，食当去之。经秋正黑者名石莲，入水必沉，惟煎盐卤能浮之。石莲，山海间经百年不坏，取得食之，令发黑不老。藕，本功外，消食止泄，除烦，解酒毒，厌食，及病后热渴。又云荷鼻，味苦，平，无毒。主安胎，去恶血，留好血，血痢，煮服之。即荷叶蒂也。又叶及房，主血胀腹痛，产后胎衣不下，酒煮服之。又主食野菌毒，水煮服之。郑玄云：芙蕖之茎曰荷。的中薏，食之令人霍乱。**陈士良**云：莲子心，生取为末，以米饮调下三钱，疗血、渴疾。产后渴疾，服之立愈。**日华子**云：藕，温。止霍乱，开胃消食，除烦止闷，口干渴疾，止怒，令人喜。破产后血闷，生研服亦不妨。捣罯金疮并伤折，止暴痛。蒸煮食，大开胃。节，冷。解热毒，消瘀血。产后血闷，合地黄生研汁，热酒并小便服，并得。

又云莲子，温，并石莲。益气止渴，助心，止痢，治腰痛，治泄精，安心，多食令人喜。又名莲的。莲子心，止霍乱。续注　又云：莲花，暖，无毒。镇心，轻身，益色，驻颜。入香甚妙。忌地黄、蒜。又云荷叶，止渴，落胞，杀蕈毒。并产后口干，心肺燥，烦闷，入药炙用之。

763. **鸡头实　味甘，平，无毒。主湿痹，腰脊膝痛，补中，除疾，益精气，强志，令耳目聪明。久服轻身不饥，耐老神仙。一名雁喙实，**一名芡。生雷泽池泽，八月采。

陶隐居云：此即今芳子，子形上花似鸡冠，故名鸡头。《仙方》取此并莲实合饵，能令小儿不长，自别有方。正尔食之，亦当益人。**唐本注云**：此实，去皮作粉，与菱粉相似，益人胜菱。

臣禹锡等谨按蜀本图经云：此生水中，叶大如荷，皱而有刺，花、子若拳大，形似鸡头，实若石榴，皮青黑，肉白如菱米也。**孟诜云**：鸡头作粉食之，甚妙。是长生之药，与小儿食，不能长大，故驻年耳。生食动风冷气，蒸之，于烈日晒之，其皮即开。亦可舂作粉。**陈士良云**：此种虽生于水，而有软根名蔆菜。主小腹结气痛，宜食。**日华子云**：鸡头，开胃助气。根可作蔬菜食。

764. 芰实　味甘，平，无毒。主安中，补五脏，不饥轻身。一名菱。

陶隐居云：庐江间最多，皆取火燔，以为米充粮，今多蒸曝蜜和饵之。断谷长生。水族中又有菰首，性冷，恐非上品。被霜后食之，令阴不强。又不可杂白蜜食，令生虫。**唐本注云**：芰作粉，极白润，宜人。

臣禹锡等谨按蜀本图经云：生水中，叶浮水上，其花黄白色，实有二种：一，四角；一，两角。**孟诜云**：菱实，仙家蒸作粉，蜜和食之，可休粮。水族之中此物最不能治病。又云：令人藏冷，损阳气，痿茎。可少食。多食令人腹胀满者，可暖酒和姜饮一、两盏，即消矣。

765. 栗　味咸，温，无毒。主益气，厚肠胃，补肾气，令人耐饥。生山阴，九月采。

陶隐居云：今会稽最丰，诸暨栗形大，皮厚不美，剡及始丰皮薄而甜。

相传有人患脚弱，往栗树下食数升，便能起行，此是补肾之义，然应生啖之。今若饵服，故宜蒸曝之。唐本注云：栗作粉，胜于菱芰。嚼生者涂疮上，疗筋骨断碎，疼痛，肿，瘀血有效。其皮名扶，捣为散，蜜和涂肉，令急缩。毛壳，疗火丹疮、毒肿。实饲孩儿，令齿不生。树白皮水煮汁，主溪毒。

臣禹锡等谨按蜀本图经云：树高二、三丈，叶似栎，花青黄色，似胡桃花。实大者如拳，小如桃李。又有板栗、佳栗，二树皆大。又有茅栗，似板栗而细。其树虽小，然叶与诸栗不殊，惟春生、夏花、秋实、冬枯。今所在有之。孟诜云：栗子，生食治腰脚。蒸炒食之，令气拥，患风水气，不宜食。又，树皮，主瘫疮毒。谨按：宜日中暴干，食即下气补益。不尔犹有水气，不补益。就中吴栗大，无味，不如此栗也。其上薄皮，研，和蜜涂面，展皱。又，壳，煮汁饮之，止反胃，消渴。今所食生栗，可于热灰火中煨令汗出，食之良。不得通热，热则拥气。生即发气。故火煨杀其木气耳。陈士良云：栗有数种，其性一类，三颗一球。其中者，栗屑也，理筋骨风痛。日华子云：栗屑，生食，破冷痃癖，日生吃七个。又生嚼罯，可出箭头，亦罯恶刺，并傅瘰疬、肿毒痛。树皮煎汁、治沙虱，溪毒。壳主治泻血。

766. 樱桃　味甘。主调中，益脾气，令人好颜色，美志。

陶隐居云：此即今朱樱桃，味甘、酸，可食。而所主又与前樱桃相似。恐医家滥载之。未必是今者尔。又胡颓子凌冬不凋，子亦应益人，或云寒热病不可食。唐本注云：捣叶封，主蛇毒。绞汁服，防蛇毒内攻。

臣禹锡等谨按孟诜云：樱桃，热。益气，多食无损。又云：此名樱桃，非桃也。不可多食。令人发暗风。东行根，疗寸白、蚘虫。陈士良云：樱桃，平，无毒。日华子云：樱桃，微毒，多食令人吐。

767. **橘柚　味辛，温，无毒。主胸中瘕热逆气，利水谷，**下气，止呕咳，除膀胱留热，下停水，五淋，利小便，主脾不能消谷，气冲胸中吐逆，霍乱，止泄，去寸白。**久服去臭，下气通神，**轻身长年。**一名橘皮。**生南山川谷，生江南。十月采。

陶隐居云：此是说其皮功耳，以东橘为好，西江亦有而不如。其皮小冷，疗气乃言欲胜东橘，北人亦用之，以陈者为良。其肉味甘、酸，食之多痰，恐非益人也。今此虽用皮，既是果类，所以犹宜相从。柚子皮乃可食，而不复入药用，此亦应下气。**唐本注**云：柚皮厚，味甘，不如橘皮味辛而苦，其肉亦如橘，有甘有酸，酸者名胡甘。今俗人或谓橙为柚，非也。案《吕氏春秋》云："果之美者。有云梦之柚。"郭璞曰："柚似橙而大于橘。"孔安国云："小曰橘，大曰柚，皆谓甘也。"**今注**：自木部今移。

臣禹锡等谨按药性论云：橘皮，臣，味苦、辛。能治胸膈间气，开胃，主气痢，消痰涎，治上气欬嗽。**陈藏器**云：橘、柚本功外，中实冷。酸者聚痰，甜者润肺。皮堪入药，子非宜人。其类有朱柑、乳柑、黄柑、石柑、沙柑。橘类有朱橘、乳橘、塌橘、山橘、黄淡子。此辈皮皆去气调中，实总堪实。就中以乳柑为上。《本经》合入果部，宜加实字；入木部非也。岭南有柚，大如冬瓜。**孟诜**云：橘，止泄痢。食之下食，开胸膈痰实结气。下气不如皮。穰不可多食，止气。性虽温，止渴。又，干皮一斤，捣为末，蜜为丸。每食前酒下三十丸，治下膲冷气。又，取陈皮一斤，和杏人五两，去皮、尖熬，加少蜜为丸。每日食前饮下三十丸，下腹藏间虚冷气。脚气动心，心下结硬，悉主之。**日华子**云：橘，味甘、酸。止消渴，开胃，除胸中隔气。

又云：皮，暖，消痰止嗽，破癥瘕痃癖。又云核，治腰痛，膀胱气，肾疼，炒去壳，酒服良。橘囊上筋膜，治渴及吐酒。炒，煎汤饮，甚验也。**续注**

又云：柚子，无毒，治妊孕人吃食少并口淡，去胃中恶气，消食，去肠胃气。解酒毒，治饮酒人口气。

768. 乳柑子　味甘，大寒。主利肠胃中热毒。解丹石，止暴渴，利小便，多食令人脾冷，发痼癖，大肠泄。又有沙柑、青柑、山柑，体性相类。惟山柑皮，疗咽喉痛，效。余者，皮不堪用。其树若橘树，其形似橘而圆大，皮色生青熟黄赤，未经霜时尤酸，霜后甚甜，

故名柑子。生岭南及江南。今附

臣禹锡等谨按萧炳云：出西戎者佳。**日华子**云：冷，无毒。皮炙作汤，可解酒毒及酒渴，多食发阴汗。

769. 橙子皮　味苦、辛，温。作酱醋香美，散肠胃恶气，消食，去胃中浮风气。其瓤，味酸。去恶心，不可多食，伤肝气。又以瓤洗，去酸汁，细切，和盐蜜煎成煎，食之，去胃中浮风。其树亦似橘树，而叶大，其形圆，大于橘而香，皮厚而皱，八月熟。今附

臣禹锡等谨按陈士良云：橙子，暖，无毒。行风气，发虚热，疗瘿气，发瘰疬，杀鱼虫毒。不与獱肉同食，发头旋、恶心。

［果中］

770. **梅实**　**味酸，平，无毒。主下气，除热烦满，安心，肢体痛，偏枯不仁，死肌，去青黑志，恶疾。**止下痢，好唾，口干。生汉中川谷，五月采，火干。

陶隐居云：此亦是今乌梅也，用之去核，微熬之。伤寒烦热，水渍饮汁。生梅子及白梅亦应相似，今人多用白梅和药，以点志蚀恶肉也。服黄精人，云禁食梅实。**唐本注**云：《别录》云：梅根，疗风痹，出土者杀人。梅实，利筋脉，去痹。

臣禹锡等谨按药性论云：梅核人亦可单用，味酸，无毒。能除烦热。**萧炳**云：今人多用烟熏为乌梅。**孟诜**云：乌梅，多食损齿。又，刺在肉中，嚼白梅封之，刺即出。又，大便不通，气奔欲死。以乌梅十颗置汤中，须臾挼去核，杵为丸为枣大，内下部，少时即通。谨按：擘破水渍，以少蜜相和，止渴，霍乱心腹不安及痢赤。治疟方多用之。**陈藏器**云：梅实本功外，止渴。令人膈上热。乌梅去痰，主疟瘴，止渴调中，除冷热痢，止吐逆。梅叶捣碎汤洗，衣易脱也。嵩阳子云：清水揉梅叶，洗蕉葛衣，经夏

不脆。余试之验。日华子云：梅子，暖。止渴。多啖伤骨，蚀脾胃，令人发热。根、叶煎浓汤，治休息痢并霍乱。又云白梅，暖，无毒。治刀箭，止血，研傅之。又云乌梅，暖，无毒。除劳，治骨蒸，去烦闷，涩肠止痢，消酒毒。治偏枯、皮肤麻痹，去黑点，令人得睡。又入建茶、干姜为丸。止休息痢，大验也。

771. 枇杷叶　味苦，平，无毒。主卒啘不止，下气。

陶隐居云：其叶不暇煮，但嚼食，亦差。人以作饮，则小冷。**唐本注**云：用枇杷叶，须火炙，布拭去毛。毛射入肺，令咳不已。又主呕逆，不下食。今注：实，味甘，寒，无毒。多食发痰热。

臣禹锡等谨按蜀本图经云：树高丈余，叶大如驴耳，背有黄毛。子梂生如小李，黄色，味甘、酸。核大如小栗，皮肉薄。冬花春实，四月、五月熟，凌冬不凋。生江南、山南，今处处有。**孟诜**云：枇杷，温。利五藏，久食亦发热黄。

子，食之润肺，热上膲。若和热炙肉及热面食之。令人患热毒黄病。

续注

药性论：枇杷叶，使，味甘。能主胃气冷，呕哕不止。**日华子**云：枇杷子，平，无毒。治肺气，润五藏，下气，止吐逆并渴疾。又云：叶疗妇人产后口干。

772. 柹　味甘，寒，无毒。主通鼻耳气，肠澼不足。

陶隐居云：柹有数种，云今乌柹火熏者，性热。断下，又疗狗啮疮。火熘者亦好，日干者性冷。鹿心柹尤不可多食，令人腹痛利，生柹弥冷。又有椑，色青，惟堪生啖，其性冷复乃甚于柹，散石热家啖之，亦无嫌。不入药用。**唐本注**云：《别录》云：火柹主杀毒，疗金疮火疮，生肉止痛。软熟柹解酒热毒，止口干，压胃间热。

臣禹锡等谨按孟诜云：柹，寒。主补虚劳不足。**谨按**：干柹厚肠胃，涩中，建脾胃气，消宿血。又，红柹补气，续经脉气。又醂柹涩下膲，建脾胃气，消宿血。作饼及糕与小儿食，治秋痢。又，研柹，先煮粥，欲熟即下柿，更三、两沸，与小儿饱食，并妳母吃亦良。又，干柿二斤，酥一斤，蜜半斤，先和酥蜜，铛中消之。下柿煎十数沸，不津器贮之。每日空腹服三、五枚，疗男子、女人脾虚、腹肚薄，食不消化。面上黑点，久服甚良。**陈藏器**云：柿本功外，日干者温补，多食去面皯，除腹中宿血。剡县火干者，名乌柿。人服药口苦及欲吐逆，食少许立止。蒂煮服之，止哕气。黄柿和米粉作糗，蒸与小儿食之，止下痢。饮酒食红柿，令人心痛直至死。亦令易醉。陶云解酒毒，失矣。**日华子**云：柿，冷。润心肺，止渴，涩肠。疗肺痿心热嗽，消痰，开胃。亦治吐血。又云干柿，平。润声喉，杀虫。火柿，性暖，功用同前。

773. 椑柿　味甘，寒，无毒。主压石药发热，利水，解酒热。久食，令人寒中，去胃中热。生江淮南，似柿而青黑。《闲居赋》：梁侯乌椑之柿，是也。今附

臣禹锡等谨按日华子云：椑柿，止渴，润心肺，除腹藏冷热，作漆甚妙。不宜与蟹同食，令人腹疼并大泻矣。

774. 木瓜实　味酸，温，无毒。主湿痹邪气，霍乱，大吐下，转筋不止。其枝亦可煮用。

陶隐居云：山阴、兰亭尤多，彼人以为良药，最疗转筋。如转筋时，但呼其名及书上作木瓜字皆愈，理亦不可寻解。俗人拄木瓜杖，云利筋胫。又有榠楂，大而黄，可进酒去痰。又楂子，涩，断利。《礼》云：楂梨曰欑之。郑公不识楂，乃云是梨之不藏者。然则古亦以楂为果，今则不入例也。凡此属多不益人者也。

臣禹锡等谨按蜀本注：其树枝状如柰，花作房生，子形似栝楼，火干甚香。《尔雅》云：楙，木瓜。注云：实如小瓜，酢可食，然多食亦不益人。又《尔雅》注：楂似梨而酢涩。**陈藏器**云：木瓜本功外，下冷气，强筋骨，消食，止水痢后渴不止，作饮服之。又，脚气冲心，取一颗去子，煎服之，嫩者更佳。又止呕逆、心膈痰唾。又云：按榠楂一名蛮楂，本功外，食之去恶心，其气辛香，致衣箱中杀虫鱼。食之止心中酸水，水痢。楂子本功外，食之去恶心、酸咽，止酒痰黄水。小于榅桲而相似。北土无之，中都有。郑注《礼》云：楂梨之不藏者，为无功也。**孟诜**云：木瓜，

谨按：枝叶煮之饮，亦治霍乱。不可多食，损齿及骨。又，脐下绞痛。木瓜一、两片，桑叶七片，大枣三枚，碎之，以水二升，煮取半升，顿服之，差。又云楂子，平。损齿及筋，不可食。亦主霍乱转筋，煮汁食之，与木瓜功稍等。余无有益人处。江外常为果食。日华子云：木瓜，止吐泻、贲豘及脚气、水肿，冷热痢，心腹痛，疗渴，呕逆，痰唾等。根治脚气。又云榠楂，平，无毒。消痰，解酒毒及治咽酸。浓食止痢。浸油梳头，治发赤变白。续注

775. 甘蔗　味甘，平，无毒。主下气，和中，补脾气，利大肠。

陶隐居云：今出江东为胜，庐陵亦有好者。广州一种，数年生，皆如大竹，长丈余，取汁为沙糖，甚益人。又有荻蔗，节疏而细，亦可啖也。今按别本注云：蔗有两种：赤色名昆仑蔗，白色名荻蔗。出蜀及岭南为胜，并煎为沙糖，今江东甚多，而劣于蜀者，亦甚甘美。时用煎为稀沙糖也。今会稽作乳糖，殆胜于蜀，去烦止渴，解酒毒。

臣禹锡等谨按蜀本图经云：叶似荻，高丈许，有竹、荻二蔗。竹蔗茎粗，出江南；荻蔗茎细，出江北，霜下后收茎，笮其汁为沙糖。鍊沙糖和牛乳为石蜜并好。日华子云：冷。利大小肠，下气痢，补脾，消痰，止渴，除心烦热。作沙糖，润心肺，杀虫，解酒毒，腊月窖粪坑中，患天行热狂人，绞汁服，甚良也。

776. 沙糖　味甘，寒，无毒。功体与石蜜同，而冷利过之。榨甘蔗汁煎作。蜀地、西戎、江东并有。而江东者，先劣今优。唐本先附

臣禹锡等谨按孟诜云：沙糖，多食令人心痛。不与鲫鱼同食，成疳虫。又不与葵同食，生流澼。又不与笋同食，使笋不消，成癥，身重不能行履耳。

777. 石蜜　味甘，寒，无毒。主心腹热胀，口干渴，性冷利。出益州及西戎，煎炼沙糖为之，可作饼

块，黄白色。

唐本注云：用水牛乳、米粉和煎，乃得成块。西戎来者佳。近江左有，殆胜蜀者。云用牛乳汁和沙糖煎之，并作饼，坚重。今注：此石蜜，其实乳糖也。前卷已有石蜜之名，故注此条为乳糖。唐本先附

臣禹锡等谨按孟诜云：石蜜，治目中热膜，明目。蜀中、波斯者良。东吴亦有，并不如两处者。此皆煎甘蔗汁及牛乳汁，则易细白耳。和枣肉及巨胜末丸，每食后含一、两丸，润肺气，助五藏津。

778. 芋　味辛，平，有毒。主宽肠胃，充肌肤，滑中。一名土芝。

陶隐居云：钱塘最多，生则有毒莶，不可食，性滑，下石，服饵家所忌。种芋三年不采，成梠芋。又别有野芋，名尤芋。形叶相似如一根，并杀人。人不识而食之。垂死者，他人以土浆及粪汁与饮之，得活矣。**唐本注云**：芋有六种，有：青芋、紫芋、真芋、白芋、连禅芋、野芋。其青芋细长，毒多。初煮须灰汁易水煮，熟而堪食尔。白芋、真芋、连禅芋、紫芋，并毒少，正可煮啖之，又宜冷啖，疗热止渴。其真、白、连禅三芋，兼肉作羹，大佳。蹲鸱之饶，盖谓此也。野芋大毒，不堪啖也。

臣禹锡等谨按孟诜云：芋，白色者无味；紫色者破气。煮汁饮之，止渴。十月后晒干收之。

779. 乌芋　味苦、甘，微寒，无毒。主消渴，痹热，温中，益气。一名藉姑，一名水萍。二月生叶，叶如芋。三月三日采根，曝干。

陶隐居云：今藉姑生水田中，叶有椏，状如泽泻，不正似芋。其根黄似芋子而小，煮食之乃可啖，疑其有乌名。今有乌者，根极相似，细而美，叶乖异状，头如莞草，呼为凫茨，恐此非也。**唐本注云**：此草，一名槎牙，一名茨菰，主百毒，产后血闷攻心欲死，产难衣不出，捣汁服一升，生水中，叶似钾箭镞，泽泻之类也。《千金方》云：下石淋也。

臣禹锡等谨按孟诜云：茨菰不可多食。吴人常食之，令人患脚。又，发脚气，瘫缓风。损齿，令人失颜色，皮肉干燥。卒食之，令人呕水。又

云蒐茨，冷。下丹石，消风毒，除胸中实热气。可作粉食。明耳目，止渴，消疸黄。若先有冷气，不可食。令人腹胀气满，小儿秋食，脐下当痛。日华子云：蒐茨，无毒。消风毒，除胸胃热，治黄疸，开胃下食。服金石药人食之，良。又云：茨菰，冷，有毒。叶研傅蛇虫咬。多食发虚热及肠风痔瘘，崩中带下，疮疖。煮以生姜御之佳。怀孕人不可食。又名燕尾草及乌芋矣。

780. 荔枝子　味甘，平，无毒。止渴，益人颜色。生岭南及巴中。其树高一、二丈，叶青阴，凌冬不凋，形如松子，大壳，朱若红罗纹。肉青白，若水精，甘美如蜜。四、五月熟，百鸟食之皆肥矣。今附

[果下]

781. **杏核仁**　味甘、苦，温，冷利，有毒。**主咳逆上气，雷鸣，喉痹，下气，产乳，金创，寒心，贲豚，**惊痫，心下烦热，风气去来，时行头痛，解肌，消心下急，杀狗毒。一名杏子。五月采。其两仁者杀人，可以毒狗。花，味苦，无毒。主补不足，女子伤中，寒热痹，厥逆。实，味酸，不可多食，伤筋骨。生晋山川谷。得火良，恶黄芪、黄芩、葛根，解锡毒，畏蘘草。

陶隐居云：处处有，药中多用之，汤浸去赤皮，熬令黄。

臣禹锡等谨按药性论云：杏人，能治腹痹不通，发汗，主温病，治心下急满痛。除心腹烦闷，疗肺气，欬嗽上气、喘促，人天门冬煎，润心肺，可和酪作汤，益润声气宿即动冷气。孟诜云：杏，熟。面皯者取人，去皮，捣和鸡子白，夜卧涂面，明早以暖清酒洗之。人患卒痖，取杏人三分，去皮、尖熬，别杵桂一分，和如泥，取李核大绵裹含，细细咽之。日五夜三。谨按：心腹中结伏气，杏人、橘皮、桂心、诃梨勒皮为丸。空心服三十丸，

无忌。又烧令烟尽，研如泥，绵裹，内女人阴中，治虫疽。**陈藏器**云：杏人本功外，杀虫，烧令烟未尽，细研如脂，物裹内䘌齿孔中。亦主产门中虫疮，痒不可忍者。去人及诸畜疮，中风。取人去皮熬令赤，和桂末，研如泥，绵裹如指大，含之。利喉咽，去喉痹，痰唾，欬嗽，喉中热结生疮。杏，酪浓煎如膏服之。润五藏，去痰嗽，生熟吃俱得，半生半熟杀人。**日华子**云：杏，热，有毒。不可多食，伤神。

782. **核桃仁** 味苦、甘，**平**，无毒。**主瘀血，血闭瘕邪气，杀小虫**。止咳逆上气，消心下坚，除卒暴击血，破癥瘕，通月水，止痛。七月采取仁，阴干。**桃华，杀疰恶鬼，令人好颜色**，味苦，平，无毒。主除水气，破石淋，利大小便，下三虫，悦泽人面。三月三日采，阴干。**桃枭，杀百鬼精物**，味苦，**微温**。主中恶腹痛，杀精魅五毒不祥。一名桃奴，一名枭景，是实着树不落，实中者，正月采之。**桃毛，主下血瘕，寒热，积聚，无子**，带下诸疾，破坚闭，刮取实毛用之。**桃蠹，杀鬼，辟不祥**，食桃树虫也。其茎白皮，味苦、辛，无毒。除邪鬼，中恶，腹痛，去胃中热。其叶，味苦、辛，平，无毒。主除尸虫。胶，炼之，主保中不饥，忍风寒。其实，味酸，多食令人有热。生太山川谷。

陶隐居云：今处处有，京口者亦好，当取解核种之为佳。又有山龙桃，其仁不堪用，俗用桃仁作酪乃言冷。桃胶入仙家用。三月三日采花，亦供丹方所需。方言三树桃花尽，则面色如桃花，人亦无试之者。服术人云禁食桃也。**唐本注**云：桃胶，味甘、苦，平，无毒。主下石淋，破血，中恶，疰忤。花，主下恶气，消肿满，利大小肠。

臣禹锡等谨按药性论云：桃人，使。桃符，主中恶，**孟诜**云：桃人，温。杀三虫，止心痛。又女人阴中生疮，如虫咬、疼痛者，可生捣叶，绵裹内阴中，日三、四易。差。又三月三日收花晒干，杵末，以水服二钱匕。小儿半钱，治心腹痛。又，秃疮，收未开花，阴干，与桑椹赤者，等分作末，以猪脂和。先用灰汁洗去疮痂，即涂药。又云：桃能发丹石，不可食之，生者尤损人。又，白毛，主恶鬼邪气。胶亦然。又，桃符及奴，主精魅邪气。符，煮汁饮之。奴者，丸、散服之。桃人，每夜嚼一颗，和蜜涂手、面良。日华子云：桃，热，微毒。益色，多食令人生热。树上自干者，治肺气，腰痛，除鬼精邪气，破血，治心痛，酒摩，暖服之。又云：桃叶，暖。治恶气，小儿寒热客忤。桃毛，疗崩中，破癖气。桃蠹，食之肥，悦人颜色也。

783. 李核仁　味甘、苦，平，无毒。主僵仆跻，瘀血，骨痛。根皮，大寒，主消渴，止心烦逆奔气。实，味苦，除痼热，调中。

陶隐居云：李类又多。京口有麦李，麦秀时熟，小而甜脆，核不入药。今此用姑熟所出南居李，解核如杏子者，为佳。凡李实熟食之皆好，不可合雀肉食，又不可临水上啖之。李皮水煎含之，疗齿痛佳。今按别本注云：李类甚多，有绿李、黄李、紫李、生李、水李并堪食，味极甘美。其中仁不入药用。有野李，味苦，名郁李子，核仁入药用之。

臣禹锡等谨按尔雅云：休，无实李。痤，接虑李。驳，赤李。释曰：李之无实者名休。郭云：一名赵李。痤，接虑李。郭云：今之麦李。与麦同熟，因名云。李之子赤者名驳。药性论云：李核人，臣。治女子小腹肿满。主踒折骨疼肉伤，利小肠，下水气，除肿满。又云李根皮，使。苦李者入用，味咸。治脚下气，主热毒烦躁。根煮汁，止消渴。孟诜云：李，主女人卒赤白下，取李树东面皮，去皱皮，炙令黄香，以水三升。煮汁去滓服之。日再验。谨按：生子亦去骨节间劳热。不可多食。临水食令人发痰疟。又牛李，有毒。煮汁使浓含之。治匶齿，脊骨有疳虫，可后灌此汁。更空腹服一盏，其子中人，主鼓胀。研和面作饼子，空腹食之，少顷当泻矣。日华子李，温，无毒。益气，多食令人虚热。又云李树根，凉，无毒。主赤白痢，浓煎服。华，平，无毒。治小儿壮热，痁疾，惊痫，作浴汤。

784. 猕猴桃　味酸、甘，寒，无毒。止暴渴，解烦热，冷脾胃，功泄澼，压丹石，不石淋。热壅反胃者，取汁和生姜汁服之。一名藤梨，一名木子，一名猕猴

梨。生山谷。藤生着树，叶圆有毛，其形似鸡卵大。其皮褐色，经霜始甘美可食。枝叶杀虫，煮汁饲狗，疗瘑也。今附

785. 胡桃　味甘，平，无毒。食之令人肥健，润肌，黑发。取瓤烧令黑，末，断烟，和松脂研，傅瘰疬疮。又和胡粉为泥，拨白须发，以内孔中，其毛皆黑。多食利小便，能脱人眉，动风故也。去五痔。外青皮染髭及帛皆黑。其树皮止水痢，可染褐。《仙方》取青皮压油，和詹糖香涂毛发，色如漆。生北土，云张骞从西域将来。其木，春斫皮中出水，承取沐头至黑。今附

臣禹锡等谨按孟诜云：胡桃，不可多食，动痰饮，除风，令人能食，不得并，渐渐食之，通经脉，润血脉，黑鬓发，又，服法：初日一颗，五日加一颗，至三十颗止之。常服，骨肉细腻光润，能养一切老痔疾。日华子云：润肌肉，益发，食酸齿𪘨，细嚼解之。

786. 杨梅　味酸，温，无毒。主去痰，止呕哕，消食下酒。干作屑，临饮酒时，服方寸匕，止吐酒。多食令人发热。其树若荔枝树，而叶细阴青。子形似水杨子，而生青熟红。肉在核上，无皮壳。生江南、岭南山谷，四月、五月采。今附

臣禹锡等谨按孟诜云：杨梅，和五藏，能涤肠胃，除烦愦恶气，切不可多食。甚能损齿及筋，亦能治痢。烧灰服之。日华子云：扬梅，热，微毒。疗呕逆吐酒。皮、根煎汤洗恶疮疥癞。忌生葱。

787. 梨　味甘、微酸，寒。多食令人寒中，金创，乳妇尤不可食。

陶隐居云：梨种复殊多，并皆冷利，俗人以为快果，不入药用，食之

损人。唐本注云：梨削贴汤火创不烂，止痛，易差。又主热嗽，止渴。叶，主霍乱，吐利不止，煮汁服之。今按别本注云：梨有数种，其消梨味甘，寒，无毒。主客热，中风不语。又疗伤寒热发，解石热气，惊邪嗽，消渴，利大小便。又有青梨、茅梨等，并不任用。又有桑梨，堪蜜煮食，主口干，生食不益人，冷中不可多食。

臣禹锡等谨按孟诜云：梨，除客热，止心烦，不可多食。又卒欬嗽，以一颗刺作五十孔，每孔内以椒一粒，以面裹，于热火灰中，煨令熟，出停冷，去椒食之。又方：去核内酥蜜面裹，烧令熟，食之。又取梨肉内酥中煎，停冷食之。又捣汁一升，酥一两，蜜一两，地黄汁一升，缓火煎，细细含咽。凡治嗽，皆须待冷，喘息定后方食。热食之，反伤矣，令嗽更极不可救。如此者，可作羊肉汤饼饱食之，便卧少时。又胸中痞塞热结者，可多食好生梨，即通。卒暗风失音，不语者，生捣汁一合，顿服之，日再服止。日华子云：梨，冷，无毒。消风，疗欬嗽，气喘，热狂，又除贼风，胸中热结，作浆吐风痰。

788. 柰　味苦，寒。多食令人胪胀，病人尤甚。

陶隐居云：柰江南乃有，而北国最丰，皆以作脯，不宜人。有林檎相似而小，亦恐非益人者。枇杷叶已出上卷，其实乃宜人。东阳、寻阳最多也。今注：有小毒，主耐饥，益心气。

臣禹锡等谨按孟诜云：柰，主补中膲诸不足气，和脾。卒患食后气不通，生捣汁服之。日华子云：柰，冷，无毒。治饱食多肺壅气胀。

789. 林檎　味酸、甘，温。不可多食，发热涩气，令人好睡，发冷痰，生疮疖，脉闭不行。其树似柰树，其形圆如柰。六月、七月熟。今在处有之。今附

臣禹锡等谨按孟诜云：林檎，主止消渴。陈士良云：此有三种，大长者为柰；圆者林檎，夏熟；小者味涩为梣，秋熟。日华子云：林檎，无毒。下气，治霍乱肚痛，消痰。

790. 菴罗果　味甘，温。食之止渴，动风气。天行病后及饱食后，俱不可食之。又不可同大蒜辛物食，令

人患黄病。树生状若林檎而极大。今附

臣禹锡等谨按陈士良云：微寒，无毒。主妇人经脉不通，丈夫营卫中血脉不行。久食令人不饥。叶似茶叶，可以作汤，疗渴疾。

791. 海松子　味甘，小温，无毒。主骨节风，头眩，去死肌，变白，散水气，润五脏，不饥。生新罗。如小栗三角，其中仁香美，东夷食之当果，与中土松子不同。今附

臣禹锡等谨按日华子云：松子，逐风痹寒气，虚羸少气，补不足，润皮肤，肥五藏，东人以代麻腐食用。

792. 安石榴　味甘、酸，无毒。主咽燥渴。损人肺，不可多食。其酸实壳，疗下痢，止漏精。其东行根，疗蛔虫、寸白。

陶隐居云：石榴以花赤可爱，故人多植之。尤为外国所重。入药唯根、壳而已，其味有甜、酢，药家用酢者。其子为服食所忌也。

臣禹锡等谨按蜀本图经云：子味甘、酸，其酸者尤能止痢。**药性论**云：石榴皮，使，味酸，无毒。能治筋骨风，腰脚不遂，行走挛急，疼痛。主涩肠，止赤白下痢。一方：取汁止目泪下，治漏精。根青者，入染发方用。**陈藏器**云：石榴本功外，东引根及皮，主蚘虫，煎服。子止渴。花、叶干之为末，和铁丹服之，一年变毛发色黑如漆。铁丹：飞铁为丹，亦铁粉之属是也。**孟诜**云：石榴，温。多食损齿令黑，皮炙令黄杵末，以枣肉为丸，空腹三丸，日二服。治赤白痢腹痛者。取醋者一枚并子，捣汁顿服。**段成式酉阳杂爼**云：石榴甜者，谓之天浆，能理乳石毒。

793. 橄榄　味酸、甘，温，无毒。主消酒，疗鯸鲐毒，人误食此鱼肝迷闷者，可煮汁服之必解。其木作檝拨，着鱼皆浮出，故知物有相畏如此也。核中仁，研傅唇吻燥痛。其树似木槵子树而高端直，其形似生诃子无

稜瓣。生岭南。八月、九月采。又有一种，名波斯橄榄，色类亦相似，其形核作二瓣，可以蜜渍食之，生邕州。今附

臣禹锡等谨按孟诜云：橄榄，主𩵋鱼毒，汁服之。中此鱼肝、子毒，人立死。惟此木能解。生岭南山谷。树大数围，实升寸许。其子先生者向下，后生者渐高。八月熟，蜜藏极甜。日华子云：橄榄，开胃，下气，止泻。

794. 榲桲　味酸、甘，微温，无毒。主温中下气，消食，除心间醋水，去臭，辟衣鱼。生北土，似楂子而小。今附

臣禹锡等谨按陈士良云：发毒热，秘大小肠，聚胸中痰壅。不宜多食，涩血脉。日华子云：除烦渴，治气。

795. 榛子　味甘，平，无毒。主益气力，宽肠胃，令人不饥健行。生辽东山谷。树高丈许。子如小栗，军行食之当粮。中土亦有。郑注《礼》云：榛似栗而小，关中鄜、坊甚多。今附

臣禹锡等谨按日华子云：新罗榛子肥白人，止饥，调中开胃甚验。

《嘉祐本草》菜部卷第十八

太常少卿直集贤院校正医书官臣掌禹锡等奉敕修

833. 马芹子唐本先附
834. 莼别录
835. 落葵别录
836. 蘩蒌别录
837. 鸡肠别录
838. 蕺别录
839. 葫别录
840. 蒜别录
841. 胡葱今附
842. 堇汁唐本先附
843. 芸薹唐本先附
844. 马齿苋今附
845. 茄子今附
846. 东风菜今附
847. 蕹菜新补
848. 菠薐新补
849. 苦荬新补
850. 鹿角菜新补
851. 莙荙新补
852. 罗勒新补
853. 邪蒿新补
854. 同蒿新补
855. 胡荽新补，子附
856. 石胡荽新补

右菜部合六十一种　十二种神农本经，二十种名医别录，七种唐本先附，六种今附，十五种新补，一种新定。

[菜上]

796. **白瓜子**　味甘，平、寒，无毒。**主令人悦泽，好颜色，益气不饥。久服轻身耐老。**主除烦满不乐，久服寒中。可作面脂，令悦泽。**一名水芝，**一名白爪子。生嵩高平泽。冬瓜仁也，八月采之。

唐本注云：《经》云：冬瓜仁也，八月采之，已下为冬瓜仁说。《尔雅》云：水芝瓜也，非谓冬瓜别名。据《经》及下条瓜蒂，并生嵩高平泽，此即一物，但以甘字似白字，后人误以为白也。若其不是甘瓜，何因一名白瓜？此即是甘瓜不惑。且朱书论甘瓜之效，墨书说冬瓜之功，功异条同，陶为深误矣。案《广雅》：冬瓜一名地芝，与甘瓜全别，墨书宜附冬瓜科下。瓜蒂与甘瓜共条。《别录》云：甘瓜子主腹内结聚，破溃脓血，最为肠胃脾内痈要药。本草以为冬瓜，非也。又案诸本草单云瓜子或云甘瓜子，今此本误作白字，当改从甘也。今按：此即冬瓜子也。唐注称是甘瓜子。谓甘字似白字，后人误以为白。此之所言，何孟浪之甚耶？且《本草》云："主令人悦泽"。《别录》云："可作面脂，令人悦泽。"而又面脂方中多用冬瓜仁，不见用甘瓜子，按此即是冬瓜子明矣。故陶于后条注中云：取核水洗，燥，乃擂取仁用之。且此物与甘瓜全别。其甘瓜有青、白二种，子色皆黄，主疗与白瓜子有异。而冬瓜皮虽青，经霜亦有白衣，其中子白，白瓜子之号，因斯而得。况陶隐居以《别录》白冬瓜附于白瓜子之下，白瓜子更不加注，足明一物，而不能显辨尔。《别录》爪字，侧绞切。今以读作瓜字。唐注谬误，都不可凭。

臣禹锡等谨按蜀本注：苏云是甘瓜子也。《图经》云：别有胡瓜，黄赤，无味。今据此两说，俱不可凭矣。《本经》云：即冬瓜人也。苏注盖以冬瓜色青，乃云是甘瓜者。且甘瓜自有青、白二种，只合云白甘瓜也。今据《本经》云：白瓜子即冬瓜人无疑也。按冬瓜虽色青，而其中子甚白，谓如白瓜子者，犹如虫部有白龙骨焉，人但看骨之白而不知龙之色也。若以甘瓜子为之，则甘瓜青、白二种，其子并黄色，而《千金》面药方，只用冬瓜人，信苏注为妄，《图经》难凭矣。孟诜云：取冬瓜人七升，以绢袋盛之。投三沸汤中，须臾出暴干，如此三度止。又，与清苦酒渍，经一宿，暴干为末，日服之方寸匕。令人肥悦，明目，延年不老。又，取子三、五升，退去皮，捣为丸。空腹服三十丸，令人白净如玉。日华子云：冬瓜人，去皮肤风剥，黑点，润肌肤。

797. 白冬瓜　味甘，微寒。主除小腹水胀，利小便，止渴。

陶隐居云：被霜后合取，置经年，破取核，水洗，燥，乃擂取仁用之。冬瓜性冷利，解毒，消渴，止烦闷，直捣、绞汁服之。今注：此物经霜后，皮上白如粉涂，故云白冬瓜也。前条即冬瓜子之功，此说皮肉之效尔。陶注为子仁，非也。

臣禹锡等谨按药性论云：冬瓜练，亦可单用，味甘，平。汁，止烦燥热。练，压丹石毒，止热渴，利小肠，能除消渴，差五淋。孟诜云：冬瓜，益气耐老，除胸心满。去头面热。热者食之佳，冷者食之瘦人。日华子云：冬瓜，冷，无毒。除烦，治胸膈热。消热毒痈肿，切摩痱子甚良。叶，杀蜂，可脩事蜂儿，并熁肿毒及蜂丁。藤烧灰，可出绣点黯，洗黑鼾，并洗疮疥。湿穰，亦可漱练白缣。

798. **瓜蒂**　味苦，寒，有毒。**主大水，身面四肢浮肿，下水，杀蛊毒。咳逆上气，食诸果不消，病在胸腹中，皆吐下之。**去鼻中息肉，疗黄疸。其花，主心痛，咳逆。生嵩高平泽，七月七日采，阴干。

陶隐居云：瓜蒂多用早青蒂，此云七月七日采，便是甜瓜蒂也。人亦有用熟瓜蒂者，取吐乃无异，此止论其蒂所主耳。今瓜例皆冷利，早青者尤甚。熟瓜乃有数种，除瓤食不害人，若觉食多，入水自渍便消。永嘉有寒瓜甚大，今每即取藏经年食之。亦有再熟瓜，又有越瓜，人以作菹者，食之亦冷，并非药用耳。《博物志》云：水浸至项，食瓜无数。又云斑瓜花有毒。分采之，瓜皮杀蛳虫也。今注：甜瓜有青、白二种，入药当用青瓜蒂，前条白瓜子，唐注云甘瓜子，主腹内结聚，破溃脓血，最为肠胃脾内壅要药，正是此甜瓜子之功。前条便以白瓜子为甘瓜子，非也。

臣禹锡等谨按药性论云：瓜蒂，使。茎：主鼻中息肉，齆鼻。和小豆、丁香吹鼻，治黄。日华子云：无毒。治脑塞，热齆，眼昏，吐痰。

799. 越瓜　味甘，寒。利肠胃，止烦渴，不可多食，动气，发诸疮，令人虚弱不能行，不益小儿，天行病后不可食。又不得与牛乳酪及鲊同食，及空心食，令人心痛。今附

臣禹锡等谨按陈藏器云：越瓜，大者色正白，越人当果食之。利小便，去烦热，解酒毒，宣泄热气。小者糟藏之。为灰，傅口吻疮及阴茎热疮。

800. 甜瓜　寒，有毒。止渴，除烦热，多食令人阴下湿痒生疮，动宿冷病，发虚热，破腹，又令人惙惙弱，脚手无力。少食即止渴，利小便，通三膲闭拥塞气，兼主口鼻疮。

臣禹锡等谨按日华子云：无毒。

叶　治人无发，捣汁涂之，即生。

801. 胡瓜叶　味苦，平，小毒。主小儿闪癖，一岁服一叶已上斟酌与之。生挼绞汁服，得吐下。根捣傅胡刺毒肿。其实味甘，寒，有毒。不可多食，动寒热，多疟病，积瘀热，发疰气，令人虚热，上逆少气，发百病及疮疥，损阴血脉气，发脚气。天行后不可食，小儿切忌，滑中，生疳虫。不与醋同食。北人亦呼为黄瓜，为石勒讳，因而不改。已上二种新补　见《千金方》及孟诜、陈藏器、日华子

802. **冬葵子　味甘，寒，无毒。主五脏六腑寒热，**

羸瘦，五癃，利小便。疗妇人乳难内闭。**久服坚骨，长肌肉，轻身延年。**生少室山。十二月采。黄芩为之使。

803. 葵根　味甘，寒，无毒。主恶疮，疗淋，利小便，解蜀椒毒。叶，为百菜主，其心伤人。

陶隐居云：以秋种葵，覆养经冬，至春作子，谓之冬葵，多入药用，至滑利，能下石淋。春葵子亦滑利，不堪余药用。根，故是常葵尔。叶尤冷利，不可多食。术家取此葵子，微炒令炼烢，散着湿地，遍踏之，朝种葵暮生，远不过宿。又云取羊角、马蹄烧作灰，散于湿地，即生罗勒，俗呼为西王母菜，食之益人。生菜中，又有胡荽、芸薹、白苣、邪蒿，并不可多食，大都服药通忌生菜耳。佛家斋，忌食薰渠，不的知是何菜？多言今芸薹，憎其臭故也。唐本注云：罗勒，北人谓之兰香，避石勒讳故也。又薰渠者，婆罗门云阿魏是，言此草苗根似白芷，取根汁曝之如胶，或截根日干，并极臭。西国持咒人禁食之。常食中用之，云去臭气。戎人重此，犹俗中贵胡椒、巴人重负蠜等，非芸薹也。

臣禹锡等谨按药性论云：冬葵子，臣，滑，平。能治五淋，主妳肿，能下乳汁。根，治恶疮，小儿吞钱不出，煮饮之，即出，神妙。若患天行病后食之，顿丧明。又，菜烧灰及捣干叶末，治金疮。煮汁能滑小肠。单煮汁，主治时行黄病。孟诜云：葵，冷。主疳疮生身面上，汁黄者。可取根作灰，和猪脂涂之。其性冷，若热食之，令人热闷。甚动风气。久服丹石人，时吃一顿佳也。冬月葵菹汁。服丹石人发动，舌干，欬嗽，每食后饮一盏，便卧少时。其子，患疮者吞一粒，便作头。女子产时，可煮顿服之，佳。若生时困闷，以子一合，水二升，煮取半升，去滓，顿服之，少时便产。日华子云：冬葵，久服坚筋骨。秋葵即是种早者，俗呼为葵菜。

804. 蜀葵　味甘，寒，无毒。久食钝人性灵，根及茎并主客热，利小便，散脓血恶汁。叶烧为末，傅金疮。煮食，主丹石发，热结。捣碎，傅火疮。又叶炙煮，与小儿食，治热毒下痢及大人丹痢。捣汁服亦可，恐腹痛，即暖饮之。花冷，无毒。治小儿风疹。子冷，无毒。治淋涩，通小肠，催生落胎，疗水肿，治一切疮疥并瘢疵，土靥。花有五色，白者疗痎疟，去邪气。阴干末食之。小花者名锦葵，一名茙葵，功用更强。《尔雅》云：菺，戎葵。释曰：菺，一名戎葵。郭曰：蜀葵也，似葵，花如槿华。戎、蜀盖其所自也，因以名之。新补　见陈藏器、日华子

805. 黄蜀葵花　治小便淋及催生。又主诸恶疮脓水，久不差者，作末傅之即愈。近道处处有之。春生苗叶，与蜀葵颇相似，叶尖狭，多刻缺，夏末开花，浅黄色，六、七月采之，阴干用。新定

806. **苋实　味甘，寒**、大寒，无毒。**主青盲，**白翳，**明目，除邪，利大小便，去寒热，**杀蛔虫，**久服益气力，不饥轻身，一名马苋，**一名莫实，细苋亦同，生淮阳川泽及田中，叶如蓝，十一月采。

陶隐居云：李云即苋菜也，今马苋别一种，布地生，实至微细，俗呼为马齿苋，亦可食，小酸，恐非今苋实。其苋实当是白苋，所以云细苋亦同，叶如蓝也。细苋即是糠苋，食之乃胜，而并冷利，被霜乃熟，故云十一月采。又有赤苋，茎纯紫，能疗赤下，而不堪食，药方用苋实甚稀，断谷方中时用之。唐本注云：赤苋，一名Σ。今苋实，亦名莫实，疑莫字误矣。赤苋，味辛，寒，无毒。主赤痢，又主射工、沙虱，此是赤叶苋也。马苋，亦名马齿草，味辛，寒，无毒。主诸肿瘘、疣目，捣揩之饮汁，主反胃，诸淋，金疮，血流，破血，癥癖，小儿尤良。用汁洗紧唇，面疱、马汁射工毒，涂之瘥。今按陈藏器本草云：忌与鳖同食。今以鳖细剉，和苋于近水湿处置之，则变为生鳖。紫苋杀虫毒。

臣禹锡等谨按蜀本注云：《图经》说有赤苋、白苋、人苋、马苋、紫苋、五色苋，凡六种。惟人、白二苋实入药用。按人苋小，白苋大，马苋如马齿，赤苋味辛，俱别有功，紫及五色二苋不人药。孟诜云：苋，补气，除热。其子明目。九月霜后采之。叶亦动气，令人烦闷，冷中损腹。日华

子云：苋菜，通九窍，子益精。

807. **苦菜　味苦，寒，**无毒。**主五脏邪气，厌谷胃痹，**肠澼，渴热中疾，恶疮。**久服安心益气，聪察，少卧，轻身耐老，**耐饥寒，高气不老。**一名荼草，一名选，**一名游冬。生益州山谷，生山陵道旁，凌冬不死。三月三日采，阴干。

陶隐居云：疑此则是今茗。茗一名荼，又令人不眠，亦凌冬不凋，而嫌其止生益州。益州乃有苦菜，正是苦谟耳。上卷上品白英下，已注之。《桐君药录》云：苦菜叶三月生扶疏，六月华从叶出，茎直花黄，八月实黑；实落根复生，冬不枯。今茗极似此，西阳武昌及庐江晋熙茗皆好，东人止作青茗。茗皆有浡，饮之宜人。凡所饮物，有茗及木叶天门冬苗，并菝葜，皆益人，余物并冷利。又巴东间别有真茶，火煏作卷结，为饮亦令人不眠，恐或是此。俗中多煮檀叶及大皂李作茶饮，并冷。又南方有瓜芦木，亦似茗，至苦涩。取其叶作屑，煮饮汁，即通夜不眠。煮盐人唯资此饮之，交广最深重，客来先设，乃加以香芼辈耳。**唐本注**云：苦菜，《诗》云：谁谓荼苦；又云：堇荼如饴，皆苦菜异名也。陶谓之茗。茗乃木类，殊非菜流。茗，春采为苦搽。搽音迟遐反，非途音也。案《尔雅·释草》云：荼，苦菜。释木云：槚，苦搽。二物全别，不得为例。又《颜氏家训》案《易统通卦验玄图》曰：苦菜生于寒秋，经冬历春，得夏乃成。一名游冬。叶似苦苣而细，断之而有白汁，花黄似菊。此则与桐君略同，今所在有之也。苦谟乃龙葵耳，俗亦名苦菜，非荼也。

臣禹锡等谨按蜀本图经云：春花夏实，至秋复生，花而不实，经冬不凋。

陈藏器云：苦谟，味苦，寒，有小毒。捣叶傅小儿闪癖，煮汁服，去暴热目黄，秘塞。叶极似龙葵，但龙葵子无壳，苦谟子有壳，苏云是龙葵，误也。人亦呼为小苦耽。崔豹《古今注》云：苦谟，一名谟子，有实形如皮弁，子圆如珠。续注

808. 苦耽　苗子味苦，寒，小毒，主传尸伏连，鬼

气疰忤邪气，腹内热结，目黄不下食，大小便涩，骨热咳嗽，多睡劳乏，呕逆痰壅，痃癖痞满。小儿无辜疬子，寒热大腹，杀虫，落胎，去蛊毒。并煮汁服，亦生捣绞汁服，亦研傅小儿闪癖。生故墟垣堑间，高二、三尺，子作角，如撮口袋，中有子如珠，熟则赤色。人有骨蒸多服之。关中人谓之洛神珠，一名王母珠，一名皮弁草。又有一种小者，名苦蘵。新补

809. 苦苣　味苦，平一云寒。除面目及舌下黄，强力不睡。折取茎中白汁，傅丁肿，出根。又取汁滴痈上，立溃。碎茎、叶傅蛇咬。根主赤白痢及骨蒸，并煮服之。今人种为菜，生食之。久食轻身，少睡，调十二经脉，利五藏，霍乱后胃气逆烦。生捣汁饮之，虽冷，甚益人。不可同血食一本作蜜，食作痔疾。苦苣，即野苣也，野生者，又名褊苣。今人家常食为白苣，江外、岭南、吴人无白苣，尝植野苣，以供厨馔。新补

白苣　味苦，寒一云平。主补筋骨，利五藏，开胸膈壅气，通经脉，止脾气，令人齿白，聪明，少睡。可常食之，患冷气人食，即腹冷，不至苦损人。产后不可食，令人寒中，小腹痛。陈藏器云：白苣如莴苣，叶有白毛。

莴苣　冷，微毒。紫色者入烧炼药用，余功同白苣。新补　见孟诜、陈藏器、萧炳

810. 荠　味甘，温，无毒。主利肝气，和中。其实，主明目，目痛。

陶隐居云：荠类又多，此是人可食者，生叶作菹，羹亦佳。《诗》云：

谁谓荼苦，其甘如荠。又疑荼是菜类矣。

臣禹锡等谨按药性论云：荠子，味甘，平。患气人食之，动冷疾，主青盲病不见物。补五藏不足。其根、叶烧灰，能治赤白痢，极效。**孟诜**云：荠子，入治眼方中用。不与面同食，令人背闷。服丹石人不可食。**陈士良**云：实，亦呼菥蓂子。主壅，去风毒邪气，明目，去障翳，解热毒。久食视物鲜明。四月八日收实，良。其花捋去席下辟虫。**日华子**云：荠菜，利五藏。根，疗目疼。

811. 芜菁及芦菔　味苦，温，无毒。主利五脏，轻身益气，可长食之。芜菁子，主明目。

陶隐居云：芦菔是今温菘，其根可食，叶不中啖。芜菁根乃细于温菘，而叶似菘，好食。西川惟种此，而其子与温菘甚相似，小细耳。俗方无用，服食家亦炼饵之，而不云芦菔子，恐不用也。俗人蒸其根及作菹，皆好，但小熏臭耳。又有荎根，细而过辛，不宜服也。**唐本注**云：芜菁，北人又名蔓菁，根、叶及子，乃是菘类，与芦菔全别，至于体用亦殊。今言芜菁子似芦菔，或谓芦菔叶不堪食，兼言小熏体，是江表不产二物，斟酌未諳，理丧其真耳。其蔓菁子，疗黄疸，利小便。水煮三升，取浓汁服，主癥瘕积聚；少饮汁，主霍乱，心腹胀；末服，主目暗。其芦菔别显后条。**今按陈藏器本草**云：芜菁，主急黄、黄疸及内黄，腹结不通，捣为末，水绞汁服，当得嚏，鼻中出黄水及下痢。《仙经》云：长服，可断谷长生。和油傅蜘蛛咬，恐毒入肉。亦捣为末酒服。蔓菁园中无蜘蛛，是其相畏也。为油入面膏，令人去黑䵟。今并、汾、河朔间，烧食其根，呼为芜根，犹是芜菁之号。芜菁，南北之通称也。塞北种者，名九英蔓菁。根大，并将为军粮。菘菜南土所种多是也。

臣禹锡等谨按尔雅云：须，葑苁。释曰：《诗·谷风》云：采葑采菲。毛云：葑，须也。先儒即以须葑苁当之。孙炎云：须，一名葑苁。郭注云：葑苁似羊蹄，叶细，味酢，可食。《礼·坊记》注云：葑，蔓菁也。陈、宋之间谓之葑，陆机云：葑，芜菁。幽州人谓之芥。方言云：蘴荛，芜菁也。陈楚谓之蘴，齐、鲁谓之荛，关西谓之芜菁，赵、魏之部谓之大芥。蘴、葑音同，然则葑也，须也，芜菁也，蔓菁也，葑苁也，荛也，芥也，七者一物也。**孟诜**云：蔓菁，消食下气。其子，九蒸九暴，捣为粉，服之长生。压油涂头，能变蒜发。又，研子入面脂，极去皱。又，捣子，水和服，治热黄，结实不通。少顷当泻，一切恶物沙石草发并出。又，利小便。又，女子妒乳肿，取其根生捣后，和盐、醋、浆水煮，取汁洗之，五、六度差。又，捣和鸡子白封之，亦妙。**萧炳**云：蔓菁子，别入丸药用，令人肥健，尤宜妇人。**刘禹锡嘉话录**云：诸葛亮所止，令兵士独种蔓菁者，取其才出甲，可生啖，一也；叶舒可煮食，二也；久居则随以滋长，三也；弃不令惜，四也；廻则易寻而采，五也；冬有根可劚而食，六也。此诸蔬属，其利不亦博矣。三蜀之人，今呼蔓菁为诸葛菜，江陵亦然。**日华子**云：蔓菁，梗短叶大，连地上生，阔叶红色者，是蔓菁。

812. 莱菔根　味辛、甘，温，无毒。主散服及炮煮服食，大下气，消谷，去淡澼，肥健人。生捣汁服，主消渴，试，大有验。

唐本注云：陶谓温菘是也。其嫩叶为生菜食之。大叶熟啖，消食和中。根效在芜菁之右。今注：俗呼为萝卜。唐本先附

臣禹锡等谨按蜀本图经云：名芦卜，生江北，秦、晋最多。**尔雅**云：葖，芦葩。释曰：紫花菘也。俗呼温菘，似芜菁，大根，一名葖。俗呼雹葖，一名芦菔，今谓之萝卜也。**萧炳**云：萝卜根，消食，利关节，理颜色，练五藏恶气，制面毒。凡人饮食过度，生嚼咽之，便消。研如泥制面，作馎饦佳，饱食亦不发热。亦主肺嗽吐血。酥煎食，下气。**孟诜**云：萝卜，性冷。利五藏，轻身。根，服之令人白净肌细。**日华子**云：萝卜，平，能消痰止欬，治肺痿吐血。温中，补不足，治劳瘦，欬嗽，和羊肉、鲫鱼煮食之。子，水研服，吐风痰，醋研消肿毒。不可以地黄同食。

813. 龙葵　味苦，寒，微甘，滑，无毒。食之解劳少睡，去虚热肿。其子疗丁疮肿，所在有之。

唐本注云：即关河间谓之苦菜者，叶圆花白，子若牛李子，生青熟黑，但堪煮食，不任生啖。唐本先附

臣禹锡等谨按药论云：龙葵，臣。能明目，轻身。子甚良。其赤珠者名龙珠，服之变白令黑，耐老。若能生食得苦者，不食佗菜，十日后则有灵异，不与葱、韭同啖。**孟诜**云：其味苦，皆挼去汁食之。

814. 菘　味甘，温，无毒。主通利肠胃，除胸中烦，解酒渴。

陶隐居云：菜中有菘，最为恒食，性和利人，无余逆忤，今人多食。如似小冷，而又耐霜雪。其子可作油，敷头长发；涂刀剑，令不锈。其有数种，犹是一类，正论其美与不美耳。服药有甘草而食菘，即令病不除。**唐本注云**：菘菜不生北土，有人将子北种，初一年半为芜菁，二年菘种都绝；将芜菁子南种，亦二年都变，土地所宜，颇有此例。其子亦随色变，但粗细无异尔。菘子黑，蔓菁子紫赤，大小相似。惟芦菔子黄赤色，大数倍，复不圆也。其菘有三种：有牛肚菘，叶最大厚，味甘；紫菘叶薄细，味少苦；白菘似蔓菁也。

臣禹锡等谨按陈藏器云：去鱼腥，动气发病，姜能制其毒。叶大多毛者是。**萧炳云**：北人居南方，不胜土地之宜。遂病足，尤宜忌菘菜。又云：消食下气，治瘴气，止热气嗽，冬汁尤佳。**日华子云**：凉，微毒。多食发皮肤风瘙痒。梗长，叶瘦，高者为菘，叶阔厚短肥而痹及梗细者为芜菁菜也。

陈士良云：紫花菘，平，无毒。行风气，去邪热气。花可以糟下酒藏甚美。**尔雅云**：苞葵菜，吴人呼楚菘，广南人呼秦菘，此菘苔不毒，宜食之。续注

815. 芥　味辛，温，无毒。归鼻。主除肾邪气，利九窍，明耳目，安中，久服温中。

陶隐居云：似菘而有毛，味辣，好作菹，亦生食。其子可藏冬瓜。又有莨，以作菹，甚辣快。**唐本注云**：此芥有三种：叶大粗者，叶堪食，子入药用，熨恶注至良；叶小子细者，叶不堪食，其子但堪为齑耳；又有白芥子，粗大白色，如白粱米，甚辛美，从戎中来。《别录》云：子主射工及注气发无恒处，丸服之，或捣为末，醋和涂之，随手验也。

臣禹锡等谨按蜀本图经云：一种叶大，子白且粗，名曰胡芥。啖之及药用最佳，而人间未多用之。**孟诜云**：芥，煮食之亦动气，生食发丹石，不可多食。**日华子云**：除邪气，止欬嗽上气，冷气疾。子，治风毒肿及麻痹，醋研傅之。扑损瘀血，腰痛肾冷，和生姜研，微暖，涂贴。心痛，酒醋服之。

816. 白芥　味辛，温，无毒。主冷气，色白，甚辛美，从西戎来。子，主射工及疰气，上气发汗，胸膈痰冷，面黄。生河东。今附

臣禹锡等谨按陈藏器云：白芥，生太原。如芥而叶白，为茹食之，甚美。**日华子**云：白芥，能安五藏，功用与芥颇同。子，烧及服，可辟邪魅。

817. 苜蓿　味苦，平，无毒。主安中，利人，可久服。

陶隐居云：长安中乃有苜蓿园，北人甚重此，江南人不甚食之，以无气味故也。外国复别有苜蓿草，以疗目，非此类也。唐本注云：苜蓿草，以疗目，非此类也。**唐本注**云：苜蓿茎叶平，根寒。主热病，烦满，目黄赤，小便黄，酒疸。捣取汁，服一升。令人吐利，即愈。

臣禹锡等谨按孟诜云：患疸黄人，取根生捣，绞汁服之，良。又，利五藏，轻身，洗去脾胃间邪气，诸恶热毒。少食好，多食当冷气入筋中，即瘦人。亦能轻身健人，更无诸益。**日华子**云：凉，去腹藏邪气，脾胃间热气，通小肠。

818. 荏子　味辛，温，无毒。主咳逆，下气，温中，补体。叶，主调中，去臭气。九月采，阴干。

陶隐居云：荏状如苏，高大白色，不甚香。子共研之，杂米作糜，甚肥美，下气，补血。东人呼为䓢，以其似苏字，但除禾边故也。榨其子作油，日煎之，即今油帛及和漆用者，服食断谷亦用之，名为重油。**唐本注**云：《别录》荏叶，人常生食，子故不及苏。言为重油入漆及油绢帛，此乃用大麻子油，非用此也。漆及油帛。江左所无，故陶为谬误也。**今按陈藏器本草**云：荏叶，捣傅虫咬及男子阴肿。江东以荏子为油，北土以大麻为油，此二油俱堪油物。若其和漆，荏者为强尔。

臣禹锡等谨按孟诜云：荏子，其叶性温。用时捣之。治男子阴肿，生捣和醋封之。女人丝裹内，三、四易。**萧炳**云：又有大荏，形似野荏高大，叶大小荏一倍，不堪食。人收其子，以充油绢帛，与大麻子同。其小荏子欲熟，人采其角食之，甚香美。大荏叶不堪食。**日华子**云：荏，调气，润

心肺，长肌肤，益颜色，消宿食，止上气欬嗽，去狐臭，傅蛇咬。子，下气，止嗽，补中，填精髓。

［菜中］

819. **蓼实** 味辛，温，无毒。**主明目，温中，耐风寒，下水气，面目浮肿，痈疡。**叶归舌，除大小肠邪气，利中益志。**马蓼，去肠中蛭虫，轻身。**生雷泽川泽。

陶隐居云：此类又多，人所食有三种：一是紫蓼，相似而紫色；一是香蓼，亦相似而香，并不甚辛，而好食；一是青蓼，人家常有，其叶有圆、有尖，以圆者为胜，所用即是此，干之以酿酒，主疗风冷，大良。马蓼生下湿地，茎斑，叶大有黑点。亦有两三种，其最大者名茏古，即是荭草，已在上卷中品。唐本注云：《尔雅》云：荭，一名茏古，大者名蘬。则最大者，不名茏古，陶误呼之。又有水蓼，叶大似马蓼，而味辛。主被蛇伤，捣敷之；绞汁服，止蛇毒入腹心闷者；又水煮渍脚捋之，消脚气肿。生下湿地水旁。今按陈藏器本草云：蓼，主痃癖。每日取一握煮服之。人霍乱转筋，多取煮汤及热捋脚。叶，捣傅狐刺疮，亦主小儿头疮。又云藿、蕺俱弱阳。人为蜗牛虫所咬，毒遍身者，以蓼子浸之立瘥。不可近阴，令弱也。诸蓼并冬死，惟香蓼宿根重生，人为生菜，最能入腰脚也。

臣禹锡等谨按蜀本图经云：蓼类甚多，有紫蓼、赤蓼、青蓼、马蓼、水蓼、香蓼、木蓼等，其类有七种。紫、赤二蓼，叶小狭而厚；青、香二蓼，叶亦相似而俱薄；马、水二蓼，叶俱阔大，上有黑点；木蓼一名天蓼，蔓生，叶似柘叶。诸蓼花皆红白，子皆赤黑。木蓼，花黄白，子皮青滑。尔雅云：蔷，虞蓼。释曰：蔷，一名虞蓼，即蓼之生水泽者也。《周颂·良耜》云：以薅荼蓼。《毛传》曰：蓼，水草是也。药性论云：蓼实，使，归鼻。除肾气，兼能去疬疡。叶主邪气。又云：食之多发心痛，令人寒热，损骨髓。小儿头疮，捣末和白蜜（六和鸡子白）涂上，虫出不作瘢。若霍乱转筋，取子一把，香豉一升，先切叶，以水三升，煮取二升，内豉汁中，更煮取一升半，分三服。又与大麦面相宜。孟诜云：蓼子，多食令人吐水。亦通五藏拥气，损阳气。

日华子云：水蓼，性冷，无毒。蛇咬捣傅，根茎并用。又云赤蓼，暖，暴脚软人，烧灰淋汁浸，持以蒸桑叶罯，立愈。续注

820. **葱实** 味辛，温，无毒。**主疗明目，补中不足，其茎葱白**，平，**可作汤，主伤寒，寒热，出汗，中风，面目肿**，伤寒骨肉痛，喉痹不通，安胎，归目，除肝邪气，安中，利五脏，益目精，杀百药毒。葱根，主伤寒头痛。葱汁，平，温。主溺血，解藜芦毒。

唐本注云：葱有数种，山葱曰茖葱，疗病似胡葱，主诸恶截，狐尿刺毒，山溪中沙虱，射工等毒。煮汁浸或捣傅大效，亦兼小蒜、茱萸辈，不独用也。其人间食葱，又有二种：有冻葱，即经冬不死，分茎栽莳而无子；又有汉葱，冬则叶枯。食用入药，冻葱最善，气味亦佳也。

臣禹锡等谨按蜀本图经云：葱有冬葱、汉葱、胡葱、茖葱，凡四种。冬葱夏衰冬盛，茎叶俱软美。山南、江左有之。汉葱冬枯，其茎实硬而味薄。胡葱茎叶粗短，根若金葵，能疗肿毒。茖葱生于山谷，不入药用。尔雅云：茖，山葱。释曰：《说文》云葱生山中者名茖，细茎大叶者是也。孟诜云：葱，温。根主疮中有水，风肿疼痛者。冬葱最善，宜冬月食，不宜多。虚人患气者，多食发气，上冲人，五藏闭绝，虚人胃。开骨节，出汗，故温尔。日华子云：葱治天行时疾，头痛，热狂，通大小肠，霍乱转筋及贲豚气，脚气，心腹痛，目眩及止心迷闷。取其茎叶，用盐研，罯蛇虫伤并金疮。水入皲肿，煨研罨傅。中射工溪毒，盐研罯傅。子，温中，补不足，益精，明目。根，杀一切鱼肉毒，不可以蜜同食。

821. **薤** 味辛、苦，温，无毒。**主金创创败，轻身，不饥耐老**，归骨。菜芝也。除寒热，去水气，温中，散结，利病人。诸疮，中风寒水肿以涂之。生鲁山平泽。

陶隐居云：葱、薤异物，而今共条。《本经》即无韭，以其同类故也，

今亦取为副品种数。方家多用葱白及叶中涕，名葱苒，无复用实者。葱亦有寒热，其白冷、青热。伤寒汤不得令有青也。能消桂为水，亦化五石，仙术所用。薤用温补，《仙方》及服食家皆须之，偏入诸膏用，并不可生啖，熏辛为忌耳。**唐本注**云：薤乃是韭类，叶不似葱，今云同类，不识所以然。薤有赤、白二种：白者补而美；赤者主金创及风，苦而无味，今别显条于此。**今按陈藏器本草**云：薤，调中，主久痢不瘥，腹内常恶者，但多煮食之。赤痢取薤致黄檗煮服之瘥。

臣禹锡等谨按蜀本图经云：形似韭而无实。山薤一名葝，茎叶相似，体性亦䪥同，叶皆冬枯，春秋分莳。**尔雅**云：葝，山䪥。释曰：《说文》云：䪥；菜也。生山中者名葝。又云：䪤，鸬荟。释曰：䪥，一名鸿荟。**孟诜**云：薤，疗诸疮中风水肿，生捣，热涂上，或煮之。白色者最好。虽有辛不荤五藏。学道人长服之，可通神，安魂魄，益气，续筋力。**日华子**云：轻身，耐寒，调中，补不足。食之能止久痢冷泻，肥健人。生食引涕唾。不可与牛肉同食，令人作癥瘕，四月不可食也。

822. 韭　味辛、微酸，温，无毒。归心，安五脏，除胃中热，利病人，可久食。子，主梦泄精，溺白。根，主养发。

陶隐居云：韭子入棘刺诸丸，主漏精；用根，入发膏；用叶，人以煮鲫鱼鲊，断卒下痢，多验。但此菜殊辛臭，虽煮食之，便出犹奇熏灼，不如葱、薤则无气，最是养性所忌也。**今按陈藏器本草**云：韭，温中下气，补虚，调和脏腑，令人能食，益肠，止泄白脓、腹冷痛，并煮食之。叶及根，生捣绞汁服，解药毒，疗狂狗咬人欲发者，亦杀诸蛇虺蝎恶螨。取根捣和酱汁灌马鼻虫颡。又捣根汁多服，主胸痹骨痛不可触者。俗云：韭叶是草钟乳，言其宜人，信然也。

臣禹锡等谨按尔雅云：藿，山韭。释曰：《说文》云，菜名，一种而久者，故谓之韭。山中生者名藿。《韩诗》云：六月食郁及薁是也。**孟诜**云：热病后十日，不可食热韭，食之即发困。又，胸痹，心中急痛如锥刺，不得俛仰，自汗出；或痛彻背上，不治或至死。可取生韭或根五斤，洗，捣汁灌少许，即吐胸中恶血。**萧炳**云：韭子合龙骨服，甚补中。小儿初生，与韭根汁灌之，即吐出恶水，令无病。**日华子**云：韭，热。下气，补虚，和腑藏，益阳，止泄精，尿血，暖腰膝，除心腹痼冷，胸中痹冷，痃癖气及腹痛等食之。肥白人中风失音，研汁服。心脾骨痛甚，生研服。蛇、犬咬并恶疮，捣傅。多食昏神暗目，酒后尤忌，不可与蜜同食。又云子暖腰膝，治鬼交甚效，入药炒用。

823. 白蘘荷　微温。主中蛊及疟。

陶隐居云：今人乃呼赤者为蘘荷，白者为覆葅，叶同一种耳。于人食之，赤者为胜。药用白者。中蛊者服其汁，并卧其叶，即呼蛊主姓名。亦主诸溪毒、沙虱辈，多食损药势，又不利脚。人家种白蘘荷，亦云辟蛇。**唐本注云**：根主诸恶疮，杀蝥蛊毒。根心主稻麦芒入目中不出者，以汁注目中即出也。

臣禹锡等谨按蜀本图经云：叶似初生甘蕉，根似姜牙，其叶冬枯。**药性论云**：白蘘荷，亦可单用。味辛，有小毒。

824. 菾菜　味甘、苦，大寒。主时行壮热，解风热毒。

陶隐居云：即今以杂作鲊蒸者。菾，作甜音，亦作忝。时行热病初得，便捣饮汁皆除差。**唐本注云**：此菾菜似升麻苗，南人蒸炮又作羹食之，亦大香美也。**今按别本注云**：夏月以其菜研作粥解热，又止热毒痢。捣傅灸疮，止痛，易瘥。**又按陈藏器本草云**：菾菜，捣绞汁服之，主冷热痢，又止血生肌。人及禽兽有伤折，傅之立愈。又收取子以醋浸之，揩面，令润泽有光。

臣禹锡等谨按蜀本图经云：高三、四尺，茎若蒴藋，有细棱，夏盛冬枯。**孟诜云**：菾菜，又，捣汁与时疾人服，差。子，煮半生，捣取汁，含治小儿热。**陈士良云**：菾菜，叶似紫菊而大，花白，食之宜妇人。**日华子云**：甜菜，冷，无毒。炙作熟水饮，开胃，通心膈。

825. 苏　味辛，温。主下气，除寒中，其子尤良。

陶隐居云：叶下紫色而气甚香。其无紫色不香似荏者，名野苏，不任用。子主下气，与橘皮相宜同疗也。**今注**：今俗呼为紫苏。

臣禹锡等谨按尔雅云：苏，桂荏。释曰：苏，荏头之草也。以其味辛类荏，故一名桂荏也。**药性论**云：紫苏子，无毒。主上气欬逆，治冷气及腰脚中湿风结气。将子研汁煮粥良，长所令人肥白身香。和高良姜、橘皮等分，蜜丸，空心下十丸。下一切宿冷气及脚湿风。叶可生食，与一切鱼肉作羹良。**孟诜**云：紫苏，除寒热，治冷气。**日华子**云：紫苏，补中益气，治心腹胀满，止霍乱转筋，开胃下食并一切冷气，止脚气，通大小肠。子主调中，益五藏，下气，止霍乱，呕吐，反胃，补虚劳，肥健人，利大小便，破癥结，消五膈，止嗽，润心肺，消痰气。

826. **水苏　味辛，微温，无毒。主下气，杀谷，除饮食，辟口臭，去毒，辟恶气。久服通神明，轻身耐老。**主吐血、衄血、血崩。一名鸡苏，一名劳祖，一名芥苴，一名瓜苴，一名道华。生九真池泽，七月采。

陶隐居云：方药不用，俗中莫识。昔九真辽远，亦无能识访之。**唐本注**云：此苏，生下湿水侧，苗似旋覆，两叶相当，大香馥。青、济、开、河间人名为水苏，江左名为荠苧，吴会谓之鸡苏。主吐血、衄血、下气、消谷大效。而陶更于菜部出鸡苏，误矣。今以鸡苏为水苏之一名，复申吐血、衄血、血崩六字也。

臣禹锡等谨按蜀本图经云：叶似白薇，两叶相当，花生节间，紫白色，味辛而香，六月采茎叶，日干。**陈藏器**云：荠苧，叶上有毛，稍长，气臭，除蚁瘘，挼碎傅之。亦主冷气泄痢，可为生菜，除胃间酸水。**孟诜**云：鸡苏，一名水苏。熟捣生叶，绵裹塞耳，疗聋。又，头风目眩者，以清酒煮汁一升服。产后中风，服之弥佳。可烧作灰汁及以煮汁，洗头令发香，白屑不生。又收讫酿酒及渍酒，常服之佳。**日华子**云：鸡苏，暖。治肺痿，崩中，带下，血痢，头风目眩，产后中风及血不止。又名臭苏、青白苏。

827. **假苏　味辛，温，无毒。主寒热鼠瘘，瘰疬生疮，结聚气破散之，下瘀血，除湿痹。一名鼠蓂，**一名姜芥。生汉中川泽。

陶隐居云：方药亦不复用。**唐本注**云：此药，即菜中荆芥是也，姜、荆声讹也。先居草部中，今人食之，录在菜部也。**今按陈藏器本草**云：荆芥，去邪，除劳渴，出汗，除冷风，煮汁服之。捣和醋，傅丁肿。

臣禹锡等谨按蜀本注引吴氏本草云：名荆芥，叶似落藜而细，蜀中生啖之。**药性论**云：荆芥，可单用。治恶风贼风，口面㖞邪，遍身㿏痹，心虚忘事，益力添精，主辟邪毒气，除劳。久食动渴疾，治丁肿。取一握，切，以水五升，煮取二升，冷，分二服。主通利血脉，传送五藏不足气，能发汗，除冷风。又捣末和醋封毒肿。**孟诜**云：荆芥，多食熏人五藏神。**陈士良**云：荆芥，主血劳，风气壅满，背脊疼痛，虚汗，理丈夫脚气，筋骨烦疼及阴阳毒，伤寒头痛，头旋目眩，手足筋急。本草呼为假苏，假苏又别，按假苏叶锐圆，多野生，以香气似苏，故呼为苏。**日华子**云：荆芥，利五藏，消食下气，醒酒。作菜生、熟食。并煎茶，治头风并出汗。豉汁煎，治暴伤寒。

828. 香薷　味辛，微温。主霍乱腹痛吐下，散水肿。

陶隐居云：处处有此，惟供生食。十月中取，干之，霍乱煮饮，无不差。作煎，除水肿尤良之也。

臣禹锡等谨按萧炳云：今新定、新安有石上者，彼人名石香菜，细而辛，更绝佳。**孟诜**云：香菜，温。又云香戎，去热风。生菜中食，不可多食。卒转筋，可煮汁顿服半升，止。又，干末止鼻衄，以水服之。**日华子**云：无毒。下气，除烦热，疗呕逆，冷气。

829. 薄荷　味辛，苦，温，无毒。主贼风伤寒发汗，恶气，心腹胀满，霍乱，宿食不消，下气。煮汁服，亦堪生食。人家种之，饮汁发汗，大解劳乏。

唐本注云：茎方，叶似荏而尖长，根经冬不死；又有蔓生者，功用相似。唐本先附

臣禹锡等谨按药性论云：薄荷，使。能去愤气，发毒汗，破血，止痢，通利关节，尤与薤作菹相宜。新病差人勿食，令人虚汗不止。**陈士良**云：吴菝蔄，能引诸药人荣卫，疗阴阳毒，伤寒头痛，四季宜食。

又云胡菝蔄，主风气壅，并攻胸膈，作茶服之，立效。俗呼为新罗菝蔄。续注　**日华子**云：治中风失音，吐痰，除贼风，疗心腹胀，下气，消

宿食及头风等。

830. 秦荻梨　味辛，温，无毒。主心腹冷胀，下气，消食。人所啖者，生下湿地，所在有之。唐本先附

臣禹锡等谨按孟诜云：秦荻梨于生菜中最香美，甚破气。又，末之和酒服，疗卒心痛，悒悒塞满气。又，子，末和大醋，封肿气，日三易。

陈藏器云：五辛菜，味辛，温。岁朝食之，助发五藏气，常食温中，去恶气，消食，下气。《荆楚岁时记》亦作此说。热病后不可食之，损目。续注

［菜下］

831. **苦瓠　味苦，寒，有毒。主大水，面目四肢浮肿，下水，令人吐。**生晋地川泽。

陶隐居云：瓠与冬瓜，气类同辈，而有上下之殊，当是为其苦者耳。今瓠自忽有苦者如胆，不可食，非别生一种也。又有瓠瓠，亦是瓠类，小者名瓢，食之乃胜瓠。凡此等，皆利水道，所以在夏月食之，大理自不及冬瓜矣。唐本注云：瓠与冬瓜、瓠瓠，全非类例，今此论性，都是苦瓠瓠耳。陶谓瓠中苦者，大误矣。瓠中苦者，不入药用。冬瓜自依前说，瓠瓠与瓠，又须辨之。此三物苗叶相似，而实形亦有异。瓠味皆甜，时有苦者，而似越瓜，长者尺余，头尾相似。其瓠瓠形状，大小非一，瓠，夏中便熟，秋末并枯；瓠瓠夏末始实，秋中方熟，取其为器，经霜乃堪。瓠与甜瓠瓠，体性相类，但味甘冷，通利水道，止渴，消热，无毒，多食令人吐。苦瓠瓠为疗，一如经说；然瓠苦者不堪食，无所主疗，不入方用。而甜瓠瓠与瓠子，啖之俱胜冬瓜，陶言不及，乃是未悉。此等元种各别，非甘者变而为苦也。其苦瓠瓤，味苦，冷，有毒。主水肿、石淋，吐呀嗽，囊结，疰蛊，淡饮。或服之过分，令人吐利不止者，宜以黍穰灰汁解之。又煮汁渍阴，疗小便不通也。今按陈藏器本草云：苦瓠，煎取汁滴鼻中，出黄水，去伤寒鼻塞、黄疸。又取一枚，开口，以水煮，中搅取汁，滴鼻中，主急

黄。又取未破者，煮令热，解开，熨小儿闪癖。

臣禹锡等谨按蜀本注云：陶云瓠小者名瓢，按《切韵》瓢，注云：瓠也。又语曰：吾岂匏瓜也哉，是则此为瓜匏之瓠也。今据瓜匏之瓠，非但不能疗病，亦少见有苦者，谨按：瓠，固匏也。但匏字合作瓟，盖音同字异尔，且瓟似瓠，可为饮器。有甘、苦二种；甘者大；苦者小。则陶云：小者名瓢是也。今人以苦瓠疗水肿，甚效。亦能令人吐。此又与上说正同尔。《药性论》云：苦瓠瓤，使。治水，浮肿面目，肢节肿胀，下大水气疾。

孟诜云：瓠，冷。主消渴，恶疮。又，患脚气及虚胀，冷气人，不可食之，尤甚。又，压热，服丹石人方可食，余人不可辄食。**续注**

日华子云：瓠，无毒。又云微毒。除烦止渴，治心热，利小肠，润心肺，治石淋，吐蛔虫。**续注**

832. **水靳**　味甘，平，无毒。**主疗女子赤沃，止血，养精，保血脉，益气，令人肥健嗜食。一名水英。**生南海池泽。

陶隐居云：论靳主疗，乃应是上品，未解何意，乃在下。其二月、三月作英时，可作菹及熟爚食之，亦利小便，消水肿。又有渣靳，可为生菜，此靳亦可生啖，俗中皆作芹字也。**唐本注云**：芹花，味苦。主脉溢。出无用条。**今按别本注云**：即芹菜也。芹有两种：荻芹，取根，白色；赤芹，取茎叶，并堪作菹。及生菜，味甘。《经》云平，其性大寒，无毒。**又按陈藏器本草云**：水芹茎叶，捣绞取汁，去小儿暴热，大人酒后热毒，鼻塞身热，利大小肠。茎、叶、根，并寒。子，温，辛。

臣禹锡等谨按蜀本图经云：生水中，叶似芎藭，花白色而无实，根亦白色。**尔雅云**：芹，楚葵。注：今水中芹菜。**孟诜云**：水芹，寒。养神益力，杀药毒。置酒、酱中香美。又，和醋食之损齿。生黑滑地名曰水芹，食之不如高田者宜人。余田中皆诸虫子在其叶下，视之不见，食之与人为患。高田者名白芹。**日华子云**：治烦渴，疗崩中，带下。

833. 马芹子　味甘、辛，温，无毒。主心腹胀满，下气，消食。调味用之，香似橘皮，而无苦味。

唐本注云：生水泽旁，苗似鬼针、菾菜等，花青白色；子黄黑色，似防风子。唐附

臣禹锡等谨按蜀本图经云：花若芹花，子如防风子而扁大。尔雅云：茭，牛蘄。释曰：似芹，可食菜也。而叶细锐，一名茭，一名牛蘄，一名马蘄子。入药用。孟诜云：和酱食，诸味良。根及叶不堪食。卒心痛，子作末，醋服。日华子云：马芹，嫩时可食。子治卒心痛，炒食令人得睡。

834. 莼　味甘，寒，无毒。主消渴，热痹。

陶隐居云：莼性寒，又云冷，补，下气，杂鲤鱼作羹，亦逐水。而性滑，服食家不可多啖也。唐本注云：莼，久食大宜人。合鲋鱼为羹，食之，主胃气弱不下食者，至效。又宜老人，此应在上品中。三、四月至七、八月，通名丝莼，味甜，体软；霜降已后，至十二月，名环莼，味苦，体涩，取以为羹，犹胜杂菜。今按陈藏器本草云：按此物，温病起，食者多死。为体滑，脾不能磨，常食发气，令关节急，嗜唾，若称上品，主脚气。脚气论中，令人食之，此误深也。常所居近湖，湖中有莼及藕，年中大疫既饥，人取莼食之，疫病瘥者亦死。至秋大旱，人多血痢，湖中水竭，掘藕食之，阖境无他。莼、藕之功，于斯见矣。

臣禹锡等谨按蜀本图经云：生水中，叶似凫葵，浮水上，采茎堪啖，花黄白，子紫色。三月至八月，茎细如钗股，黄赤色，短长随水深浅，而名为丝莼；九月、十月渐粗硬；十一月萌在泥中，粗短，名瑰莼，体苦涩，惟取汁味尔。孟诜云：莼菜，和鲫鱼作羹，下气止呕。多食发痔。虽冷而补。热食之，亦拥气不下。甚损人胃及齿，不可多食，令人颜色恶。又，不宜和醋食之，令人骨痿。少食，补大小肠虚气；久食损毛发。陈藏器云：莼虽水草，性热拥。

又云石莼，味甘，平，无毒。下水，利小便。生南海石上。《南越志》云：似紫菜，色青。《临海异物志》曰：附石生是也。续注

日华子云：丝莼，治热疸，厚肠胃，安下膲，补大小肠虚气，逐水，解百药毒并蛊气。续注

835. 落葵　味酸，寒，无毒。主滑中散热。实，主悦泽人面。一名天葵，一名繁露。

陶隐居云：又名承露，人家多种之。叶惟可饪鲊，性冷滑，人食之，为狗所啮作疮者，终身不差。其子紫色，女人以渍粉敷面为假色，不入药用也。**今注**：一名藤葵，俗呼为胡燕脂。

臣禹锡等谨按蜀本图经云：蔓生，叶圆，厚如杏叶。子似五味子，生青熟黑，所在有之。**孟诜**云：其子悦泽人面，药中可用之。取蒸暴干，和白蜜涂面，鲜华立见。

836. 蘩蒌　味酸，平，无毒。主积年恶疮不愈。五月五日日中采，干，用之当燔。

陶隐居云：此菜人以作羹。五月五日采，曝干，烧作屑，疗杂恶疮，有效。亦杂百草取之，不必止此一种尔。**唐本注**云：此草，即是鸡肠也，俱非正经所出。而二处说异，多生湿地坑渠之侧，一名百滋草。流俗通谓鸡肠，雅士总名蘩蒌。《尔雅》物重名者，并云一物两名也。**今按陈藏器本草**云：蘩蒌，主破血，产妇煮食之，及下乳汁。产后腹中有块痛，以酒炒，绞取汁，温服。又取暴干为末，醋煮为丸，空腹服三十丸，下恶血。

臣禹锡等谨按蜀本图经云：叶青，花白，采苗入药。**药性论**云：蘩蒌，亦可单用，味苦。主治产后血块。炒热和童子便服，良。长服恶血尽出，治恶疮有神验之功。

837. 鸡肠草　主毒肿，止小便利。

陶隐居云：人家园庭亦有此草，小儿取挼汁，以捋蜘蛛网，至粘；可掇蝉，疗蠼螋溺也。**唐本注**云：此草，即蘩蒌是也，剩出此条，宜除之。**今按**：鸡肠草亦在草部下品。唐注以为剩出一条。详此主疗相似，其一物乎？今移附蘩蒌之下。

臣禹锡等谨按蜀本云：鸡肠草，平，无毒。**小便利通用药**云：鸡肠草，微寒。**尔雅**云：蔜，薞蕿。释曰：蔜，一名薞蕿，一名鸡肠草。**药性论**云：鸡肠草亦可单用，味苦。洗手足水烂，主遗尿，治蠼螋尿疮，生捋傅三、四度。**孟诜**云：鸡肠草，温。作灰和盐，疗一切疮及风丹遍身如枣大。痒痛者，捣封上，日五、六易之。亦可生食，煮作茶食，益人。去脂膏毒气。又，烧傅疳䘌。亦疗小儿赤白痢，可取汁一合，和蜜服之。甚良。

838. 蕺　味辛，微温。主蠼螋溺疮，多食令人气喘。

陶隐居云：俗传言食蕺不利人脚，恐由闭气故也。今小儿食之，便觉脚痛。**唐本注云**：此物，叶似荞麦，肥地亦能蔓生，茎紫赤色，多生湿地、山谷阴处。山南江左人，好生食之，关中谓之菹菜也。

臣禹锡等谨按蜀本图经云：茎叶俱紫赤，英有臭气。**孟诜云**：蕺菜，温。小儿食之，三岁不行。久食之，发虚弱，损阴气，消精髓，不可食。**日华子云**：蕺菜，有毒。淡竹筒内煨，傅恶疮，白秃。

839. 葫　味辛，温，有毒。主散痈肿、䘌疮，除风邪，杀毒气。独子者，亦佳。归五脏。久服伤人，损目明。五月五日采之。

陶隐居云：今人谓葫为大蒜，谓蒜为小蒜，以其气类相似也。性最熏臭，不可食。俗人作齑以啖脍肉，损性伐命，莫此之甚。此物唯生食，不中煮，用以合青鱼鲊食，令人发黄耳。取其条上子，初种之，成独子葫；明年则复其本也。**唐本注云**：此物煮为羹臛，极俊美，熏气亦微。下气，消谷，除风，破冷，足为馔中之俊。而注云不中煮，自当是未经试尔。**今按陈藏器本草云**：大蒜，去水恶瘴气，除风湿，破冷气，烂痃癖伏邪恶，宣通温补，无以加之。初食不利目。多食却明。久食，令人血清，使毛发白，疗疮癣。生食，去蛇虫溪蛊等毒。昔患痃癖者，尝梦人教每日食三颗大蒜，初时依梦，遂致瞑眩，口中吐逆，下部如火。后有人教令取数片合皮，截却两头吞之，名为内灸，依此大效。又鱼骨鲠不出，以蒜内鼻中即出。独颗者杀鬼，去痛，入用最良。

臣禹锡等谨按蜀本图经云：大蒜，今出梁州者最美而少辛，大者径二寸；泾阳者皮赤甚辣，其余并相似也。**孟诜云**：蒜，久服损眼伤肝。治蛇咬疮，取蒜去皮一升，捣，以小便一升，煮三、四沸通人，即入渍损处，从夕至暮。初被咬未肿，速嚼蒜封之，六、七易。又，蒜一升去皮，以乳二升。煮使烂。空腹顿服之，随后饭压之。明日依前进服，下一切冷毒风气，又，独头者一枚，和雄黄、杏人研为丸，空腹下三丸，静坐少时，患鬼气当毛出，即差。**日华子云**：蒜，建脾，治肾气，止霍乱转筋，腹痛除邪，辟温，去蛊毒，疗劳虐，冷风，痃癖，温疫气，傅风拍冷痛，蛇虫伤，恶疮疥，溪毒。沙虱，并捣贴之。熟醋浸之，经年者良。

840. 蒜　味辛，温，无毒。归脾肾。主霍乱，腹中不安，消谷，理胃，温中，除邪痹毒气。五月五日采。

陶隐居云：小蒜生叶时，可煮和食。至五月叶枯，取根名薍子，正尔啖之，亦甚熏臭。味辛，性热，主中冷，霍乱，煮饮之，亦主溪毒。食之损人，不可长用之。**唐本注**云：此蒜与胡葱相得，主恶蛓毒、山溪中沙虱水毒大效。山人、俚、獠时用之。

臣禹锡等谨按蜀本图经云：小蒜野生，小者一名薍，一名蒚。苗、叶、根、子似葫而细数倍也。**尔雅**云：蒚，山蒜。释曰：《说文》云荤菜也。一云菜之美者，云梦之荤菜。生山中者名蒚。**孟诜**云：小蒜亦主诸虫毒，丁肿，甚良。不可常食。**日华子**云：小蒜，热，有毒。下气，止霍乱吐泻，消宿食，治蛊毒，傅蛇虫，沙虱疮。三月不可食。

841. 胡葱　味辛，温中消谷，下气，杀虫。久食，伤神损性，令人多忘，损目明，尤发痼疾。胡臭人不可食，令转甚。其状似大蒜而小，形圆皮赤，稍长而锐。生蜀郡山谷。五月、六月采。今附

842. 堇汁　味甘，寒，无毒。主马毒疮，捣汁洗之，并服之。堇，菜也，出《小品》方。《万毕方》云：除蛇蝎毒及痈肿。

唐本注云：此菜野生，非人所种。俗谓之堇葵，叶似蕺，花紫色者。唐本先附

臣禹锡等谨按尔雅云：啮，苦堇。注：今堇葵也，叶似柳，子如米，汋之，滑。《疏》云：啮，一名苦堇，可食之菜也。《内则》云：堇荁枌榆是也。本草云：味甘，此苦者，古人语倒，犹甘草谓之大苦也。**孟诜**云：堇，久食除心烦热，令人身重懈惰。又令人多睡，只可一、两顿而已。又捣傅热肿，良。又，杀鬼毒，生取汁半升服，即吐出。

843. 芸薹　味辛，温，无毒。主风游丹肿，乳痈。

唐本注云：《别录》曰：春食之，能发膝痼疾。此人间所啖菜也。今

按别本注云：破癥瘕结血。今俗方病人得吃芸薹，是宜血病也。又按陈藏器本草云：芸薹破血，产妇煮食之。子，压取油，傅头，令头发长黑，又煮食，主腰脚痹。捣叶傅赤遊疹。久食弱阳。唐本先附

臣禹锡等谨按孟诜云：若先患腰膝，不可多食，必加极。又，极损阳气，发口疮，齿痛。又，能生腹中诸虫道家特忌。日华子云：芸薹，凉。治产后血风用瘀血。胡臭人不可食。

844. 马齿苋　主目盲白翳，利大小便，去寒热，杀诸虫，止渴，破癥结痈疮。服之，长年不白。和梳垢封丁肿。又烧为灰，和多年醋滓，先灸丁肿以封之，即根出。生捣绞汁服，当利下恶物，去白虫。煎为膏，涂白秃。又主三十六肿风结疮，以一釜煮，澄清，内蜡三两，重煎成膏，涂疮上，亦服之。子，明目，《仙经》用之。今附

臣禹锡等谨按蜀本云：马苋，味酸，寒，无毒。主诸肿瘘疣目，尸脚，阴肿，胃反，诸淋，金疮内流，破血癖，癥瘕；汁洗去紧唇，面皰，解射工、马汗毒。一名马齿苋。宜小儿食之。又注云此有二种：叶大者不堪用；叶小者，节叶间有水根，每十斤有八两至十两已来。至难燥，当以槐木槌碎之，向日东作架晒之，三、两日即干，如隔年矣。其茎无效，不人药用，大抵此草能肥肠，令人不思食。孟诜云：马齿苋，又主马毒疮，以水煮，冷服一升，并涂疮上。湿癣、白秃，以马齿膏和灰涂，效。治疳痢及一切风，傅杖疮良。及煮一碗，和盐、醋等，空腹食之，少时当出尽白虫矣。

845. 茄子　味甘，寒。久冷人，不可多食，损人动气，发疮及痼疾。一名落苏。处处有之。根及枯茎叶，主冻脚疮，可煮作汤渍之，良。苦茄，树小，有刺。其子，以醋摩，疗痈肿。根亦作浴汤。生岭南。今附

臣禹锡等谨按孟诜云：落苏，平。主寒热，五藏劳。不可多食，熟者少食无畏。又，醋摩之，傅肿毒。陈藏器云：茄子，味甘，平，无毒。今

人种而食者名落苏。岭南野生者名苦茄，足刺，子小，主瘴。日华子云：茄子，治温疾，传尸劳气。

846. 东风菜　味甘，寒，无毒。主风毒壅热，头疼目眩，肝热眼赤，堪入羹臛，煮食甚美。生岭南平泽。茎高三、二尺，叶似杏叶而长，极厚软，上有细毛。先春而生，故有东风之号。今附

847. 雍菜　味甘，平，无毒。主解野葛毒，煮食之，亦生捣服之，岭南种之。蔓生花白，堪为菜。云南人先食雍菜，后食野葛，二物相伏，自然无苦。又，取汁滴野葛苗，当时菸死，其相杀如此。张司空云：魏武帝啖野葛至一尺。应是先食此菜也。

848. 菠薐　冷，微毒，利五藏，通肠胃热，解酒毒。服丹石人食之佳。北人食肉面即平，南人食鱼鳖水米即冷。不可多食，冷大小肠。久食令人脚弱不能行。发腰痛，不与䱉鱼同食，发霍乱吐泻。刘禹锡嘉话录云：菠薐，本西国中有，自彼将其子来，如苜蓿、葡萄，因张骞而至也。本是颇陵国将来，语讹，尔时多不知也。

849. 苦荬　冷，无毒。治面目黄，强力，止困，傅蛇虫咬。又，汁傅丁肿，即根出。蚕蛾出时，切不可取拗，令蛾子青烂。蚕妇亦忌食。野苦荬五、六回拗后，味甘滑于家苦荬，甚佳。

850. 鹿角菜　大寒，无毒、微毒。下热风气，疗小儿骨蒸热劳。丈夫不可久食，发痼疾，损经络血气，令

人脚冷痹，损腰肾，少颜色。服丹石人食之，下石力也。出海州，登、莱、沂、密州并有，生海中。又能解面热。

851. 莙荙　平，微毒。补中下气，理脾气，去头风，利五藏。冷气，不可多食，动气。先患腹冷，食必破腹。茎灰淋汁洗衣，白如玉色。已上五种新补　见孟诜、陈藏器、陈士良、日华子

852. 罗勒　味辛，温，微毒。调中消食，去恶气，消水气宜生食。又疗齿根烂疮，为灰用甚良。不可过多食，壅关节，涩荣卫，令血脉不行。又动风，发脚气，患啘，取汁服半合定。冬月用干者煮之。子主目瞖及物入目，三、五颗致目中，少顷当湿胀，与物俱出。又疗风赤眵泪。根主小儿黄烂疮，烧灰傅之，佳。北人呼为兰香，为石勒讳也。

此有三种：一种堪作生菜；一种叶大，二十步内闻香；一种似紫苏叶。

853. 邪蒿　味辛、温。平，无毒。似青蒿细软。主胸膈中臭烂恶邪气，利肠胃，通血脉，续不足气。生食微动风气，作羹食良，不与胡荽同食，令人汗臭气。

854. 同蒿　平。主安心气，养脾胃，消水饮。又动风气，熏人心，令人气满，不可多食。

855. 胡荽　味辛，温一云微寒，微毒。消谷，治五藏，补不足，利大小肠，通小腹气，拔四肢热，止头痛，疗沙疹，豌豆疮不出，作酒喷之，立出，通心窍。

久食令人多忘，发腋臭，脚气，根发痼疾。子主小儿秃疮，油煎傅之。亦主蛊，五痔及食肉中毒下血。煮，冷取汁服。并州人呼为香荽，入药炒用。

856. 石胡荽　寒，无毒。通鼻气，利九窍，吐风痰。不任食，亦去瞖，熟挼内鼻中，瞖自落。俗名鹅不食草。已上五种新补　见孟诜、陈藏器、萧炳、陈士良、日华子

《嘉祐本草》米部卷第十九

太常少卿直集贤院校正医书官臣掌禹锡等奉敕修

［米上］

857. **胡麻**本经
858. **青蘘**本经
859. **麻蕡**本经，子附
860. 白油麻新补
861. 饴糖别录

［米中］

862. **大豆黄卷**本经，稆豆续注
863. **赤小豆**本经
864. 豉别录
865. 大麦别录，麦蘖续注
866. 穬麦别录
867. 小麦别录，面、麸附，苗续注
868. 荞麦新补
869. 青粱米别录
870. 黄粱米别录
871. 白粱米别录
872. 粟米别录，粉、泔、糗附
873. 丹黍米别录，秬黍续注
874. 蘖米别录
875. 秫米别录
876. 陈廪米别录
877. 舂杵头细糠别录，自草部今移
878. 酒别录，甜糟、社坛余胙酒续注

［米下］

879. **腐婢**本经
880. 扁豆别录
881. 绿豆今附
882. 白豆新补
883. 黍米别录
884. 粳米别录
885. 稻米别录，稻稳、稻秆续注
886. 稷米别录，凋胡、乌禾续注
887. 罂子粟今附
888. 醋别录
889. 酱别录
890. 曲新补

右米部三十四种　六种神农本经，二十二种名医别录，二种今附，四种新补。

[米上]

857. **胡麻** 味甘，平，无毒。**主伤中，虚羸，补五内，益气力，长肌肉，填髓脑。**坚筋骨，疗金创，止痛，及伤寒温疟，大吐后虚热羸困。**久服轻身不老，**明耳目，耐饥渴，延年。以作油，微寒，利大肠、胞衣不落，生者摩疮肿，生秃发。**一名巨胜，**一名狗虱，一名方茎，一名鸿藏。**叶名青蘘。**生上堂川泽。

胡麻油 微寒。利大肠，胞衣不落。生者摩疮肿，生秃发。新分条

陶隐居云：八谷之中，惟此为良。淳黑者名巨胜。巨者，大也，是为大胜。本生大宛，故名胡麻。又茎方名巨胜，茎圆名胡麻。服食家当九蒸、九曝、熬、捣，饵之断谷、长生、充肌。虽易得，俗中学者犹不能恒服，而况余药耶！蒸不熟令人发落，其性与伏苓相宜。俗方用之甚少，惟时以合汤丸耳。麻油生榨者如此，若蒸炒正可供作食及燃耳，不入药用也。**唐本注**云：此麻以角作八棱者为巨胜，四棱者名胡麻。都以乌者良，白者劣尔。生嚼涂小儿头疮及浸淫恶疮，大效。

臣禹锡等谨按吴氏云：胡麻一名方金；神农、雷公：甘，平，无毒。秋采青蘘，一名梦神。**抱朴子**云：巨胜一名胡麻，饵服之，不老，耐风湿。**广雅**云：狗虱，巨胜；藤弦，胡麻也。**药性论**云：叶，捣汁沐浴，甚良。又牛伤热，捣汁灌之，立差。又患崩中血凝疰者，生取一升，捣，内热汤中，绞取半升，立愈。巨胜者，仙经所重，白蜜一升，子一升，合之，名曰静神丸。常服之，治肺气，润五藏。其功至多，亦能休粮，填人骨髓，甚有益于男子。患人虚而吸吸，加胡麻用。又云：胡麻生油，涂头生毛发。**陈藏器**云：花阴干，渍取汁，溲面至韧，易滑。胡麻油，大寒。主天行热秘，肠内结热，服一合取利为度。食油损声，令体重。生油杀虫，摩恶疮。**陈士良**云：胡麻人，生嚼涂小儿头疮；亦疗妇人阴疮。初食利大小肠，久

食即否，去陈留新。日华子云：胡麻，补中益气，养五藏，治劳气，产后羸困，耐寒暑，止心惊。子，利大小肠，催生落胞，逐风温气、游风、头风，补肺气，润五藏，填精髓。细研涂发令长。白蜜蒸为丸服，治百病。叶作汤沐润毛发，滑皮肤，益血色。

858. **青蘘** **味甘，寒，**无毒。**主五脏邪气，风寒湿痹，益气，补脑髓，坚筋骨。久服耳目聪明，不饥，不老，增寿。巨胜苗也。**生中原川谷。

陶隐居云：胡麻叶，甚肥滑，亦可以沐头，但不知云何服之。《仙方》并无用此法，正当阴干，捣为丸散耳。既服其实，故不复假苗。五符巨胜丸方亦云：叶名青蘘。本生大宛，度来千年耳。唐本注云：青蘘，《本经》在草部上品中，既堪啖，今从胡麻条下。

859. **麻蕡** **味辛，平，**有毒。**主五劳七伤，利五脏，下血寒气。**破积，止痹，散脓，**多食令人见鬼狂走。久服通神明，轻身。一名麻勃，**此麻花上勃勃者。七月七日采，良。**麻子，味甘，平，**无毒。**主补中益气，肥健不老。**疗中风汗出，逐水，利小便，破积血，复血脉，乳妇产后余疾，长发，可为沐药。久服神仙。九月采。入土中者贼人。生太山川谷。畏牡蛎、白薇，恶伏苓。

陶隐居云：麻蕡即牡麻，牡麻则无实，今人作布及履用之。麻勃，方药亦少用，术家合人参服之，令逆知未来事。其子中仁，合丸药并酿酒，大善，而是滑利性。麻根汁及煮饮之，亦主瘀血、石淋。唐本注云：蕡，即麻实，非花也。《尔雅》云：蕡，枲实。《礼》云：苴，麻之有蕡者。注云：有子之麻为苴。皆谓子耳。陶以一名麻勃，谓勃勃然如花者，即以为花，重出子条，误矣。既以麻蕡为米之上品，今用花为之，花岂堪食乎？根主产难胞衣不出，破血壅胀，带下，崩中不止者，以水煮服之，效。沤麻汁，主消渴。捣叶水绞取汁，服五合，主蛔虫。捣敷蝎毒。效。今按陈藏器本草云：麻子，下气，利小便，去风痹皮顽，炒令香，捣碎，小便浸取汁服。妇人倒产，吞二七枚即正。麻子去风，令人心欢。压为油，可以油物。早春种，为春麻子，小而有毒；晚春种，为秋麻子，入药佳。

臣禹锡等谨按尔雅云：黂，枲实。释曰：枲，麻也；黂，麻子也。《仪礼》注：苴，麻之有黂者。又《禹贡》青州厥贡岱畎丝枲是也。又曰莩麻。释曰：苴麻之盛子者也。一名莩，一名麻母。**药性论**云：麻花，白麻是也。味苦，微热，无毒。方用能治一百二十种恶风，黑色遍身苦痒，逐诸风恶血。主女人经候不通，䗪虫为使。又叶沐发，长润。青麻汤淋瘀血，又主下血不止。麻青根一十七枚，洗去土，以水五升，煮取三升，冷，分六服。又云大麻人，使。治大肠风热结涩及热淋。又麻子二升，大豆一升，熬令香，捣末，蜜丸，日二服，令不饥，耐老益气。子五升研，同叶一握捣相和，浸三日去滓，沐发，令白发不生，补下膲，主治渴。又子一升，水三升，煮四、五沸，去滓，冷服半升，日二服，差。**陈士良**云：大麻人，主肺藏，润五藏，利大小便，踈风气。不宜多食，损血脉，滑精气，痿阳气，妇人多食发带疾。**日华子**云：大麻，补虚劳，逐一切风气，长肌肉，益毛发，去皮肤顽痹，下水气及下乳，止消渴，催生，治横逆产。

860. 白油麻　大寒，无毒。治虚劳，滑肠胃，行风气，通血脉，去头浮风，润肌，食后生啖一合，终身不辍。与乳母食，其孩子永不生病。若客热，可作饮汁服之。停久者，发霍乱。又生嚼傅小儿头上诸疮良。久食抽人肌肉。生则寒，炒则热。又叶，捣和浆水，绞去滓，沐发，去风润发。其油冷，常食所用也。无毒，发冷疾，滑骨髓，发藏腑渴，困脾藏，杀五黄，下三膲热毒气，通大小肠，治蛔心痛，傅一切疮疥癣，杀一切虫。取油一合，鸡子两颗，芒消一两，搅服之，少时即泻，治热毒甚良。治饮食物，须逐日熬熟用，经宿即动气。有牙齿并脾胃疾人，切不可吃。陈者煎膏，生肌长肉，止痛，消痈肿，补皮裂。新补　见孟诜及陈藏器、陈士良、日华子

861. 饴糖　味甘，微温。主补虚乏，止渴，去血。

陶隐居云：方家用饴糖，乃云胶饴，皆是湿糖如厚蜜者，建中汤多用之。其凝强及牵白者，不入药。又胡麻亦可作糖弥甘补。今酒用曲，糖用糵，犹同是米、麦，而为中、上之异。糖当以和润为优，酒以熏乱为劣。

臣禹锡等谨按蜀本图经云：饴即软糖也，北人谓之饧。粳米、粟米、大麻、白术、黄精、枳（音止）椇（音矩）子等并堪作之，惟以糯米作者入药。**孟诜**云：饧糖，补虚，止渴，建脾胃气，去留血，补中。白者以蔓青汁煮，顿服之。**日华子**云：益气力，消痰止嗽并润五藏。

［米中］

862. **大豆黄卷**　味甘，平，无毒。**主湿痹，筋挛，膝痛**。五脏胃气结积，益气，止毒，去黑皯，润泽皮毛。

生大豆　味甘，平。**涂痈肿，煮饮汁，杀鬼毒，止痛**。逐水胀，除胃中热痹，伤中，淋露，下瘀血，散五脏结积、内寒，杀乌头毒。久服令人身重。熬屑，味甘。主胃中热，去肿，除痹，消谷，止腹胀。生太山平泽，九月采。恶五参、龙胆，得前胡、乌喙、杏仁、牡蛎良。

唐本注云：以大豆为芽糵，生便干之，名为黄卷，用亦服食。今按陈藏器本草云：大豆炒令黑，烟未断，及热投酒中，主风痹瘫缓口噤，产后诸风。食罢生服半两，去心胸烦热，热风恍惚，明目镇心，温补。久服，好颜色，变白，去风，不忘。煮食，寒，下热气肿，压丹石烦热。汁，解诸药毒，消肿。大豆炒食极热，煮食之及作豉极冷。黄卷及酱平。牛食温，马食冷。一体之中，用之数变。

臣禹锡等谨按蜀本注云：煮食之，主温毒水肿。**陈藏器**云：稆（音吕）豆，味甘，温，无毒。炒令黑，及热投酒中，渐渐饮之，去贼风风痹，妇人产后冷血。堪作酱，生田野，小黑。《尔雅》云：戎菽一名驴豆，一

名萱豆。**续注**

孟诜云：大豆，寒。和饭捣涂一切毒肿。疗男女阴肿，以绵裹内之。杀诸药毒。**谨按**：煮饮服之，去一切毒气，除胃中热痹，肠中淋露，下淋血，散五藏结积内寒。和桑柴灰汁煮之，下水鼓腹胀。其豆黄，主湿痹膝痛，五藏不足气，胃气结积，益气，润肌肤。末之收成，炼猪膏为丸，服之能肥健人。又，卒失音，生大豆一升，青竹筭子四十九枚，长四寸，阔一分，和水煮熟，日夜二服，差。又，每食后，净磨拭，吞鸡子大，令人长生。初服时似身重，一年已后，便觉身轻。又益阳道。**日华子云**：黑豆，调中下气，通关脉，制金石药毒，治牛、马温毒。

863. **赤小豆** 味甘、酸，平、温，无毒。**主下水，排痈肿脓血**。寒热，热中，消渴，止泄，利小便，吐逆，卒澼，下胀满。

陶隐居云：大、小豆共条，犹如葱、薤义也。以大豆为蘖，芽生便干之，名为黄卷，用之亦熬，服食家所须。煮大豆，主温毒。水肿殊效。复有白大豆，不入药。小豆性逐津液。久食令人枯燥矣。**唐本注云**：《别录》云：叶名藿，止小便数，去烦热。**今按陈藏器本草云**：赤小豆和桑根白皮煮食之，主温气痹肿。小豆和通草煮食之，当下气无限，名脱气丸。驴食脚轻，人食体重。

臣禹锡等谨按蜀本注云：病酒热饮汁即愈。**药性论云**：赤小豆，使，味甘。能消热毒痈肿，散恶血不尽，烦满，治水肿，皮肌胀满。捣薄涂痈肿上，主小儿急黄烂疮。取汁令洗之，不过三度差。能令人美食。末与鸡子白调，涂热毒痈肿差。通气，建脾胃。**陈士良云**：赤小豆，微寒。缩气行风，抽肌肉。久食瘦人，坚筋骨，疗水气。解小麦热毒。**日华子云**：赤豆粉，治烦解热毒。排脓补血脉，解油衣沾缀甚妙。叶食之明目。

864. 豉 味苦，寒，无毒。主伤寒头痛寒热，瘴气恶毒，烦燥满闷，虚劳喘吸，两脚疼冷。又杀六畜胎子诸毒。

陶隐居云：豉，食中之常用。春夏天气不和，蒸炒以酒渍服之，至佳。

暑热烦闷，冷水渍饮二三升。依康伯法，先以醋酒溲蒸曝燥，以麻油和，又蒸曝之，凡三过，乃末椒、干姜屑合和，以进食，胜今作油豉也。患脚人恒将其酒浸以滓敷脚，皆差。好者出襄阳、钱塘，香美而浓，取中心弥善也。

臣禹锡等谨按药性论云：豆豉，得酸良，杀六畜毒。味苦、甘。主下血痢如刺者，豉一升，水渍才令相淹，煎一、两沸，绞汁顿服。不差可再服。又伤寒暴痢腹痛者，豉一升，薤白一握切，以水三升，先煮薤，内豉更煮，汤色黑去豉，分为二服，不差再服。熬末能止汗，主除烦躁。治时疾热病，发汗。又治阴茎上疮痛烂，豉一分，蚯蚓湿泥二分，水研和涂上，干易，禁热食酒、菜、蒜。又寒热风，胸中疮，生者可捣为丸服，良。**陈藏器云**：蒲州豉，味咸，无毒。主解烦热，热毒，寒热，虚劳，调中，发汗，通关节，杀腥气，伤寒鼻塞。作法与诸豉不同，其味烈。陕州又有豉汁，经年不败，大除烦热，入药并不如今之豉心，为其无盐故也。**孟诜云**：豉，能治久盗汗患者，以一升微炒令香，清酒三升渍，满三日取汁，冷暖任人服之，不差，更作三、两剂即止。**日华子云**：治中毒药，蛊气，疟疾，骨蒸，并治犬咬。

865. 大麦　味咸，温，微寒，无毒。主消渴。除热，益气调中。又云：令人多热，为五谷长。食蜜为之使。

陶隐居云：即今倮麦，一名麰麦，似穬麦，惟皮薄耳。**唐本注云**：大麦出关中，即青科麦是。形似小麦而大。皮厚，故谓大麦，殊不似穬麦也。大麦面平胃，止渴，消食，疗胀。

臣禹锡等谨按药性论云：大麦蘖，使，味甘，无毒。能消化宿食，破冷气，去心腹胀满。**孟诜云**：大麦，久食之，头发不白。和针沙、没石子等染发黑色。暴食之，亦稍似脚弱，为下气及腰肾故。久服甚宜人，熟即益人，带生即冷损人。**陈士良云**：大麦，补虚劣，壮血脉，益颜色，实五藏，化谷食。久食令人肥白，滑肌肤。为面胜小麦，无躁热。又云蘖，微暖，久食消肾，不可多食。

日华子云：麦蘖，温中下气，开胃，止霍乱，除烦，消痰，破癥结，能催生落胎。续注

866. 穬麦　味甘，微寒，无毒。主轻身，除热。久服令人多力健行；以作蘖，温，消食和中。

陶隐居云：此是今马所食者，性乃言热，而云微寒，恐是作屑与合谷异也。服食家，并食大、穬二麦，令人轻身、健。**唐本注**云：穬麦性寒，陶云性热，非也；复云：作屑与合谷异。此皆江东少有，故斟酌言之耳。

臣禹锡等谨按萧炳云：穬麦，补中，不动风气，先患冷气人，即不相当。大麦之类，西川人种食之。山东、河北人正月种之，名春穬，形状与大麦相似。**孟诜**云：穬麦，主轻身补中，不动疾。**日华子**云：作饼食不动气，若暴食时间似动气，多食即益人。

867. 小麦　味甘，微寒，无毒。主除热，止燥渴，咽干，利小便，养肝气，止漏血、唾血。以作曲，温，消谷，止痢；以作面，温，不能消热止烦。

陶隐居云：小麦合汤皆完用之，热家疗也。作面则温，明穬麦亦当如此。今服食家啖面，不及大、穬麦，犹胜于米耳。**唐本注**云：小麦汤用，不许皮坼，云坼则温，明面不能消热止烦也。小麦曲止痢，平胃，主小儿痫，消食痔。又有女曲、黄蒸。女曲，完小麦为之，一名䴹子；黄蒸，磨小麦为之，一名黄衣。并消食，止泄痢，下胎，破冷血也。**今按**陈藏器本草云：小麦秋种夏熟，受四时气足，自然兼有寒温。面热麸冷，宜其然也。河渭已西，白麦面凉，以其春种，缺二时气使之然也。

臣禹锡等谨按蜀本云：以作麨，微寒。主消渴，止烦；以作麴，止痢，平胃；主小儿痫，消食痔。**萧炳**云：麦酱和鲤鱼食之，令人口疮。**药性论**云：小麦，臣，有小毒。能杀肠中蛔虫，熬末服。**陈藏器**云：麸，味甘，寒，无毒。和面作饼，止泄利，调中，去热，健人，蒸热袋盛，熨人。马冷失腰脚，和醋蒸，抱所伤折处，止痛散血。人作面，第三磨者凉，为近麸也。小麦，皮寒肉热。又云：麦苗，味辛，寒，无毒。主酒疸目黄，消酒毒暴热，麦苗上黑霉名麦奴，主热烦，解丹石，天行热毒。又云面，味甘，温。补虚，实人肤体，厚肠胃，强气力，性拥热，小动风气。又云：女麴，一名䴹子。按䴹子与黄蒸不殊。黄蒸，温补，消诸生物，北人以小麦，南人以粳米，皆六、七月作之。苏又云磨破之，谓当完作之，亦呼为黄衣，尘绿者佳。**孟诜**云：小麦，平，服之止渴。又作面有热毒，多是陈裛之色。作粉补中益气，和五藏，调味。又炒粉一合，和服断下痢。又，性主伤折，和醋蒸之，裹所伤处便定。重者，再蒸裹之，甚良。日华子云：面，养气，补不足，助五藏，久食实人。又云麦黄，暖。温中下气，消食除烦。麸，凉。治时疾，热疮，汤火疮烂，扑损伤折瘀血，醋炒帖罯。麦苗，凉。除烦闷，解时疾狂热，消酒毒，退胸膈热。患黄疸人绞汁服，并利小肠，作齑吃，甚益颜色。续注

868. 荞麦　味甘，平、寒，无毒。实肠胃，益气力。久食动风，令人头眩。和猪肉食之，患热风，脱人眉须，虽动诸病，犹挫丹石，能炼五藏滓秽，续精神。作饭与丹石人食之良。其饭法可蒸，使气馏于烈日中暴令口开，使舂取人作饭，叶作茹，食之下气，利耳目，多食即微泄。烧其穰作灰，淋洗六畜疮，并驴、马躁蹄。新补　见陈藏器、孟诜、萧炳、陈士良、日华子

869. 青粱米　味甘，微寒，无毒。主胃痹，热中，消渴，止泄痢，利小便，益气，补中，轻身，长年。

陶隐居云：凡云粱米，皆是粟类，惟其牙头色异为分别尔。青粱出北，今江东少有。《氾胜之书》云：粱是秫粟，今俗用则不尔也。唐本注云：青粱壳穗有毛，粒青，米亦微青，而细于黄、白粱也。谷粒似青稞而少粗。夏月食之，极为清凉，但以味短色恶，不如黄、白粱，故人少种之。此谷早熟而收少也，作饧，清白胜余米。

臣禹锡等谨按孟诜云：青粱米，以纯苦酒一斗渍之，三日出，百蒸百暴，好裹藏之。远行一餐，十日不饥。重餐，四百九十日不饥。又方：以米一斗，赤石脂三斤，合以水渍之，令足相淹。置于暖处二、三日。上青白衣，捣为丸，如李大。日服三丸，不饥。谨按《灵宝五符经》中，白鲜米九蒸九暴，作辟谷粮。此文用青粱米，未见有别出处。其米微寒，常做饭食之，涩于黄、白米，体性相似。日华子云：建脾，治泄精。醋拌百蒸百暴，可作糗粮。

870. 黄粱米　味甘，平，无毒。主益气，和中，止泄。

陶隐居云：黄粱亦出青、冀州，此间不见有耳。**唐本注云**：黄粱，出蜀、汉、商、浙间亦种之。穗大毛长，谷米俱粗于白粱，而收子少，不耐水旱。食之香美，逾于诸粱，人号为竹根黄。而陶注白粱云：襄阳竹根者是。此乃黄粱，非白粱也。

臣禹锡等谨按日华子云：去客风，治顽痹。

871. 白粱米　味甘，微寒，无毒。主除热，益气。

陶隐居云：今处处有，襄阳竹根者最佳。所以夏月作粟飧，亦以除热也。**唐本注云**：白粱穗大，多毛且长。诸粱都相似，而白粱谷粗扁长，不似粟圆也。米亦白且大，食之香美。为黄粱之亚矣。陶云竹根，竹根乃黄粱，非白粱也。然粱虽粟类，细论则别，谓作粟飧，殊乖的称也。

臣禹锡等谨按孟诜云：白粱米，患胃虚并呕吐食及水者，用米汁二合，生姜汁一合，服之。性微寒。除胸膈中客热，移五藏气，续筋骨。此北人长食者是，亦堪作粉。

872. 粟米　味咸，微寒，无毒。主养肾气，去胃脾中热，益气。陈者，味苦，主胃热，消渴，利小便。

陶隐居云：江东所种及西间皆是，其粒细于粱米，熟舂令白，亦以当白粱，呼为白粱粟。陈者谓经三、五年者，或呼为粢米，以作粉，尤解烦闷，服食家亦将食之。**唐本注云**：粟有多种，而并细于诸粱，北土恒食，与粱有别。陶云：当白粱，又云或呼为粢，粢则是稷，稷乃穄之异名也。其米泔汁，主霍乱，卒热，心烦渴，饮数升立差。臭泔，止消渴优良。米麦粆，味甘、苦，寒，无毒。主寒中，除热渴，解烦，消石气。蒸米麦熬磨作之，一名糗也。

臣禹锡等谨按孟诜云：粟米，陈者止痢，甚压丹石热。颗粒小者是。今人间多不识尔。其粱米粒粗大，随色别之。南方多畲田，种之极易。舂粒细，香美，少虚怯，秖为灰中种之，又不锄治故也。得北田种之。若不锄之，即草翳死；若锄之，即难舂。都由土地使然耳。但取好地，肥瘦得所由，熟犁。又细锄，即得滑实。

陈藏器云：粉解诸毒，主卒得鬼打，水搅服之。亦主热腹痛，鼻衄，并水煮服之。粳粟总堪为粉，粟强浸米至败者损人。续注　又云：泔，主霍乱，新研米清水和滤取汁服，亦主转筋入腹。胃冷者不宜多食。酸泔，洗皮肤疮疥，服主五野鸡病及消渴。下淀酸者，杀虫及恶疮，和臭樗皮煎服，主疳痢。樗皮一名武目树。续注　又云糗，一名麨（昌少切），味酸，寒。和水服之，解烦热，止泄，实大肠，压石热，止渴。河东人以麦为之，粗者为干糗粮，东人以粳米为之，炒干磨成也。续注

陈士良云：粳粟米，五谷中最硬，得浆水即易化解。小麦虚热。

873. 丹黍米　味苦，微温，无毒。主咳逆，霍乱，止泄，除热，止烦渴。

陶隐居云：此则即赤黍也，亦出北间，江东时有种，而非土所宜，多入神药用。又黑黍名秬，供酿酒祭祀用之。

臣禹锡等谨按尔雅云：秬，黑黍。秠，一稃二米。释曰：按《诗·生民》云：诞降嘉种，维秬维秠。李巡云：黑黍一名秬黍。秬，即墨黍之大名也。秠，是黑黍中一稃有二米者，别名为秠。若然秬、秠皆黑黍矣。而《春官·鬯人》注云：酿秬为酒，秬如黑黍，一秠二米。言如者，以黑黍一米者多，秬为正二米。则秬中之异，故言如以明秬有二等，则一米者亦可为汁。续注

又云秠即皮，其稃亦皮也。秠、稃，古今语之异耳。汉和帝时，任城县生黑黍，或三、四实，实二米，得黍三斛八斗是也。日华子云：赤黍米，温。下气，止欬嗽，除烦，止渴，退热。不可合蜜并葵同食。

874. 蘖米　味苦，无毒。主寒中，下气，除热。

陶隐居云：此是以米为蘖尔，非别米名也。末其米脂和敷面，亦使皮肤悦泽，为热不及麦蘖也。唐本注云：蘖者，生不以理之名也，皆当以可生之物为之。陶称以米为蘖，其米岂更能生乎？止当取蘖中之米耳。案《食经》称用稻蘖，稻即穬谷之名，明非米作也。

臣禹锡等谨按日华子云：蘖米，温。能除烦，消宿食，开胃。又名黄子可作米醋。

875. 秫米　味甘，微寒。止寒热，利大肠，疗漆疮。

陶隐居云：此人以作酒及煮糖者，肥软而易消；方药不正用，惟嚼以涂漆疮，及酿诸药醪。**唐本注云**：此米，功能是稻秫也。今大都呼粟糯为秫稻，秫为糯矣。北土亦多，以粟秫酿酒，而汁少于黍米。粟秫应有别功，但本草不载。凡黍稷、粟秫、秔糯，此三谷之籼秫也。

臣禹锡等谨按颜师古刊谬正俗云：今之所谓秫米者，似黍米而粒小者耳，亦堪作酒。**孟诜云**：秫米，其性平。能杀疮疥毒热，拥五藏气，动风，不可常食。北人往往有种者，代米作酒耳。又，生捣和鸡子白，傅毒肿良。根，煮作汤，洗风。又，米一石，麴三斗，和地黄一斤，茵陈蒿一斤，炙令黄，一依酿酒法。服之治筋骨挛急。**日华子云**：无毒，犬咬，冻疮并嚼傅。

876. 陈廪米　味咸、酸，温，无毒。主下气，除烦渴，调胃，止泄。

陶隐居云：此今久入仓陈赤者，汤中多用之。有以作酢酒，胜于新粳米。

臣禹锡等谨按陈士良云：陈仓米，平胃口，止泄泻，暖脾，去惫气，宜作汤食。**日华子云**：陈仓米，补五藏，涩肠胃。

877. 舂杵头细糠　主卒噎。

陶隐居云：食卒噎不下，刮取含之，即去，亦是舂捣义尔。天下事理，多有相影响如此也。

臣禹锡等谨按日华子云：平，治噎煎汤呷。

878. 酒　味苦、甘、辛，大热，有毒。主行药势，杀百邪恶毒气。

陶隐居云：大寒凝海，惟酒不冰，明其热性独冠群物。药家多须，以行其势。人饮之，使体弊神昏，是其有毒故也。昔三人晨行触雾，一人健，一人病，一人死。健者饮酒，病者食粥，死者空腹。此酒势辟恶，胜于食。

唐本注云：酒，有葡萄、秫、黍、杭、粟、曲、蜜等，作酒醴以曲为。而葡萄、蜜等，独不用曲。饮葡萄酒，能消痰破澼。诸酒醇醨不同，惟米酒入药用。

臣禹锡等谨按陈藏器云：酒，本功外，杀百邪，去恶气，通血脉，厚肠胃，润皮肤，散石气，消忧发怒，宣言畅意。书曰：若作酒醴尔，惟曲蘖。苏恭乃广引葡萄、蜜等为之。此乃以伪乱真，殊非酒本称。至于人药，更亦不堪。凡好酒欲熟，皆能候风潮而转，此是合阴阳矣。又云诸米酒有毒。酒浆照无影，不可饮。酒不可合乳饮之，令人气结。白酒食牛肉，令腹内生虫。酒后不得卧黍穰食猪肉，令人患大风。凡酒忌诸甜物。又云甜糟，味咸，温，无毒。主温中，冷气，消食，杀腥，去草菜毒，藏物不败，糅物能软，润皮肤，调腑脏，三岁以下有酒以物承之，堪磨风瘙，止呕哕，用煎煮鱼菜。取腊月酒糟，以黄衣和粥成之。**孟诜**云：酒，味苦。主百邪毒，行百药。当酒卧，以扇扇，或中恶风。久饮伤神损寿。谨按：中恶疰忤，热暖姜酒一碗，服即止。又，通脉，养脾气，扶肝。陶隐居云：大寒凝海，惟酒不冰。量其热性故也。久服之，厚肠胃，化筋。初服之时，甚动气痢。与百药相宜。只服丹砂人饮之，即头痛吐热。又，服丹石人，胸背急闷热者，可以大豆一升，熬令汗出。簸去灰尘，投二升酒中。久时顿服之，少顷即汗出差。朝朝服之，甚去一切风。妇人产后诸风，亦可服之。又，熬鸡屎如豆淋酒法作，名曰紫酒。卒不语口偏者，服之甚效。昔有人常服春酒，令人肥白矣。**陈士良**云：凡服食丹砂、北庭、石亭脂、钟乳石、诸礜石、生姜，并不可长久以酒下，遂引石药气入四肢，滞血化为痈疽。**日华子**云：酒，通血脉，厚肠胃，除风及下气。

又云社坛余胙酒，治孩儿语迟。以少许吃，吐酒喷屋四角，辟蚊子。又云糟罯扑损瘀血，浸洗冻疮及傅蛇、蜂叮毒。又云糟下酒，暖。开胃下食，暖水脏，温肠胃，消宿食，御风寒。杀一切蔬菜毒，多食微毒。续注

［米下］

879. **腐婢**　**味辛，平，**无毒。**主痎疟寒热，邪气，泄痢，阴不起。**止消渴，**病酒头痛。**生汉中，即小豆华

也。七月采，阴干。

陶隐居云：花用异实，故其类不得同品，方家都不用之，今自可依其所所主以为疗也。但未解何故有腐婢之名？《本经》不云是小豆花，后医显之耳。未知审是否？今海边有小树，状似栀子，茎条多曲，气作腐臭，土人呼为腐婢，用疗疟有效，亦酒渍皮疗心腹痛。恐此多当是真。若尔，此条应在木部下品卷中也。**唐本注**云：腐婢，山南相承，以为葛花。《本经》云小豆花，陶复称海边小树，未知熟是？然葛花消酒，大胜豆花，葛根亦能消酒，小豆全无此效。校量葛、豆二花，葛为真也。**今按**别本注云：小豆花亦有腐气。《经》云："病酒头痛"，即明其疗同矣。葛根条中见其花并小豆花，干末服方寸匕，饮酒不知醉。唐注证葛花是腐婢，非也。陶云海边有小树，土人呼为腐婢，其如《经》称小豆花是腐婢。二家所说证据并非。

臣禹锡等谨按药性论云：赤小豆花名腐婢。能消酒毒，明目，散气满不能食。煮一顿服之。又下水气，并治小儿丹毒热肿。

880. 扁豆　味甘，微温。主和中，下气。叶主霍乱吐下不止。

陶隐居云：人家种之于篱垣，其荚蒸食甚美，无正用其豆者。叶乃单行用之。患寒热病者，不可食之。**唐本注**云：此北人名鹊豆，以其黑而间白故也。

臣禹锡等谨按孟诜云：藊豆，疗霍乱吐痢不止，末和醋服之，下气。又吐痢后转筋，生捣叶一把，以少酢浸汁，服之立差。其豆如绿豆，饼食亦可。**药性论**云：白藊豆，亦可单用。主解一切草木毒，生嚼及煎汤服，取效。**日华子**云：平，无毒。补五藏。叶傅蛇虫咬。

881. 绿豆　味甘，寒，无毒。主丹毒烦热风疹，药石发动，热气奔豘，生研绞汁服。亦煮食，消肿下气。压热解石用之，勿去皮，令人小壅，当是皮寒肉平。圆小绿者佳。又有稙（音陟）豆，苗子相似，主霍乱吐下，取叶捣绞汁，和少醋温服。子亦下气。今附臣禹锡等谨按孟诜云：菉豆，平。诸食法：作饼炙食之佳。谨按：补益，和五藏安精神，行十二经脉，此最为良。今人食皆挞去皮，即有少拥气。若愈病，须和皮，故不可去。又，研汁煮饮服之治消渴。又，去浮风，益气力，润皮肉，可长食之。日华子云：菉豆，冷。益气，除热毒风，厚肠胃，作枕明目，治头风头痛。

882. 白豆　平，无毒。补五藏，益中，助十二经脉，调中，暖肠胃。叶利五藏，下气。嫩者可作菜食，生食亦佳，可常食。新补　见孟诜及日华子

883. 黍米　味甘，温，无毒。主益气，补中，多热，令人烦。

陶隐居云：荆、郢州及江北皆种此。其苗如芦而异于粟，粒亦大。粟而多是秫，今人又呼秫粟为黍，非也。北人作黍饭，方药酿黍米酒，则皆用秫黍也。又有穄米与黍米相似，而粒殊大，食之不宜人，乃言发宿病。唐本注云：黍有数种，已备注前条，今此通论黄黑黍米耳，亦全不似芦，虽似粟而非粟也。穄即稷也，具释后条。

臣禹锡等谨按孟诜云：黍米，性寒。患鳖瘕者，以新熟赤黍米淘取泔汁，生服一升，不过三、两度愈。谨按：性寒，有少毒。不堪久服，昏五藏，令人好睡。仙家重此。作酒最胜余粮。又，烧为灰，和油涂杖疮不作瘢，止痛。不得与小儿食之，令不能行。若与小猫、犬食之，其脚便踻曲，行不正，缓人筋骨，绝血脉。

884. 粳米　味甘、苦，平，无毒。主益气，止烦，止泄。

陶隐居云：此即今常所食米，但有白、赤、小、大异族四、五种，犹同一类也。前陈廪米，亦是此种，以廪军人，故曰廪耳。唐本注云：传称食廪为禄。廪，仓也。前陈仓米曰廪，字误作廪，即谓廪军米也。若廪军新米者，亦为陈乎？

臣禹锡等谨按蜀本云：断下痢，和胃气，长肌肉，温中。孟诜云：粳

米，平。主益气，止烦泄。其赤则粒大而香，不禁水停。其黄绿即实中。又，水渍有味，益人。都大新熟者动气。经再年者亦发病。江南贮仓人皆多收火稻。其火稻宜人，温中益气，补下元，烧之去芒，舂舂米食之，即不发病耳。又云仓粳米，炊作干饭食之，止痢。又补中益气，坚筋，通血脉，起阳道。北人炊之，瓮中水浸令酸，食之暖五藏六腑气。久陈者蒸作饭，和醋封毒肿，立差。又，研服之，去卒心痛。臼粳米汁，主心痛，止渴，断热毒痢。若常食干饭，令人热中，唇口干。不可和苍耳食之，令人卒心痛。即急烧仓米灰，和蜜浆服之，不尔即死。不可与马肉同食之，发痼疾。**日华子**云：补中，壮筋骨，补肠胃。

885. 稻米 味苦。主温中，令人多热，大便坚。

陶隐居云：道家方药有俱用稻米、粳米，此则是两物矣。云稻米糠白如霜。今江东无此，皆通呼粳米为稻耳。不知其色类，复云何也！**唐本注**云：稻者，秔谷通名。《尔雅》云：稌，稻也，秔者不粳之称，一曰籼。氾胜之云：秔稻、秫稻，三月种秔稻，四月种秫稻，即并稻也。今陶别为二事，深不可解也。**今按**李含光《音义》云：按《字书》解粳字云：稻也。解秔字云：稻属也，不粘。解粢（音慈）字云：稻饼也。明稻米作粢，盖糯米尔。其细糠白如霜，粒大小似秔米，但体性粘滞为异。然今通呼秔糯谷为稻，所以惑之。新旧注殆是臆说。今此稻米，即糯米也。又检秔、粳二字同音，盖古人当分别二米为殊尔。

臣禹锡等谨按尔雅云：稌，稻。释曰：别二名也。郭云：今沛国呼稌。《诗·周颂》云：丰年多黍多稌。《礼记·内则》云：牛宜稌。《豳风·七月》云：十月获稻。是一物也。《说文》云：沛国为稻为糯。粳，稌属也。《字林》云：糯，粘稻也。粳，稻不粘者。然粳、糯相类，粘不粘为异耳。依《说文》稻即糯也。江东呼稬（乃乱切）。**颜师古刊谬正俗**云：本草所谓稻米者，今之糯米耳。陶以糯为秫，不识稻是糯，故说之不晓。许氏《说文解字》曰：秫，稷之粘者。稻，稌也。沛国谓稻为稌。又《急就篇》云：稻、黍、秫、稷。左太冲《蜀都赋》云：粳稻漠漠。益知稻即糯，共粳并出矣。然后以稻是有芒之谷，故于后或通呼粳糯，总谓之稻。孔子曰：食夫稻。周官有稻人之职，汉置稻田使者。此并指属稻、糯之一色，所以后人混糯，不知稻本是糯耳。**陈藏器**云：糯米，性微寒，妊身与杂肉食之不利子，作糜食一斗，主消渴。久食之，令人身软。黍米及糯，饲小猫、犬，令脚屈不能行，缓人筋故也。又云稻穰，主黄病，身作金色，煮汁浸之。又稻谷芒炒令黄，细研作末，酒服之。**孟诜**云：糯米，寒，使人多睡发风，动气不可多食。又，霍乱后吐逆不止，清水研一椀，饮之即止。**陈士良**云：糯米，能行荣卫中血，积久食，发心悸及痈疽疮疖中痛。不可合酒共食，醉难醒，解芫菁毒。**萧炳**云：糯米，拥诸经络气，使四肢不收，发风昏昏。主痔疾，骆驼脂作煎饼服之。空腹与服，勿令病人知。**日华子**云：糯米，凉，无毒。补中益气，止霍乱。取一合以水研服，煮粥。

稻稳，治蛊毒，浓煎汁服。稻秆，治黄病通身，煮汁服。续注

886. 稷米　味甘，无毒。主益气，补不足。

陶隐居云：稷米亦不识，书多云黍稷，稷恐与黍相似。又有稌，亦不知是何米。《诗》云：黍、稷、稻、粱、禾、麻、菽、麦，此即八谷也，俗人莫能证辨，如此谷稼尚弗能明，而况芝英乎？案汜胜之《种植书》有黍，即如前说。无稷有稻，犹是粳米，粱是秫，禾即是粟。董仲舒云：禾是粟苗名耳，麻是胡麻，枲是大麻，菽是大豆。大豆有两种：小豆一名荅，有三四种。麦有大、小穬。穬即宿麦，亦谓种麦。如此，诸谷之限也。菰米一名彫胡，可作饼。又汉中有一种名枲粱，粒如粟而皮黑，亦可食；酿为酒，甚消玉。又有乌禾，生野中如稗，荒年代粮而杀虫，煮以沃地，蝼蚓皆死。稗亦可食。凡此之类，复有数种耳。**唐本注**云：《吕氏春秋》云：饭之美者，有阳山之穄。高诱曰：关西谓之糜，冀州谓之鏖，《广雅》云：鏖，穄也。《礼记》云：祭宗庙，稷曰明粢。《穆天子传》云：赤乌之人。献穄麦百载。《说文》云：稷，五谷长，田正也，自商已来，周弃主之。此官名，非谷号也。又案先儒以为粟类，或言粟之上者。《尔雅》云：粢，稷也。《传》云：粢盛，解云黍稷为粢。汜胜之《种植书》又不言稷。陶云八谷者，黍、稷、稻、粱、禾、麻、菽、麦，俗人尚不能辨，况芝英乎？既有稷禾，明非粟也。本草有稷，不载穄，稷即穄也。今楚人谓之稷，关中谓之糜，呼其米为黄米，与黍为籼秫，故其苗与黍同类。陶又引《诗》云：稷，恐与黍相似，斯并得之矣。儒家但说其义，不知其实。寻郑玄注《礼》：王瓜云是菝葜，谓楂为梨之不藏者。周官疡人主祝药，云祝当为注，义如附着，此尺有所短耳。

臣禹锡等谨按陈藏器云：凋胡，是菰蒋草米，古今所贵。凋胡，性冷，止渴。《内则》云：鱼宜菰、枭粱。按枭粱，亦粱之类，消玉未闻。按穈、穄一物，性冷，塞北最多。《广雅》云：穄也，如黍黑色。稗有二种，一黄白，一紫黑。其紫黑者，芑有毛，北人呼为乌禾。续注

又云：五谷，烧作灰蒸，主恶疮疥癣，虫瘘疽螫毒。涂之，和松脂、雄黄，烧灰更良。作法如甲煎为之。**孟诜**云：稷，益诸不足。山东多食。服丹石人发热，食之热消也。发三十六种冷病气。八谷之中，最为下苗。黍乃作酒，此乃作饭，用之殊途。不与瓠子同食，令冷病发。发即黍酿汁，饮之即差。**日华子**云：稷米，冷。治热，压丹石毒，多食发冷气，能解苦瓠毒，不可与川附子同服。

887. 罂子粟　味甘，平，无毒。主丹石发动，不下食，和竹沥煮作粥食之，极美。一名象谷，一名米囊，一名御米。花红白色，似髇（音哮）箭头，中有米，亦名囊子。今附

臣禹锡等谨按陈藏器云：罂子粟，嵩阳子曰：其花四叶，有浅红晕子也。

888. 醋　味酸，温，无毒。主消痈肿，散水气。杀邪毒。

陶隐居云：醋酒为用，无所不入，逾久逾良，亦谓之醯。以有苦味，俗呼苦酒。丹家又加余物，谓为华池左味，但不可多食之，损人肌藏耳。**唐本注**云：醋有数种，此言米醋。若蜜醋、麦醋、曲醋、桃醋、葡萄、大枣、蘡薁等诸杂果醋，及糠糟等醋会意者，亦极酸烈，止可啖之，不可入药用也。

臣禹锡等谨按陈藏器云：醋，破血运，除癥块坚积，消食，杀恶毒，破结气，心中酸水，痰饮。多食损筋骨。然药中用之，当取二、三年米酢良。苏云葡萄、大枣皆堪作酢，缘渠是荆楚人，土地俭啬，果败犹取以酿醋，糟醋犹不入药，况于果乎。**孟诜**云：醋，多食损人胃。消诸毒气，能治妇人产后血气运。取美清醋热煎，稍稍含之即愈。又，人口有疮，以黄

檗皮醋渍，含之即愈。又，牛马疫病，和灌之。服诸药，不可多食。不可与蛤肉同食，相反。又，江外人多为米醋，北人多为糟醋。发诸药，不可同食。研青木香服之，止卒心痛、血气等。又大黄涂肿米醋飞丹用之。日华子云：醋治产后妇人并伤损及金疮血运，下气，除烦破癥结。治妇人心痛，助诸药力，杀一切鱼、肉、菜毒。又云米醋功用同醋，多食不益男子，损人颜色。

889. 酱　味咸、酸，冷利。主除热，止烦满，杀百药热汤及火毒。

陶隐居云：酱多以豆作，纯麦者少。今此当是豆者，亦以久久者弥好。又有肉酱、鱼酱，皆呼为醢，不入药用也。**唐本注**云：又有榆人酱，亦辛美，利大小便。芜荑酱大美，杀三虫，虽有少臭气，亦辛好。

臣禹锡等谨按日华子云：酱，无毒。杀一切鱼、肉、菜蔬、蕈毒。并治蛇、虫、蜂、虿等毒。

890. 曲　味甘，大暖。疗藏腑中风气，调中下气，开胃消宿食，主霍乱心膈气痰逆，除烦破癥结，及补虚去冷气，除肠胃中塞不下食，令人有颜色。六月作者良，陈久者入药，用之当炒令香。六畜食米胀欲死者，煮麴汁灌之立消，落胎并下鬼胎。又神麴，使，无毒。能化水谷、宿食、癥气，建脾暖胃。新补　见陈藏器、孟诜、萧炳、陈士良、日华子

《嘉祐本草》有名无用卷第二十

太常少卿直集贤院校正医书官臣掌禹锡等奉敕修

891. 青玉别录
892. 白玉髓别录
893. 玉英别录
894. 璧玉别录
895. 合玉石别录
896. 紫石华别录
897. 白石华别录
898. 黑石华别录
899. 黄石华别录
900. 厉石华别录
901. 石肺别录
902. 石肝别录
903. 石脾别录
904. 石肾别录
905. 封石别录
906. 陵石别录
907. 碧石青别录
908. 遂石别录
909. 白肌石别录
910. 龙石膏别录
911. 五羽石别录
912. 石流青别录
913. 石流赤别录
914. 石耆别录
915. 紫加石别录
916. 终石别录
917. 玉伯别录
918. 文石别录
919. 曼诸石别录
920. 山慈石别录
921. 石濡别录
922. 石芸别录
923. 石剧别录
924. 路石别录
925. 旷石别录
926. 败石别录
927. 越砥别录
928. 金茎别录
929. 夏台别录
930. 柒紫别录
931. 鬼目别录
932. 鬼盖别录
933. 马颠别录
934. 马唐别录

935. 马逢别录
936. 牛舌实别录
937. 羊乳别录
938. 羊实别录
939. 犀洛别录
940. 鹿良别录
941. 菟枣别录
942. 雀梅别录
943. 雀翘别录
944. 鸡涅别录
945. 相乌别录
946. 鼠耳别录
947. 蛇舌别录
948. 龙常草别录
949. 离楼草别录
950. 神护草别录
951. 黄护草别录
952. 吴唐草别录
953. 天雄草别录
954. 雀医草别录
955. 木甘草别录
956. 益决草别录
957. 九熟草别录
958. 兑草别录
959. 酸草别录
960. 异草别录
961. 灌草别录
962. 茈草别录
963. 莘草别录
964. 勒草别录
965. 英草华别录
966. 吴葵华别录
967. 封华［附］北行华别录
968. 隩华别录
969. 棑华别录
970. 节华别录
971. 徐李别录
972. 新雉木别录
973. 合新木别录
974. 俳蒲木别录
975. 遂阳木别录
976. 学木核别录
977. 木核别录
978. 栒核别录
979. 荻皮别录
980. 桑茎实别录
981. 满阴实别录
982. 可聚实别录
983. 让实别录
984. 蕙实别录
985. 青雌别录
986. 白背别录
987. 白女肠别录
988. 白扇根别录
989. 白给别录
990. 白并别录
991. 白辛别录
992. 白昌别录

993. 赤举别录
994. 赤涅别录
995. 黄秫别录
996. 徐黄别录
997. 黄白支别录
998. 紫蓝别录
999. 紫给别录
1000. 天蓼别录
1001. 地朕别录
1002. 地芩别录
1003. 地筋别录
1004. 地耳别录
1005. 土齿别录
1006. 燕齿别录
1007. 酸恶别录
1008. 酸赭别录
1009. 巴棘别录
1010. 巴朱别录
1011. 蜀格别录
1012. 累根别录
1013. 苗根别录
1014. 参果根别录
1015. 黄辨别录
1016. 良达别录
1017. 对庐别录
1018. 粪蓝别录
1019. 委蛇别录
1020. 麻伯别录
1021. 王明别录
1022. 类鼻别录
1023. 师系别录
1024. 逐折别录
1025. 并苦[附] 领灰别录
1026. 父陛根别录
1027. 索干别录
1028. 荆茎别录
1029. 鬼丽别录
1030. 竹付别录
1031. 秘恶别录
1032. 唐夷别录
1033. 知杖别录
1034. 垩松别录
1035. 河煎别录
1036. 区余别录
1037. 三叶别录
1038. 五母麻别录
1039. 疥拍腹别录
1040. 常更之生别录
1041. 救赦人者别录
1042. 丁公寄别录
1043. 城里赤柱别录
1044. 城东腐木别录
1045. 芥别录
1046. 载别录
1047. 庆别录
1048. 腂别录
1049. 雄黄虫别录
1050. 天社虫别录

1051. 桑蠹虫别录
1052. 石蠹虫别录
1053. 行夜别录
1054. 蜗离别录
1055. 麋鱼别录
1056. 丹戬别录
1057. 扁前别录
1058. 蚖类别录
1059. 蜚厉别录
1060. 梗鸡别录
1061. 益符别录
1062. 地防别录
1063. 黄虫别录

（以下为唐退）

1064. 熏草别录
1065. **姑活**本经
1066. **别羁**本经
1067. 牡蒿别录
1068. **石下长卿**本经
1069. 麕舌别录
1070. 练石草别录
1071. 弋共别录
1072. 蕈草别录
1073. 五色符别录
1074. 蘘草别录
1075. **翘根**本经
1076. 鼠姑别录
1077. 船虹别录
1078. **屈草**本经
1079. 赤赫别录
1080. **淮木**本经
1081. 占斯别录
1082. 婴桃别录
1083. 鸩鸟毛别录

（宋退）

1084. **彼子**本经

右以上有名无用类合一百九十四种（另有附录二种） 七种神农本经，一百八十七种名医别录。

891. 青玉　味甘，平，无毒。主妇人无子，轻身不老，长年。一名𣪤玉。生蓝田。

陶隐居云：张华云：合玉浆用𣪤玉，正缥白色，不夹石，大者如升，小者如鸡子，取穴中者，非今作器物玉也。出襄乡县旧穴中。黄初中，诏征南将军夏侯尚求之。

892. 白玉髓　味甘，平，无毒。主妇人无子，不老延秊。生蓝田玉石之间。

893. 玉英　味甘。主风瘙皮肤痒。一名石镜，明白可作镜。生山窍，十二月采。

894. 璧玉　味甘，无毒。主明目、益气，使人多精生子。

895. 合玉石　味甘，无毒。主益气，消渴，轻身，辟谷。生常山中丘，如彘肪。

896. 紫石华　味甘，平，无毒。主渴，去小肠热。一名茈石华。生中牛山阴，采无时。

897. 白石华　味辛，无毒。主瘅，消渴，膀胱热。生液北乡北邑山，采无时。

898. 黑石华　味甘，无毒。主阴萎，消渴，去热，疗月水不利。生弗其劳山阴石间，采无时。

899. 黄石华　味甘，无毒。主阴萎，消渴，膈中热，去百毒。生液北山，黄色，采无时。

900. 厉石华　味甘，无毒。主益气，养神，止渴，除热，强阴。生江南，如石华，采无时。

901. 石肺　味辛，无毒。主疠咳寒，久痿，益气，明目。生水中，状如肺，黑泽有赤文，出水即干。

陶隐居云：今浮石亦疗咳，似肺而不黑泽，恐非是也。

902. 石肝　味酸，无毒。主身痒，令人色美。生常山，色如肝。

903. 石脾　味甘，无毒。主胃寒热，益气，痒瘀。令人有子。一名胃石，一名膏石，一名消石。生隐番山谷石间，黑如大豆，有赤文，色微黄，而轻薄如棋子，采无时。

904. 石肾　味咸，无毒。主泄痢。色白如珠。

905. 封石　味甘，无毒。主消渴，热中，女子疽蚀。生常山及少室，采无时。

906. 陵石　味甘，无毒。主益气，耐寒，轻身，长年。生华山，其形薄泽。

907. 碧石青　味甘，无毒。主明目，益精，去白皮疭，延季。

908. 遂石　味甘，无毒。主消渴，伤中，益气。生太山阴，采无时。

909. 白肌石　味辛，无毒。主强筋骨，止消渴，不饥，阴热不足。一名肌石，一名洞石。生广焦国卷山，青色润泽。

910. 龙石膏　无毒。主消渴，益寿。生杜陵，如铁脂中黄。

911. 五羽石　主轻身，延季。一名金黄。生海水中蓬葭山上仓中，黄如金。

912. 石流青　味酸，无毒。主疗泄，益肝气，明目，轻身长年。生武都山石间，青白色。

913. 石流赤　味苦，无毒。主妇人带下，止血，轻身长年。理如石耆。生山石间。

陶隐居云：芝品中有石流丹，又有石中黄子。

914. 石耆　味甘，无毒。主咳逆气。生石间，色赤如铁脂，四月采。

915. 紫加石　味酸。主痹血气。一名赤英，一名石血。赤无理。生邯郸山，如爵茈。二月采。

陶隐居云：三十六水方呼为紫贺石。

916. 终石　味辛，无毒。主阴痿痹，小便难，益精气。生陵阴，采无时。

以上玉石类二十六种。

917. 玉伯　味酸，温，无毒。主轻身，益气，止渴。一名玉遂。生石上，如松，高五、六寸，紫华用茎叶。

臣禹锡等谨按陈藏器云：今之石松，生石上，高一、二尺。山人取根茎浸酒，去风血，除风瘙，宜老。伯应是柏字，传写有误。

918. 文石　味甘。主寒热，心烦。一名黍石。生东郡山泽中水下。五色，有汁润泽。

919. 曼诸石　味甘。主益五脏气，轻身长年。一名阴精。六月、七月出石上，青黄色，夜有光。

920. 山慈石　味苦，平，有毒。主女子带下。一名爰茈。生山之阳。正月生叶如藜芦，茎有衣。

921. 石濡　主明目，益精气，令人不饥渴，轻身长年。一名石芥。

臣禹锡等谨按陈藏器云：生石之阴，如屋遊、垣衣之类，得雨即展，故名石濡。早春青翠，端开四叶，山人名石芥，性冷，明目，不饥渴。

922. 石芸　味甘，无毒。主目痛，淋露，寒热，溢血。一名蚤烈，一名颐喙。三月、五月采茎叶[3]，阴干。

臣禹锡等谨按尔雅云：䒞，勃䒞。郭注云：一名石芸。

923. 石剧　味甘，无毒。主渴消中。

924. 路石　味甘、酸，无毒。主心腹，止汗，生肌，酒痂，益气，耐寒，实骨髓。一名陵石。生草石上，天雨独干，日出独濡。花黄，茎赤黑。三岁一实，实赤如麻子。五月、十月采茎叶，阴干。

925. 旷石　味甘，平，无毒。主益气养神，除热，止渴。生江南，如石草。

926. 败石　味苦，无毒。主渴、痹。

927. 越砥　味甘，无毒。主目盲，止痛阴，除热瘙。

陶隐居云：疑此今细砺石，出临平者。

臣禹锡等谨按蜀本注云：今据此在草木类中，恐非细砺石也。

928. 金茎　味苦，平，无毒。主金创、内漏。一名叶金草。生泽中高处。

929. 夏台　味甘。主百疾，济绝气。

陶隐居云：此药乃尔神奇，而不复识用，可恨。

930. 柒紫　味苦。主少腹痛，利小肠，破积聚，长肌肉。久服轻身长年。生宛朐，二月、七月采。

931. 鬼目　味酸，平，无毒。主明目。一名来甘。实赤如五味，十月采。

陶隐居云：俗人今呼白草子亦为鬼目，此乃相似。

臣禹锡等谨按陈藏器云：一名排风，一名白幕。《尔雅》云：符，鬼目。注云：叶似葛子如耳铛，赤色。

932. 鬼盖　味甘，平，无毒。主小儿寒热痫。一名地盖。生垣墟下，聚生赤，旦生暮死。

陶隐居云：一名朝生，疑是今鬼伞。

臣禹锡等谨按陈藏器云：鬼盖名为鬼屋。如菌生阴湿处，盖黑，茎赤。和醋傅肿毒，马脊肿人，恶疮。杜正伦云：鬼繖，夏日得雨，聚生粪堆，见日消黑，此物有小毒。

933. 马颠　味甘，有毒。疗浮肿，不可多食。

934. 马唐　味甘，寒。主调中，明耳目。一名羊麻，一名羊粟。生下湿地，茎有节，节生根。五月采。

935. 马逢　味辛，无毒。主癣虫。

936. 牛舌实　味咸，温，无毒。主轻身益气。一名彖尸。生水中泽旁，大叶长尺。五月采。

臣禹锡等谨按陈藏器云：今东人呼田水中大叶如牛耳，赤呼为牛耳菜。

937. 羊乳　味甘，温，无毒。主头眩痛，益气，长肌肉。一名地黄。三月采，立夏后母死。

臣禹锡等谨按陈藏器云：羊乳，根似荠苨而圆，大小如拳，上有角节，剖之有白汁，人取根当荠苨，三月採。苗作蔓，折有白汁。

938. 羊实　味苦，寒。主头秃，恶疮，疥瘙、痂癣。生蜀郡。

939. 犀洛　味甘，无毒。主癃。一名星洛，一名泥洛。

940. 鹿良　味咸，臭。主小儿惊痫，贲豚，瘈疭，大人痓。五月采。

941. 菟枣　味酸，无毒。主轻身益气。生丹阳陵地，高尺许，实如枣。

942. 雀梅　味酸，寒，有毒。主蚀恶疮。一名千雀。生海水石谷间。

陶隐居云：叶与实，俱如麦李。

943. 雀翘　味咸。主益气，明目。一名去母。一名更生。生蓝中，叶细黄，茎赤有刺。四月实，实兑黄中黑。五月采，阴干。

944. 鸡涅　味甘，平，无毒。主明目，目中寒风，诸不足，水肿，邪气，补中，止泄痢，女子白沃。一名阴洛。生鸡山，采无时。

945. 相乌　味苦。主阴萎。一名乌葵。如兰香，赤茎。生山阳，五月十日采，阴干。

946. 鼠耳　味酸，无毒。主痹寒，寒热，止咳。一名无心。生田中下地，厚叶、肥茎。

947. 蛇舌　味酸，平，无毒。主除留血，惊气，蛇痫。生大水之阳。四月采华，八月采根。

948. 龙常草　味咸，温，无毒。主轻身，益阴气，疗痹寒湿。生河水旁，如龙茧，冬、夏生。

949. 离楼草　味咸，平，无毒。主益气力，多子，轻身长年。生常山，七月、八月采实。

950. 神护草　可使独守，叱咄人，寇盗不敢入门。生常山北共，八月采。

陶隐居云：此亦奇草，计彼人犹应识用之。

951. 黄护草　无毒。主痹，益气，令人嗜食。生陇西。

952. 吴唐草　味甘，平，无毒。主轻身，益气，长年。生故稻田中，夜日有光，草中有膏。

953. 天雄草　味甘，温，无毒。主益气，阴痿。生山泽中，状如兰，实如大豆，赤色。

954. 雀医草　味苦，无毒。主轻身，益气，洗浴烂疮，疗风水。一名白气。春生，秋花白，冬实黑。

955. 木甘草　主疗痈肿盛热，煮洗之。生木间，三月生，大叶如蛇床，四四相值，折枝种之便生。五月华白，实核赤。三月三日采。

956. 益决草　味辛，温，无毒。主咳逆、肺伤。生山阴，根如细辛。

957. 九熟草　味甘，温，无毒。主出汗，止泄，疗闷。一名乌粟，一名雀粟。生人家庭中，叶如枣。一岁九熟，七月七日采。

陶隐居云：今不见有此之。

958. 兑草　味酸，平，无毒。主轻身，益气，长年。生蔓草木上，叶黄有毛，冬生。

959. 酸草　主轻身，长年。生名山醴泉上阴居。茎有五叶青泽，根赤黄。可以消玉。一名醜草。

陶隐居云：李云是今酸箕，布地生者，而今处处有，恐非也。

960. 异草　味甘，无毒。主痿痹寒热，去黑子。生篱木上，叶如葵，茎旁有角，汁白。

961. 灌草　叶主痈肿。一名鼠肝。叶滑，青白。

962. 葩草　味辛，无毒。主伤金创。

963. 莘草　味甘，无毒。主盛伤痹肿。生山泽，如蒲黄、叶如芥。

964. 勒草　味甘，无毒。主瘀血，止精溢盛气。一名黑草。生山谷，如栝楼。

陶隐居云：疑此犹是薰草，两字皆相似，一误耳，而栝楼为殊也。

965. 英草华　味辛，平，无毒。主痹气，强阴，疗面劳疽，解烦，坚筋骨，疗风头。可作沐药。生蔓木上。一名鹿英。九月采，阴干。

966. 吴葵华　味咸，无毒。主理心气不足。

967. 封华　味甘，有毒。主疥疮，养肌，去恶肉。夏至采。

［附］北荇华，味苦，无毒。主气脉溢。一名芹华。

968. 陾华　味甘，无毒。主上气，解烦，坚筋骨。

969. 棑华　味苦。主除水气，去赤虫，令人好色。不可久服。春生仍采。

臣禹锡等谨按陈藏器云：棑（音斐）树似杉，子如槟榔，食之肥美。主痔，杀虫。春华并与《本经》相会。《本经》虫部云：彼子。苏注云：彼子合从木。《尔雅》云：彼，一名棑。陶復于果部重出棑，此即是其华也。

970. 节华　味苦，无毒。主伤中，痿痹，溢肿。皮，主脾中客热气。一名山节，一名达节，一名通柒。十月采，曝干。

971. 徐李　主益气，轻身，长季。生太山阴。如李小形，实青色，无核，熟采实之。

972. 新雉木　味苦，香，温，无毒。主风头眩痛，可作沐药。七月采阴干，实如桃。

973. 合新木　味辛，平，无毒。解心烦，止疮痛。生辽东。

974. 俳蒲木　味甘，平，无毒。主少气，止烦。生山陵。叶如柰，实赤，三核。

975. 遂阳木　味甘，无毒。主益气。生山中。如白杨叶三月实，十月熟赤，可食。

976. 学木核　味甘，寒，无毒。主胁下留饮，胃气不平，除热。如蕤核，五月采，阴干。

977. 木核　疗肠澼。花，疗不足。子，疗伤中。根，疗心腹逆气，止渴。十月采。

978. 栒核　味苦，疗水身面痈肿。五月采。

979. 荻皮　味苦，止消渴，去白虫，益气。生江南。如松叶，有别刺，实赤黄。十月采。

980. 桑茎实　味酸，温，无毒。主字乳余疾，轻身，益气。一名草王。叶似荏，方茎大叶。生园中，十月采。

981. 满阴实　味酸，平，无毒。主益气，除热，止渴，利小便，轻身，长年。生深山谷及园中。茎如芥，叶小，实如樱桃，七月成。

982. 可聚实　味甘，温，无毒。主轻身益气，明目。一名长寿。生山野道中。穗如麦，叶如艾，五月采。

983. 让实　味酸。主喉痹，止泄痢。十月采，阴干。

984. 蕙实　味辛。主明目，补中。根茎中涕，疗伤寒寒热，出汗，中风，面肿，消渴，热中，逐水。生鲁山平泽。

臣禹锡等谨按陈藏器云：五月收，味辛香，明目，正应是兰蕙之蕙。

985. 青雌　味苦。主恶疮，秃败疮，火气，杀三虫。一名蛊损，一名血推。生方山山谷。

986. 白背　味苦，平，无毒。主寒热，洗浴疥，恶疮。生山陵。根似紫葳，叶如燕虑。采无时。

987. 白女肠　味辛，温，无毒。主泄痢肠澼，疗心痛，破疝瘕。生深山谷中，叶如蓝，实赤。赤女肠亦同。

988. 白扇根　味苦，寒，无毒。主疟，皮肤寒热，出汗，令人变。

989. 白给　味辛，平，无毒。主伏虫、白癣、肿痛。生山谷，如藜芦，根白相连，九月采。

990. 白并　味苦，无毒。主肺咳上气，行五脏，令百病不起。一名玉萧，一名箭悍。叶如小竹，根黄白皮。生山陵。三、四月采根，曝干。

991. 白辛　味辛，有毒。主寒热。一名脱尾，一名羊草。生楚山。三月采根，根白而香。

992. 白昌　味甘，无毒。主食诸虫。一名水昌，一名水宿，一名茎蒲。十月采。

臣禹锡等谨按陈藏器云：白昌，即今之溪荪也。一名昌阳，生水畔，人亦呼为昌蒲，与石上昌蒲都别。大而臭者是，亦名水昌蒲，根色正白，去蚤虱。

993. 赤举　味甘，无毒。主腹痛。一名羊饴，一名陵渴。生山阴。二月华兑蔓草上，五月实黑，中有核。三月三日采叶，阴干。

994. 赤涅　味甘，无毒。主疰，崩中，止血，益气。生蜀郡山石阴地湿处，采无时。

995. 黄秫　味苦，无毒。主止心烦、汗出。生如桐，根黄。

996. 徐黄　味辛，平，无毒。主心腹积瘕。茎，主恶疮。生泽中，大茎细叶，香如藁本。

997. 黄白支　生山陵。三、四月采根，曝干。

998. 紫蓝　味咸，平，无毒。主食肉得毒，能消除之。

999. 紫给　味咸。主毒风头泄注。一名野葵。生高陵下地。三月三日采根，根如乌头。

1000. 天蓼　味辛，有毒。疗恶疮，去痹气。一名石龙。生水中。

臣禹锡等谨按陈藏器云：即今之水荭，一名遊龙，亦名大蓼。

1001. 地朕　味苦，平，无毒。主心气，女子阴疝，血结。一名承夜，一名夜光。三月采。

臣禹锡等谨按陈藏器云：地朕，一名地锦，一名地噤。叶光净，露下有光，蔓生，节节著地。

1002. 地芩　味苦，无毒。主小儿痫，除邪，养胎，风痹，洗浴寒热，目中青翳，女子带下。生腐木积草处，如朝生，天雨生盖，黄白色。四月采。

1003. 地筋　味甘，平，无毒。主益气，止渴，除热在腹脐，利筋。一名菅根，一名土筋。生泽中，根有毛。三月生，四月实白，三月三日采根。

陶隐居云：疑此犹是白茅而小异。

臣禹锡等谨按陈藏器云：地筋，如地黄，根、叶并相似，而细，多毛。生平泽，功用亦同地黄，李邕方用之。

1004. 地耳　味甘，无毒。主明目，益气，令人有子。生丘陵，如碧石青。

1005. 土齿　味甘，平，无毒。主轻身，益气，长年。生山陵地中，状如马牙。

1006. 燕齿　主小儿痫，寒热。五月五日采。

1007. 酸恶　主恶疮，去白虫。生水旁，状如泽泻。

1008. 酸赭　味酸，主内漏，止血，不足。生昌阳山，采无时。

1009. 巴棘　味苦，有毒。主恶疥疮，出虫。一名女木。生高地，叶白有刺，根连数十枚。

1010. 巴朱　味甘，无毒。主寒，止血带下。生雒阳。

1011. 蜀格　味苦，平，无毒。主寒热，痿痹，女子带下，痈肿。生山阳，如藿菌，有刺。

1012. 累根　主缓筋，令不痛。

臣禹锡等谨按陈藏器云：苗如豆。《尔雅》云：摄虎，累。注云：江东呼虆为藤，似葛而虚大，今武豆也，荚有毛。一名巨荒，千岁虆是也。

1013. 苗根　味咸，平，无毒。主痹及热中伤跌折。生山阴谷中蔓草木上。茎刺，实如椒。

臣禹锡等谨按陈藏器云：茜字从西，与苗字相似，人写误为苗，此即茜也。

1014. 参果根　味苦，有毒。主鼠瘘。一名百连，一名乌蓼，一名鼠茎，一名鹿蒲。生百余根，根有衣裹茎。三月三日采根。

1015. 黄辨　味甘，平，无毒。主心腹疝瘕，口疮，脐伤。一名经辨。

1016. 良达　主齿痛，止渴，轻身。生山阴，茎蔓延，大如葵，子滑小。

1017. 对庐　味苦，寒，无毒。主疥，诸久疮不瘳，生死肌，除大热，煮洗之。八月采，似庵蕳。

1018. 粪蓝　味苦，主身痒疮，白秃，漆疮，洗之。生房陵。

1019. 委蛇　味甘，平，无毒。主消渴，少气，令人耐寒。生人家园中，大支长须，多叶而两两相值，子如芥子。

1020. 麻伯　味酸，无毒。主益气，出汗。一名君莒，一名衍草，一名道止，一名自死。生平陵，如兰，叶黑厚白裹茎，实赤黑。九月采根。

1021. 王明　味苦。主身热，邪气；小儿身热，以浴之。生山谷，一名王草。

1022. 类鼻　味酸，温，无毒。主痿痹。一名类重。生田中高地，叶如天名精，美根。五月采。

臣禹锡等谨按蜀本云：可者以洗病。

1023. 师系　味甘，无毒。主痈肿、恶疮，煮洗之。一名臣尧，一名臣骨，一名鬼芭。生平泽，八月采。

1024. 逐折　杀鼠，益气，明目。一名百合。厚实，生木间，茎黄，七月实黑如大豆。

陶隐居云：又杜仲子亦一名逐折。

1025. 并苦　主咳逆上气，益肺气，安五脏。一名蜮薰，一名玉荆。三月采，阴干。

［附］领灰，味甘，有毒。主心腹痛，炼中不足。叶如芒草，冬生，烧作灰。

1026. 父陛根　味辛，有毒。以熨痈肿、肤胀。一名膏鱼，一名梓藻。

1027. 索干　味苦，无毒。主易耳。一名马耳。

1028. 荆茎　疗灼烂。八月、十月采，阴干。

臣禹锡等谨按陈藏器云：即今之荆树也。煮汁堪染，其洗灼疮及热焱疮，有效。

1029. 鬼丽　生石上，挼之。日柔为沐。

1030. 竹付　味甘，无毒。主止痛，除血。

1031. 秘恶　味酸，无毒。主疗肝邪气。一名杜逢。

1032. 唐夷　味苦，无毒。主疗痿折。

1033. 知杖　味甘，无毒。主疗疝。

1034. 垐松　味辛，无毒。主疗眩痹。（垐音地）

1035. 河煎　味酸。主结气，痈在喉头者。生海中。

八月、九月采。

1036. 区余　味辛，无毒。主心腹热瘙。

臣禹锡等谨按蜀本作瘙。

1037. 三叶　味辛。疗寒热，蛇、蜂螫人。一名起莫臣禹锡等谨按蜀本一名赴鱼。一名三石，一名当田。生田中。叶一茎小黑白，高三尺，根黑。三月采，阴干。

1038. 五母麻　味苦，有毒。疗痿痹，不便，下痢。一名鹿麻，一名归泽麻，一名天麻，一名若一草。生田野。五月采。

臣禹锡等谨按蜀本无一字。

1039. 疥拍腹　味辛，温，无毒。主轻身，疗痹。五月采，阴干。

1040. 常吏之生臣禹锡等谨按蜀本云：常更之生。　味苦，平，无毒。主明目。实有刺，大如稻米。

1041. 救赦人者　味甘，有毒。主疝痹，通气，诸不足。生人家宫室。五月、十月采，曝干。

1042. 丁公寄　味甘。主金疮痛，延年。一名丁父。生石间，蔓延木上。叶细，大枝，赤茎，母大如碛黄，有汁。七月七日采。

臣禹锡等谨按陈藏器云：丁公寄，即丁公藤也。

1043. 城里赤柱　味辛，平。疗妇人漏血，白沃，阴蚀，湿痹，邪气，补中益气。生晋平阳。

1044. 城东腐木　味咸，温。主心腹痛，止泄，便脓血。

臣禹锡等谨按陈藏器云：城东腐木，即今之城东古木，木在土中。一名地至。主心腹痛鬼气。城东者犹取东墙之土也。杜正伦方云：古城任木煮汤服，主难产，此即其类也。

1045. 芥　味苦，寒，无毒。主消渴，止血，妇人疾。除痹。一名梨。叶如大青。

1046. 载　味酸，无毒。主诸恶气。

1047. 庆　味苦，有毒。主咳嗽。

1048. 腂　味甘，无毒。主益气，延年。生山谷中，白顺理。十月采。

以上草木类一百三十四种[1][2]

[1]《新修本草》作“一百三十二种”。

[2] 案《证类本草》卷九凫葵引唐本注云：“猪莼堪食，有名未用条中载也”。据此则有名未用条中应有“猪莼”一药。今“凫葵”条下有《嘉祐本草》注云：“今据唐本注云：‘有名未用条中载也’。而寻有名未用条中，却无凫葵、猪莼，盖经《开宝详定》已删去也。”查日本传抄卷子本《唐本草》卷二十有名无用条中，亦无“凫葵”、“猪莼”，可见并非《开宝详定》所删，可能是抄《唐本草》的人脱漏了。

1049. 雄黄虫　主明目，辟兵不详，益气力。状如蠊蜍。

1050. 天社虫　味甘，无毒。主绝孕，益气。状如蜂，大腰，食草木叶。三月采。

1051. 桑蠹虫　味甘，无毒。主心暴痛，金疮，肉生不足。

臣禹锡等谨按陈藏器云：桑蠹去气，桃蠹辟鬼，皆随所出，而各有功。又主小儿乳霍。

1052. 石蠹虫　主石癃，小便不利。生石中。

臣禹锡等谨按陈藏器云：伊洛间水底石下，有蟲如蚕，解放丝连缀小石如茧，春夏羽化作小蛾水上飞。一名石下新妇。

1053. 行夜　疗腹痛，寒热，利血。一名负盘。

陶隐居云：今小儿呼为糟盘，或曰死频虫。

臣禹锡等谨按陈藏器云：气盘虫，一名负盘，一名夜行蜚蠊，又名负盘。虽则相似，终非一物，戎人食之，味极辛辣，气盘虫有短翅，飞不远，好夜中出行，触之气出也。

1054. 蜗离　味甘，无毒。主烛馆，明目。生江夏。

臣禹锡等谨按陈藏器云：一名师螺。小于田螺，上有稜，生溪水中。寒，汁主明目，下水。亦呼为螺。

1055. 麋鱼　味甘，无毒。主痹，止血。

1056. 丹戬　味辛。主心腹积血。一名飞龙。生蜀如鼠负，青股蜚头赤。七月七日采，阴干。

1057. 扁前　味甘，有毒。主鼠瘘癃，利水道。生山陵，如牛虻翼赤。五月、八月采。

1058. 蚖类　疗痹内漏。一名蚖短，土色而文。

1059. 蜚厉　主妇人寒热。

1060. 梗鸡　味甘，无毒。疗痹。

1061. 益符　主疗闭。一名无舌。

1062. 地防　令人不饥不渴。生黄陵，如濡，居土中。

1063. 黄虫　味苦。疗寒热，生地上，赤头，长足，有角，群居。七月七日采。

以上虫类十五种。

唐本退二十种六种神农本经，十四种名医别录。

1064. 薰草　味甘、平，无毒。主明目，止泪，疗泄精，去臭恶气，伤寒头痛，上气，腰痛。一名蕙草。生下湿地，三月采，阴干，脱节者良。

陶隐居云：俗人呼燕草，状如茅而香者为薰草，人家颇种之。《药录》云：叶如麻，两两相对。《山海经》云：薰草，麻叶而方茎，赤花而黑实，气如蘼芜，可以已疠。今市人皆用燕草，此则非。今诗书家多用蕙语，而竟不知是何草。尚其名而迷其实，皆此类也。

臣禹锡等谨按药性论云：薰草，亦可单用。味苦，无毒。能治鼻中息肉，鼻齆，主泄精。**陈藏器**云：薰，即蕙根，此即是零陵香。一名燕草。

1065. **姑活**　**味甘，温，**无毒。**主大风邪气，湿痹寒痛。久服轻身，益寿耐老。一名冬葵子。**生河东。

陶隐居云：方药亦无用此者，乃有固活丸，即是野葛一名耳。此又名冬葵子，非葵菜之冬葵子，疗体乖异。**唐本注**云：《别录》一名鸡精也。

1066. **别覊　味苦，微温**，无毒。**主风寒，湿痹，身重**，四肢疼酸，寒邪历节痛。一名别枝，一名别骑，一名鳖羁。生蓝田川谷。二月、八月采。

陶隐居云：方家时有用处，今俗亦绝耳。

1067. 牡蒿　味苦，温，无毒。主充肌肤，益气，令人暴肥，血脉满盛，不可久服。生田野，五月、八月采。

陶隐居云：方药不复用。唐本注云：齐头蒿也，所在有之。叶似防风，细薄无光泽。

1068. **石下长卿　味咸，平**，有毒。**主鬼疰，精物，邪恶气，杀百精，蛊毒，老魅注易，亡走，啼哭，悲伤，恍惚。一名徐长卿**。生陇西池泽山谷。

陶隐居云：此又名徐长卿，恐是误尔，方家无用。此处俗中皆不复识别也。

1069. 麕舌　味辛，微温，无毒。主霍乱，腹痛，吐逆，心烦。生水中。五月采，曝干。

陶隐居云：生小小水中。今人五月五日采，阴干，以疗霍乱，甚良。

1070. 练石草　味苦，寒，无毒。主五癃，破石淋，膀胱中结气，利水道小便。生南阳川泽。

陶隐居云：一名烂石草，又名马屎蒿。

1071. 弋共　味苦，寒，无毒。主惊气，伤寒，腹痛羸瘦，皮中有邪气，手足寒无色。生益州山谷。畏玉札、蜚蠊。

1072. 蕈草　味咸，平，无毒。主养心气，除心温温辛痛，浸淫身热。可作盐花。生淮南平泽，七月采。矾石为之使。

臣禹锡等谨按药性论云：蕈草，亦可单用，味苦；无毒。主遍身风疮，壮热，理石为之使。

1073. 五色符　味苦，微温。主咳逆，五脏邪气，调中，益气，明目。杀虱。青符、白符、赤符、黑符、黄符，各随色补其脏。白符一名女木。生巴郡山谷。

陶隐居云：方药皆不复用，今人并无识者。

臣禹锡等谨按吴氏云：五色石脂，一名青、赤、黄、白黑符。

1074. 蘘草　味甘、苦，寒，无毒。主温疟，寒热，酸嘶邪气，辟不祥。生淮南山谷。

1075. **翘根**　**味甘，寒、平，**有小毒。**主下热气，益阴精，令人面悦好，明目。久服轻身，耐老。**以作蒸饮酒病人。生嵩高平泽。二月、八月采。

陶隐居云：方药不复用，俗无识者也。

1076. 鼠姑　味苦，平、寒，无毒。主咳逆上气，寒热，鼠瘘，恶疮，邪气。一名䑕。生丹水。

陶隐居云：今人不识此鼠姑，乃牡丹又名鼠姑，罔知孰是。

1077. 船虹　味酸，无毒。主下气，止烦满。可作浴汤，药色黄。生蜀郡，立秋取。

陶隐居云：方药不用，俗人无识者也。

1078. **屈草**　**味苦，**微寒，无毒。**主胸胁下痛，邪气，肠间寒热，阴痹。久服轻身益气，耐老。**生汉中川泽，五月采。

陶隐居云：方药不复用，俗无识者也。

1079. 赤赫　味苦，寒，有毒。主痂疡恶败疮，除三虫，邪气。生益州川谷，二月、八月采。

1080. **淮木　味苦，平，**无毒。**主久咳上气，伤中，虚羸，**补中益气，**女子阴蚀，漏下，赤白沃。一名百岁城中木。**生晋阳平泽。

陶隐居云：方药亦不复用。

1081. 占斯　味苦，温，无毒。主邪气湿痹，寒热疽疮，除水坚积血癥，月闭无子，小儿躄不能行，诸恶疮痈肿，止腹痛，令女人有子。一名炭皮。生太山山谷，采无时。解狼毒毒。

陶隐居云：李云是樟树上寄生，树大衔枝在肌肉，今人皆以胡桃皮当之，非是真也。案《桐君录》云：生上洛，是木皮，状如厚朴，色似桂白，其理一纵一横。今市人皆削乃似厚朴，而无正纵横理，不知此复是何物，莫测真假，何者为是也。

臣禹锡等谨按药性论云：占斯，臣，味辛，平，无毒。能治血癥，通利月水，主脾热。茱萸为之使。主洗手足水烂疮。

1082. 婴桃　味辛，平，无毒。主止泄肠澼，除热，调中，益脾气，令人好色美志。一名牛桃，一名英豆。实大如麦，多毛。四月采，阴干。

陶隐居云：此非今果实樱桃，形乃相似，而实乖异，山间乃时有，方药亦不复用耳。

1083. 鸩鸟毛　有大毒。入五脏烂杀人。其口，主杀蝮蛇毒。一名鸡日。生南海。

陶隐居云：此乃是两种：鸩鸟，状如孔雀，五色杂斑，高大，黑颈，赤喙，出交、广深山中；鸡日鸟，状如黑伧鸡，其共禁大朽树，今反，觅蛇吞之，作声似云同力，故江东人呼为同力鸟，并啖蛇。人误食其肉，亦即死。鸩毛羽，不可近人，而并疗蛇毒。带鸩喙，亦辟蛇。昔时皆用鸩毛为毒酒，故名鸩酒。顷来不复尔。又云有物赤色，状如龙，名海姜，生海中，亦大有毒，其于鸩羽也。**唐本注云**：此鸟，商州以南、江岭间大有，人皆谙识。其肉腥，有毒。亦不堪啖。云羽画酒杀人，此是浪证。案《玉篇》引郭璞云：鸩大如雕，长颈赤喙，食蛇。又《说文》、《广雅》、《淮南子》皆一名运日，鸡、运同也，问交、广人并云：鸡日，一名鸩，一名同力。鸡日鸟外，更无如孔雀鸟。陶云如孔雀者，交、广人诳也。

今新退一种

1084. **彼子　味甘，温，有毒，主腹中邪气，去三虫，蛇螫，蛊毒，鬼疰，伏尸。**生永昌山谷。

陶隐居云：方家从来无用此者，古今诸医及药家，了不复识，又一名罴子，不知其形何类也。**唐本注云**：此彼字，当木傍作柀，仍音披，木实也，误入虫部。《尔雅》云：柀一名杉，叶似杉，木如柏，肌软，子名榧子，陶于木部出之，此条宜在果部中也。今注陶隐居不识，唐本注以为榧实。今据木部下品，自有榧实一条。而彼子又在虫鱼部中，虽同出永昌，而主疗稍别。古今未辨，两注不明，今移入此卷末，以俟识者。

补注所引书传

《补注本草》所引书传：内医书十六家，援据最多。今取撰人名氏，及略述义例，附于末卷，庶使览之者，知所从来。余非医家所切，不复存此，具列如左。

《开宝新详定本草》开宝六年，诏尚药奉御刘翰、道士马志、翰林医官翟煦、张素、王从蕴、吴复圭、王光祐、陈昭遇、安自良等九人，详校诸本，仍取陈藏器拾遗诸书相参，颇有刊正别名及增益品目，马志为之注解，仍命左司员外郎知制诰扈蒙、翰林学士卢多逊等刊定，凡二十卷。

御制序镂板于国子监。

《开宝重定本草》开宝七年，诏以新定本草所释药类，或有未允。又命刘翰、马志等重详定，颇有增损，仍命翰林学士李昉、知制诰王祐、扈蒙等重看详，凡神农所说以白字别之，名医所传即以墨字，并目录共二十一卷。

《唐新修本草》唐司空英国公李勣等奉勅修。初，陶隐居因《神农本经》三卷，增修为七卷。显庆中，监门府长史苏恭表请修定，因命太尉赵国公长孙无忌、尚药奉御许孝崇与恭等二十二人，重广定为二十卷，今谓之《唐本草》。

《蜀重广英公本草》伪蜀翰林学士韩保昇等，与诸医工取《唐本草》并《图经》相参校，更加删定，稍增注释，孟昶自为序，凡二十卷，今谓之《蜀本草》。

《吴氏本草》魏广陵人吴普撰。普，华佗弟子，修《神农本草》成四百四十一种。唐《经籍志》尚存六卷，今广内不复有。惟诸子书，多见引据。其说药性寒温、五味，最为详悉。

《药总诀》梁·陶隐居撰，论次药品五味、寒热之性，主疗疾病，及採畜时月之法，凡二卷。一本题云《药像教诀》不著撰人名氏，文字并相类。

《药性论》不著撰人名氏，集众药品类，分其性味、君臣、主病之効，凡四卷。一本题曰：陶隐居撰。然所记药性、功状，与本草有相戾者，疑非隐居所为。

《药对》北齐尚书令，西阳王徐之才撰。以众药名品、君臣、佐使、性毒、相反，及所主疾病，分类而记之，凡二卷。本草多引以为据，其言治病用药最详。

《食疗本草》唐·同州刺史孟诜撰。张鼎又补其不足者八十九种，并旧为二百二十七条，凡三卷。

《本草拾遗》唐·开元中，京兆府三原县尉陈藏器撰。以《神农本经》虽有陶、苏补集之说，然遗逸尚多，故别为序例一卷，拾遗六卷，解纷三卷，总曰《本草拾遗》共十卷。

《四声本草》唐·兰陵处士，萧炳撰。取本草药名每上一字，以四声相从，以便讨阅，凡五卷。前进士王收撰序。

《删繁本草》唐·润州医博士兼节度随军杨损之撰。以本草诸书所载药类颇繁，难于看检，删去其不急。并有名未用之类为五卷。不著年代，疑开元后人。

《本草性事类》京兆医工杜善方撰。不详何代人，以本草药名随类解释，删去重复，又附以诸药制使、畏恶、解毒、相反、相宜者为一类，共一卷。

《南海药谱》不著撰人名氏，杂记南方药所产郡县，及疗疾之验，颇无伦次。似唐末人所作，凡二卷。

《食性本草》伪唐陪戎副尉，剑州医学助教陈士良撰。以古有食医之官，因食养以治百病，故取《神农本经》洎陶隐居、苏恭、孟诜、陈藏器诸药，关于饮食者类之，附以己说，又载食医诸方，及五时调养脏腑之术。集贤殿学士徐锴为之序。

《日华子诸家本草》国初开宝中四明人撰。不著姓氏、但云日华子大明。序集诸家本草，近世所用药，各以寒温、性味、花、实、虫兽为类，其言近用，功状甚悉，凡二十卷。

嘉祐补注本草奏敕

嘉祐二年八月三日诏：朝廷累颁方书，委诸郡收掌，以备军民医疾。访闻贫下之家，难于检用，亦不能修合，未副矜存之意。今除在京，已系逐年散药外，其三京并诸路，自今每年京府节镇及益、并、庆、渭四州，各赐钱二百贯，余州军监赐钱一百贯，委长吏选差官属监，勒医人体度时令，按方合药，候有军民请领，画时给付。所有《神农本草》、《灵枢》、《太素》、《甲乙经》、《素问》之类，及《广济》、《千金》、《外台秘要》等方，仍差太常少卿直集贤院掌禹锡、职方员外郎秘阁校理林亿、殿中丞秘阁校理张洞、殿中丞馆阁校勘苏颂同共校正，闻奏。臣禹锡等寻奏：置局刊校，并乞差医官三、两人同共详定。其年十月，差医学秦宗古、朱有章赴局祗应。三年十月，臣禹锡、臣亿、臣颂、臣洞又奏：本草旧本经注中，载述药性功状，甚有疏略不备处，已将诸家本草及书史中，应系该说药品功状者，采拾补注，渐有次第。及见唐显庆中，诏修本草，当时修定注释本经外，又取诸般药品，绘画成图及别撰图经等，辨别诸药，最为详备，后来失传，罕有完本。欲下诸路州县应系产药去处，并令识别人，仔细辨认根、茎、苗、叶、花、实、形色、大小，并虫鱼、鸟兽、玉石等，堪入药用者，逐件画图，并一一开说，著花结实，收采时月及所用功效；其番夷所产药，即令询问榷场市舶商客，亦依此供析，并取逐味各一二两或一二枚封角，因入京人差赍送，当所投纳，以凭照证，画成本草图；并别撰图经，所冀与今本草经并行，使后人用药，知所依据。奏可。至四年九月，又准敕差太子中舍陈检同校正。五年八月，补注本草成书，奏之。十一月十五日准敕差光禄寺丞高保衡同共复校，至六年十二月，缮写成版样依旧，并目录二十一卷，仍赐名曰嘉祐补注神农本草。

《补注本草》所引书传：内医书十六家，援据最多。今取撰人名氏，及略述义例，附于末卷，庶使览之者，知所从来。余非医家所切，不复存此，具列如左。

《开宝新详定本草》开宝六年，诏尚药奉御刘翰、道士马志、翰林医官翟煦、张素、王从蕴、吴复圭、王光祐、陈昭遇、安自良等九人，详校诸本，仍取陈藏器拾遗诸书相参，颇有刊正别名及增益品目，马志为之注解，仍命左司员外郎知制诰扈蒙、翰林学士卢多逊等刊定，凡二十卷。御制序，镂板于国子监。

《开宝重定本草》开宝七年，诏以新定本草所释药类，或有未允。又命刘翰、马志等重详定，颇有增损，仍命翰林学士李昉、知制诰王祐、扈蒙等重看详，凡神农本说，以白字别之；名医所传，即以墨字。并目录，共二十一卷。

《唐新修本草》唐司空英国公李绩等奉敕修。初，陶隐居因《神农本经》三卷，增修为七卷。显庆中，监门府长史苏恭表请修定，因命太尉赵国公长孙无忌、尚药奉御许孝崇与恭等二十二人重广定为二十卷，今谓之《唐本草》。

《蜀重广英公本草》伪蜀翰林学士韩保升等，与诸医工取《唐本草》并图经相参校，更加删定，稍增注释，孟昶自为序。凡二十卷，今谓之《蜀本草》。

《吴氏本草》魏·广陵人吴普撰。普，华佗弟子，修《神农本草》成四百四十一种。唐《经籍志》尚存六卷，今广内不复有。惟诸子书，多见引据。其说药性寒温、五味，最为详悉。

《药总诀》梁·陶隐居撰，论次药品五味、寒热之性，主疗疾病，及采畜时月之法，凡二卷。一本题云《药像教诀》不著撰人名氏，文字并相类。

《药性论》不著撰人名氏，集众药品类，分其性味、君臣、主病之效，凡四卷。一本题曰：陶隐居撰。然所记药性、功状，与本草有相戾者，疑非隐居所为。

《药对》北齐尚书令、西阳王徐之才撰。以众药名品、君臣、佐使、性毒、相反，及所主疾病，分类而记之，凡二卷。旧本草多引以为据，其言治病用药最详。

《食疗本草》唐·同州刺史孟诜撰。张鼎又补其不足者八十九种，并旧为二百二十七条，凡三卷。

《本草拾遗》唐开元中，京兆府三原县尉陈藏器撰。以《神农本经》虽有陶、苏补集之说，然遗逸尚多，故别为序例一卷，拾遗六卷，解纷三卷，总曰《本草拾遗》，共十卷。

《四声本草》唐兰陵处士，萧炳撰。取本草药名每上一字，以四声相从，以便讨阅，凡五卷。前进士王收撰序。

《删繁本草》唐润州医博士兼节度随军杨损之撰。以本草诸书所载药类颇繁，难于看检，删去其不急，并有名未用之类，为五卷。不著年代，疑开元后人。

《本草性事类》京兆医工杜善方撰。不详何代人，以本草药名随类解释，删去重复，又附以诸药制使、畏恶、解毒、相反、相宜者为一类，共一卷。

《南海药谱》不著撰人名氏，杂记南方药所产郡县，及疗疾之验，颇无伦次。似唐末人所作，凡二卷。

《食性本草》为唐陪戎副尉剑州医学助教陈士良撰。以古有食医之官，因所养以治百病，故取《神农本经》洎陶隐居、苏恭、孟诜、陈藏器诸药，关于饮食者类之，附以己说，又载食医诸方，及五时调养脏腑之术。集贤殿学士徐锴为之序。

《日华子诸家本草》国初开宝中四明人撰。不著姓氏、但云日华子大明。序集诸家本草，近世所用药，各以寒温、性味、华实、虫兽为类，其言近用，功状甚悉，凡二十卷。

嘉祐五年八月十二日进

《嘉祐本草》研究资料

1. 掌禹锡传略

《嘉祐本草》作者掌禹锡，字唐卿，郾城[1]人。生于北宋淳化元年（990），天圣元年（1023）中进士第，为道州[2]司理参军[3]，试身言书判第一。尚书左丞丁度荐为侍御史[4]。时边疆不靖，羌人入寇，上疏请严备西羌。众议举兵，禹锡引“周宣薄伐为得，汉武远讨为失”，且建画增步卒，省骑兵。英宗即位，以尚书工部侍郎[5]致仕卒。（《宋史》卷294，掌禹锡本传）。

嘉祐二年（1057）与林亿、苏颂等奏请于集贤院[6]设校正医书局[7]。同年八月奉诏校修本草。主事者有太常少卿[8]直集贤院[9]掌禹锡，职方员外郎[10]、秘阁校理[11]林亿，殿中丞[12]秘阁校理[13]张洞，殿中丞馆阁校理[14]苏颂，另有医官秦宗古、朱有章协同编修。

嘉祐四年（1059）九月，太子中舍陈检同校正，五年八月成书。宋仁宗赐名《嘉祐补注神农本草》，简称《嘉祐本草》。

治平元年（1064），英宗即位，以尚书工部侍郎致仕，治平三年（1066）三月捐馆[15]。

掌禹锡少有才华，熟于掌故，学问渊博，兼善地理。除主修《嘉祐本草》外，尝预修《皇祐方域图志》、《地理新书》及《郡国手鉴》等书。

[注]

[1] 郾城：今河南郾城。

[2] 道州：今湖南道县。

[3] 司理参军：即军事参谋。

[4] 侍御史：掌管审讯，弹劾百官，职位六品。

[5] 工部侍郎：工部是主管国家大的工程建设或制造，其主管官名工部尚书。侍郎是工部尚书副职。

[6] 集贤院：宋代皇宫内设四所机构，集贤院是其中之一，主管文章撰集，经籍群书校理。

[7] 校正医书局：主管医经、医方、本草等典籍校勘，修订整理。

[8] 太常少卿：太常是机构名，主管礼仪、祭祀、医药……等事务，少卿是官名，即太常主管官，职位为六品。

[9] 直集贤院：集贤院见注[6]，直集贤院为集贤院主管官。

[10] 职方员外郎："职方"属兵部，掌管地理图绘，以周知险要等职。员外郎，是定额以外添加的人员，为高贵的近侍之臣，官职五品。

[11] 秘阁校理：宋制官廷内有昭文馆、史馆、集贤院为三馆，总名为崇文院，加秘阁共四所，合称馆阁。其中秘阁即官廷内的书库。有直秘阁、秘阁校理等官，任此官者皆当时名流，洪迈《容斋随笔》云："国朝馆阁之选，皆天下英俊，然必试而后命，一经此职，遂为名流。"

[12] 殿中丞：主管官廷内衣、食、医药，出行车、辇等事务。

[13] 秘阁校理：见注[11]

[14] 殿中丞馆阁校理：殿中丞，见注[12]。

馆阁，是宋代官廷内设置史馆、昭文馆、集贤院、秘阁等四个机构的总称。馆阁校理：是馆阁的官职名称。

［15］捐馆：一名捐舍馆，即捐弃所居之屋舍，又为死亡之婉称。见宋·吴处厚《青箱杂记》．李裕明点校，中华书局，1983年，卷4，页41。

2.《嘉祐本草》编修概况

《嘉祐本草》是在《开宝本草》基础上修订的。旨在补注前代本草之不足，在编修体例上，沿袭《开宝本草》旧制，“立例无所刊削”。

从《嘉祐本草》总序中，可以看出该书编写原则，有下列15条。

1.“凡名本草者非一家，以《开宝重定》本为正，其分布卷类，经注杂糅，间以朱墨，并从旧例，不复厘改。”

此条说明《嘉祐本草》编写体例，文献标记，分类分卷，悉依《开宝本草》之旧，《开宝本草》分为20卷，目录1卷，本书亦分为20卷，目录1卷。

2.“凡补注并据诸书所说，其意义与旧文相参者，则从删削，以避重复。其旧已著见而意有未完，后书复言，亦具存之，欲详而易晓。仍每条并以朱书其端云：“臣禹锡等谨按某书云某事”。其别立条者，则解其末云“见某书”。

3.“凡所引书，以唐、蜀二本草为先，他书则以所著先后为次第”。

4.“凡书旧名《本草》者，今所引用，但注其所作人名曰“某人”，惟唐、蜀本则曰“唐本云”、“蜀本云”。

5.“凡字朱、墨之别，所谓《神农本经》者，以朱字；名医因《神农》旧条而有增补者，以墨字间于朱字。馀所增者，皆别立条，并以墨字”。

文中“馀所增者别立条”，是泛指《本经》药以外的各类药物条文，含《名医别录》、《唐本草》、《开宝本草》、《嘉祐本草》等新增药的条文，也包含《嘉祐本草》新分条药物的条文。(按分条的药共有36种，习惯上不列入《嘉祐本草》药物总数之内。)

6. “凡陶隐居所进，谓之《名医别录》，并以其注附于条末”。

按陶隐居所进有药物正文大字和药物注文小字。其药物正文大字即《名医别录》，药物小字为陶隐居所注之文。

7. “凡显庆（指《唐本草》）所增者，亦注其末曰唐本先附。”

按“显庆”原是唐高宗朝代的年号。而《唐本草》是显庆年间修的，则“显庆”即成《唐本草》的代号。

8. “凡《开宝》所增者，亦注其末曰今附”。按《开宝》原是宋代赵匡胤的年号，而《开宝本草》是在宋代开宝年间修的。则“开宝”即成《开宝本草》的代号。

9. “凡今所增补，旧经未有者，于逐条后开列云：新补。”

按《嘉祐本草》将文献记载的新药，收为正品，谓之“新补”。

10. “凡药旧分为上、中、下三品，今之新补，难于详辨，但以类附见。例如绿矾次于矾石，山姜花次于豆蔻，扶移次于水杨之类是也。”

11. “凡药有功用，本经未见，而旧注已曾引据，今之所增，但涉相类，更不立条，并附本注之末曰续注。如地衣附于垣衣，燕覆附于通草，马尾藻附于海藻之类是也。”

按“续注”，即掌禹锡所作的注文，其内容有二，一是将文献所记新内容录为注文，二是将文献所记品种相同的药物资料录为注文。

12. “凡旧注出于陶氏者，曰陶隐居云，出于显庆者曰唐本注，出于开宝者曰今注，其《开宝》考据传记者，别曰今按、今详、又按，皆以朱字别于其端。”

13. “凡药名本经已见，而功用未备，今有所益者，亦附于注之末。”

文中“附于注之末”，是指文献所记药名相同，用药部位不同，录为注文，称之附。并在书前目录相应药名下，标明“某某附”。

14. “凡药有今世已尝用，而诸书未见，无所辨证者，如葫芦巴、海带之类，则请从太医众论参议，别立为条，曰新定。”

按“新定”不是录自文献所记，而是将当时尝用有效药，经太医议论，收作正品为新定。

15. “旧药九百八十三种，新补八十二种，附于注者不预焉，新定一十七种，总新、旧一千八十二条，皆随类粗释。”

按“旧药”即指《开宝本草》所存药物总数。

文中“附于注者不预焉”。即各药后注文中所附的药，如“续注”的药，不包含在内。

所云“一千八十二条”，是指《嘉祐本草》药物总数。其中所附的药和新分条36种，不包括在内。

《嘉祐本草》在编写时，参考文献有50余种。其中《本草》书有16家，如《吴氏本草》、《药对》、《食疗本草》、《本草拾遗》、《日华子本草》、《药性论》、《南海药谱》……等。对各书所存资料，凡旧本未载，均予以收录，正如《嘉祐补注总序》云：“凡诸家医书，药谱所载物品功用，并从采掇。惟名近迂僻，类乎怪诞，则所不取。自余经史百家，虽非方饵之急，其间或有参说药验，较然可据者，亦兼收载，务从该洽”。

书中采掇经史百家药物资料的方法，后被唐慎微作《证类本草》时所仿效。大量收录经史百家药物的内容。

此外在本书序例中，录有“徐之才《药对》、孙思邈《千金方》、陈藏器《本草拾遗》序例”等资料作为本书序例的内容。

在本书序例下，对“诸病通用药”、“三品药物畏恶相反”

等项标题下，亦增补很多内容。

掌氏在补注时，除引用文献外，亦参考药品实物予以补注，例如《证类本草》卷十一葫芦巴条末，标注“新定”。(“新定”是《嘉祐本草》新增药的标记)，说明葫芦巴为《嘉祐本草》新添的药，该条下注云：“今据广州所供图画，收附草部下品之末。”

掌氏补注《嘉祐本草》用的资料，绝大部分都是抄自文献，掌氏本人的见解极少，全书中仅有11条，而且局限在药物分类位置和前代本草中修订一些问题。他自已没有创新的论说。李时珍在《本草纲目》“历代诸家本草”《嘉祐补注本草》条下批评:“其书虽有校修，无大发明。”

若从《本草》文献整理角度看，掌禹锡也有一定的功劳。例如唐、宋诸家《食疗》、《拾遗》、日华子、蜀本注、《开宝本草》注等所记新的内容，均为掌氏收为注文，列于当药之下。这对本草文献保存有功。唐、宋诸家本草虽亡，但它们的内容，通过掌氏收录，被保存在《证类本草》中。李时珍作《本草纲目》时，已见不到唐、宋诸家本草，仅从《证类本草》择取唐、宋诸家本草的资料，这些资料，若不是掌氏当年所转录，则李时珍又从何而得之。

其次从本书与《本草图经》相互联系的看，两书互为辅翼，各有侧重，则掌氏补注之功未可非议，李时珍所评亦未免过于苛求。

《嘉祐本草》补注时，将所参考的书，题为“补注所引书传”。在“书传”中共列16种本草。对每一种本草，介绍其书名、作者、成书年代、收载药数、分卷、分类，及其内容。这是一种创举，并为后世编本草者所采用。如南宋·陈衍《宝庆本草折衷》、明代李时珍《本草纲目》等，均列有参考书目介绍，皆是沿用掌禹锡所创“补注所引书传”的方法。

总之，《嘉祐补注神农本草》以补注神农本草之不足为主。

此处《神农本草》是指《开宝本草》而言。凡当时各家本草所记一些药物，以及医家习用的药物，不见于《开宝本草》所记载，掌氏皆收录为《嘉祐本草》正品条目，在条文末，标以“新补”、“新定”字样。前者出于文献记载，后者出于医家所习用。

凡当时诸家本草所记资料，其中已见于《开宝本草》则不录；其中有些新内容，不见于《开宝本草》，则收录为《嘉祐本草》注文。所以《嘉祐本草》的注文，都是当时诸家本草所记的一些新内容，这对保存诸家本草资料，是有功的。

3.《嘉祐本草》引“唐本”、“唐本注”的讨论

《证类本草》墨盖子下，唐慎微所引“唐本”、“唐本注”，经考证，实属《蜀本草》。《嘉祐本草》所引“唐本”、“唐本注”，是出于《唐本草》？还是《蜀本草》呢？现在讨论如下。

《嘉祐本草》引“唐本”、“唐本注”，有两种情况，在“臣掌禹锡谨按某某书云”标题上面的引文，是转录《开宝本草》所引，在标题下面的引文，是出于掌禹锡所引。

掌禹锡在《嘉祐本草》末“进呈奏敕”里，列有十六家本草书目提要。其中就有《唐·新修本草》介绍，兹转录如下：

《唐·新修本草》，唐司空英国公李绩等奉敕修。初，陶隐居因《神农本经》三卷，增修为七卷。显庆中，监门府长史苏恭表请修定，因命太尉赵国公长孙无忌，尚药奉御许孝崇与恭等二十二人重广定为二十卷，今谓之《唐本草》。

奏敕是在嘉祐五年八月十二日进呈。

掌氏一定见到《唐·新修本草》，才能将此书写入奏敕中。

按掌氏在北宋仁宗朝是宫中近侍大臣之一，任宫中集贤院主管（名直集贤院），与苏颂同朝共事。他们都是当时的名流，掌

氏如未见过《唐·新修本草》，也绝不会写入奏敕中，奏敕是进呈皇上看的，掌氏自知，不按事实上奏，查出有欺君之罪，是很危险的，掌氏绝不会干的。

再从掌禹锡所作《嘉祐补注总序》来看。

《嘉祐本草》总序云："凡所引书，以唐、蜀二本草为先，他书则以所著先后为次第。"

"凡书旧名本草者，今所引用，但著其所作人名曰'某人'，唯唐、蜀本则曰'唐本云'、'蜀本云'。"

这两点说明掌氏引用的书，以《唐本草》、《蜀本草》二本为先，引用其他本草，有时以著作人名之，唯独引用《唐本草》、《蜀本草》不能以著作人名之，必须用"唐本云"、"蜀本云"名之。

由此可见掌氏作《嘉祐本草》时，手边必有《唐本草》、《蜀本草》作为参考书引用。

序中又云："凡旧注出于显庆（指《唐本草》）者曰'唐本注'。"此条讲掌氏引用《唐本草》注文作的注，称之为"唐本注"。

从上述序文可以了解，掌氏作《嘉祐本草》时是见过《唐本草》原书的，并讲明引用《唐本草》必以其书"唐本"名之，引用《唐本草》注必以"唐本注"名之。

兹举例如下：

例一：诸病痛用药"虚劳"条，有掌禹锡等谨按《唐本》：葛根平；《蜀本》：补骨脂大温。

在此例中，"葛根平"原出《唐本草》，故以《唐本》名之；"补骨脂大温"出于《蜀本草》，故以《蜀本》名之。假如"葛根平"出于《蜀本草》，则掌氏不会以《唐本》名之。

又如"腹胀满"条，有臣禹锡等谨按《唐本》：卷柏温；《蜀本》：荜澄茄温。

又，"安胎"条，有臣禹锡等谨按《唐本》：生地黄大寒；

《蜀本》：猪苓平。

掌禹锡对所引《唐本草》、《蜀本草》内容相同时，则以《唐本》、《蜀本》并称，或以《唐、蜀本》名之。兹举例如下：

例一："积聚癥瘕"条下有"鳛鱼微温"。掌氏不知鳛鱼为何物，即从《唐本草》、《蜀本草》两书中查找，查到两书同载"鮀鱼甲微温"，掌氏即注："臣禹锡等谨按《唐本》、《蜀本》云：'鮀鱼甲微温'。无此鳛鱼，遍寻本草，并无鳛鱼。"

例二："积聚癥瘕"条下有"芫花：温，微温。"

掌氏查《唐本草》、《蜀本草》俱作"荛花"，不作"芫花"。掌氏作注，好将二书合名之曰"臣禹锡等谨按，唐、蜀本作荛花。"

类似此例很多，此处从略。

由于《唐本草》多次传抄，出现讹误、脱漏，产生很多疑问，掌氏曾予以详加研究。

按中国古籍，在宋以前靠手工抄写传播，抄得次数越多，其讹误、脱漏也越多，《唐本草》也是如此。

《开宝本草》序，在讲到《唐本草》经历时说："载历年祀，又踰四百，朱字墨字无本得同；旧注、新注，其文互阙。"

这就说明，《开宝本草》编修时，搜罗到各种抄本《唐本草》，没有一本是完全相同，都存在"其文互阙"的问题。

试将现存各种残本《唐本草》，如日本影写卷子《唐本草》，敦煌出土残卷《唐本草》，宋代《证类本草》中残存《唐本草》，彼此互勘，可以发现数以百计讹误与脱漏。兹举例如下：

一、《新修》正文脱漏例

例中所言《新修》页次，是1955年上海群联出版社影印傅云龙抚刻《新修本草》页次。

例中所言《证类》页次，是1957年人民卫生出版社影印《重修政和经史证类备用本草》页次。

例一：小麦条，《新修》298页，小麦正文有“消热止烦”4字。校以《证类》，在4字前，《新修》脱“不能”二字。

按：脱此二字，其文义全不相同。

例二：牛角鰓条，《新修》202页，牛角鰓正文，校以《证类》，在“心主虚忘”后，《新修》脱漏“肝主明目”4字。

二、《新修》中陶隐居注文脱漏例

例一：白马茎条，《新修》207页倒3行有“马衔主产难，小儿母毒，惊痫”11字。

校以《政和》374页白马茎条唐本注文，即脱漏此11字。

例二：戎盐条，《证类》129页戎盐条，陶隐居注文未有“又巴东朐×县北岸大有盐井，盐水自凝，生粥子盐，方一二寸，中央突张伞形，亦有方如石膏博棋者。李云：戎盐味苦、臭，是海潮水浇山石，经久盐凝著石取之，北海者青，南海者紫赤。又云卤咸即是人煮盐釜底凝强盐滓，如此二说并未详。”92字。《新修》页74，戎盐条下的陶注文末脱此92字。

例三：茯苓条，《新修》86页茯苓陶隐居注文，较以《证类》，《新修》脱漏“应三十许年……其有衔松根对度者为”25字。

三、《新修》中苏敬注文脱漏例

例一：白垩条，《新修》75页白垩条的苏敬注文，较以《证类》，《新修》脱漏“谨按……有白善”17字。

例二：橘柚条，《新修》121页橘柚的苏敬注文，较以《证类》，《新修》脱漏“味辛而苦……有甘”12字。

例三：葫条，《新修》284页葫的苏敬注文，较以《证类》，《新修》脱漏“为羹臛极俊美”6字。

以上数例，说明《证类本草》中所存《新修本草》文，和卷子本《新修本草》文，都存在相互脱漏的问题。

由于不同的抄本《新修》，存在相互脱漏，若以不同抄本《新修》为底本编写《本草》时，也会出现文字的互异。这可以从《开宝》编修来说明之。

《开宝本草》编纂，是在《唐本草》基础上修订的，而且由众人主事。主要由翟煦、张素等九人主事，连注解人马志共10人。其书20卷，每人要主修两卷左右，修时都以不同抄本《唐本草》为底本，则各主修人所据抄本《新修》不同，则所编的内容，即会产生不同程度差异。

例如“马衔”条，是《开宝》新增药，《开宝》在条末说：“本经（指《新修》）马条注中已略言之。”则《开宝》马衔条主编人所参考的抄本《新修》马条注中，必有马衔资料，否则马衔条末不会有此文。

《嘉祐本草》作者掌禹锡，转录《开宝》马衔条，见其文末有“本经马条注中已略言之”10字，即用手中所存抄本《新修》查对，但未查着，掌氏即注云：“本经马条注中都无马衔之事……”这就提示，《开宝》马衔条主编人所见抄本《新修》，与掌禹锡查对所见的《新修》不是同一种抄本。《开宝》序明言“朱字墨字无本得同，新注旧注，其文互阙”。即《开宝》编修时，所搜罗到的各种抄本《新修》也存在“其文互阙”的问题。

《开宝本草》不是一个人编的，是10个人编的，其中主编兽禽部的人见到的抄本《新修》，其马条注中即无马衔资料。所以《开宝本草》白马茎条唐本注中，即无马衔资料。《嘉祐》沿用《开宝》文，则《嘉祐》白马茎条注中也无“马衔”资料。而《证类本草》沿袭《嘉祐》旧文，当无“马衔”之事了。由此可知，《证类》马条中无马衔资料，是沿袭旧本而来，并非《证类》所删。

由于各种抄本《新修》存在“文字上互阙”，则参考抄本《新修》所编的书，也会出现文字上差异。

此外，在不同抄本《新修》“有名无用药”（《证类》作有名未用），也存在“其文互阙”。兹举例如下：

例一：《千金翼方》卷四引抄本《新修》有北荇华和领灰，则《千金翼》所据的抄本《新修》必有“北荇华”和“领灰”。但日本传抄《新修》有名无用药即无北荇华和领灰。

例二：《证类》页237凫葵条下“《唐本》注云：（凫葵），南人名猪莼，有名未用条中载也。”

文中“唐本注”是《开宝本草》所注。则《开宝》凫葵条编修人所参考的抄本《新修》，其有名无用药中必有猪莼。

但掌禹锡作《嘉祐本草》时，所见到抄本《新修》，其有名无用药即无猪莼。所以掌氏说：“今据‘唐本注云，有名未用条中载也。’而寻有名未用条中，即无凫葵、猪莼。”

可见掌氏所见的抄本《新修》，与《开宝》凫葵编修人所见的抄本《新修》，不是同一种的抄本。

例三：《证类》237页女菀条，有《开宝》引《唐本注》云：“白菀即女菀，更无别者，有名未用中浪出一条。”

掌禹锡作《嘉右本草》时所见到的抄本《新修》，其有名无用药中即无白菀。所以掌氏说：“有名未用中无白菀”。

这个例子，也说明掌氏所见抄本《新修》与《开宝》女菀编修人所参考的抄本《新修》，不是同一种抄本。

总之，掌禹锡作《嘉祐本草》所引“唐本”、“唐本注”，是掌氏据《唐本草》抄本中的一种所引的。掌氏在嘉祐五年八月十二日进呈“嘉祐补注本草奏敕”中，列有《唐新修本草》书名和提要。说明掌氏手边有此书。否则掌氏不会将《唐新修本草》写在奏敕里。奏敕是给皇上看的，如果掌氏不按事实奏，一经告发，则掌氏要承担欺君罪名。

但是《唐本草》自成书时起到《开宝》编修本草时，经过多次传抄，各种抄本都存在讹误和脱漏。正如《开宝》序所云：“朱字、墨字，无本得同，新注、旧注，其文互阙。”

由于不同抄本存在不同脱漏，各家据此所编的书，其书中文字也就产生各种差异，这些差异使后世本草形成很多争议。甚至怀疑掌氏未见到《唐本草》，认为掌氏所作的“唐本”、“唐本注”的资料，乃是从《蜀本草》转引的。这种怀疑，是误把不同的抄本《新修》，当作最原始的《新修本草》看待。现存的各种抄本《新修》，包括日本传抄本、敦煌出土本、《证类》所存《新修》资料，谁也无法保证，它们的文字和显庆时的《新修》文字完全相同，无讹误，无脱漏。

4.《嘉祐本草》引“蜀本”、“蜀本注”的讨论

掌禹锡在《嘉祐本草》末“进呈奏敕”里，所列十六家本草书目提要，其中有《蜀本草》介绍，兹转录如下：

《蜀重广英公本草》伪翰林学士韩保升等，与诸医工取《唐本草》并图经相参校，更加删定，稍增注释，孟昶自为序，凡二十卷，今谓之《蜀本草》。

掌禹锡引《蜀本草》和引《唐本草》一样，都有规定。这可从《嘉祐补注总序》了解之。总序云：“凡所引书，以唐、蜀二本草为先，他书则以所著先后为次第。”

又云：“凡书旧名本草者，今所引用，但著其所作人名曰‘某人’，唯唐、蜀本则曰‘唐本云’、‘蜀本云’。”

这两点说明《嘉祐本草》引用的书，以《唐本草》、《蜀本草》二本为先。引用其他本草，有时以著作人名之。唯独引用《唐本草》《蜀本草》，不能用著作人名之，必须用“唐本云”、“蜀本云”名之。

《嘉祐本草》掌禹锡引《蜀本草》注文

掌禹锡所引《蜀本草》资料，转录在《证类本草》序例及各药物注文中。兹分述如下：

（一）掌禹锡引《蜀本》资料，作为序例的注文

在《证类序例》中，有三处载掌禹锡引《蜀本》资料作的注文。

1. “诸病通用药”；2. “序例正文”；3. “七情畏恶药例”，兹分别介绍如下：

(1)“诸病通用药”载掌氏引“蜀本草”资料

按“诸病通用药”是陶弘景首创，为方便临床用药而设，以病为纲，类列药物，注出药性。《嘉祐本草》掌禹锡在“诸病通用药”很多病名下，据《蜀本》增补一些主治药。

例如疗风病名下，掌禹锡据《蜀本》增补有：鹿药，温；天麻，平；海桐皮，平；蚱蜢，平；威灵仙，温。

兹将“诸病通用药”中，各病名下，掌禹锡据《蜀本草》增补的药性，摘录如下：

风眩：伏牛花，平。

头面风：何首乌，微温。

暴风瘙痒：乌蛇，平。

劳復：大黄，大寒。葱白，平。犀角，寒。防已，平。虎掌，温。牡蛎，微寒。生姜，微温。

温疟：天灵盖，平。芫花，寒。茵陈蒿，平。

中恶：海桐皮，平。肉豆蔻，温。蓬莪茂，温。

霍乱：小蒜，温。鸡屎白，微寒。扁豆叶，平。鸡舌香，微温。豆蔻，温。楠材，微温。蓬莪茂，温；肉豆蔻，温。海桐皮，平。

呕啘：枇杷叶，平。麝香，温。肉豆蔻，温。

大腹水肿：海松子，小温。

肠澼下痢：使君子，温。金樱子，温、平。

小便淋：淋石，暖。

溺血：葱涕，平。

上气咳嗽：哈蚧，平。缩沙蜜，温。

呕吐：旋覆花，温。白豆蔻，大温。

痰饮：威灵仙，温。

腹胀满：荜澄茄，温。

心腹冷痛：腽肭脐，大热。肉豆蔻，温。零陵香，平。胡椒，大温。红豆蔻，温。

心烦：卢会，寒。天竺黄，寒。胡黄连，平。

积聚癥瘕：续随子，温。京三棱，平。太阴玄精，温。威灵仙，温。

鬼疰尸疰：天灵盖，平。腽肭脐，大热。

惊邪：缩砂蜜，温。

癫痫：卢会，寒。瑇瑁，寒。

齿痛：枫香脂，平。

吐唾血：铅墨，平。

目肤翳：石蟹，寒。

踒折：自然铜，平。木鳖子，温。骨碎补，温。无名异，平。

瘀血：天南星，平。

恶疮：野驼脂，平。

漆疮：石蟹，寒。漆姑叶，微寒。

五痔：五灵脂，温。五倍子，平。

虚劳：补骨脂，大温。

腰痛：木鳖子，温。

无子：列当，温。

安胎：猪苓，平。

以上列举病35条，各条病名下，掌禹锡增补药数不等。若按单味药计算，掌禹锡据《蜀本草》增补“诸病通用药”，有68种，兹列举如下：

芒消，太阴玄精，淋石，无名异，铅墨，石蟹，自然铜，鹿药，茵　蒿，天麻，卢会，大黄，补骨脂，骨碎补，列当，京三棱，蓬莪茂，零陵香，枫香脂，鸡舌香，天南星，虎掌，何首乌，威灵仙，旋覆花，荛花，伏牛花，海桐皮，漆姑叶，枇杷叶，海松子，使君子，金樱子，续随子，五倍子，木鳖子，猪苓，防己，楠材，天竺黄，犀角，麝香，五灵脂，野驼脂，天灵盖，腽肭脐，鸡屎白，蝉螂（蝎），瑇瑁，蛤蚧，牡蛎，乌蛇，胡椒，荜澄茄，豆蔻，白豆蔻，红豆蔻，缩砂蜜，肉豆蔻，豉，扁豆叶，麴，蘖，小蒜，生姜，葱白，葱涕，胡黄连。

(2) 序列正文所载掌氏引《蜀本》作的注文

《证类本草》序列正文中，掌禹锡引《蜀本草》文作注的很多。

例如序列所载《唐本草序》文有"撰本草并图经目录等凡成五十四卷"。掌禹锡据《蜀本草》作注云："五十四卷，《蜀本草序》作五十三卷"。

序列中讲到"吴普"、"李当之"。掌禹锡在吴普下注云："按蜀本注：普，广陵人也，华佗弟子，撰本一卷"。又在李当之下注云："按蜀本注：李当之，华佗弟子，修神农旧经，而世少行用。"

序列中讲到"药有阴阳配合"。掌禹锡引《蜀本草》作注云："凡天地万物，皆有阴阳大小，各有色类，寻究其理，并有法象，故羽毛之类，皆生于阳而属于阴；鳞介之类，皆生于阴而属于阳。所以空青法木，故色青而主肝；丹砂法火，故色赤而主心；云母法金，故色白而主肺；雌黄法土，故色黄而主脾；磁石法水，故色黑而主肾。余皆以此推之，例可知也。"

序列中讲到"药有子母兄弟"。掌禹锡引《蜀本草》作注云："若榆皮为母，厚朴为子之类是也。"

序列讲到"《本经》药有七情"，掌禹锡引《蜀本草》作注云："凡三百六十五种；有单行者七十一种，相须者十二种，相使者九十种，相畏者七十八种，相恶者六十种，相反者十八种，相杀者三十六种，凡此七情，合和视之。”

(3) 七情药例所载掌氏引《蜀本》资料

《证类本草》序列末“七情畏恶药例”，掌禹锡据《蜀本草》增补的药很多，兹摘录如下：

白石脂：畏黄连、甘草、飞廉。

硝石：大黄为使。

黄连：畏牛膝。

天名精：地黄为使。

生银：畏黄连、甘草、飞廉。

石韦：络石、杏人为使，得昌蒲良。

麻黄：白微为使。

狗脊：恶莎草。

白及：反乌头。

茯苓、茯神：马蔺为使。

菊花：青葙叶为使。

白胶：恶大黄。

蜂子：畏白前。

乌贼鱼骨：恶附子。

蛇蜕：酒熬之良。

豉：杀六畜胎子毒。

(二) 掌禹锡引《蜀本》资料作为药物注文

掌禹锡引《蜀本草》文字有三种：1.《蜀本》正文；2.《蜀本》注文；3.《蜀本·图经》文。掌禹锡援引三种文字，分别标注“蜀本云”、“蜀本注云”、“蜀本草图经云”。兹分述如下：

(1) 掌禹锡引《蜀本草》正文作的注

掌禹锡引《蜀本草》药物正文作注，标“蜀本云”。所谓“蜀本云”，指《蜀本草》记载一些新增药功用，或记载《唐本草》中旧药的新功能。

例如蝎，是《唐本草》所无，为《蜀本草》新增药。掌氏引蜀本云："蝎，平。主治诸风。其紧小者名蛜蝌"。

又如桃花石，是《唐本草》的旧药。掌氏引蜀本云："桃花石，令人肥悦能食"。此文所言功能，是《唐本草》的桃花石条所无。为《蜀本草》所新增。类似此例很多。

兹将掌禹锡引《蜀本草》正文作注的药名列举如下：（药名前号码，为1957年人卫影印《政和本草》页次。）

86. 芒消 93. 五色石脂 113. 孔公孽 115. 石脑 117. 桃花石 123. 石灰 167. 菥蓂 202. 蠡实 206. 淫羊藿 211. 酸浆 212. 石韦 225. 百部 233. 白前 238. 井中苔及萍 245. 半夏 246. 鸢尾 246. 大黄 248. 葶苈 252. 钩吻 255. 白及 252. 射干 257. 贯众 264. 威灵仙 269. 马鞭草 275. 连翘 275. 续随子 278. 甑带灰 279. 白附子 280. 乌蔹莓 191. 鬼督邮 160. 木香 305. 枫香脂 310. 金樱子 330. 龙眼 332. 合欢 345. 郁李仁 351. 石南 353. 枳椇 357. 钓藤 363. 发髲 364. 人乳 373. 牛乳 373. 酥 373. 醍醐 373. 马乳 385. 狸肉 386. 獐肉 390. 驴屎 393. 鼹鼠 412. 牡蛎 415. 石决明 418. 鲫鱼 425. 鳖甲 429. 原蚕蛾 448. 水蛭 452. 蝎 489. 粳米 491. 小麦 492. 麴 106. 食盐 519. 马齿苋 521. 鸡肠草

(2) 掌禹锡引《蜀本注》作的注

掌禹锡引《蜀本草》注文作的注，多标以"蜀本注云"。所谓"蜀本注"是《蜀本草》对药物条文中病名、物名及词、字的解释。

例如《唐本草》蜜陀僧的正文有"五痔"病名。《蜀本草》注云："五痔谓牡痔、酒痔、肠痔、血痔、气痔"。

掌禹锡引《蜀本草》解释文作注的药物，有下列一些药。药名前号码为1957年人卫影印《政和本草》页次。

111. 磁石 113. 蜜陀僧 117. 光明盐 134. 握雪礜石 134. 土阴孽 237. 王孙 244. 侧子 270. 苎根 289. 桂 309. 干漆 303. 蔓荆实 304. 桑上寄生 307. 丁香 327. 棘刺花 374. 白马茎 377. 牛角鰓 377. 黄牛溺 397. 鸡子 400. 鹜肪 423. 猬皮 428. 蛴螬 432. 蛞蝓 446. 蠮螉 449. 石蚕 450. 雀瓮 453. 蝼蛄 453. 蛙 455. 鼠妇 455. 萤火 465. 覆盆子 467. 木瓜 486. 生大豆 487. 赤小豆 500. 苋实 504. 白瓜子 513. 假苏 516. 苦瓠

(3) 掌禹锡引《蜀本草》"图经文"作的注

掌禹锡引《蜀本草》"图经文"，所作的注，多标以"蜀本图经云"。所谓《蜀本草》的图经文，是《蜀本草》对药物性状、形态的描述，以及对生态环境及采收时月的记载。

例如王不留行条，掌禹锡引《蜀本草·图经》云："叶似菘蓝等，花红白，子壳似酸浆，实圆黑似菘，子如黍粟。今所在有之。三月收苗，五月收子，晒干"。

掌禹锡引《蜀本·图经》作注的药，有170余条。但这些药都是《唐本草》旧药，没有一味是《蜀本草》新增的药。这就提示，《蜀本草》的图经文，是转录《唐本草·图经文》。盖《蜀本草》转录《唐本》图经文，犹如《蜀本草》正文转录《唐本草》的正文一样。这在掌禹锡《补注所引书传》已有说明。该《书传》云："重广英公本草，伪蜀翰林学士韩保昇等，与诸医工取《唐本草》并《图经》相参校……凡二十卷，今谓之《蜀本草》"。由此可见，《蜀本草》含有《唐本草》的药物正文和图经文。

从《蜀本草·图经》文语气看，亦提示，《蜀本草》中图经文是转录《唐本草》的"图经文"。

例如白瓜子条，掌禹锡引"蜀本注"云："苏云是甘瓜子也。《图经》云别有胡瓜，黄赤，无味。今据此两说，俱不可凭"。文中"图经云"，显然是转引《唐本·图经》的语气。非韩保昇自撰之文。

又如蚱蝉条，掌禹锡引《蜀本·图经》云："此鸣蝉也，六月、七月收蒸，干之。陶云是哑蝉不能鸣者，雌蝉也。二说互相矛盾。"此文开头几句，也是转录他书的语气，非韩保昇自撰之文。

《证类本草》有很多药物注文中，转载掌禹锡引《蜀本·图经》文作的注。兹列举药名如下：药名前号码为1957年人卫影印《政和本草》页次。

173. 蓝实 175. 黄连 176. 络石 174. 莒蒡 179. 防风 179. 肉苁蓉 178. 黄芪 181. 漏芦 182. 营实 182. 天名精 181. 续断 183. 丹参 183. 决明子 184. 茜根 186. 蛇床 184. 飞廉 185. 五味子 187. 千岁蘽汁 187. 景天 186. 兰草 188. 茵陈 189. 沙参 187. 地肤子 190. 石龙刍 190. 云实 190. 徐长卿 189. 杜若 190. 白兔藿 190. 薇衔 191. 王不留行 191. 鬼督邮 191. 白花藤 248. 葶苈 246. 鸢尾 246. 虎掌 246. 由跋 249. 莨菪 250. 草蒿 251. 藜芦 253. 蛇全 253. 常山 254. 蜀漆 255. 青葙 252. 射干 255. 雚菌 255. 白及 255. 白敛 256. 大戟 257. 荛花 257. 贯众 257. 赭魁 257. 茵芋 258. 牙子 258. 及己 258. 羊踯躅 256. 泽漆 246. 大黄 251. 旋覆花 263. 商陆 264. 牵牛子 265. 蓖麻 267. 菰根 268. 狼毒 267. 羊蹄 269. 豨莶 269. 马鞭草 270. 甘蕉根 268. 萹蓄 271. 鬼臼 272. 角蒿 274. 刘寄奴 275. 连翘 277. 律草 279. 猪膏莓 279. 蚤休 270. 白头翁 273. 羊桃 273. 鼠尾草 276. 三白草 278. 赤地利 279. 紫葛 279. 独行根 279. 白附子 280. 乌蔹莓 281. 蒲公英 276. 蛇莓汁 282. 牛扁 282. 苦芙 282. 酸浆草 283. 昨叶何草 284. 茼实 285. 屐屧鼻绳灰 284. 赤车使者 285. 马勃 276. 蔄茹 279. 鹿藿 290. 菌桂 290. 牡桂 296. 茯苓 298. 酸枣 299. 檗木 286. 格注草 300. 楮实 301. 干

漆 303. 蔓荆实 301. 五加皮 303. 辛夷 295. 柏实 305. 杜仲 306. 女贞 304. 桑上寄生 306. 蕤核 306. 木兰 316. 竹黄 327. 胡桐泪 333. 虎杖 360. 芫花 413. 秦龟 413. 龟甲 416. 文蛤 415. 桑螵蛸 416. 海蛤 417. 魁蛤 417. 鳙鱼 418. 鳝鱼 419. 鲍鱼 423. 猬皮 427. 蚱蝉 424. 露蜂房 430. 白僵蚕 431. 鮀鱼甲 428. 乌贼骨 434. 鲛鱼皮 440. 虾蟆 441. 马刀 443. 蚺蛇 445. 蝮蛇胆 446. 蜈蚣 446. 葛上亭长 449. 田中螺 454. 鲮鲤甲 448. 斑猫 451. 蜣螂 454. 芜青 460. 豆蔻 460. 藕实茎 463. 葡萄 464. 栗 465. 芰实 466. 鸡头实 468. 芋 469. 枇杷叶 471. 甘蔗 475. 安石榴 454. 地胆 484. 饴糖 500. 苋实 504. 白瓜子 505. 芥 506. 苦菜 506. 莱菔根 510. 蓼实 510. 葱实 512. 薤 513. 白蘘荷 513. 菾菜 514. 水苏 519. 莼 519. 水蘄 517. 葫 518. 蒜 520. 繁蒌 521. 落葵 521. 蕺 522. 马芹子 449. 贝子 453. 蝼蛄 245. 半夏

以上共列 179 种。掌氏所引《蜀本·图经》文，大部分是单独援引的。其中有不少“图经”文，是并在“蜀本”文，或“蜀本注”文内叙述。

合并在“蜀本”文内的“图经”文，有：245. 半夏 246. 鸢尾 246. 大黄 248. 葶苈 252. 射干 257. 贯众 269. 马鞭草 275. 连翘 279. 白附子 280. 乌蔹莓 191. 鬼督邮

合并在“蜀本注”文内的“图经”文，有：309. 干漆 303. 蔓荆实 423. 猬皮 453. 蝼蛄 504. 白瓜子 500. 苋实 304. 桑上寄生

5.《嘉祐本草》新增药出处分析

《嘉祐补注总叙》云：“凡今所增补，旧经未有者，於逐条

开列，云新补。凡药有今世已尝用，而诸书未见，无所辨证者，如葫芦巴、海带之类，则请从太医众论参议，别立为条，曰新定。新补八十二种，新定一十七种。”

根据以上所述，《嘉祐本草》新增药九十九种，其中新定十七种为《嘉祐本草》所增，余下新补八十二种，多系转录前代本草。在转录时，有的是转录一家本草的。如铅、古文钱等，在条末注有小字云：“新补见日华子”。但有些新增药，是糅合数家本草条文而成。例如燕蓐草、鸭跖草、山慈菰等条末，“新补见陈藏器、日华子”，即是糅合两家本草条文而成。

又如甜瓜、胡瓜叶条末均注“新补见千金方及孟诜、陈藏器、日华子”，即是糅合四家条文而成。又麴条末注有“新补见陈藏器、孟诜、萧炳、陈士良、日华子”，即是糅合五家条文而成。本文所言各药出处，以最早文献所见录为主。兹将《嘉祐本草》新增药品出处分析如下：

一、《嘉祐本草》新增药品，不见于诸书，由众医议定的“新定”，共有十七种，其名称列举如下，药名后括号内的号码，为《证类本草》（1957 年人卫影印本）页次。下同。

金星石、银星石（134）　礞石（135）　井泉石（135）　花乳石（136）　石脑油（136）　土马鬃（237）　海带（240）　葫芦巴（281）　海金沙（285）　金星草（277）　木贼草（281）　地锦（284）　地椒（286）　槐胶（293）　椿荚（358）　黄蜀葵（507）　蚕退（429）

二、《嘉祐本草》新增药中，有 82 种属新补，这 82 种新补药，大多出自前代文献。其中以陈藏器《本草拾遗》为最多，《食疗本草》次之，《日华子本草》又次之。

兹将见录于各书的药名，举例如下，药名后括号内的号码，为 1957 年人卫影印《重修政和经史证类备用本草》的页次。

1.《嘉祐本草》新增药见录于陈藏器《本草拾遗》，有：

水银粉（111）　马脑（118）　砺石（117）　铜青

(128)　腊雪水（131）　热汤（131）　马兰（239）　灰藋(485)　地笋（240）　燕蓐草（283）　鸭跖草（283）　五毒草（284）　鼠麹草（285）　合明草（286）　萱草（286）　蘹草（285）　鸡窠中草（286）　鸡冠子（286）　山慈菰(283)　败芒箔（285）　仙人杖（330）　扶移木（357）　棕榈木（359）　木槿（359）　柘木（359）　柞木皮（359）　黄栌（359）　梳子（359）　感藤（358）　甘露藤（358）　婆罗得（358）　蜚（436）　怀妊妇人爪甲（365）

2.《嘉祐本草》新增药见录于《食疗本草》，有：

干苔（239）　船底苔（236）　乳腐（373）　慈鸦(405)　鲈鱼（436）　甜瓜（504）　胡瓜叶（504）　罗勒(501)　邪蒿（501）　同蒿（501）　胡荽（501）　石胡荽(501)　蕹菜（522）　菠菜（522）　苦荬（522）　鹿角菜(522)　莙荙（522）　荞麦（493）　白豆（494）

3.《嘉祐本草》新增药见录于《日华子本草》，有：

绿矾（96）　柳絮矾（96）　菩萨石（95）　铅（126）　铅霜（137）　古文钱（137）　蓬砂（137）　槐花（293）　桑花（334）　人牙齿（364）　耳塞（364）

4.《嘉祐本草》新增药见录于《药性论》，有：玄明粉(88)　马牙硝（88）

5.《嘉祐本草》新增药见录于《雷公炮炙论》有：麹(492)

6.《嘉祐本草》新增药品，从前代本草药物条文注中分出，有：

并华水（130，从井中苔及萍的陶弘景注文中分出。）

人溺（365）　溺白坠（365）　妇人月水（365）　浣裈汁(365)　人精（365）　以上5种，从人屎条陶隐居注中分出。

7.《嘉祐本草》新增药见录于《食医心镜》有：鸳鸯(406)　白鸽（405）

8.《嘉祐本草》新增药见录于方书的。

见录于《肘后方》有乌鸦（404）

见录于《范汪方》有斑鷦（403）

见录于《深师方》有啄木鸟（405）

见录于《千金方》有蜀葵（507）

9.《嘉祐本草》新增药品见录于非医药书。

见录于《临海异物志》有鸂鶒（403）

见录于《穆天子传》有白鹤（403）

见录于《礼记·月令》郑注有伯劳（405）、鶪（405）

见录于《诗经》有鹈鹕（406）

见录于《东京赋》有鹘嘲（405）

10.《嘉祐本草》新增药，未注明出处，有：

泉水（131）　菊花水（130）　浆水（130）　练鹊（404）
苦耽（508）　苦苣（508）

总之，《嘉祐本草》新增药品99种，其中17种为当时习用的药，余下82种是转录前代文献。其中见录于《本草拾遗》33种，《食疗本草》19种，《日华子本草》11种，《药性论》2种，《雷公炮炙论》1种，《食医心镜》2种，方书4种，非医药书6种，从旧药注文中分出6种，另外未注明出处有5种。

6.《嘉祐本草》药物新分条

在《证类本草》中，有些新增药条文是从前代本草药物资料中分出的，并在新增的药物条文末注有“新见某某书”或“新分条见某某书”，新分条药在该书的目录中，皆注有小字“以上几种原附某条，今新分条”。这里所说的“新分条”是谁分的，兹就1957年人民卫生出版社出版的影印本《重修政和经史证类备用本草》（以下简称《政和》）讨论如下。

1.《证类》新分条药物有多少

卷三玉石部上品目录，记载5种新分条，即从五色石脂分出青、赤、黄、白、黑石脂5条（见93页）。

卷四玉石部中品目录，记载1种新分条，即从铁精分出铁浆条（见114页）。而铁浆条的原文，则是出自于《嘉祐本草》中铁精条下所引的陈藏器文。因此，在铁浆条下的注文出处为“见陈藏器”。

卷八草部中品之上，新分条1种，从干姜条中分出生姜1条（见194页）。

卷九草部中品之下，新分条1种，从白药条下分出蒴草条（见240页）。蒴草条的原文，是从《嘉祐本草》所载白药条下援引的日华子文中分出的。所以在蒴草条所注出处仅为“新分条见日华子”。

卷十二木部上品，新分条7种，从琥珀条下分出瑿条（见297页）；从沉香条下分出薰陆香、鸡舌香、藿香、詹糖香、檀香、乳香等6条（见309页）。

瑿条，是从《嘉祐本草》所载琥珀条下的唐本注文（见《新修本草》卷十二琥珀条下唐本注）中分出的，所以瑿条所注出处仅为“新见唐本”。薰陆香等6条是从沉香条中分出的。沉香原属于《名医别录》，故薰陆香等6条仍属于《名医别录》，故此等条文皆未注明出处。

卷十五人部，新分条8种，从天灵盖分出人牙齿、耳塞2条（见364页）；从人屎条下分出人溺、溺白垽、妇人月水、浣裈汁、人精、怀妊妇人爪甲6条（见365页）。人牙齿、耳塞2条，是从《嘉祐本草》所载《开宝本草》新增天灵盖下援引的日华子本草文中分出。故此条所注出处仅为“新分条新见日华子”。人溺和溺白垽是从《嘉祐本草》所载《名医别录》人屎条（见《新修本草》卷十五188页人屎条）的正文中分出，此2条属于《名医别录》，其条末未注明出处。《政和》转录人溺条时并转录了陶隐居注，使人能识别“人溺”条是属于《名医别录》。《政和》在转引溺白沑条时，也同时转引了唐本注，这就容易使人误解为溺白沑是《唐本草》的药了。首先误解的是《本草纲目》，《本草纲目》在卷五十二（1981年人卫版第2945页）的溺白沑条下，注出处为《唐本草》。

其次是1970年文物出版社出版的《五十二病方》，该书330页注②中释久溺中泥为《新修本草》的溺白沑。此亦为承袭《本草纲目》之误。

妇人月水、浣裈汁、人精3条是从《嘉祐本草》所载的《名医别录》人屎条下，陶隐居注中分出的。故此3条下均注出处为“新补见陶隐居”。

怀妊妇人爪甲，是从《嘉祐本草》所载人屎条下援引陈藏器注文中分出的，所以此条所注出处为“新补见陈藏器”。此外，《大观本草》还多出人中涎及唾1条。

卷二十二虫部下品，注明8种新分条，从马刀条分出蛤蚬、蜮蜐、蚌蛤、蚶、蛏、车螯、淡菜等8条（见441－442页）。此等药的条文，是从《嘉祐本草》所载马刀条下，援引陈藏器、孟诜、日华子诸家条文中抽出的。各条均未注文献出处，或云“新见陈藏器”（蜮蜐），或云“新见日华子”（蚌），或云“新见陈藏器、日华子”（蛤蜊、车螯），或云“新见唐本注、陈藏器、日华子”（蚬），或云“新见孟诜、日华子”（淡菜），或云“新见陈藏器、萧炳、孟诜”（蛏），或云“新见陈藏器、萧炳、孟诜、日华子”（蚶）。

以上8条马刀条，均是从诸家本草条文中抽出的，与虫部下品目录合。此外又有虾条，注出处为“新见孟诜”。但虫部下品目录中并无“新补”记载，疑此“虾”条或属新分条。而虫部下品言明新分条只有8种，并注明从马刀条分出。“虾”条又不属于马刀一类，则虾条似非从马刀条分出。

卷二十四米谷部上品，1种新分条。从胡麻条下分出胡麻油

1条（见483页），胡麻油条文是从胡麻条的别录文中分出。

卷二十五米谷部中品，1种新分条。从大豆黄卷条分出生大豆1条（见486页）。

卷二十九菜部下品，有白苣及莴苣（见521页），从苦苣条（见508页）分出。此2条的条文，是从《嘉祐本草》所载的新补药苦苣条下，援引孟诜、陈藏器、萧炳等的注文综合而成。故注出处为"新补见孟诜、陈藏器、萧炳"。

以上新分条共36种。这36种是从《嘉祐本草》收载的1082种药物中分出的，这就使得原有的《嘉祐本草》收载的药物总数增加到1118种。

2.《证类》中"新分条"数目是谁定的

《证类》中"新分条"数目，是唐慎微作《证类本草》时定的。其理由如下。

（1）《嘉祐本草序》中记载《嘉祐本草》收载的药物总数是1082种，对1082种药物的来源，均有说明。即《本草经》药360种，《名医别录》药182种，《唐本草》药114种，《开宝本草》药133种，有名未用药194种，《嘉祐本草》新补药82种，《嘉祐本草》新定药17种，它们加起来总数是1082种，而《嘉祐本草序》中未讲有新分条的药物。如果《嘉祐本草》的作者掌禹锡做了"新分条"工作，掌氏在其序中当有说明。今序中未提及"新分条"事，说明"新分条"事，不是出于《嘉祐本草》，而是出于《证类本草》。

（2）《证类本草》在某些卷中注明有"新分条"项目，若把各卷中"新分条"药加起来计36种。但是《政和》总目录后方框中注明"嘉祐补注本草1118种"。此1118种比1082种多出36种，正好与各卷的"新分条"药物总和是一致的。可见"新分条"的药物都是从《嘉祐本草》所收载的药物资料中分出的。唐慎微在作《证类本草》时，将《嘉祐本草》药物分条后多出36种，使《嘉祐本草》原有药物数1082种增加到1118种。这

1118种的总数，是唐慎微采用《嘉祐本草》原有药物数字所叠加而成的。但掌禹锡作《嘉祐本草》时，其书的药物总数为1082种。这1082种的总数，除见于《嘉祐本草序》中外，亦见于《本草衍义》一书中。

寇宗奭《本草衍义》（1937年商务版）卷一第3页注亦云：《嘉祐本草》载药1082种。由此可见，寇氏所见到的《嘉祐本草》，收载药物总数也是1082种，而不是1118种。这1118种的总数，即出于《证类本草》，其中所多出的36种“新分条”药，当为唐慎微作《证类本草》时所分出。

（3）从沉香、丁香的排列位置的变更及诸香的分条证实：藿香在《唐新修本草》中，不是独立的一条，而是同薰陆香、鸡舌香、詹糖香、枫香合并附在沉香条中，以沉香为正名，属同一条。到《开宝本草》增加了“丁香”，并将“丁香”列在“沉香”之下，《嘉祐本草》同此。后来陈承将《嘉祐本草》和《本草图经》合为一书，并增加了其本人的见解，后人称之为“别说”。陈氏在《别说》中论述“沉香”时，涉及到藿香、薰陆香、乳香等药，并提及到“下条丁香”的话。由此可知，“丁香”在《嘉祐本草》中亦是排在沉香之下的。但现今《政和》“丁香”是排在沉香之上。而且沉香条内不含有藿香、詹糖香、薰陆香、乳香等药。由此可见，这些变更，是唐慎微作《证类本草》时所更改。从沉香中分出薰陆香、鸡舌香、詹糖香、乳香诸条，亦是出自唐慎微的《证类本草》。

（4）从探讨《嘉祐本草序》来看，《嘉祐本草》是在《开宝本草》的基础上编修的。《嘉祐本草序》云：“今以《开宝重定》本为正，其分布卷类经注杂糅间以朱墨，并从旧例，不复釐改。”从此序文中可以看出，《嘉祐本草》对《开宝》药物条文是采取保持原貌不动的方法。但是很多新分条药，都是从旧的药物条文中分出的。例如，《政和》中93－94页的青石脂、赤石脂、黄石脂、白石脂、黑石脂等5条，是从五色石脂条中分出的；309 页的薰陆香、鸡舌香、詹糖香、檀香、乳香等，是从沉香条中分出的；486 页中的生大豆，是从大豆黄卷中分出的；365 页中的人溺、溺白垽等，是从人屎条中分出的。所分出来的药，均是旧经文药物条文的内容。《嘉祐本草序》明言对旧经文“不复釐改”，当然也不会从旧经文中分出新一条文来。因此，这些新分条，当是后世所分。

《嘉祐本草序》云：“凡今所增补，旧经未有者，于逐条后开列云新补”。换句话说，凡药物条文未标注有“新补”字样，则此条即属《嘉祐本草》的新增药。如《政和》508 页苦苣条末、521 页白苣、莴苣条末，均标注有“新补”字样。说明此 3 条均是《嘉祐本草》的新增药。但《政和》卷 29 目录白苣条下注：“莴苣附。元附苦苣条下，今分条。”根据此注，可知莴苣、白苣都是从苦苣条分出。从“分出”二字看，则莴苣、白苣、苦苣三者原为一条。此一条既标有“新补”，当是《嘉祐本草》所增。《嘉祐本草》对自己所增的莴苣、白苣、苦苣既立一条，又何必再来新分条呢？显然，这个“新分条”，不会是《嘉祐本草》所为，而是出于后世本草。

7.《嘉祐本草》引的书

《嘉祐本草》在书末，列举 16 本书名，并冠一标题“补注所引书传”。其下有一小引云：“《补注本草》所引书传，内医书十六家，援据最多，今取撰人名氏及略述义例，附于末卷，庶使览之者，知所从来，余非医家所切，不复存此，具列于左”。该 16 家本草书名详《嘉祐本草》书末，另将《嘉祐本草》在某些药名下，援引一些书名，摘录如下。每个书名后，附以药名。药名前号码为 1957 年人卫版《政和本草》页次。

《药性论》　80. 云母

《日华子》 82. 玉泉
陈藏器（《本草拾遗》） 88. 滑石
扬损之（《删繁本草》） 109. 金屑
萧炳（《四声本草》） 101. 雄黄
吴氏（《吴普本草》） 83. 石钟乳 370. 牛黄
蜀本（《重广英公蜀本草》） 85. 消石
《药对》 368 龙骨 318. 牡狗阴茎
《药诀》（《药总诀》） 136. 石蚕 377. 牛角䚡
孟诜（《食疗本草》） 161. 薏苡 166. 白蒿 194. 生姜
《南海药谱》 319. 槟榔 230. 卢会 321. 龙脑
112. 阳起石 371. 象牙 117. 桃花石
唐本（《唐·新修本草》） 183. 决明 193. 干姜
陈士良（《食性本草》） 200. 通草
葛洪方（葛洪《备急肘后方》） 252. 钩吻
《葛洪治金创方》 182. 营实
《范子计然》 189. 杜若 206. 白芷
范子（《范子计然》） 164. 细辛 199. 当归 205. 知母
347. 雷丸
《异苑》 160. 署预
《尔雅》 147. 天门冬 148. 甘草 322. 芫荑 433. 蜚虻
《尔雅疏》 166. 白蒿 305. 枫香脂 453. 蝼蛄
《岭表录异》 252. 钩吻 477. 蛤蚧
《岭南录异》 92. 紫石英
《南州异物志》 111. 磁石 160. 木香 309. 藿香
《南越志》 88. 滑石 307. 沉香
《南方草木状》 305. 枫香脂 309. 藿香
《广志》 319. 槟榔 296. 茯苓
《博物志》 124. 礜石 213. 萆薢
《雷公炮炙论》 310. 金樱子

《山海经》 124. 礜石

《水经》 101. 雄黄

《说文解字》 124. 礜石

《吕氏春秋》 151. 菟丝子

《广雅》 107. 水银 142. 黄精

《博雅》(即《广雅》) 318. 吴茱萸

段成式《酉阳杂俎》 179. 防风 199. 麻黄 224. 阿魏 443. 蚺蛇胆

崔寔《四民月令》 243. 乌头

《古乐府诗》 236. 艾蒳香

《典术》 296. 茯苓

颜师古《刊谬正俗》 489. 秫米 495. 稻

刘禹锡《嘉话录》 501. 芜菁 522. 菠薐

《齐民要术》 309. 鸡舌香

《永嘉记》 142. 黄精

《建康记》 168. 卷柏

《罗浮山记》 143. 菖蒲

《抱朴子》 369. 麝香 481. 胡麻 101. 雄黄

《嵩阳子》 232. 缩砂仁

《淮南子》 296. 茯苓

《梁书》 310. 苏合香

《隋书》 160. 木香

《五代史》 298. 酸枣

此外，还有《本草性事类》、《开宝新详定本草》、《开宝重定本草》共五十余种。

8. 书志著录《嘉祐本草》

宋·郑樵《通志·艺文略》医方上《嘉祐补注本草》20卷，掌禹锡撰。

宋·陈振孙《直斋书录解题》卷十三，《补注本草》，掌禹锡、林亿等重加校正。

宋·赵希弁《郡斋读书后志》卷二《补注神农本草》20卷。右皇朝掌禹锡等补注。旧说《本草经》神农所作，而《汉书·艺文志》所不载，《平帝纪》：诏天下举通知方术、本草者，本草之名，盖起于此。梁之《七录》载《神农本草》3卷，书中有后汉郡县名。盖上世未著文字，师学相传，至张机、华佗始为编述。嘉祐初诏掌禹锡与林亿、苏颂、张洞等，为之补注，以《开宝本草》及诸家参校，采拾遗佚，判定新旧药1082种，总20卷。

宋·王应麟《玉海》卷六三嘉祐、绍兴校定本草图，嘉祐二年（1057）八月辛酉，诏掌禹锡、林亿、苏颂、张洞等再校正。既而《补注》成书，奏御又诏天下郡县，图上所产药，以颂刻意是书。撰为《宋图经》20卷，目录一卷。

宋·马端临《文献通考》，记载《补注神农本草》20卷，其下引赵希弁《郡斋读书后志》之文。

元·脱脱《宋史·艺文志》医书类《补注本草》20卷，目录1卷。

明《永乐大典》卷8527医药集页616记人精条："《嘉祐本草》新分条，人精和鹰屎亦灭瘢。"

无名氏《古今书目》子六，掌禹锡《嘉祐本草》20卷。掌禹锡字唐卿，徐州郾城人，太子宾客，工部侍郎。

明·陈第《世善堂藏书目录》卷下，《补注神农本草》20

卷，掌禹锡撰。

明·毛晋《汲古阁毛氏藏书目录》，《补注神农本草》20卷。宋·掌禹锡等撰。

明·李时珍《本草纲目》历代诸家本草，列有《嘉祐补注本草》云："宋仁宗嘉祐二年（1057），诏光禄卿直秘阁掌禹锡、尚书祠部郎中秘阁校理林亿等，同诸医官重修本草，新补八十二种，新定一十七种，通计一千八十二条，谓之《嘉祐补注本草》，共二十卷。其书虽有校修，无大发明。"按《嘉祐本草》保存宋以前诸家本草资料及其编写体例，这对《本草》文献保存有功。时珍评其"无大发明"，要求未免有点苛刻。

9.《本草纲目》引《嘉祐本草》文目次

《嘉祐本草》初刊于嘉祐六年（1061）。为广流传，绍圣元年（1094），又刊行小字本，今则失传。宋元间的目录书《通志艺文略》、《直斋书录解题》、《郡斋读书后志》、《玉海》、《文献通考》、《宋史艺文志》等皆有著录。其完整内容存于《证类本草》中。

《本草纲目》引本书资料注以"宋嘉祐"、"禹锡曰"。兹将《纲目》引有本书资料药物名，摘录如下。药名前号码为1957年人卫影印《本草纲目》页次。

557. 腊梅①正名
559. 井泉水①正名②发明，掌禹锡
井华水（平旦新汲为井华水）①主治
新汲水①主治
564. 热汤①正名②主治③霍乱转筋
565. 浆水①正名②主治
598. 铜青①正名
618. 马脑①正名
622. 白石英①集解
631. 水银粉①正名
635. 雄黄①集解
649. 井泉石①正名②集解③修治④主治

1078. 金星草①正名②集解③主治
1082. 地锦①正名②集解③主治
1089. 屋游①释名
1090. 土马鬃①正名②集解③主治
1090. 卷柏①集解
1092. 燕蓐草、鸡窝草
1101. 胡麻①校正②集解又嘉祐
1102. 白油麻①正名
1115. 稻①集解
1126. 秫①集解
1134. 大豆①校正
1140. 腐婢①集解
1142. 白豆①正名
1155. 麹①正名
1168. 舂杵头细糠①校正
1189. 芜菁①释名又掌禹锡
1197. 茼蒿①正名②气味（禹锡）
1199. 邪蒿①正名
1199. 胡荽①正名②主治
1201. 堇①释名②集解③（禹锡）
1204. 罗勒①正名②释名③集解④气味（禹锡）、主治
1207. 菠薐①正名
1207. 蕹菜①正名
1207. 菾菜①正名②气味③主治
1213. 苦菜①校正②释名③主治④根主治
1215. 白苣①正名
1220. 灰藋①正名
1236. 胡瓜①正名
1240. 芝①集解
1242. 木耳①桑耳释名（宋本）
1294. 橡实①释名
1320. 地椒①正名②集解③主治
1331. 甜瓜①正名②主治③叶、主治
1363. 丁香①释名②集解
1371. 薰陆香、乳香①释名②集解
1374. 安息香①集解
1383. 蘗木①集解
1386. 黄栌①正名
1388. 椿樗①校正②集解③荚、主治
1398. 槐①校正②槐胶主治
1409. 无食子①集解
1414. 柽柳①集解
1421. 棕榈①正名

1433. 柘①正名
1445. 郁李①集解
1463. 柞木①正名
1468. 茯苓①集解
1472. 鋻①正名
1480. 仙人杖①正名
1495. 簾箔①正名
1502. 蜂蜜①正误
1519. 蚕蜕①释名②主治③发明
1581. 蛤蚧①集解
1604. 鲈鱼①正名②气味③主治
1615. 乌贼鱼①集解
1625. 龟甲①气味
1636. 鲎鱼①正名
1639. 蚌①正名
1641. 蝛蜅①正名②释名
1641. 蚬①正名
1645. 蛤蜊①正名②主治
1646. 蛏①正名②主治
1646. 车螯①正名
1647. 魁蛤①校正
1649. 淡菜①正名
1655. 鹤①正名②集解③主治④发明⑤肫中砂石子、主治
1657. 鹈鹕①正名②释名③集解④嘴、主治
1662. 鸳鸯①正名
1662. 鸂鶒①正名②集解
1682. 鹑①正名②集解③气味④主治
1683. 鸽①正名②主治③屎、主治
1690. 寒号鸟①集解
1694. 斑鸠①正名②集解③主治
1694. 青鵪①集解②主治
1695. 伯劳①正名②主治③主治（踏枝）
1696. 练鹊①正名②集解③主治
1697. 啄木鸟①正名②集解③主治④发明
1698. 慈乌①正名②释名③集解④主治
1698. 乌鸦①正名②主治
1700. 鹘嘲①正名②集解③主治
1743. 马肺①主治
1751. 乳腐①正名
1781. 麋肉①主治
1781. 麋骨①主治
1822. 淋石①正名
1823. 妇人月水①正名
1825. 人精①正名
1825. 齿垽①正名

10.《本草纲目》对《嘉祐本草序例》所引陈藏器文讨论

《嘉祐本草》是北宋嘉祐二至五（1057~1060）年间，由掌禹锡等奉勅编修的，原书佚。其序例散存《证类本草》中。

《证类本草》卷一序例是宋代掌禹锡撰《嘉祐本草》序例的全文，约1300字。掌氏在这个序文开头注云："臣禹锡等谨按徐之才《药对》、孙思邈《千金方》、陈藏器《本草拾遗》序例如后。"从该注文可以了解掌氏写这个序文，是按徐之才《药对》、孙思邈《千金方》、陈藏器《本草拾遗》三家资料撰写而成。掌氏在这个序文中，未注明徐、孙、陈三家之文的起止。

我们仔细研究掌氏的序文，大致可分为三段。

第一段："夫众病积聚……夫处方者宜准此。"（《证类本草》37页下19行~38页上18行）。在这文中，包含有"诸虚用药凡例"等内容。

第二段："凡诸药予人……务令极细。"（《证类本草》38页上19行~38页下12行）。该段包含有诸药炮制内容。

第三段："诸药有宣、通、补……不遂其宜耳。"（《证类本草》38页下13行~39页上17行）。该段包含有"十剂"内容。

这三段文字出典如何呢？

从掌禹锡在其序例开头的注文（见上文）看，其第一段文应属徐之才《药对》，第二段文应属孙思邈《千金方》，第三段文应属陈藏器《本草拾遗》。

另外从孙思邈《千金方·序例》来核对，也是如此。

查《千金方》卷一序例处方第五所引《药对》曰文字，和掌禹锡序例第一段文字全同。说明掌氏序例第一段文字是出于徐之才《药对》。

查《千金方》卷一序例和第七的文字，和掌禹锡序例第二段文字全同。说明掌氏序例第二段文字是出于《千金方》。

掌氏在序文开头，言序例文采自徐之才《药对》、孙思邈《千金方》、陈藏器《本草拾遗》三家文字组合而成。经查证第一段出于徐之才《药对》，第二段出于孙思邈《千金方》，余下第三段，当是出于陈藏器《本草拾遗》。

但是金陵版《本草纲目》卷二387~388页有“陈藏器诸虚用药凡例”标题，在标题所列的全文和《嘉祐本草》序例第一段文字完全相同。上面论证过，第一段文字是出于徐之才《药对》。这就说明，《本草纲目》是将徐之才文注为陈藏器文，这种注法是可疑的。

又金陵版《本草纲目》卷一308~313页有“十剂”标题。在此标题下，所列“十剂”内容和《嘉祐本草》序例第三段内容相同。上面论证过，第三段文字是出于陈藏器《本草拾遗》。但《本草纲目》注“十剂”为“徐之才曰”，这样的标注也是可疑的。

从“十剂”内容上看，“十剂”也不像出于北齐徐之才。兹举两例说明如下：

1. 在“十剂”内容上，有唐代以后的药物，如“十剂”中重剂云：“重可去怯，即磁石、铁粉之属是也。”铁粉是《开宝本草》新增药，《证类本草》卷四玉石中品有铁粉，条末标明“今附”。“今附”表示《开宝本草》编纂时增附的药。《本草纲目》卷八金石部钢铁条下所列“铁粉”亦注明出“宋开宝”。而徐之才是北齐时（550~580）人，在隋、唐、宋以前。那时是否已有铁粉作为常用药很难说，如果有，为何《唐本草》不收录，直至唐代中期，陈藏器《本草拾遗》在针砂条才提到铁粉，则铁粉出现似在徐之才以后。

2. 讲“通”的作用，陈藏器《本草拾遗》才开始记载。例如《证类本草》通草条引陈藏器云：“通草利大小便，宣通去烦热。”又防己条引陈藏器云：“按木、汉二防己，即是根为名，汉主水气，木主风气宣通。”其它古本草皆未见有“宣通”的记载。

11. 对王闿运辑《神农本草经》所得明翻刻《嘉祐本草》质疑

王闿运字任秋，湖南湘潭人，为清末文学家（卒于清亡之后）。著有《湘绮楼集》，集外有《神农本草经》三卷（清史稿卷482王闿运传）。

王氏辑本成于光绪11年乙酉（1885）。

书首有王氏序云：“……今世所传，唯嘉祐刊本，尚有圈别，如陶朱、墨之异，而湘蜀均无其书，求之六年，严生始从长安得明翻刻本，……于时岁在阏逢涒鸿秋七月。甲寅王闿运题记。”

王氏序中号称得明翻刻嘉祐刊本，是可疑的。范行准说：“按我未看到有明翻刻嘉祐官本《神农本草》的记载。”

王氏辑本，载药360种。分上、中、下三卷。并对某些药物做了归并，如并青蘘入胡麻条，蘼芜入芎䓖条，大盐入戎盐条，锡铜镜鼻入粉锡条，殷蘖入孔公蘖条。并脱漏水蛭、蠮螉两条。另附“本说”一卷，实即三品序例。

王氏辑本有清光绪十一年乙酉（1885）成都尊经书院刻本。

12. 对汪广庵《注解神农本草经》所见《嘉祐本草》的质疑

汪广庵原名汪宏，新安医家，歙县人，清末光绪年间医术闻名乡里。先后著述有五种：即《入门要诀》1卷，《望诊遵经》2卷，《本经歌诀》，《本草附经歌括》3卷，《注解神农本草经》

10卷。另外对宋代崔嘉彦所著《脉诀》加以参定。以上六种在光绪14年戊子（1888），于歙东汪郇竹里，汇刻成《汪氏医学六种》。

其中《注解神农本草经》9卷，合序例1卷为10卷。汪广庵作注，程端参定。

书首有程斑作序。序云："汪君广庵，幼志于医，已按宋人目录编集成书，后于兵燹之时，得宋臣校正单行古本，喜若获璧，随取今文为之重校，又聚古书为之注释，有疑斯析，无意不搜，证候一一分明，采取条条节序录。以序例为卷首，而三百六十五种悉依古次，一万数千余字尽属原文，卷帙既增，乃三而三之分为九卷，缮写成篇，赞助付梓。"

从程斑序中来看，汪广庵所注的《注解神农本草经》，先是按照宋人目录编集而成，后又得宋臣校正单行古本重校。

这里有两个疑问：一是"宋人目录"是什么样的目录，何人所著？二是"宋臣校正单行古本"是谁著的本子？

第二个问题，汪广庵在《注解神农本草经》凡例中云："宋嘉祐二年（1057），掌禹锡、林亿等校定《嘉祐补注本草》，复将内府所藏古本草三百六十五种校正，熙宁元年（1068）同奉圣旨镂板行世。余于咸丰六年（1856）得重刊宋本，其蠹蚀殊难披阅，因取《纲目》诸书校对，钞录成帙，故今注释，悉如其旧。"

程斑序中所言"得宋臣校正单行古本"，即宋代嘉祐年间宋臣掌禹锡见到内府所藏古本草载药365种的本子。

按北宋仁宗于嘉祐二年（1057）设立校正医书局，命太常少卿直集院掌禹锡、职方员外郎秘阁校理林亿、殿中丞秘阁校理张洞、殿中丞馆阁校勘苏颂同诸医官秦宗古、朱有章等，于嘉祐二年八月开始修订本草，以《开宝本草》为蓝本，附以《蜀本草》、《本草拾遗》、《日华子本草》、《药性论》等各家之作，并有选择性收罗医方及经史百家有关药物内容，修订成《嘉祐补注神农本草》。在《嘉祐补注》所列16家书目，并未提到什么“内府所藏古本草三百六十五种”的本子书名。

按现成《政和本草》书末（1957年人卫影印本547页）“补注本草奏勅”所云，《嘉祐补注神农本草》于嘉祐五年(1060)成书，至六年（1061）缮写成版样，至七年（1062）秦勅镂版施行。此与汪广庵凡例“熙宁元年（1068）同奉圣旨镂板行世”时间不能吻合，而且在《嘉祐补注神农本草》镂版施行时，根本就未提到有“内府所藏古本草三百六十五种”的本子“同奉圣旨镂板行世”的话。所以汪广庵的凡例中一些话，令人难以相信。又汪广庵在凡例中说：“余于咸丰六年（1856）得重刊宋本”。此话也十分可疑。汪氏既能得重刊宋本，为何明清以来公私藏书家的图书目录均没有收载过此书的名字。这和范行准在森立之辑的《本草经》书末所写的跋文中，有一段话极为相似。范氏在跋中说：“至光绪乙酉（1885），湘潭王闿运号称得见明翻刻嘉祐官本，从其中整理出《神农本草经》三卷，刻于成都尊经书院。”

从范行准跋文，可以看出，王闿运所辑《神农本草》也是从明翻刻嘉祐官本的《本草经》中整理出来的。但是范行准并不相信王闿运的话是真有其事。范氏在跋文中加了按语说：“按我未看到明翻刻嘉祐官本《神农本草》的记载。”范行准是现代著名的医史家兼藏书家，他所藏医方、本草最富。范氏既然说未见过有什么明翻刻嘉祐官本的《本草经》。则王闿运所称“明翻嘉祐官本”，实在是一种幌子，借此以抬高王闿运所辑《神农本草经》的身价而已。因为当时已有诸家辑了多种《本草经》。如明·卢复辑本，清·嘉庆四年孙星衍、孙冯冀合辑本，清·光绪九年顾观光辑本。王闿运为提高他的辑本身价，故托名从“明翻嘉祐官本”中辑出，藉以取信于读者。而汪广庵与王闿运正是同时人，所用的伎俩，可能是同出一辙。

把汪广庵《注解神农本草经》（简称汪本）和王闿运辑的

《本草经》（简称王本）进行比较，可以看出其间差异。

王本全书分上、中、下三品为3卷，收载药物365种。在本经的经文外，兼引“别录”；在三卷之后，另附三品序例称之为“本说”。所用的目录基本上是和孙星衍等所辑的《本草经》（简称孙本）目录相近。孙本目录是按《证类本草》目录中白字本经药物次序编排的。所以王本的目录，实际上也是按《证类本草》目录中白字本经药物目次编制而成的。王氏并将大盐、戎盐并为一条，粉锡、锡铜镜鼻并为一条，殷孽并入孔公孽，蘼芜并入芎䓖，青蘘并入胡麻。

汪本全书十卷，三品序例为卷首一卷，其余三卷因加注解，内容增加，每卷又分三卷，共分为9卷，所用目录与顾观光所辑《本草经》（以下简称顾本）目录，极为相似。顾本目录是采用李时珍《本草纲目》卷二所载的本草经（以下简称李本）目录。

汪广庵注解的《本草经》和王闿运辑的《本草经》，既然都是得“嘉祐官本”编纂的，则汪本、王本所用的目录为什么不相同呢？不仅两书目录不同，而且两书药物三品位置也不相同。这就使人难以相信，他们是根据嘉祐年间所存的载药365种的本子整理的。

为着弄清问题，现在再把汪广庵《注解本草经》的目录进一步研究如下：

把汪本目录和《本草纲目》卷二所载“本经目录”（以下称李本）比较一下，汪本目录和李本目录亦极为相近，但也有小小的出入。即汪本目录比李本目录缺少王不留行、龙眼、姑活、石下长卿、肤青、鸮鸡等药。汪本目录同时又比李本目录多由跋、赭魁、青蘘、赤小豆、大豆、原蚕蛾等药。

汪本为什么不用王不留行、龙眼……等作为本经药呢？这与汪本所参考不同版本的《本草纲目》有关。

在旧的版本《纲目》中，王不留行、龙眼的正名下都标有“别录”出处，姑活列在“名医别录”药类中，石下长卿、肤青并在其他药名内，在《纲目》的目录中检不出的。

例如：王不留行，《纲目》列在卷16（1957年人卫影印本）页915，并注为“别录上品”。

龙眼，《纲目》列在卷31页1300，并注为“别录中品”。

姑活，《纲目》列在卷21页1095，注为“名医别录”药。

石下长卿，《纲目》在卷13页789并入徐长卿条内，并未独立为一条，在《纲目》的目录中，即无石下长卿的药名。

肤青，《纲目》列在卷10页669白青条附录项内，并注为“别录”药。

由于汪广庵看到《纲目》将王不留行、龙眼、姑活注为别录药，所以汪广庵书中即不收此三药为本经药。又因肤青、石下长卿分别并在白青、徐长卿条内，《纲目》的目录中寻不出肤青、石下长卿药名。因此汪广庵书中即无肤青、石下长卿。这些例子正可说明汪本目录中为什么会缺王不留行、龙眼……等药了。

其次，《纲目》卷17页979将“由跋”注为“本经下品”；《纲目》卷18页1034将“赭魁”注为“本经下品”；《纲目》卷49页1702将“鹰屎”条注为“本经”药。这些药在《证类本草》中，都是墨字别录药。由于汪广庵得不到《证类本草》核对，仅凭《本草纲目》的标注，误把此等别录药当作本经药收入书中。

这些事实都证明汪广庵《注解本草经》目录是根据《本草纲目》卷二所载“本经目录”参考《本草纲目》的注文改编而成的。

汪广庵为什么采用《本草纲目》卷二“本经目录”作为《注解本草经》的目录呢？因为李时珍对此目录曾倍加推崇为最古的本经目录。李时珍说：“神农古本草凡三卷，三品共三百六十五种……故存此目，以备考古云耳。”汪氏以为李时珍所云此目录为最古，故采用《纲目》卷二的“本经目录”作为《注解本草经》的目录，卑能达到存古的目的。

现在要问《本草纲目》卷二所载“本经目录”是不是最古的目录呢？从唐、宋古本草目录比较来看，《纲目》卷二的本经目录，是从《证类本草》中白字本经药拼凑而成的目录。何以见得呢？兹说明如下：

按唐本草目录在《千金翼方》、《医心方》、《本草和名》中均可检出。《唐本草》通过《开宝本草》、《嘉祐本草》而到《证类本草》。《唐本草》和《证类本草》中的本经药上、中、下三品的数字，与神农本草经序文所云：上品120种，中品120种，下品125种数字不符。

《唐本草》和《证类本草》本经上品都是141种，比本经上品120种的数字多21种。

《唐本草》和《证类本草》本经中品都是113种，比本经中品120种的数字少7种。

《唐本草》和《证类本草》本经下品都是105种，比本经下品125种的数字少20种。

《纲目》卷二“本经目录”编造者为着凑合上品120种，中品120种，下品125种，不得不把《证类本草》本经药的三品数字进行调整。在调整时，必须把《证类本草》中本经药三品位置进行移动。如果把《纲目》卷二“本经目录”同汪本目录中三品位置，和《证类本草》中三品位置比较一下，汪本与《纲目》卷二“本经目录”是一致的。他们的目录中三品数字经过移动凑合成上品120种，中品120种，下品125种。

如果我们仔细研究一下，他们都是从《证类本草》目录中改编而成的，证据非常之多，现在举个例子来讲。

例如拿药物排列次序来说：比较相邻排列在一起的一群药，《证类本草》与《唐本草》全不相同。但是《纲目》卷二本经药中，有很多相邻排列的一群药，与《证类本草》相同，而与《唐本草》不同。假如《纲目》卷二的“本经目录”是最古，则相邻排列药物群，应与《唐本草》相同，不应与《证类本草》相同。

因为《唐本草》比《证类本草》要早600年。《唐本草》经过《开宝本草》、《嘉祐本草》而到《证类本草》。这些本草每经过改编一次，其目录也在变动，变动的结果，使本经药相邻排列次序就被打乱。编的次数越多，被打乱的程度就越大。

由于这个原因，在《唐本草》目录中，本经药相邻排列的药群，和《证类本草》目录中本经药相邻排列的药群，相同者极少。但是《纲目》卷二“本经药”及汪本中本经药，其相邻排列的药群，与《证类》相同极多，而与《唐本草》几乎全不相同。这就使人难以相信《纲目》卷二“本经目录”是最古的目录了。

由于《本草纲目》卷二“本经目录”相邻排列药物群，与《证类本草》全同，而与《唐本草》全不相同。这就提示《纲目》卷二“本经目录”，是从《证类本草》目录改编而成的。

程珽在《注解神农本草经》序中说汪广庵“已按宋人目录编集成书”。这个“宋人目录”，即是《本草纲目》卷二所载的“本经目录”，该目录，实际上是后人从《证类本草》目录改编的。伪托为最古的“本草经目录”。

至于汪广庵自称在咸丰六年（1856）“所得重刊宋本”，有两种可能：一是无名氏伪本，伪托嘉祐年间校书局内府所藏本草载药365种的本子；另一种是汪广庵本人虚构一个幌子本，藉以提高汪氏所注的《注解本草经》的身价，其伎俩与王闿运号称得明翻嘉祐官本同属一辙。

[附一] 尚志钧著作书稿简目

一、已出版的书稿

A. 本草辑佚类书籍

1.《神农本草经校点》(尚志钧辑校)

1978 年 5 月辑佚、整理出此书样稿及其文献的研究;1981 年 9 月由皖南医学院铅印出版;2008 年 3 月进一步修订后易名《神农本草经校注》由学苑出版社出版。

2.《吴普本草》(魏·吴普撰,尚志钧辑校)

1962 年 12 月由芜湖医专油印出版;1987 年 2 月由人民卫生出版社出版。

3.《雷公药对》(北齐·徐之才撰,尚志钧、尚元胜辑校)

1987 年整理出;1990 年 4 月由皖南医学院油印出版;1994 年 12 月由安徽科学技术出版社出版。

4.《名医别录》(辑校本)(梁·陶弘景集,尚志钧辑校)

1964 年完成辑校工作,约 27 万字;1966 年书稿丢失,1970 年回忆出一部"简化稿",该"简化稿"1977 年 11 月完成,两年后,由皖南医学院油印发行;1984 年该书原稿失而复得,1986 年 6 月人民卫生出版社将原稿正式出版。

5.《本草经集注》(梁·陶弘景撰,尚志钧辑校)

1962 年 12 月由芜湖医学专科学校油印出版;1985 年 6 月由皖南医学院油印出版;1994 年 2 月由人民卫生出版社出版。

6.《雷公炮炙论》(隋·雷敩原著,尚志钧辑校)

1966 年前予以辑录,1983 年 9 月皖南医学院油印;1991 年 12 月与《濒湖炮炙法》合并,由安徽科学技术出版社出版。

7.《濒湖炮炙法》(明·李时珍撰,尚志钧集纂)

文革中集录初稿，1984年4月定编，同年10月皖南医学院油印；1991年12月由安徽科学技术出版与《雷公炮炙论》合并出版。

8.《唐·新修本草》[辑复本]（唐·苏敬等著，尚志钧辑校）

1947年便开始本书的辑校工作，1958年完成了初稿；1962年12月由芜湖医专油印出版，范行准先生为之作序（此时的书名为《（补辑）新修本草》），同时油印的还有《新修本草论文集》（1961年）一册；1978年1月荣获安徽省革命委员会授予的新修唐本草科技成果奖；到1981年3月由安徽科学技术出版社出版。

9.《本草拾遗》辑释(唐·陈藏器撰，尚志钧辑释)

1973年整理出；2002年7月安徽科学技术出版社出版，荣获2003年12月第四届全国优秀古籍整理图书奖二等奖。

10.《药性论》（唐·甄权撰，尚志钧辑校）

1982年12月整理出，1983年10月皖南医学院油印出版。

11~14.《食疗本草》(附《食性本草[考异本]》、《食医心镜[重辑本]》、《食医心镜[续集]》)

其中:《食疗本草》[考异本]（唐·孟诜撰，唐·张鼎增补，尚志钧辑考)，1975年11月整理出；《食性本草》(南唐·陈士良撰，尚志钧辑考)，1976年8月初稿草就，1983年8月辑成定稿；《食医心镜》[重辑本]（唐·昝殷撰，尚志钧辑校)，1992年3月重辑；《食医心镜[续集]》(尚志钧集)，集于2003年春。

以上4书以《<食疗本草>考异》为总名，其它3书为附篇，于2003年9月由安徽科学技术出版社出版。

15.《海药本草》(唐·李珣撰，尚志钧辑校)

1982年将《海药本草》资料汇集成初稿，1983年8月由皖南医学院油印出版；1985年8月修订成定编；1997年8月人民卫生出版社出版；1999 年 12 月由华夏出版社出版的《中国本草全书·第七册》转载此辑本。

16.《日华子本草》（五代·吴越日华子撰，尚志钧辑校）

1981 年 2 月整理出，1983 年 10月皖南医学院油印。

17.《本草图经》（宋·苏颂撰，尚志钧辑校）

1966 年以前整理而成；1983 年 9 月定编，同年 10 月由皖南医学院油印；1994 年 5 月由安徽科学技术出版社出版。

18.《开宝本草》［辑复本］（宋·卢多逊、李昉撰，尚志钧辑校）

1989 年整理出《开宝本草》；1998 年 5 月由安徽科学技术出版社出版，并荣获 1999 年 8 月华东地区科技出版社第 12 届优秀科技图书二等奖。

19.《新修本草》（辑复本，第二版）［附影印残本及研究资料］（唐·苏敬等撰，尚志钧辑校）

2004 年 7 月，安徽科学技术出版社出版。

20.《吴氏本草经》（辑校本）［附焦循辑《吴氏本草》校注］（魏·吴普撰，尚志钧辑校）

2005 年 1 月，中医古籍出版社出版。

21.《日华子本草［辑释本］/蜀本草［辑复本］》（《日华子本草》五代·吴越日华子集，尚志钧辑释；《蜀本草》五代·韩保昇撰，尚志钧辑复）

2005 年 7 月，安徽科学技术出版社出版。

22.《药性论［辑释本］附篇·四声本草［辑复本］/药性趋向分类论·附篇药性歌赋集纂》（《药性论》唐·甄权撰，尚志钧辑释；《药性趋向分类论》尚志钧撰）

2006 年 9 月，安徽科学技术出版社出版。

23.《绍兴本草校注》（南宋·王继先等撰，尚志钧校注）

2007 年 1 月，中医古籍出版社出版。

B. **其它本草类书籍**

1.《古籍药物注释·五十二病方药物注释》（尚志钧注释）

1982 年整理出，1985 年 4 月由皖南医学院油印出版。

2.《历代中药文献精华》（尚志钧等撰）

1989 年 5 月由北京科技文献出版社出版。

3.《证类本草》（宋·唐慎微撰，尚志钧等校点）

1993 年 5 月华夏出版社出版。

4.《本草经文献研究》（尚志钧撰）

1994 年 7 月附刊于华夏出版社出版的《中医八大经典全注·神农本草经》之后出版。

5.《本草纲目金陵初刻本校注（上、下册）》（明·李时珍撰，尚志钧、任何校注）

2001 年 9 月安徽科学技术出版社出版，并荣获 2002 年 5 月第 15 届华东地区科技出版社优秀科技图书一等奖。

6.《大观本草》（宋·唐慎微撰，尚志钧校点）

2002 年 4 月由安徽科技出版社出版，并荣获 2003 年 10 月第 16 届华东地区科技出版社优秀科技图书二等奖。

7.《绍兴本草校注》（南宋·王继先等撰，尚志钧校注）

2007 年 1 月，中医古籍出版社出版

8.《本草人生——尚志钧本草文献研究文集》（尚志钧编撰，尚元藕整理）

2007 年 11 月，上海中医药大学出版社出版。

C. **本草外中医书籍**

1.《补辑肘后方》（晋·葛洪原著，梁·陶弘景增补，尚志钧辑校）

1983 年 11 月安徽科学技术出版社出版。

2.《补辑肘后方》［修订版］（晋·葛洪撰，梁·陶弘景增补，金·杨用道再补，尚志钧辑校）

1996 年 4 月由安徽科学技术出版社出版。

3.《脏腑病因条辨》（尚志钧编）

1977 年 10 月安徽省卫生局中西医结合办公室铅印；1989 年 9 月由安徽科学技术出版社正式出版。同时由香港上海书局重印，作海外版发行。

二、未出版的书稿

A. 本草辑佚类书籍

1.《四声本草》（唐·萧炳撰，尚志钧辑校）该书取本草药名上一字，按平、上、去、入四声相从，编撰而成，以便讨阅。1976 年 12 月整理出。

B. 其它本草类书籍

1.《古籍药物注释》（尚志钧撰）

——《山海经药物注释》1980 年整理出；

——《诗经药物注释》1985 年整理出；

——《五十二病方药物注释》1982 年整理出。（按，此册 1985 年 4 月由皖南医学院油印出版，已见于第一类，为了不破坏这一套书的完整性，此处再见之。）

该书通过药物考释，辨析药物品名，对理解古籍内容有很大的帮助，同时对研究单味药物的发展史，有重要的参考价值。全稿约 60 万字。

2.《宋以前本草文献源流考》（尚志钧著）

该书对中国主要本草，如《神农本草经》、《名医别录》、《本草经集注》等本草发生、发展、演变诸方面问题，作了专题讨论。同时对研究中国医学史、药学史、科学技术史具有重要的参考价值。约 80 万字。

3.《本草文献概论》（尚志钧撰）

1988 年整理出。

4. 校点《本草和名》（尚志钧、夏铭霞、尚元藕等校点）

该书是古代日本深江辅仁编纂。收集《唐本草》及唐以前诸医药古籍中药名的著作，对研究中药药名源流演变，有重要的参考价值，全稿约8万字。1991年校点。

5.《中国本草要籍》

1990年整理出。

6.《药性趋向分类要旨》

1993年秋撰成。

C. 本草外中医书籍

三、已散佚的书稿

A. 本草集录类书籍

1.《本草纲目·药物发明集录》（又名《濒湖药议》。尚志钧集录，文革中丢失）

B. 其它本草类书籍

C. 本草外中医书籍

1.《濒湖集简方集录》（尚志钧集录，文革中丢失）

注：以上是尚志钧先生所著，或以其为主完成的主要著作之书目。

[附二] 尚志钧发表文章简目

1. 尚志钧. 我国最早的药典《唐本草》. 医史与保健组织, 1957; 1 (4): 275~277
2. 尚志钧. 学习本草史课程的体会. 药学通报, 1959; 7 (5): 248~249
3. 尚志钧. 学习中医学概论阴阳五行的体会. 药学通报, 1959; 7 (7): 366~367
4. 尚志钧. 学习中药药性的体会. 药学通报, 1959; 7 (12): 644~647
5. 尚志钧. 阿片输入中国考. 人民保健, 1959; 1 (6): 573~575
6. 尚志钧.《唐本草》发行1300周年纪念. 北京中医学院学报, 1959; (1): 25~29
7. 尚志钧. 我国历史上第一部药典——《唐本草》. 药学通报, 1959; 7 (10): 498~501
8. 尚志钧.《神农本草经》重复十八种药问题的研究. 北京中医学院学报, 1960; (1): 65~67
9. 尚志钧. 学习中药作用的体会. 药学通报, 1960; 8 (3): 155~158
10. 尚志钧.《吴普本草》的研究. 哈尔滨中医, 1960; 3 (3): 71~73
11. 尚志钧. 本经药品属初探. 北京中医学院学报, 1960; 2 (2): 151~153
12. 尚志钧.《唐本草》目录的研究. 北京中医学院学报, 1960; 2 (2): 158~162

13. 尚志钧. 野菜食用问题. 芜湖医专论著汇编, 1960; (3): 7~10
14. 尚志钧. 为什么要修订《唐本草》. 芜湖医专论著汇编, 1960; (3): 20~24
15. 尚志钧. 现存《唐本草》残卷的考察. 哈尔滨中医, 1960; 3 (5): 52~53
16. 尚志钧. 我国历史上最早的医药院校——唐代"太医署". 哈尔滨中医, 1960; 3 (6): 63~65
17. 尚志钧.《神农本草经》来源及其辑本存在问题的讨论. 哈尔滨中医, 1960; 3 (7): 61~62
18. 尚志钧. 中药炮炙发展的初探. 哈尔滨中医, 1960; 3 (9): 57~60
19. 尚志钧. "炮制"的概说. 哈尔滨中医, 1960; 3 (10): 52~54
20. 尚志钧. 泻下药. 哈尔滨中医, 1960; 3 (5): 68~69
21. 尚志钧.《神农本草经集注序录》考察. 哈尔滨中医, 1960; 3 (11): 66~67
22. 尚志钧. 祛暑药. 哈尔滨中医, 1960; 3 (6): 68~69
23. 尚志钧. 祛寒药. 哈尔滨中医, 1960; 3 (8): 85~86
24. 尚志钧. 化痰药. 哈尔滨中医, 1960; 3 (10): 72~73
25. 尚志钧. 补养药. 哈尔滨中医, 1961; 4 (2): 56~57
26. 尚志钧. 助阳药. 哈尔滨中医, 1961; 4 (3): 56~57
27. 尚志钧.《本草经集注》对药物炮炙和配制的贡献. 哈尔滨中医, 1961; 4 (3): 64~66
28. 尚志钧.《神农本草经》佚文考. 哈尔滨中医, 1961; 4 (4): 61~63
29. 尚志钧. 清热药. 哈尔滨中医, 1961; 4 (4): 54~55
30. 尚志钧.《雷公炮炙论》著作年代初探. 哈尔滨中医, 1961; 4 (5): 54~56

31. 尚志钧. 固涩药. 哈尔滨中医，1961；4（5）：67～68
32. 尚志钧. 养阴药. 哈尔滨中医，1961；4（6）：67～68
33. 尚志钧. 开窍药. 哈尔滨中医，1961；4（7）：54～55
34. 尚志钧. 关于《唐本草》的研究. 哈尔滨中医，1961；4（7）：55～56
35. 尚志钧. 外用药. 哈尔滨中医，1961；4（11）：49～50
36. 尚志钧. 谈谈八阵（一）. 哈尔滨中医，1962；5（4）：52～53
37. 尚志钧. 谈谈八阵（二）. 哈尔滨中医，1962；5（5）：53～54
38. 尚志钧. 谈中药方剂. 药学通报，1963；9（3）；97～102
39. 尚志钧. 有关汞及炼丹的历史. 哈尔滨中医，1963；6（3）：52～54
40. 尚志钧. 从《证类本草》所引资料看陶弘景的本草贡献. 药学通报，1963；9（6）：272～273
41. 尚志钧. 祖国历史上最早的栓剂——蜜煎导方. 药学通报，1963；9（3）：103～104
42. 尚志钧. 介绍《本草衍义》兼论其编纂中的几个问题. 药学通报，1963；9（5）：235～237
43. 尚志钧. "十剂"来源的探讨. 黑龙江中医药，1965；（2）：22～23
44. 尚志钧. 宋代本草著作的概况（一）. 上海中医学院中医图书介绍，1966；（3）：1～10
45. 尚志钧. 宋代本草著作的概况（二）. 上海中医学院中医图书介绍，1966；（4）：15～23
46. 尚志钧. 述整复《唐本草》意义. 浙江中医学院学报，1980；（1）：44～45
47. 尚志钧.《本草纲目》误《本草经集注》为《名医别录》. 新中医.（增刊）1980；（2）：50

48. 尚志钧. 对《中药学》药名文献来源标注的商榷. 成都中医学院学报，1980；(2)：56~58
49. 尚志钧.《神农本草经》中的"七情药"的探讨. 中医研究院编中药研究资料，1980；(1)：11~12
50. 尚志钧.《山海经》荣草释. 中华文史论丛，1980；(3)：186
51. 尚志钧. 孙星衍等所辑《神农本草经》中有关《吴普本草》问题的商榷. 成都中医学院学报，1980；(4)：61~62
52. 尚志钧.《五十二病方》与《山海经》. 湖南中医学院学报·马王堆医书研究专刊，1980；(1)：12~15
53. 尚志钧.《五十二病方》中药物制备工艺考察. 湖南中医学院学报·马王堆医书研究专刊，1980；(1)：38~42
54. 尚志钧. 从《五十二病方》应用水银来看我国古代制药化学的成就. 药学通报，1980；15 (9)：21~22
55. 尚志钧.《五十二病方》制剂概况. 中成药研究，1981；(1)：20
56. 尚志钧.《五十二病方》残缺字试补. 长沙马王堆医书研究专刊，1981；(2)：64~65
57. 尚志钧.《五十二病方》与《神农本草经》. 长沙马王堆医书研究专刊，1981；(2)：78~79
58. 尚志钧. 宋代本草概况及其特点. 中华医史杂志，1981；11 (3)：158~162
59. 尚志钧. 整复《肘后方》的意义. 黑龙江中医药，1981；(1)：44~45
60. 尚志钧. 整理现存本《肘后方》之浅见. 安徽中医学院学报，1981；(1)：26~28
61. 尚志钧. 对姚振宗关于《名医别录》考证的质疑. 中华医史杂志，1981；11 (3)：182
62. 尚志钧. 中国历史上最早的中成药制药厂. 中成药研究，

1981；(7)：43~45
63. 尚志钧.《名医别录》作者及成书年代讨论. 中华医学会安徽分会医史论文汇编，1982；(1)：18~30
64. 尚志钧. 罗天益《卫生宝鉴》著述年代辨疑. 中华医史杂志，1982；12 (1)：19
65. 尚志钧.《五十二病方》简介. 皖南医学院学报，1982；1 (1)：46~47
66. 尚志钧.《神农本草经》文掺杂方士思想的考察. 中华医学会安徽分会医史论文汇编，1982；(1)：47~48
67. 尚志钧. 诸家辑本《神农本草经》皆出于《证类本草》白字. 江苏中医杂志，1982；3 (2)：38~39
68. 尚志钧.《日华子本草》成书年代的探讨. 中华医史杂志，1982；12 (2)：114~116
69. 尚志钧. 从《新修本草》在日本的流传看中日文化的交流. 北京中医学院学报，1982；(3)：19~20
70. 尚志钧.《雷公炮炙论》成书年代的讨论. 中成药研究，1982；(4)：45~46
71. 尚志钧.《本草纲目拾遗》评介. 安徽中医学院学报，1982；(4)：55~56
72. 尚志钧. 李珣及其《海药本草》小考. 江苏中医杂志，1982；(5)：45
73. 尚志钧.《五十二病方》药物炮制概况. 中药通报，1982；7 (6)：17~20
74. 尚志钧.《雷公炮炙论》有关炮制方法的概述（上）. 中成药研究，1982；(10)：20~21
75. 尚志钧.《食疗本草》考. 皖南医学院学报，1983；2 (1)：48~49
76. 尚志钧.《本草经集注》概述. 安徽中医学院学报，1983；(2)：51~52

77. 尚志钧. 《嘉祐本草》概述. 皖南医学院学报, 1983; 2 (2): 65～66
78. 尚志钧. 《雷公炮炙论》有关炮制方法的概述(下). 中成药研究, 1983; (4): 22～23
79. 尚志钧. 《证类本草》白字《本草经》文原出陶弘景之手. 安徽中医学院学报, 1983; 2 (4): 39～41
80. 尚志钧. 《蜀本草》的考察. 中华医史杂志, 1983; 13 (4): 237～239
81. 尚志钧. 关于《名医别录》的整复. 江苏中医杂志, 1983; 4 (5): 3～4
82. 尚志钧. 《日华子本草》的考察. 中成药研究, 1983; (10): 16～17
83. 尚志钧. 《本草求真》简介. 皖南医学院学报, 1984; 3 (1): 44～45
84. 尚志钧. 《食性本草》考. 安徽中医学院学报, 1984; 3 (1): 58～59
85. 尚志钧. 《本草纲目》所题陈藏器诸虚用药凡例质疑. 中华医史杂志, 1984; 14 (1): 58
86. 尚志钧. 《本草图经》简介. 中成药研究(增刊), 1984; (1): 78～79
87. 尚志钧. 《日华子本草》炮炙的概述. 中成药研究(增刊), 1984; (2): 29～30
88. 尚志钧. 《本草崇原》简介. 皖南医学院学报, 1984; 33 (2): 43～48
89. 尚志钧. 《神农本草经》名义辨. 安徽中医学院学报, 1984; 3 (2): 53～55
90. 尚志钧. 《本草纲目》引《肘后方》疑义举例. 江苏中医杂志, 1984; 5 (4): 36～37
91. 尚志钧. 寇宗奭和《本草衍义》. 中华医史杂志, 1984; 14

(3)：146~149
92. 尚志钧．“十剂”之说提出的讨论．中成药研究，1984；(5)：44~45
93. 尚志钧．《吴普本草》的若干研究．华佗学术讨论会资料汇编，1984；(11)：80~93
94. 尚志钧．《五十二病方》郁、茈、庶、蜀椒、茱萸考释．中成药研究，1985；(1)：31~32
95. 尚志钧．《名医别录》作者的讨论．中华医史杂志，1985；15（2）：112
96. 尚志钧．《五十二病方》攻、槫、产齐赤考释．中药材，1985；(3)：42~43
97. 尚志钧．《神农本草经》七情考．安徽中医学院学报，1985；4（3）：53~55
98. 尚志钧．《本草备要》简介．皖南医学院学报，1985；4(3)：206~208
99. 尚志钧．《濒湖炮炙法》考察．安徽中医学院学报，1985；4(4)：50~56
100. 尚志钧．《汤液本草》中药味专精出处的讨论．江苏中医杂志，1985；6（4）：39~40
101. 尚志钧．《五十二病方》冥蚕种、食衣白鱼、长足考释．中药材，1985；(4)：48~封三
102. 尚志钧．《药性论》考察．中成药研究，1985；(6)：45~46
103. 尚志钧．《五十二病方》蚍、蛇、全虫蜕考释．中药材，1985；(5)：45~46
104. 尚志钧．《雷公药对》考略．江苏中医杂志，1985；6(11)：39~40
105. 尚志钧．2000 年的本草文献研究．2000 年的中医药，1985；60（集)：168~171

106. 尚志钧. 《五十二病方》用药方法概况. 湖南中医学院学报, 1986; 6 (1): 41~42
107. 尚志钧. 《证类本草》白字考异. 安徽中医学院学报, 1986; 5 (1): 49~52
108. 尚志钧. 《海药本草》成书年代考. 北京中医学院学报, 1986; 9 (2): 40~41
109. 尚志钧. 敦煌出土《本草经集注》序录的考察. 中国医药学报, 1986; 1 (2): 40~41
110. 尚志钧.《重修政和经史证类备用本草》也要校点. 安徽中医学院学报, 1986; 5 (2): 50~51
111. 尚志钧.《五十二病方》鳣鱼血、鲋鱼、蠸考释. 中药材, 1986; (3): 52~53
112. 尚志钧. 《五十二病方》毚鱼考释. 中药材, 1986; (4): 54~55
113. 尚志钧.《五十二病方》瓣、甴、垱和量簧考释. 中药材, 1986; (5): 49~50
114. 尚志钧. 《本草纲目》引《本草经》文化裁举例. 江苏中医杂志, 1986; 7 (7): 26~27
115. 尚志钧.《五十二病方》堇葵、毒堇、苦、仆蘽考释. 中药材, 1986; (6): 45~47
116. 尚志钧. 从药物产地看《五十二病方》的产生时代. 湖南中医学院学报, 1986; 6 (4): 44~45
117. 尚志钧. 《海药本草》的考察. 中华医史杂志, 1987; 17 (1): 35~37
118. 尚志钧. 《本草经集注》的研究 (一). 基层中药杂志, 1987; 1 (1): 5~8
119. 尚志钧.《历代本草概况》. 中国医药学报, 1987; 2 (1): 41~42
120. 尚志钧.《本草纲目》草麻绳索考释. 中药材, 1987; (1):

47~48
121. 尚志钧.《本草纲目》标注其他资料为《本草经》文的讨论. 北京中医学院学报, 1987; 10 (1): 22~23
122. 尚志钧.《本草经集注》研究 (二). 基层中药杂志, 1987; 1 (2): 5~10
123. 尚志钧.《历代本草概况》(续). 中国医药学报, 1987; 2 (2): 38~40
124. 尚志钧.《五十二病方》药物厚柎、朴、白柎考释. 中药材, 1987; (2): 49~50
125. 尚志钧. 王好古著述年代讨论. 江苏中医, 1987; 8 (6): 29~30
126. 尚志钧.《神农本草经》目录的讨论 (上). 安徽中医学院学报, 1987; 6 (2): 43~47
127. 尚志钧.《本草纲目·序例》辨误两则. 成都中医学院学报, 1987; (2): 30~31
128. 尚志钧.《神农本草经》目录的讨论 (下). 安徽中医学院学报, 1987; 6 (3): 52~57
129. 尚志钧.《五十二病方》百草末、屋荣蔡、禾、陈稿、荆箕药物考释. 中药材, 1987; (3): 45~46
130. 尚志钧.《五十二病方》灶灰土、灶黄土、鬵甗处土、囷土、井中泥、冻土考释. 中药材, 1987; (4): 49~50
131. 尚志钧.《五十二病方》药物丹、水银、青考释. 中药材, 1987; (5): 48~49
132. 尚志钧.《本草经集注》研究 (三). 基层中药杂志, 1987; 1 (3): 1~6
133. 尚志钧.《本草经集注》研究 (四). 基层中药杂志, 1987; 1 (4): 1~3
134. 尚志钧.《本草拾遗》的研究. 皖南医学院学报, 1987; 6 (3): 224~226

135. 尚志钧.《本草纲目》甘家白药条文错简例. 江苏中医，1987；8（10）：42~43
136. 尚志钧. 治疗痰饮眩晕的一点经验. 光明中医，1987；(4)：22~23
137. 尚志钧.《政和本草》版本讨论. 全国药学史本草学会论文集（上册），1987，10. 27
138. 尚志钧.《吴普本草》成书年代的考察. 中华医史杂志，1987；17（4）：241~242
139. 尚志钧.《五十二病方》药物消石、恒石、澡石、封殖土考释. 中药材，1988；11（1）：42~43
140. 尚志钧.《本草经》白兔藿、鹿藿的试释. 中药材，1988；11（3）：48~49
141. 尚志钧.《五十二病方》药物芇根、筴蓂、莁夷考释. 中药材，1988；11（4）：43~44
142. 尚志钧.《本草经集注》研究（五）. 基层中药杂志，1988；2（1）：37~39
143. 尚志钧.《本草经集注》研究（六）. 基层中药杂志，1988；2（2）：31~32
144. 尚志钧.《本草经集注》研究（七）. 基层中药杂志，1988；2（3）：32~33
145. 尚志钧. 敦煌本《本草经集注·序录》和《证类本草》引陶隐居序的考察. 中华医史杂志，1988；18（2）：124~126
146. 尚志钧. 商务本影印《政和本草》错简例. 北京中医学院学报，1988；11（2）：46~47
147. 尚志钧. 谈本草文献的研究. 安徽中医学院学报，1988；7(2)：51~52
148. 尚志钧.《本草纲目》天行斑疮流行时间质疑. 成都中医学院学报，1988；11（2）；41~42

149. 尚志钧. 孙星衍辑《本草经》释通草、络石、麦门冬质疑. 江苏中医, 1988; 9 (3): 31~32
150. 尚志钧.《本草纲目》断句误例二则. 江苏中医, 1988; 9 (6): 39~40
151. 尚志钧. 孙星衍辑《本草经》释苦菜质疑. 江苏中医, 1988; 9 (8): 39~40
152. 尚志钧.《太平惠民和剂局方》的成书概况. 中成药研究, 1988; (5): 35~36
153. 尚志钧. 顾观光辑《神农本草经》药物合并和分条的讨论. 中药通报, 1988; 13 (11): 55~57
154. 尚志钧. 《本草纲目》版本简介. 安徽中医学院学报, 1988; 7 (4): 45~49
155. 尚志钧. 《五十二病方》药物"蒿、青蒿、白蒿"考释. 中药材, 1988; 11 (6): 42~43
156. 尚志钧. 论《吴普本草》和《本草经集注》之关系. 中华医史杂志, 1989; 19 (2): 125~127
157. 尚志钧. 商务影印《政和本草》版本辨伪. 中国医药学报, 1989; 4 (2): 51~52
158. 尚志钧. 麦饭石膏源流考. 中成药, 1989; 11 (4): 34~35
159. 尚志钧. 《本草经》蓬蘽考释. 中药材, 1989; 12 (1): 41~43
160. 尚志钧.《本草经》苦菜释. 中药材, 1989; 12 (2): 47~48
161. 尚志钧. 《五十二病方》五谷、米、谷汁、泽泔、黍潘考释. 中药材, 1989; 12 (5): 43~44
162. 尚志钧. 《神农本草经》菖蒲考释. 中药材, 1989; 12 (8): 36~38
163. 尚志钧. 《神农本草经》桐叶考释. 中药材, 1989; 12

(11): 44~45
164. 尚志钧. 五代时期的本草著作及其特点. 安徽中医学院学报, 1989; 8 (4): 48~51
165. 尚志钧. 对汪广庵《注解神农本草经》的质疑. 皖南医学院学报, 1989; 7 (4): 232~235
166. 尚志钧.《四部总录》书目辨疑一则. 江苏中医, 1989; 10 (1): 39~40
167. 尚志钧.《本草纲目》注其他资料为《别录》文举例. 江苏中医, 1989; 10 (4): 47~48
168. 尚志钧.《五十二病方》与《肘后方》勘比分析 (上). 中医临床与保健, 1989; 1 (1): 44~47
169. 尚志钧.《五十二病方》与《肘后方》勘比分析 (下). 中医临床与保健, 1989; 1 (3): 47~50
170. 尚志钧. 从《五十二病方》探讨我国古代本草的历史源渊. 基层中药杂志, 1989; 3 (1): 36~37
171. 尚志钧. 从医药角度探讨《万物》与《山海经》的时代关系. 中医临床与保健, 1989; 1 (3): 47~50
172. 尚志钧. 本草文献研究的意义及作用. 基层中药杂志, 1989; 3 (2): 30~32
173. 尚志钧. 本草文献研究概述. 基层中药杂志, 1989; 3 (3): 34~36
174. 尚志钧.《证类本草》版本概述. 基层中药杂志, 1989; 3 (4): 38~39
175. 尚志钧.《神农本草经》白瓜子考释. 中药材, 1989; 12 (12): 47~48
176. 尚志钧. 历代主要本草矿物药发展概况. 皖南医学院学报, 1990; 9 (2): 56~59
177. 尚志钧. 对李当之药录的考察及评价. 安徽中医学院学报, 1990; 9 (1): 53~55

178. 尚志钧. 李时珍十种著作提要. 中医临床与保健, 1990; 2 (1): 36~38
179. 尚志钧. 汪讱庵及其《本草备要》. 安徽中医学院学报, 1990; 9 (2): 61~63
180. 尚志钧. 《本草图经》的考察. 安徽中医学院学报, 1990; 9 (3): 51~54
181. 尚志钧. 《本草纲目》标注《本经》药物总数的讨论. 安徽中医学院学报, 1990; 9 (4): 52~54
182. 尚志钧. 《名医别录》考. 陕西中医学院学报, 1990; 13 (3): 36~37
183. 尚志钧. 《本草图经》特点及其评价. 中药材, 1990; 13 (10): 46~48
184. 尚志钧. 从《饮膳正要》看忽思慧对元代保健医学的贡献. 中医临床与保健, 1990; 2 (2): 55~57
185. 尚志钧. 南宋新安医学家张杲的保健观. 中医临床与保健, 1990; 2 (3): 51~52
186. 尚志钧. 古籍本草版本知识 (上). 基层中药杂志, 1990; 4 (1): 33~35
187. 尚志钧. 古籍本草版本知识 (下). 基层中药杂志, 1990; 4 (2): 26~29
188. 尚志钧. 《证类本草》文献研究 (一). 基层中药杂志, 1990; 4 (3): 36~37
189. 尚志钧. 古方用矿石治痈疽例. 皖南医学院学报, 1990; 9 (4): 57~58
190. 尚志钧. 《开宝本草》研究. 中华医史杂志, 1990; 20 (4): 236~239
191. 尚志钧. 唐代本草概况及特点. 安徽中医学院学报, 1991; 10 (1): 49~51
192. 尚志钧. 润州剪草的本草考证. 安徽中医学院学报 (增

刊)，1991；(1)：33～34
193. 尚志钧．明代安徽名医陈嘉谟和《本草蒙筌》．中医临床与保健，1991；3 (1)：49
194. 尚志钧．《本草图经》概说．长春中医学院学报，1991；7 (3)：18～21
195. 尚志钧．辑校要掌握基本功．杏苑中医文献杂志，1991；(2)：5～7
196. 尚志钧．《证类本草》文献研究（二）．基层中药杂志，1991；5 (1)：35～37
197. 尚志钧．《证类本草》文献研究（三）．基层中药杂志，1991；5 (2)：35～37
198. 尚志钧．《本草纲目》新增药品出处分析．时珍国药研究，1991；2 (2)：49～53
199. 尚志钧．《证类本草》文献研究（四）．基层中药杂志，1991，5 (3)：36～38
200. 尚志钧．《法古录》评议．中华医史杂志，1991；21 (2)：76～78
201. 尚志钧．《大观本草》的刊本．基层中药杂志，1991；5 (4)：41～43
202. 尚志钧．丹砂矿物药的综述．皖南医学院学报，1991；10 (4)：266～268
203. 尚志钧．《续说郛》引“李当之药录”辨疑．北京中医学院学报，1992；15 (1)：34～35
204. 尚志钧．山茱萸原植物考证．中药材，1992；15 (1)：45～46
205. 尚志钧．《政和本草》增入寇氏衍义．基层中药杂志，1992；6 (1)：35～37
206. 尚志钧．艾晟校《大观本草》增补陈承别说．基层中药杂志，1992；6 (2)：36～37

207. 尚志钧．《本草经》药物产地的考察．基层中药杂志，1992；6（3）：41~43
208. 尚志钧．对《药性论》作者及成书时间的讨论．安徽中医学院学报，1992；11（2）：57~58
209. 尚志钧．对宋人校改《千金翼》引《唐本草》文考证．杏苑中医文献杂志，1992；（2）：5~7
210. 尚志钧．《太平御览·药部》简介．基层中药杂志，1992（增刊）：181~184
211. 尚志钧．华佗在五禽戏等预防保健方面的成就及影响．华佗学术研讨会论文汇编（2），1992；93~96
212. 尚志钧．今日流传单行本《神农本草经》文是陶弘景整理的．第六届全国药史本草学术会议论文集，1992；11~15
213. 尚志钧．《本草经》矿物药空青等释义．皖南医学院学报，1992；11（2）：129~130
214. 尚志钧．《本草图经》概述．中国药学杂志，1992；27（增刊）：29~32
215. 尚志钧．《证类本草》中黑字别录药来源的讨论．中医药学报，1992；（5）：47~50
216. 尚志钧．陶弘景集《名医别录》的考察．基层中药杂志，1993：7（2）：1~4
217. 尚志钧．孙星衍等辑《神农本草经》题吴普述质疑．基层中药杂志，1993；7（3）：1~2
218. 尚志钧．《本经》不见于《名医别录》识．杏苑中医文献杂志，1993；（2）32：8~9
219. 尚志钧．爵床与紫葛的本草考证．时珍国药研究，1993；4（1）：1~2
220. 尚志钧．《本草图经》说明文中所引书目概览．长春中医学院学报，1993；9（35）：39~42
221. 尚志钧．《政和本草》药物新分条的探讨．北京中医学院学

报，1993；16（5）：18～20
222. 尚志钧．“大苦”原植物考证．中药材，1993；16（10）：39～41
223. 尚志钧．再评《新华本草纲要》．中药材，1993；16（8）：45
224. 尚志钧．四库全书《证类本草》版本的讨论．中国药学杂志，1993；28（10）：635
225. 尚志钧．陶隐居所云“十剂”辨疑．中国医药学报，1993；8（2）：61～62
226. 尚志钧．中药菊花的本草考证．中华医史杂志，1993；23（2）：114～117
227. 尚志钧．现行单行本《神农本草经》文是陶弘景整理的．中华医史杂志，1993；23（1）：64
228. 尚志钧．《名医别录》作者的争论．吉林中医药，1993；增刊：154
229. 尚志钧．麻黄的本草考证．中药材，1993；12：208～209
230. 尚志钧．食物本草同名异书的讨论．中药材，1993；12：209～310
231. 尚志钧．《证类本草》陶序和《名医别录》历史关系之辨析．中华医史杂志，1994；24（1）：38～40
232. 尚志钧．《证类本草》药图的考察．浙江中医杂志，1994；29（1）：46
233. 尚志钧．名医别录药中有的产生时代并不晚于本草经药．基层中药杂志，1994；8（1）：27～28
234. 尚志钧．《神农本草经》出于汉代本草官之手．杏苑中医文献杂志，1994；（2）：19～20
235. 尚志钧．对《政和本草》中“唐本余”的探讨．北京中医药大学学报，1994；17（2）：33～34
236. 尚志钧．《五十二病方》厚柎的再讨论．山东中医杂志，

1994；13（4）：174
237. 尚志钧.《政和本草》、《大观本草》同异考. 中国药学杂志，1994；29（3）：179～180
238. 尚志钧.《本草图经》厚朴的品种考证. 中药材，1994；17（4）：42
239. 尚志钧.《中药志》山豆根一药历史引文的异议. 中国药学杂志，1994；29（6）：369
240. 尚志钧.《神农本草经》药物基原考证方法探讨. 中医文献杂志，1994；（2）：19.30
241. 尚志钧. 银州柴胡的原植物再讨论. 中药材，1994；17（9）：40～42
242. 尚志钧. 麻黄去节除沫的讨论. 中成药，1994；16（11）：46
243. 尚志钧.《吴普本草》引神农、黄帝等药性资料的考察. 江西中医学院学报，1994；6（4）：35～36
244. 尚志钧. 贝母药用历史及品种考察. 中华医史杂志，1995；25（1）：38
245. 尚志钧.《救荒本草》考察. 基层中药杂志，1995；9（1）：3
246. 尚志钧. 现行《神农本草经》的经文来源于陶弘景《本草经集注》. 皖南医学院学报，1995；14（2）：161
247. 尚志钧. 考据学在本草文献上的应用. 中医文献杂志，1995；总第42期（4）：5
248. 尚志钧. 《子仪本草》辨伪. 中华医史杂志，1996；26（1）：54～55
249. 尚志钧. 金陵版《本草纲目》所注“十剂”出处辨疑. 基层中药杂志，1996；10（2）：5～6
250. 尚志钧.《神农本草经》中的“七情表”探讨. 中医文献杂志，1996；（4）：11～12

251. 尚志钧. 金陵版《本草纲目》引《日华子本草》误注例. 中华医史杂志, 1997; 27 (1): 59~61
252. 尚志钧. 古本《本草经》佚文考. 北京中医药大学学报, 1997; 20 (5): 24~27
253. 尚志钧. 徐之才和《雷公药对》. 中华医史杂志, 1997; 27 (3): 167~169
254. 尚志钧. 陶弘景作《本草经集注》所据的《本草经》讨论. 皖南医学院学报, 1998; 17 (2): 206~207
255. 尚志钧. 吴普所引神农药性与《证类》"本经药"所引神农药性同异考. 中华医史杂志, 1998; 28 (3): 161~164
256. 尚志钧. 日华子和《日华子本草》. 江苏中医, 1998; 19 (12): 3~5
257. 尚志钧. 《神农本草经》书名出现时代讨论. 中华医史杂志, 1999; 29 (5): 135~138
258. 尚志钧. 陶弘景《本草经集注》对本草学的贡献. 北京中医药大学学报, 1999; 22 (3): 7~8
259. 尚志钧. 杨上善《黄帝内经太素》时代考. 江苏中医, 1999; 20 (5): 42~43
260. 尚志钧. 《开宝本草》研讨. 基层中药杂志, 1999; 13 (1): 50~51
261. 尚志钧. 金陵版《本草纲目》引孟诜《食疗本草》出处讨论. 中华医史杂志, 2000; 30 (3): 166~168
262. 尚志钧. 《石药尔雅》简介. 基层中药杂志, 2001; 15 (3): 34
263. 尚志钧.《证类本草》"墨盖"下引"唐本"、"唐本注"讨论. 中华医史杂志, 2002; 32 (2): 83~84
264. 尚志钧. 日本望氏刻《大观本草》及其底本讨论. 中华中医药杂志, 2002; 1 (5): 68~70
265. 尚志钧. 清代本草概况和特点. 中华中医药杂志, 2002; 1

(7)：82～86
266. 尚志钧．出版辑复校点《本草》的回顾．我与安徽出版·安徽出版五十年纪念文集．合肥：安徽文艺出版社，2002：64～71
267. 尚志钧．《新修本草》药物合并与分条对药物总数的影响．中华医史杂志，2003；33（3）：173～176

药名索引

请读者注意：本索引药名后的“数字”，不是本书页次，而是书中各药名前“号码”。请按号码查书中药名。本索引由赵尚华、赵淑梅、赵怀舟、王小芸、张玲、沈华、冯小利、毛彩等人制作。

二　画

[一丨]

[丿丶]

[丿乛]

[乛丿]

三　画

[一一]

[一丨]

[一丿]

四　画

[一一]

[一丨]

[一丿]

七　画

[一一]

[一丨]

[一乛]

八　画

九　画

［一丿］

［一乛］

［丨一］

［丨乛］

［丿一］

十二画

十三画

十四画

十五画

［一丨］

［丨乛］

［丿一］

［丿乛］

［丶丿］

［丶乛］

十六画

［一丨］

［丿乛］